Das große Hausbuch der Gesundheit

Medizinische Beratung
Dr. med. Ralf Ganzleben
Arzt für Chirurgie

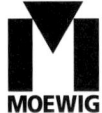

MOEWIG

© by VPM Verlagsunion Pabel Moewig KG, Rastatt
www. MOEWIG.de
Alle Rechte vorbehalten

Gesamtproduktion:
akapit Verlagsservice Berlin
Lektorat:
Ina Friedrich (akapit Verlagsservice)
Redaktion:
Dr. med. Andrea Speidel (Ärztin für innere Medizin)
Dr. med. dent. Thorsten Schneider
Iris Brandenburg (Ärztin für innere Medizin)
Jutta Wiebusch (Ärztin für Psychiatrie und Psychotherapie)
Johanna Jakob (med. Fachautorin)
Satz und Layout:
akapit Verlagsservice
Illustrationen und Fotos:
Beiersdorf AG, Novartis Pharma GmbH, K. Heinroth, Superbild
Photodisk, Photosphere, MediClip, Corel Professional, Image Bank
Umschlagmotiv:
Bavaria

Printed in France

ISBN 3-8118-1693-4

Inhalt

Einführung

Gesundheit ist der größte Reichtum. Diese Volksweisheit formuliert treffend, welche Bedeutung die Gesundheit in unserem Leben haben sollte. Mangelt es an Gesundheit, mangelt es an Lebensfreude und -genuß und an der Möglichkeit, ein reiches, erfülltes Leben zu führen.

Schon die frühen Kulturvölker erkannten dieses Prinzip und begannen mit der Erforschung des menschlichen Körpers, der Funktion der Organe und deren Erkrankungen. Dies waren die Grundsteine der heutigen Medizin. Seitdem sind die medizinischen Erkenntnisse immer weiter fortgeschritten. Zusammen mit den verbesserten Lebensumständen und Arbeitsbedingungen hat dies dazu geführt, daß die Lebenserwartung der Menschen in den Industriestaaten innerhalb der letzten Jahrhunderte enorm gestiegen ist. Lag im 19. Jahrhundert die durchschnittliche Lebenserwartung eines Mannes in Europa bei 45 Jahren, so liegt sie heute bei 70. Für zahlreiche Krankheiten, an denen früher Menschen sterben mußten, gibt es heutzutage erfolgreiche Behandlungsmethoden, und dank der umfassenden Impfungen treten viele Krankheiten nur noch selten auf oder existieren gar nicht mehr.

Je mehr die Forschung voranschritt, desto fachspezifischer und komplexer wurde die Medizin und desto undurchschaubarer für den Laien. Zudem gibt es neben den schulmedizinischen Behandlungsmethoden immer mehr alternative Therapieverfahren. Sich in dieser Menge von Informationen und Möglichkeiten zurechtzufinden ist nicht einfach.

Dieses Buch stellt ein übersichtliches Nachschlagewerk der Medizin für den interessierten Laien dar. Es wird ein Überblick über die wichtigsten Krankheiten und Beschwerden und deren Therapiemöglichkeiten geboten. Die verschiedenen alternativen Heilverfahren älterer und neuerer Zeit werden beschrieben. Des weiteren werden bewährte Hausmittel aufgeführt und Erste-Hilfe-Maßnahmen anschaulich erklärt.

Zunächst jedoch widmet sich das Buch dem Aufbau des menschlichen Körpers. Denn um Störungen des menschlichen Organismus zu verstehen, muß man die grundlegenden Körperfunktionen im gesunden Zustand kennen. Es wird erläutert, wie die Organe beschaffen sind und wie sie funktionieren. Außerdem wird darauf eingegangen, inwieweit unsere Gesundheit von unserer Lebensweise abhängt und welche Maßnahmen uns gesund erhalten können.

Wir hoffen, daß wir mit dem „Hausbuch der Gesundheit" dazu beitragen können, dem Leser ein besseres Verständnis des gesunden sowie des kranken Körpers nahezubringen und ihm ein nutzbringendes Wissen über die Behandlungsmöglichkeiten von Krankheiten zu vermitteln.

Ganzheitlichkeit

Was ist eigentlich Gesundheit? Wann ist man krank und wann gesund? Bedeutet Gesundheit einfach die Abwesenheit von körperlichen Störungen und Beschwerden?

„Gesundheit ist der Zustand völligen körperlichen, geistigen, seelischen und sozialen Wohlbefindens." So lautet die Definition der Weltgesundheitsorganisation (WHO).

Folgt man dieser Definition, ist ein Mensch nicht schon gesund, wenn er keinerlei Anzeichen körperlicher Krankheiten zeigt. Der Mensch wird vielmehr ganzheitlich, als eine Einheit von Körper, Geist und Seele, gesehen. Neben körperlichem, geistigem und seelischem Wohlbefinden muß er sich als soziales Wesen, als Mensch unter Menschen, wohl fühlen. Demnach ist jemand, den viele Sorgen plagen oder der Kummer hat, genausowenig als gesund zu bezeichnen wie derjenige, der einsam und isoliert lebt oder in ständigem Streit mit seinem Partner.

Gerade in unserer Zeit ist dieser ganzheitliche Ansatz von großer Bedeutung. Unsere Zeit ist geprägt durch hohe Anforderungen, die an den einzelnen gestellt werden. Sobald ein Kind in die Schule kommt, steht es in Konkurrenz zu anderen und oftmals unter Leistungsdruck. Noch zugespitzter ist dieser Zustand in der Arbeitswelt. Der Kampf um Arbeitsplätze nimmt stetig zu, die Konkurrenz ist groß, und dementsprechend muß Tag für Tag Leistung gezeigt werden. Vom einzelnen wird erwartet, daß er funktioniert. Tut er es nicht, droht er unterzugehen.

Der Mensch von heute muß körperlich fit sein, geistig und seelisch intakt und kontaktfähig; das heißt gesund. Andererseits produziert unsere Gesellschaft in vielen Fällen indirekt kranke Menschen, indem sie zu hohe Leistungsanforderungen stellt und somit seelischen Druck ausübt.

Es ist erschreckend, wie viele Menschen heutzutage körperliche Symptome zeigen, die sich bei näherer Betrachtung als seelisch begründet erweisen. Die Ursachen für eine seelische Überbelastung sind mannigfaltig. Das kann ebenso eine zerrüttete Ehe sein wie Konflikte mit Kollegen oder hohe Arbeitsanforderungen. Oft dauert es sehr lange, bis sich körperliche Folgen von seelischen Problemen zeigen. Je länger und stärker man Probleme aus-

gesetzt ist, desto deutlicher können die körperlichen Folgen sein. Viele Menschen reagieren mit Magenbeschwerden, Migräne und Herz-Kreislauf-Erkrankungen. Bereits bei Kindern und Jugendlichen treten immer häufiger Kopfschmerzen, Rückenschmerzen und Allergien auf, die sich auf seelische Störungen zurückführen lassen. In diesen Fällen kann nur eine psychosomatische Behandlung Wirkung zeigen, also eine Therapie, in deren Rahmen nach der seelischen Ursache für die Beschwerden gesucht wird.

Wie sich die Seele fühlt, wirkt sich auf den Körper aus. Das zeigt sich schon im kleinen: Oftmals bekommt man eine Erkältung genau dann, wenn man bis zum Hals in Arbeit steckt und womöglich auch noch unter Zeitdruck steht, also „voll im Streß" ist. Oder man ärgert sich über eine Angelegenheit und reagiert mit Kopfschmerzen.

Der Körper steht in permanentem Austausch mit der Seele. Um im ganzheitlichen Sinne gesund zu bleiben, muß die Seele ebenso gepflegt werden wie der Körper. Sind beide gesund, ist ein Idealzustand erreicht.

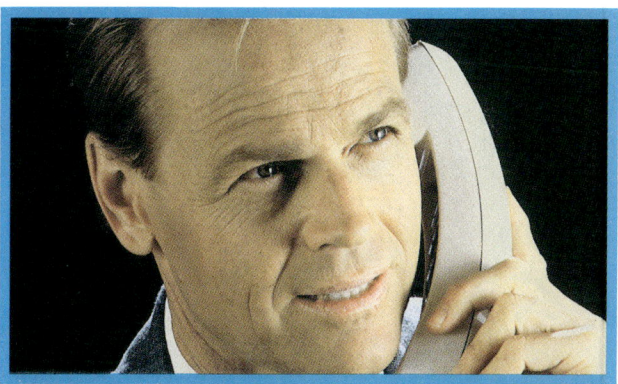

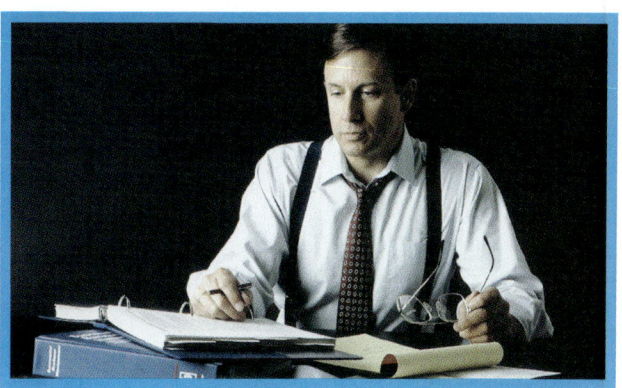

Leistung am Arbeitsplatz

Doch ist es keinesfalls so, daß man sich ständig in diesem „perfekten" Zustand befinden muß, um sich wohl zu fühlen. Denn man kann auch mit Krankheiten leben, sie als dazugehörend akzeptieren und sich dabei immer noch wohl fühlen.

Dieser Idee folgt auch die traditionelle chinesische Medizin: Man betrachtet den menschlichen Körper als einen Mikrokosmos, in dem sich die großen kosmischen Zusammenhänge widerspiegeln. In China glaubt man, daß dieselben Kräfte, die das Universum beherrschen, auch die Natur beseelen, auch den Menschen selber bestimmen. Die chinesische Philosophie versteht den Menschen als Teil des Kosmos, eingebettet in die universale Rhythmik, aufgespannt zwischen Himmel und Erde, zwischen den Polen Yang und Yin. Das Entsprechungssystem von Yin und Yang besagt, daß alle Naturerscheinungen und Lebensabläufe in polarer Wechselbeziehung zueinander stehen. Die polaren Entsprechungen, die beiden entgegengesetzten Grundqualitäten von Wirkungen, sind keine absoluten Größen, sondern komplementär und einem ständigen Wandel unterworfen. Der ideale Zustand der Natur – und daher auch der Gesundheit – ist dann gegeben, wenn sich die beiden in einem relativen Gleichgewicht befinden. Die Chinesen glauben nicht an das Absolute oder das Ideale. Alles ist relativ, flexibel und wandelbar, mit anderen Worten: Alles befindet sich im Fluß. Das Gleichgewicht zwischen den beiden kosmischen Urkräften gilt im chinesischen Denken als das Grundprinzip aller Erscheinungen in der Natur und aller Lebensvorgänge.

Leben mit Krankheiten

Wenn der Körper aus seelischen Gründen erkrankt, kann man die Krankheit als eine Art „Hilferuf der Seele" verstehen und dementsprechend etwas für die Seele tun. Insofern ist eine solche Krankheit sogar nützlich, denn sie teilt dem Menschen etwas Wichtiges über sein Innerstes mit.

Neben den seelisch bedingten gibt es noch viele andere Arten von Krankheiten. Kein Mensch bleibt sein ganzes Leben lang körperlich gesund, so gesund seine Seele auch sein mag. Krankheiten gehören zum Leben dazu. Der Mensch erkrankt während seiner Kindheit in der Regel an über hundert Infektions- und zwei bis vier Kinderkrankheiten. Durch jede dieser Krankheiten wird sein Immunsystem weiter aufgebaut und gestärkt. Auch in diesem Sinne sind Krankheiten also notwendig.

Natürlich gibt es Krankheiten, die jeglicher Notwendigkeit zu entbehren scheinen. Doch wenn man Krankheiten allgemein als zum Leben gehörend ansehen kann und nicht einem perfekten Ideal von Gesundheit nachjagt, kann man viel eher ein Wohlbefinden der Seele erreichen und Spaß am Leben haben. Die Seele kann sich trotzdem wohl fühlen, auch wenn der Körper nicht unbedingt intakt ist. Menschen können sich selbst zu Recht als gesund bezeichnen, wenn sie ein körperliches Leiden besitzen, sich dadurch jedoch nicht ihrer Lebensfreude berauben lassen. Das könnte beispielsweise bei chronischen Krankheiten der Fall sein, bei denen keine oder wenig Heilungsmöglichkeiten bestehen.

Schwere Krankheiten und Beschwerden benötigen in erster Linie umfassende medizinische Behandlung. Ergänzend brauchen schwerkranke Menschen viel psychische und soziale Unterstützung, um mit ihrer Krankheit leben zu können, ihr Schicksal zu akzeptieren und ihre Kraft zur Genesung zu mobilisieren.

Gesundheitspflege

Jeder Mensch kann etwas dafür tun, sich so gesund wie möglich zu erhalten. In einer Zeit der hohen Leistungsanforderungen ist es um so not-

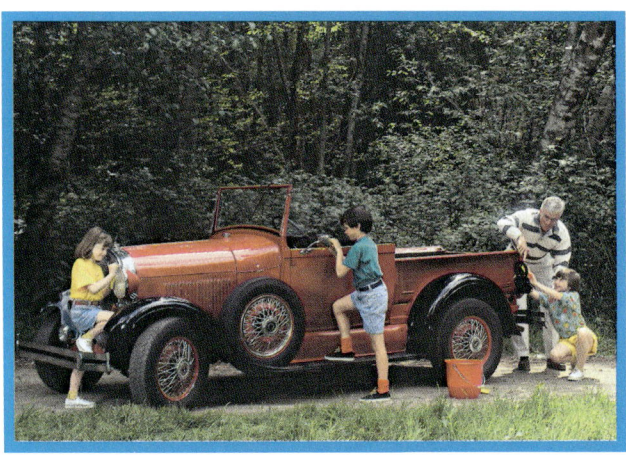

Ein erfüllendes Hobby – Ausgleich für Streß im Beruf

wendiger, daß der einzelne im Sinne einer Gesundheitsvorsorge tätig wird. Wenn man unter Leistungsdruck steht, dazu noch wachsenden Umweltbelastungen ausgesetzt ist, braucht man ausgleichende Maßnahmen, um einen angenehmen Lebens- und Gesundheitszustand zu erhalten.

Jeder ist in hohem Maße selbst für seine Gesundheit verantwortlich und hat die Möglichkeit, sein Leben zu bestimmen und für sein Wohlbefinden zu sorgen. Das bedeutet nicht, daß man stur aufgestellten Gesundheitsregeln folgen sollte. Vielmehr bedeutet es, daß man für sich selbst aktiv wird und seine Lebenslust und Lebensfreude fördert und erhält, indem man eine gesunde Lebensweise wählt, sein Leben selbst gestaltet und sich ein soziales Umfeld schafft, in dem man sich wohl fühlt.

Je mehr man über sich selbst, über seinen Körper und seinen Seelenzustand weiß, desto besser kann man für sich sorgen. Man kann viel über sich erfahren, wenn man auf sich selbst achtet, seinen Wünschen und Bedürfnissen nachkommt und dem Leben positiv gegenübersteht.

Wenn sich Körper, Seele und Geist im Gleichgewicht befinden, hat man das Richtige für sich getan.

Dazu zählt zunächst die Pflege des Körpers; das bedeutet gesunde Ernährung, ausreichende Bewegung, Entspannung, bewußtes Erkennen der Sprache seines Körpers und Hygiene.

Dazu zählt auch die Pflege der Seele, das heißt das Anerkennen seelischer Bedürfnisse und das Arbeiten an der Lösung von Problemen. Man sollte

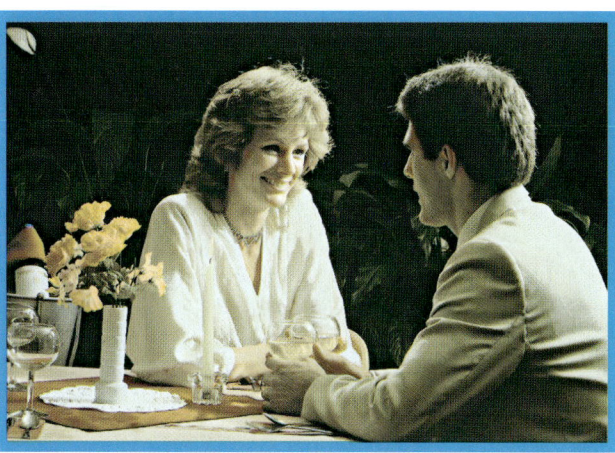

Eine glückliche Partnerschaft

seinen Alltag und seine Freizeit aktiv gestalten und sich selbst die Möglichkeit schaffen, Freude zu erleben. Geselligkeit, Freundschaften und ein zufriedenes Beisammensein mit der Familie geben einem sehr viel Lebensfreude und Lebenskraft. Zum Ausgleich sollten Phasen der Ruhe und des erfüllten Alleinseins erfolgen, auch das ist wichtig für die Seele.

Für den Geist muß ebenfalls gesorgt werden. Das kann innerhalb des Berufes geschehen, in anregenden Gesprächen oder im Rahmen eines erfüllenden Hobbys. Die geistigen Fähigkeiten sollten in einer solchen Weise gefördert werden, daß der Geist rege und beweglich bleibt, ohne daß man sich dabei zuviel abverlangt und sich selbst überfordert.

Der Körper

Gesunde und ausgewogene Ernährung ist das A und O. Der Körper braucht abwechslungsreiche Kost, die reich an Nährstoffen ist. Das Essen sollte frisch zubereitet sein und nicht zu viele tierische Fette enthalten. Die Zubereitung von Mahlzeiten kann viel Spaß machen, wenn man offen ist für neue Rezepte und eine bunte Mischung von Gerichten. Der Speiseplan sollte sich möglichst oft verändern, denn regelmäßig und immer wieder dieselben Gerichte zu sich zu nehmen, ist langweilig und nimmt einem die Freude am Essen.

Der Körper braucht Bewegung. Die Durchblutung wird damit gefördert, Herz und Kreislauf werden gestärkt, und die Muskeln werden gekräftigt. Bewegung erhält jung, bringt Kraft und schenkt viel Freude. Jeder, der regelmäßig Sport treibt, kennt das Wohlgefühl in der Entspannungsphase nach dem Training. Erst wenn man die Muskeln anspannt und ausreichend bewegt, kann man sie spüren und bewußt die Entspannung genießen. Der Körper wird bewußter wahrgenommen, man lernt seine Möglichkeiten, aber auch seine Grenzen kennen. Welche Form der Bewegung man wählt, spielt keine Rolle. Wichtig ist, daß sie regelmäßig stattfindet und einem entspricht. Man darf sich keinesfalls überlasten. Die Möglichkeiten und Angebote sind vielfältig. Da gibt es Aerobic, Tanz, Kampfsport, Jogging und vieles mehr.

Anspannung und Entspannung sollten sich abwechseln. Zuviel Aktivität schadet, auf das richtige Maß kommt es an. Gerade wenn der Alltag viel Streß bringt, sollte man darauf achten, regelmäßige Ruhepausen in den Tagesplan mitaufzunehmen. Das kann ein kleines Nickerchen am Nachmittag sein oder eine der zahlreichen Entspannungstechniken wie Autogenes Training, Yoga oder Meditation.

Gönnt man seinem Körper ausreichende Entspannungszeiten, lernt man viel besser, auf ihn und seine Bedürfnisse zu hören. Man nimmt auch leichte Störungen oder Krankheiten viel eher wahr und kann besser auf sie eingehen. Der Körper ist keine Maschine, die immerzu funktionieren muß. Je mehr man ihn achtet und je mehr man auf ihn hört, desto eher ist eine Harmonie zwischen Körper und Seele herzustellen. Jedes Signal, das der Körper abgibt, hat eine Bedeutung, jegliche Art von Beschwerden oder Unwohlsein hat eine Ursache, entweder eine rein körperliche oder eine seelische. Wenn man die Sprache seines Körpers verstehen gelernt hat, weiß man, was für einen selbst am besten ist.

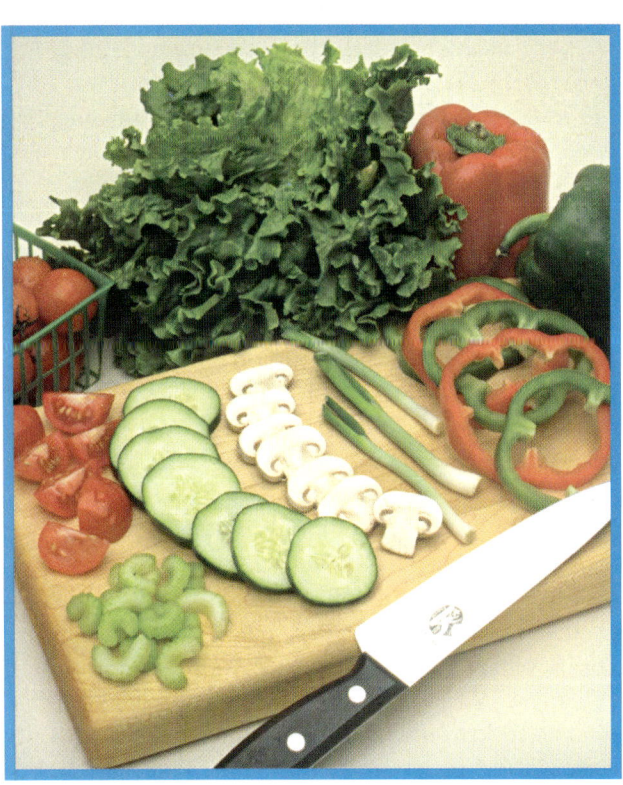

Körperpflege und Hygiene erhalten den Körper nicht nur gesund, sie tun ihm auch ausgesprochen wohl. Ein pflegendes Bad kann müde Glieder wieder frisch machen und beruhigt die Seele. Eine lauwarme Dusche regt den Kreislauf an und hebt die Laune.

Seele, Geist und soziales Umfeld

Grundsätzlich sollte man versuchen, seinen Alltag und seine Arbeit so zu gestalten, daß man sich nicht völlig den Pflichten und den auferlegten Arbeiten ausliefert. Körper und Geist brauchen Ruhepausen, dementsprechend sollte man sich diese auch gönnen. Was nützt es, wenn man alles schafft, was von einem erwartet wird und was man sich selbst vorgenommen hat, wenn man sich dabei angestrengt, überfordert und unglücklich fühlt. Auch der Alltag sollte Spaß machen. Das kann er aber nur, wenn man zwischendrin auch Zeit für sich selbst und zum Schöpfen neuer Kraft hat. Auch sollte man soviel Abwechslung wie möglich in die Alltagsroutine bringen. Routine macht Körper, Geist und Seele müde.

Ein abwechslungsreicher und ausgeglichener Alltag gibt immer wieder Energie und fördert die Lebensfreude. Es hat wenig Sinn, sich nur auf seinen Urlaub zu freuen, den Rest der Zeit aber in ständiger Anspannung zu leben. Der Jahresurlaub ist schnell vorbei und reicht zur angemessenen Erholung und Entspannung allein kaum aus.

Ein gesunder Geist und eine gesunde Seele erfordern viel Aufmerksamkeit. Man sollte herausfinden, was man selbst vom Leben möchte, und sich nicht zu sehr von den Ansprüchen anderer leiten lassen. Wenn man sich nach seinen innersten Wünschen und Bedürfnissen richtet und sein Leben danach gestaltet, läßt man sich viel weniger unter Druck setzen und kann das Leben viel eher genießen.

Wenn man Probleme hat, sollte man versuchen sie zu lösen, und sie nicht wegdrängen. Verdrängte Konflikte und Sorgen machen sich in der Regel bald körperlich bemerkbar. Achtet man nicht auf seine seelischen Bedürfnisse, wandeln sie sich in körperliche Beschwerden um. Ist man selbst nicht in der Lage, mit seinen Sorgen und Problemen fertig zu werden, sollte man Hilfe von außen in Anspruch nehmen. Es gibt verschiedene Arten von

Psychotherapien, die alle das gemeinsame Ziel haben, den Menschen seelisch zu stärken und ihn zu befähigen, Konflikte zu lösen und für sein seelisches Wohl selbst zu sorgen.

Ausreichende soziale Kontakte sind eine wichtige Voraussetzung für das Wohl eines Menschen. Wer einsam und isoliert lebt, leidet darunter und wird nicht selten depressiv. Jeder Mensch braucht Liebe und Zuneigung, kein Mensch kann sich allein genügen. Wenn einem Liebe und Sympathie entgegengebracht werden, wenn man Freunde hat, mit denen man sich austauschen kann, und wenn man eine Familie hat, die einen stützt, trägt das in hohem Maße zu einem guten Gesundheitszustand bei. Geselligkeit gibt Kraft und Energie und belebt den Alltag. Gespräche mit anderen Menschen halten den Geist beweglich und stärken die Seele. Gemeinsame Aktivitäten bringen Freude und Erfüllung.

Kurze Geschichte der Medizin

Zunächst wurden Krankheiten als Auswirkungen von magischen Einflüssen interpretiert, daher wurden zu Beginn unserer Kultur Krankheiten auch von Magiern bzw. Medizinmännern und Priestern behandelt. Vor allem durch Dämonenbeschwörung und die Anwendung von heilenden Pflanzen wurde versucht, den Kranken wieder gesund zu machen.

Als erste chirurgische Maßnahmen gelten die Schienung gebrochener Gliedmaßen, die Entfernung von eingedrungenen Fremdkörpern und die anhand historischer Funde belegte Schädelöffnung durch das Bohren von Löchern in die Schädelknochen. Diese Schädelöffnung diente vermutlich dazu, die „bösen Geister" freizulassen und wurde bei z.B. bei Epilepsie praktiziert. Zur Zeit der frühen Hochkulturen, etwa in Babylon, war die Lehre von den Körpersäften maßgebend. Wurde der Körper krank, hatten sich die Körpersäfte durch Umwelteinflüsse verändert.

In der klassischen Antike versuchte man, Naturerscheinungen philosophisch zu erklären. Vor allem die Priester des Äskulap waren gefragte Heiler. Aber erst mit Hippokrates erhielt die bis dahin religiös dominierte Medizin eine wissenschaftliche Grundlage: Der Kranke wurde nunmehr gründlich in Augenschein genommen, abgetastet und abgehorcht. Auch die ersten Tierversuche zu Forschungszwecken datieren aus dieser Zeit. Die für das genaue Verständnis der Anatomie so wichtigen Leichensektionen wurden zuerst von Herophilos im 3. Jhd. v. Chr. in Alexandria vorgenommen. Griechische Ärzte legten auch im alten Rom den Grundstein für die medizinische Wissenschaft. Durch Galenos von Pergamon wurden Anatomie und Physiologie zu Eckpfeilern der Medizin. Arabische Gelehrte ergänzten die griechischen Schriften z.B. um die erste medizinische Enzyklopädie. Das bislang gesammelte Wissen gelangte im 11. Jhd. wieder an die Ärzteschulen Europas. Ebenfalls im 11. Jhd. wurde Medizin zum ersten Mal an Universitäten gelehrt. Im 15. und 16. Jhd. kam die erste Kritik an der bestehenden Lehre auf, besonders durch Paracelsus.

1543 erschien das erste anatomische Werk, verfaßt von Andreas Vesalius. Es folgten die bahnbrechenden chirurgischen Erkenntnissen von Paré. Wenig später wurde die Geburtshilfe als medizinisches Teilgebiet integriert. Auch die Hygiene und die Verbesserung der Lebensbedingungen sah man nun als medizinische Aufgabe an. Im 19. Jhd. nun wurde die Medizin in einzelne Fächer mit den entsprechenden Lehrstühlen an den Universitäten aufgeteilt.

Herausragende Wissenschaftler brachten die Medizin voran: Virchow entdeckte die Zelle als Sitz von Krankheiten, Behring isolierte als erster Krankheitskeime, Pasteur und Koch begründeten die Bakteriologie. Die Schmerzausschaltung durch Narkose wurde entdeckt, mit deren Hilfe komplizierte chirurgische Eingriffe möglich wurden. Schlag auf Schlag folgten bahnbrechende Erkenntnisse und Erfindungen, wie z.B. die Antibiotika.

In unserer Zeit hat die Medizin einen gewaltigen Kenntnisstand erreicht, aber immer noch gibt es unerforschte Teilgebiete und unheilbare Krankheiten. Alte Krankheiten und Seuchen wurden ausgerottet, wie z.B. Pocken, aber es kommen immer wieder neue hinzu (AIDS), so daß die Medizin nach wie vor eine große Aufgabe vor sich hat.

Unser Körper

Der Körper des Menschen

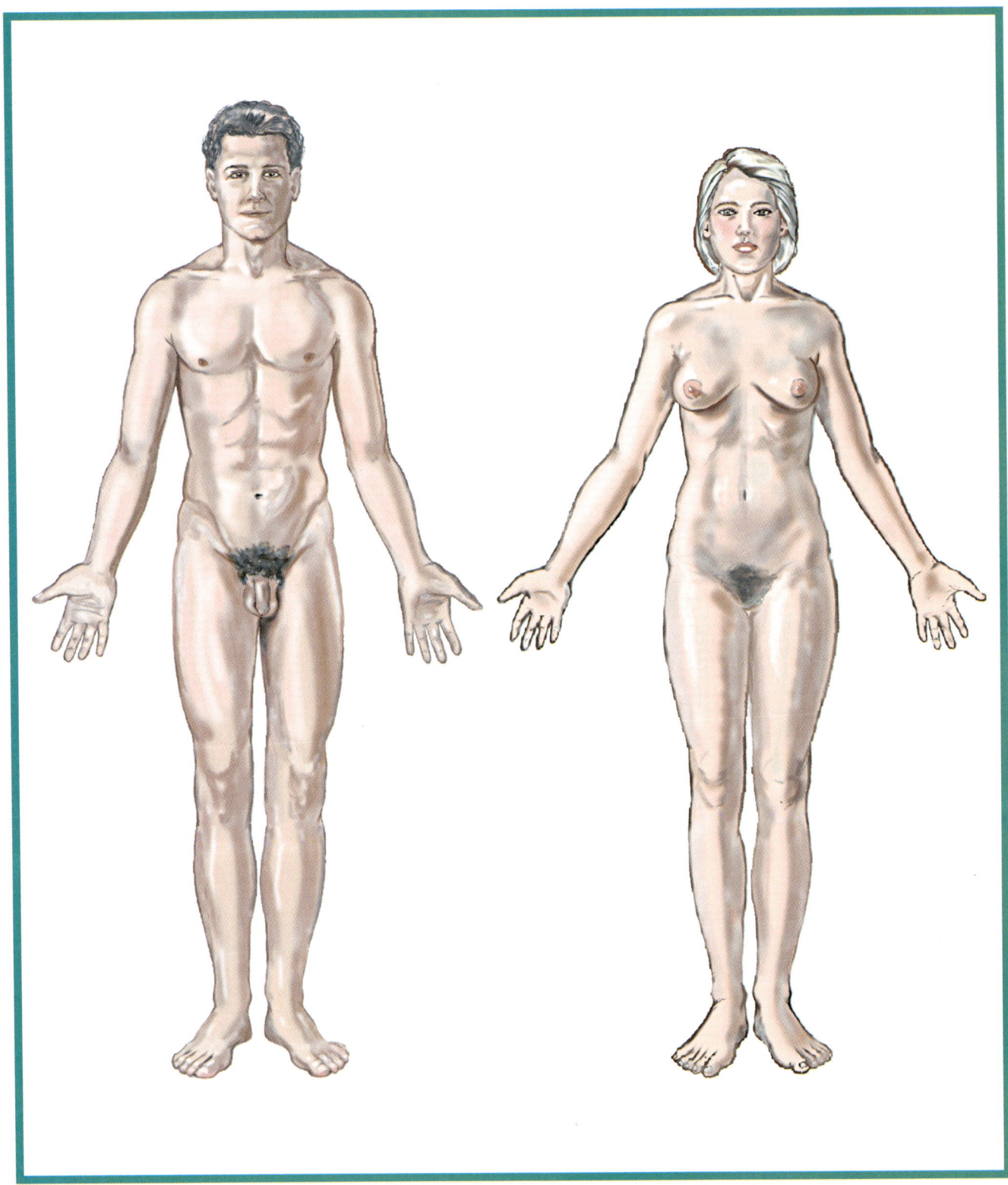

Der Körper eines Mannes   Der Körper einer Frau

Der Verdauungstrakt

Der Verdauungstrakt dient der Aufnahme der Nahrung und ihrer Verdauung. Dazu gehören die Mundhöhle, die Speiseröhre, der Magen, der Dünndarm, der Dickdarm, die Bauchspeicheldrüse, die Leber, die Gallenblase und der Mastdarm; er endet am After.

Die Nahrung wird im Mund mit Hilfe der Zähne und des Speichels zerkleinert und verflüssigt, so daß schon im Mund ein Brei entsteht. Dann wandert die Nahrung durch den Schluckvorgang über die Speiseröhre in den Magen. Im Magen wird sie mit der Magensäure vermischt und wandert weiter in den Darm. Die erste Station ist der Zwölffingerdarm, der obere Teil des

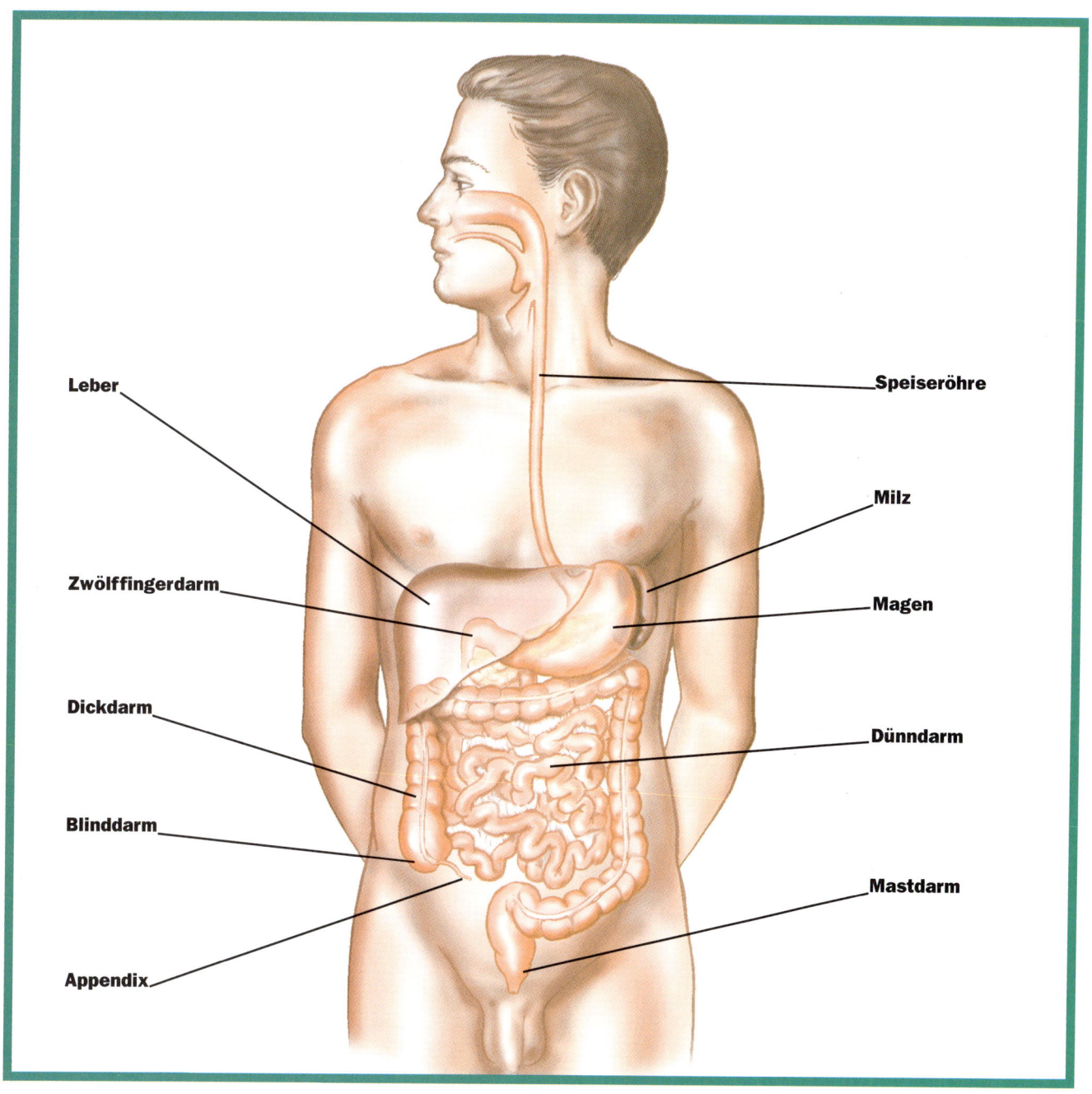

Der Verdauungstrakt

Dünndarms. In diesem Teil befindet sich die Pforte zur Bauchspeicheldrüse. Durch diese gelangen zusätzliche Verdauungssäfte aus der Bauchspeicheldrüse in den Magen. Danach durchwandert die Nahrung den eigentlichen Dünndarm, der sechs bis acht Meter lang ist. Hier werden der Nahrung die Nährstoffe entzogen. Vom Dünndarm geht es nun weiter in den Dickdarm. Im Dickdarm wird das Wasser aus der Nahrung herausgesogen und diese weiter in den Mastdarm geleitet. Das, was von der Nahrung übrigbleibt, sind ihre unverdaulichen Bestandteile. Diese werden nun über den After ausgeschieden.

Der gesamte Verdauungstrakt ist mit Schleimhaut versehen. Auf ihrem Weg wird die Nahrung mit Hilfe von Bakterien, Enzymen und Mineralien zersetzt und umgewandelt. Aus Fetten werden Fettsäuren und Glyzerin, aus Eiweißen werden Aminosäuren, und aus Kohlenhydraten wird Zucker, Glukose genannt. Diese umgewandelten Nahrungsbestandteile werden durch die Darmwand hindurch von den Blutgefäßen aufgenommen. Dann erst können sie weiterverarbeitet werden, und das geschieht hauptsächlich in der Leber. Sie dienen als wichtige Aufbaustoffe für Enzyme und Hormone oder werden in Körperfette und Eiweiß umgewandelt.

Mundhöhle

Zur Mundhöhle gehören die Zähne, die Zunge, der Raum zwischen Lippen und Zähnen, der

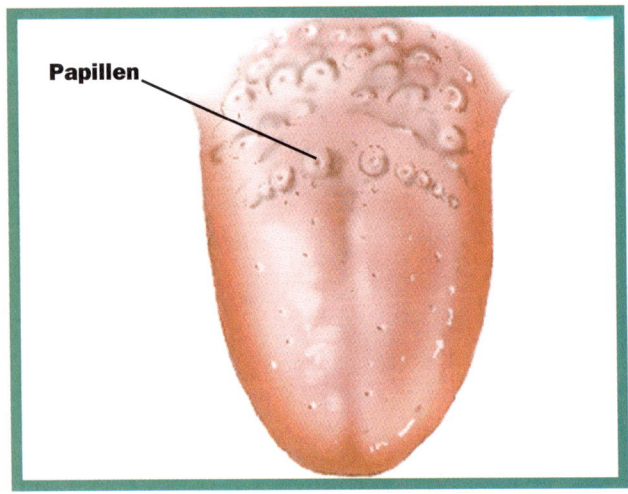

Papillen

Zunge

Mundhöhlenvorhof heißt, und die eigentliche Mundhöhle. Abgegrenzt wird sie durch die Lippen, die Wangenhaut, die Kiefer, den Mundboden, den Gaumen und den Rachen. In der Mundhöhle befindet sich eine Mischung aus Speichel, Pilzen und Bakterien. Man bezeichnet dies als die Mundflora. Bei einer gesunden Mundflora stehen alle Bestandteile in einem ausgewogenen Verhältnis zueinander. Für eine funktionierende Infektionsabwehr ist das eine wichtige Voraussetzung. Veränderungen der Mundflora sind vor allem an einem deutlichen Zungenbelag zu erkennen.

Notwendig für die Vorverdauung und den Weitertransport der Nahrung sind:
- **Speichel**
- **Zunge**
- **Zähne**
- **Rachen**

Speichel

Die Zähne zerkleinern die Nahrung. Der Speichel macht sie flüssig und rutschfähig, vernichtet angreifende Bakterien und löst die Geschmacksstoffe heraus. Schon in der Mundhöhle beginnt die Zersetzung der Nahrung, denn die im Speichel enthaltenen Verdauungsstoffe (Enzyme) spalten den ersten Teil der vorhandenen Kohlenhydrate auf. Eine weitere Funktion des Speichels ist die Reinigung des Mundraumes. Nach der Nahrungsaufnahme übriggebliebene Teilchen im Mund werden gesammelt und hinuntergeschluckt.

Die Speicheldrüsen verteilen sich über die gesamte Mundhöhle. Sie produzieren etwa einen bis anderthalb Liter Speichel pro Tag. Die Speichelproduktion wird nicht nur bei der Nahrungszerkleinerung in Gang gesetzt, sondern beginnt bereits, wenn ein Teller mit gutem Essen vor einem steht – die Augen essen bekanntlich mit.

Zunge

Die Zunge ist für die Zerkleinerung von Nahrung von großer Bedeutung. Sie bewegt die Speise im Mund, bis sie zerkleinert ist, vermischt sie ausreichend mit Speichel und drängt sie mit der Schluckbewegung nach hinten in den Rachen. Die Oberfläche der Zunge ist rauh. Auf ihr befinden sich die Zungenpapillen, das sind kleine Erhebun-

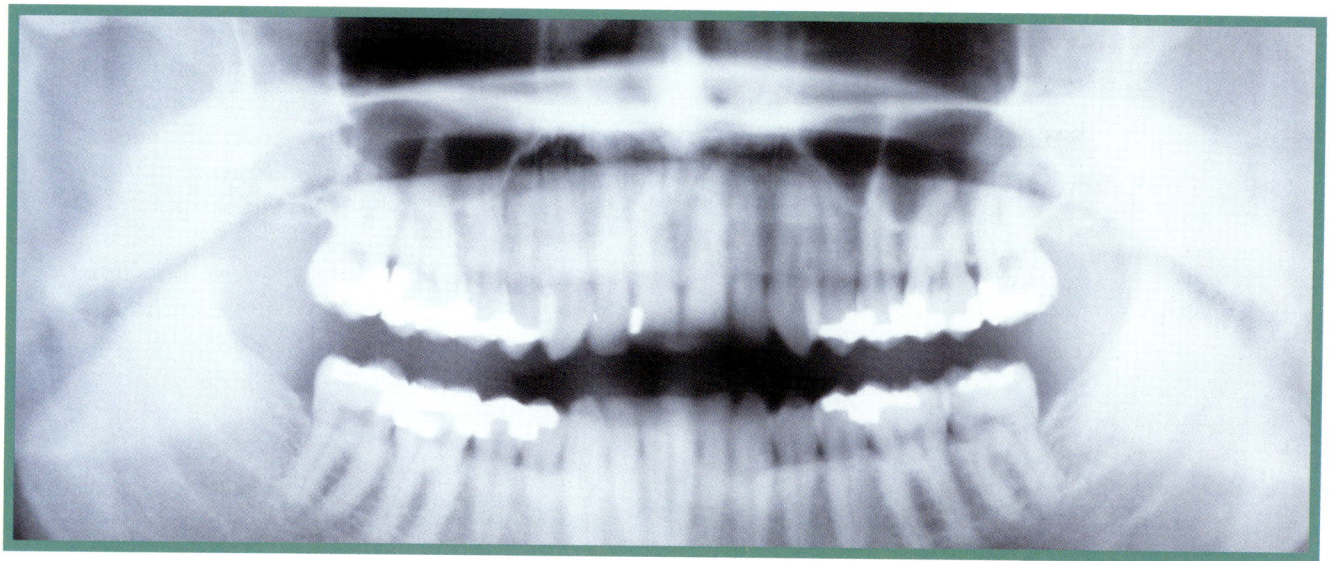

Röntgenaufnahme des Gebisses

gen auf der Schleimhautoberfläche. In diesen Papillen sind zahlreiche Arten von Nerven enthalten; mit einigen von ihnen kann man heiße und kalte Nahrung unterscheiden. Andere dienen der Geschmackserkennung. Mit dem vorderen Teil der Zunge erkennen wir süße Stoffe, mit dem mittleren Teil salzige. Weiter hinten werden saure Stoffe wahrgenommen, und die Geschmacksnerven auf dem hinteren Teil schmecken die bitteren Nahrungszusätze. Mit der Zunge können wir spüren, ob die Nahrung scharf oder mild ist und ob sie sich rauh, körnig oder glatt anfühlt. Doch dient die Zunge nicht nur der Nahrungsaufnahme, son-

dern sie ist auch das wichtigste Sprechorgan. Die meisten Laute könnten wir nicht aussprechen, besäßen wir die Zunge nicht.

Zähne

Ohne die Zähne wäre das Zerkleinern von fester Nahrung unmöglich. Nur die Zähne sind in der Lage, Speisen wie Brot, Obst, Fleisch, Körner etc. so zu zermahlen, daß sie geschluckt und verdaut werden können. Beim Kauen sind die Bewegungen der Zunge, der Kiefer und der Wangenmuskeln sorgfältig aufeinander abgestimmt. Verschiebt sich eine Bewegung in die falsche Richtung, beißen wir uns unter Umständen auf die Zunge oder in die Wangenhaut.

Die Zähne wachsen aus dem Kieferknochen. Die ersten Zähne werden in der Regel im sechsten Lebensmonat sichtbar; gebildet werden sie im Kieferknochen schon Monate vor der Geburt. Bei den meisten Säuglingen wachsen zunächst die zwei mittleren unteren Schneidezähne, dann die beiden oberen mittleren Schneidezähne. Danach folgen die Eckzähne und die vorderen Backenzähne, die hinteren Backenzähne kommen zuletzt. Insgesamt haben wir 20 Milchzähne. Das Durchstoßen der Milchzähne ist bei vielen Kindern ein schmerzhafter Prozeß, wogegen das Wachsen der zweiten Zähne keinerlei Schmerzen verursacht.

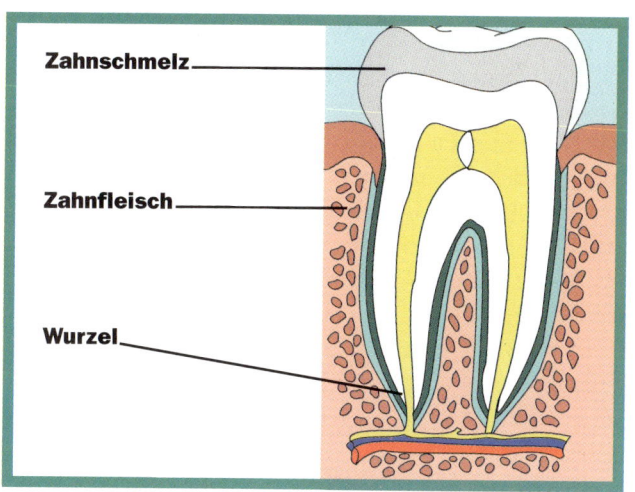

Zahnschmelz

Zahnfleisch

Wurzel

Querschnitt eines Zahnes

Ab dem sechsten oder siebten Lebensjahr fallen die Milchzähne aus, und die zweiten Zähne stoßen nach oben. Ein erwachsener Mensch besitzt 32 Zähne, inklusive der Weisheitszähne. Die Schneidezähne sind scharfkantig und besitzen nur eine Wurzel, die Eckzähne sind spitz und haben ebenfalls nur eine Zahnwurzel. Die Backenzähne haben Kauflächen mit Höckern; die vorderen besitzen ein bis zwei Wurzeln, die hinteren zwei bis drei.

Jeder Zahn hat seine eigene Funktion. Die Schneidezähne haben die Funktion, vom Essen abzubeißen, die Eckzähne klemmen die Stücke dabei ein, und die Backenzähne schließlich zerkauen die Nahrungsstücke.

Ein Zahn setzt sich zusammen aus der Wurzel, dem Zahnhals und der Zahnkrone. Zahnwurzel und Zahnhals stellen den unteren Teil des Zahnes dar und stecken im Kieferknochen, im sogenannten Zahnfach. Nur die Zahnkrone ist im Mund zu sehen. Im Inneren des Zahnes befindet sich das Zahnmark, genannt Pulpa. Darin verlaufen Nervenbahnen, Blutgefäße und Lymphgefäße. Die Pulpa wird vom Zahnbein, Dentin genannt, umschlossen. Die äußere Schicht der Zahnkrone besteht aus Zahnschmelz. Der Zahnschmelz isoliert das Zahnbein und die Pulpa und verhindert, daß wir beim Kauen und bei der Aufnahme sehr kalter oder heißer Speisen Schmerzen verspüren. Im unteren Teil des Zahnes, dem Wurzelbereich, ist das Zahnbein von einer dünnen Schicht Zahnzement umgeben. Der Zahnzement ist von knochenähnlicher Beschaffenheit. Zwischen ihm und dem Kieferknochen, der ihn umschließt, befindet sich die Zahnwurzelhaut. Diese Haut, die fest und dabei sehr fein ist, befestigt den Zahn am Knochen und verschafft ihm gleichzeitig eine Bewegungsmöglichkeit innerhalb des Zahnfaches, die dem Druckausgleich beim Kauen dient.

Die Blutgefäße und Nervenbahnen treten an der Spitze der Zahnwurzel heraus und laufen mit den Blutgefäßen und Nerven zusammen, die sich im Kiefer befinden.

Zwischen Zahn und Zahnfleisch befindet sich eine kleine Lücke, die Zahnfurche. Diese sollte nicht tiefer als ein bis zwei Millimeter sein, da dort sonst Bakterien eindringen und Entzündungen verursachen können. Das Zahnfleisch ist im gesunden Zustand fest und rosa.

Rachen

Der Rachen bildet die Grenze zur Speiseröhre. Über den Rachen gelangt die durch Kauen und Einspeicheln breiig gewordene Nahrung durch eine Schluckbewegung in die Speiseröhre. Das geht folgendermaßen vor sich: Die Zunge schiebt die zerkaute Nahrung in den hinteren Teil des Gaumens. Dadurch wird der Schluckreflex ausgelöst. Dabei bewegt sich das Gaumenzäpfchen nach hinten und gleichzeitig die Rachenwand nach vorne. So wird die Pforte nach oben zur Nase versperrt. Durch eine aufwärtsgerichtete Bewegung des Kehlkopfes wird außerdem der Kehldeckel vor die Luftröhre gedrückt. So kann die Nahrung nicht in die falsche Bahn geraten. Die Zunge und die Muskeln des Mundbodens schieben die Nahrung nach hinten bis zum Speiseröhreneingang.

Speiseröhre

Die Speiseröhre ist ein etwa 30 Zentimeter langer Schlauch aus Ringmuskeln. Sie ist die Verbindung zwischen der Mundhöhle und dem Magen. Sie ist innen mit Schleimhaut versehen, kann sich verengen und ausdehnen und sich so an die geschluckte Speisemenge anpassen. Die Nahrung wird durch den Schluckvorgang in die Speiseröhre geleitet und dort mit wellenförmigen Muskelbewegungen in den Magen hinunter transportiert. Die Ringmuskeln werden im Bereich unterhalb der geschluckten Nahrung weich und schlaff, und sobald das Nahrungsstück hindurchgerutscht ist, werden sie wieder fest und ziehen sich zusammen. Der unterste Ringmuskel befindet sich am Mageneingang und sorgt dafür, daß die Speise nicht wieder nach oben gelangt. Die Magensäure würde sonst die Schleimhaut der Speiseröhre reizen. Dringt doch Magensäure in die Speiseröhre, beispielsweise im Falle von Aufstoßen oder Erbrechen, verursacht das ein unangenehmes Brennen, das Sodbrennen.

Magen

Aufbau

Der Magen liegt im linken oberen Teil des Bauches unter dem Rippenbogen. Der aus Muskeln bestehende Beutel kann etwa anderthalb Liter

Nahrungsvolumen aufnehmen. Die Magenwände sind mit einer dicken und zähen Schleimhaut ausgekleidet, so können sie von den Magensäften nicht angegriffen werden. Der Schleim bindet die Säure und hält sie so von der Magenwand fern.

Die Bewegungen des Magens werden vom vegetativen Nervensystem gesteuert. Dort wird auch die Bildung von Magensaft veranlaßt. Die Herstellung der Hormone Prostaglandin, Gastrin und Histamin, die zum Verdauungsablauf beitragen, wird ebenfalls von dort aus gesteuert. Auf das vegetative Nervensystem wirkt sich sehr leicht und schnell die seelische Verfassung eines Menschen aus, deshalb kann die jeweilige Stimmung Einfluß auf die Arbeit des Magens haben. Bei Streß bei-

spielsweise wird das Streßhormon Cortison in verstärktem Maße gebildet.

Funktion

Im Magen wird die Nahrung für eine Weile gespeichert und durch den stark sauren Magensaft desinfiziert. Die meisten Bakterien werden im Magen unschädlich gemacht. Neben Säure sind Schleim und das Enzym Pepsin, das der Eiweißspaltung dient, die Hauptbestandteile des Magensaftes. Pro Tag werden etwa zwei bis drei Liter Magensaft gebildet. Die Produktion wird ausgelöst durch die Ankunft von Nahrung im Magen, aber auch durch den Geruch und durch den Anblick von Essen. Neben der Desinfizierung leistet der

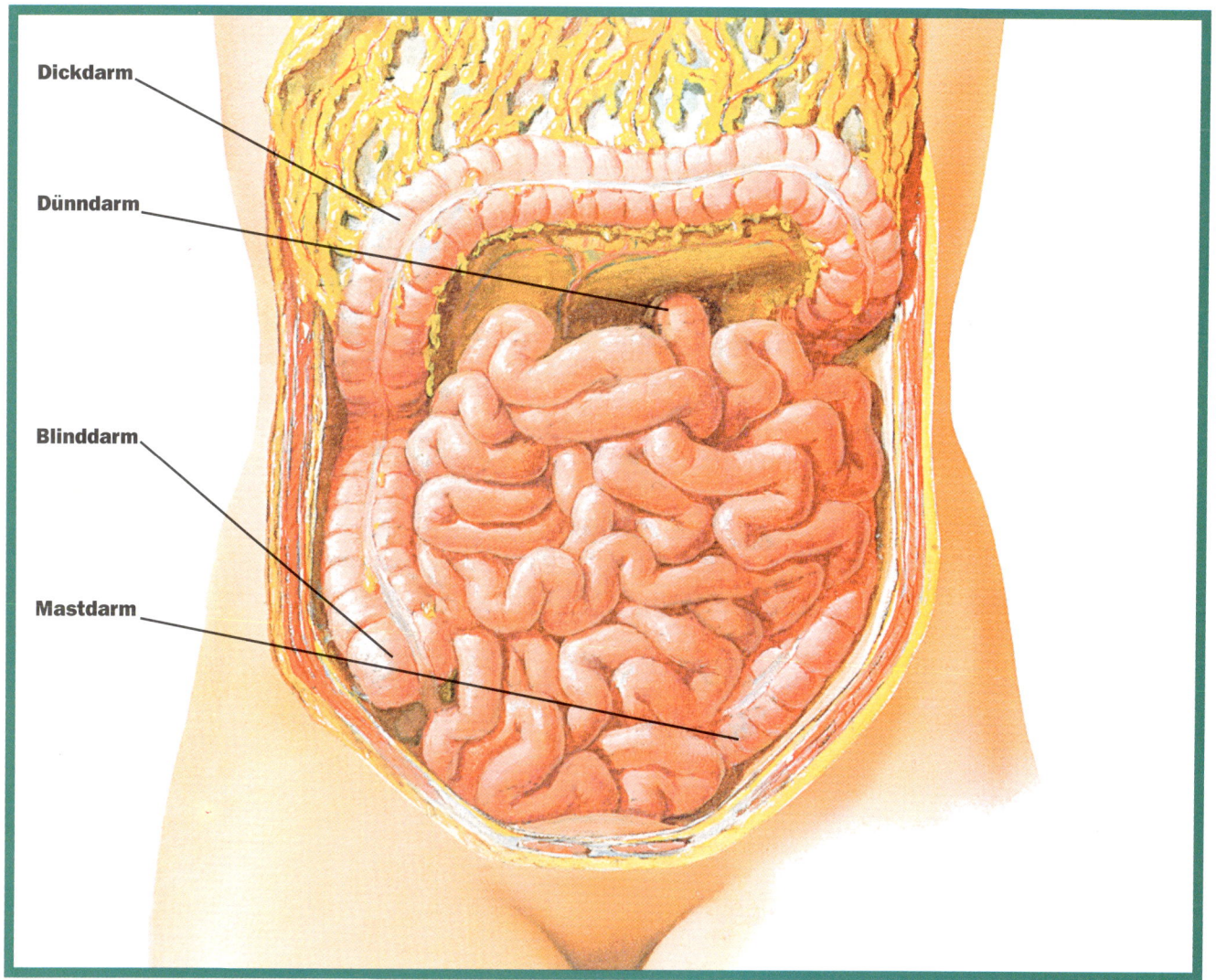

Dickdarm

Dünndarm

Blinddarm

Mastdarm

Dick- und Dünndarm (siehe Seite 18 ff)

Magen die Arbeit des Vorverdauens. Kohlenhydrate werden gespalten, Fette vorbearbeitet, und eiweißhaltige Nahrung wird zerlegt. Die Nahrung bleibt ungefähr ein bis fünf Stunden im Magen. Wasser wird nur 10 bis 45 Minuten behalten. Normalerweise wird der vorverdaute Speisebrei (Chynus) Portion für Portion in den Zwölffingerdarm weitergeleitet. Lediglich einige Medikamente, Gifte, Alkohol und Wasser gelangen vom Magen direkt in die Blutgefäße. Leichte Mahlzeiten wie zum Beispiel Reisgerichte werden schneller verdaut, „schwere" Speisen wie etwa roher Schinken haben eine längere Verdauungszeit, ebenso Speisen, die sehr kalt gegessen werden.

Der Magen bewegt sich aber auch dann, wenn er keine Nahrung enthält. Zuerst nur leicht, so daß wir es nicht spüren. Je länger wir keine Nahrung zu uns genommen haben, desto heftiger werden die Magenbewegungen, bis wir sie spüren und als Hunger identifizieren.

Das eigentliche Hungergefühl jedoch wird uns vom Gehirn gemeldet. Es resultiert aus einem niedrigen Stand des Blutzuckerspiegels. In den meisten Fällen stimmen die heftigen Bewegungen eines leeren Magens mit der Hungermeldung des Gehirns überein. Das Gefühl der Sättigung wird dagegen nicht vom Gehirn, sondern einzig und allein vom Magen weitergegeben. Ist der Magen voll, spüren wir das und sollten spätestens zu diesem Zeitpunkt mit dem Essen aufhören.

Darm

Der Darm ist das eigentliche Verdauungsorgan. Er liegt in vielen Windungen in der Bauchhöhle. In ihm wird die Nahrung zerlegt, Nährstoffe und Wasser werden entzogen, und der unverdauliche Rest wird nach außen geleitet.

Der Darm besteht aus:
– **Dünndarm**
– **Dickdarm**
– **Mastdarm, auch Enddarm genannt**

Der Dünndarm ist etwa fünf Meter lang, der Dickdarm etwa anderthalb. Die ausgebreitete Schleimhaut des Dünndarms wäre ungefähr 300 Quadratmeter groß. Diese enorme Größe liegt zum einen an seiner Länge und an seinen vielen Falten, zum anderen an den Darmzotten, die sich millionenfach an der Darmwand befinden und einen Teil ihrer Oberfläche ausmachen. Der gesamte Darm wird von Bändern und Falten zwischen dem Bauchfell und der hinteren Bauchwand gehalten.

Die Darmtätigkeit und den Verdauungsvorgang steuert das vegetative Nervensystem.

Dünndarm

Aufbau

Der Dünndarm hat einen Durchmesser von etwa vier Zentimetern. Er hat im Bauch viel Bewegungsspielraum. Seine Außenhaut ist mit einem dünnen Schleim überzogen, der ständig neu produziert wird. Durch ihn kann der Darm sich bewegen und aneinander gerieben werden, ohne daß es ihm schadet. Die Außenwand des Dünndarms ist von Ringmuskeln und längs verlaufenden Muskeln umschlossen, die ihn beweglich machen. Die Innenwand besteht aus ringförmig angeordneten Schleimhautfalten und ist sehr reich an Blut- und Lymphgefäßen und Nerven. Auf der Schleimhaut sitzen die Darmzotten, das sind winzige Hautausstülpungen, und Schleimdrüsen, die ständig neuen Schleim aussondern.

Funktion

Den Teil des Dünndarms, der sich an den Magen anschließt, bezeichnet man als Zwölffingerdarm. Er ist ca. 30 Zentimeter lang. Würde der Nahrungsbrei aus dem Magen direkt in den Dünndarm fließen, würde er dessen Schleimhaut schädigen, da er durch die Anreicherung mit Magensaft sehr sauer ist. Der Zwölffingerdarm ist mit der Bauchspeicheldrüse verbunden. Diese sondert einen Saft aus, der stark alkalisch ist und so die Säure bereits abmildert. Ist ausreichend Saft in den Zwölffingerdarm gelangt, wird die Pforte zwischen Magen und Darm geöffnet und die Nahrung aus dem Magen aufgenommen.

Der Dünndarm knetet die Nahrung und durchmischt sie. Die Darmmuskeln ziehen sich immer wieder rhythmisch zusammen und schieben ihren Inhalt wellenförmig bis zum Dünndarmende. Ist die Nahrung dort angelangt, ist sie nahezu flüssig, und die meisten Nährstoffe sind ihr entzogen. Im Zwölffingerdarm beginnt die

Spaltung und Zerlegung der Fette, Eiweiße und der Kohlenhydrate durch den Saft der Bauchspeicheldrüse. Im eigentlichen Dünndarm wird dieser Verdauungsprozeß mit Hilfe des enzymhaltigen Darmsaftes fortgesetzt. Die Aufnahme der verdaulichen Nahrungsbestandteile erfolgt durch die Blutgefäße an der Darmwand, vor allem durch die Darmzotten. Die Darmzotten sind je 1 Millimeter lang. Sie sind von kleinen Muskeln umschlossen und enthalten feine Lymph- und Blutgefäße, durch die sie die Nährstoffe aufnehmen. Wenn sie mit Blut gefüllt und aufgestellt sind, saugen sie vorhandene Vitamine, Spurenelemente und wichtige Teile der Eiweiße und Kohlenhydrate auf. Haben sie die Stoffe aus dem Darm in ihre Blutgefäße aufgenommen, ziehen sie sich zusammen und pumpen das angereicherte Blut in die Pfortader, ein großes Blutgefäß, das zur Leber führt. Danach fließt wieder neues Blut in ihre Gefäße.

Die Fette werden von den kleinen Lymphgefäßen der Zotten aufgenommen. Wo das Lymphsystem auf die obere Hohlvene trifft und ins Blut geleitet wird, gelangen die Fette in die Blutbahn.

Dickdarm

Der Dünndarm mündet in den Dickdarm, so daß der Anfang des Dickdarms wie eine Art Ausbeulung aussieht. Am Ende dieser Ausbeulung hängt der ungefähr sieben Zentimeter lange Wurmfortsatz, den wir als Blinddarm kennen. In der Schleimhaut des Wurmfortsatzes sind Lymphgefäße mit Abwehrzellen gegen Erreger enthalten.

Aufbau

Der Dickdarm hat einen Durchmesser von etwa acht Zentimetern. Er ist ebenfalls mit Längs- und Ringmuskeln versehen und versammelt an seiner Wand zahlreiche Blut- und Lymphgefäße und Nerven. Die Wand ist in eine Vielzahl von regelmäßigen Ausbuchtungen eingeteilt. An ihrer Außenseite ist sie wie die Dünndarmwand mit dünnem Schleim überzogen. Auf der inneren Schleimhaut liegen ebenfalls Schleimdrüsen, die Zotten fehlen hier.

Funktion

Im Dickdarm wird dem ankommenden, sehr flüssigen Nahrungsbrei das Wasser entzogen.

Dann wird die Restnahrung, die keine Nährstoffe mehr enthält, vergoren. Das geschieht durch die vielen Bakterien, die im Dickdarm angesiedelt sind, die sogenannte Darmflora. Die Bakterien bilden zudem Folsäure und Vitamin K.

Mastdarm

Am Ende des Zersetzungsprozesses ist der Nahrungsbrei dick, halbfest und durch die zugesetzten Gallensäfte braun gefärbt. Er wird nun in den Mastdarm transportiert und über den After ausgeschieden. Der Mastdarm kann eine große Menge Restnahrung aufnehmen. Wird er gedehnt, nehmen wir das als ein Signal für die Stuhlentleerung.

Bei einer ausgewogenen und ballaststoffreichen Ernährung sollte die Stuhlentleerung im Normalfall einmal pro Tag stattfinden. So fühlt sich unser Körper am wohlsten.

Bauchspeicheldrüse

Aufbau

Die Bauchspeicheldrüse ist die größte Speicheldrüse unseres Körpers. Sie liegt zum größten Teil hinter dem Magen. Ihre Länge beträgt ungefähr 15 Zentimeter, ihr Gewicht ca. 100 Gramm. Sie besteht aus drei ineinander übergehenden Teilen, dem Kopf, dem Körper und dem Schwanz. Der in ihr liegende Gang, der Bauchspeichelgang, führt zum Zwölffingerdarm und ist zudem mit dem Gallengang verbunden.

Funktion

Die Bauchspeicheldrüse ist zusammengesetzt aus vielen kleinen Einzeldrüsen. Der größte Teil von ihnen ist für die Produktion der Verdauungssäfte, der Enzyme, zuständig. Der kleinere Teil von ihnen stellt die Hormone Glukogen und Insulin her und leitet sie in die Blutgefäße der Bauchspeicheldrüse ab. Die für die Hormonherstellung zuständigen kleinen Drüsen nennt man Langerhanssche Inseln. Die Hormone Glukogen und Insulin sind für das Gleichgewicht des Zuckerhaushalts zuständig.

Die Bauchspeicheldrüse stellt pro Tag ein bis zwei Liter Verdauungssaft her. Dieser Saft wird über den Bauchspeichelgang in den Zwölffingerdarm geleitet. Er wird dem Nahrungsbrei zugesetzt und zerlegt Fette, Kohlenhydrate und Eiweiße in ihre Bestandteile, wodurch sie in die Blutbahn gelangen und weiterverwertet werden können. Außerdem wird die Säure des aus dem Magen kommenden Nahrungsbreis abgemildert und kann nun weitertransportiert werden, ohne der übrigen Darmschleimhaut Schaden zuzufügen.

Leber

Aufbau

Die Leber ist das größte innere Organ des Menschen. Sie ist etwa anderthalb Kilogramm schwer und liegt im rechten Oberbauch. Die Oberfläche der Leber ist an das Zwerchfell angewachsen.

Die Leber besteht aus vielen Leberlappen, die wiederum aus winzigen Läppchen zusammengesetzt sind. Die einzelnen Leberzellen sind jeweils mit einem Blutgefäß (Arterie) verbunden, das in der Pfortader, der Blutbahn von Darm zu Leber, beginnt. Die in der Leber aufbereiteten Nährstoffe werden durch ableitende Blutgefäße (Venen) aus den Zellen in die Lebervene und von dort aus über die Hohlvene zum Herzen transportiert. Mit Sauerstoff angereichertes Blut gelangt über die Leberarterie von der Lunge in die Leber.

Funktion

Die Leber ist für den Stoffwechsel zuständig. In ihr werden Nährstoffe gespeichert und in Energie umgewandelt, lebenswichtige Proteine hergestellt und Schadstoffe abgebaut.

Kohlenhydrate, die aus dem Darm über den Blutweg in die Leberzellen geleitet werden, werden durch chemische Prozesse in Blutzucker, genannt Glukose, umgewandelt. Die Glukose wird in die Blutbahn geleitet und damit im ganzen Körper verteilt. Die Körperzellen wandeln sie in Energie

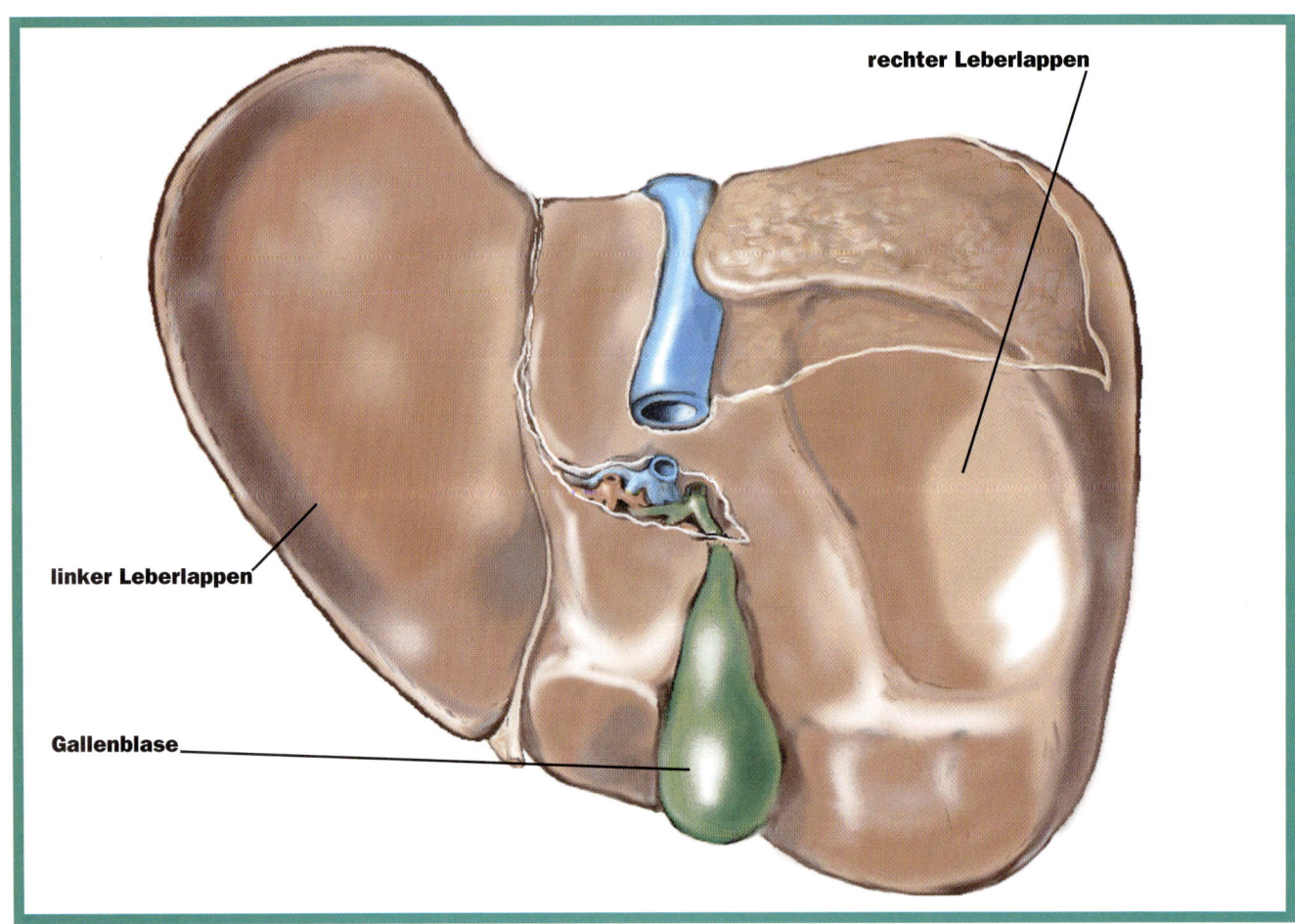

rechter Leberlappen

linker Leberlappen

Gallenblase

Die Leber von hinten

um. Die Leber sorgt für eine stetig gleichbleibende Menge von Blutzucker. Nach jeder Mahlzeit, in der Kohlenhydrate zugeführt werden, speichert die Leber den Zucker, bis der Körper ihn benötigt. Nimmt ein Mensch mehr Kohlenhydrate zu sich als die Leber speichern kann, wird die Glukose in Fett umgewandelt und in Fettspeicher geleitet.

Auch Fette und Eiweiße werden von der Leber chemisch umgebaut. Die Fette und ein Teil der Eiweiße werden in Energie umgewandelt, die der Körper zum Funktionieren braucht. Der andere Teil der Eiweiße wird zu verschiedenen Arten von Proteinen umgebaut. Dazu gehören Proteine, die zum Bau von Abwehrzellen gegen Krankheitserreger benötigt werden, und Proteine, die dem Transport von Vitaminen, Hormonen, Fetten und Eisen dienen. Auch Proteine, die bei der Blutgerinnung mithelfen, und Proteine, die als Enzyme dienen, werden in der Leber gebildet.

Die Leber ist ein großes Speicherorgan. Sie speichert zahlreiche Vitamine, wie zum Beispiel Vitamin A, Vitamin B_{12} und Vitamin D.

Eine weitere Funktion der Leber ist die der Entgiftung. Das Organ setzt körpereigene Abbauprodukte, die den Körper verlassen müssen, um und baut körperfremde Gifte wie Alkohol, Medikamente und chemische Zusätze in der Nahrung ab. Die körpereigenen und fremden Giftstoffe werden gespalten und entweder wasserlöslich gemacht oder mit anderen Stoffen gekoppelt, die eine Ausscheidung ermöglichen. Die Ausscheidung erfolgt mit der Gallensäure über den Darm oder auf dem Blutweg über die Nieren.

Pro Tag wird von der Leber etwa ein Liter Gallensäure hergestellt. Die Gallensäure dient neben der Ableitung von Giften auch dem Verdauungsvorgang. Sie wird über den Gallengang und die Gallenblase in den Zwölffingerdarm geleitet. Sie

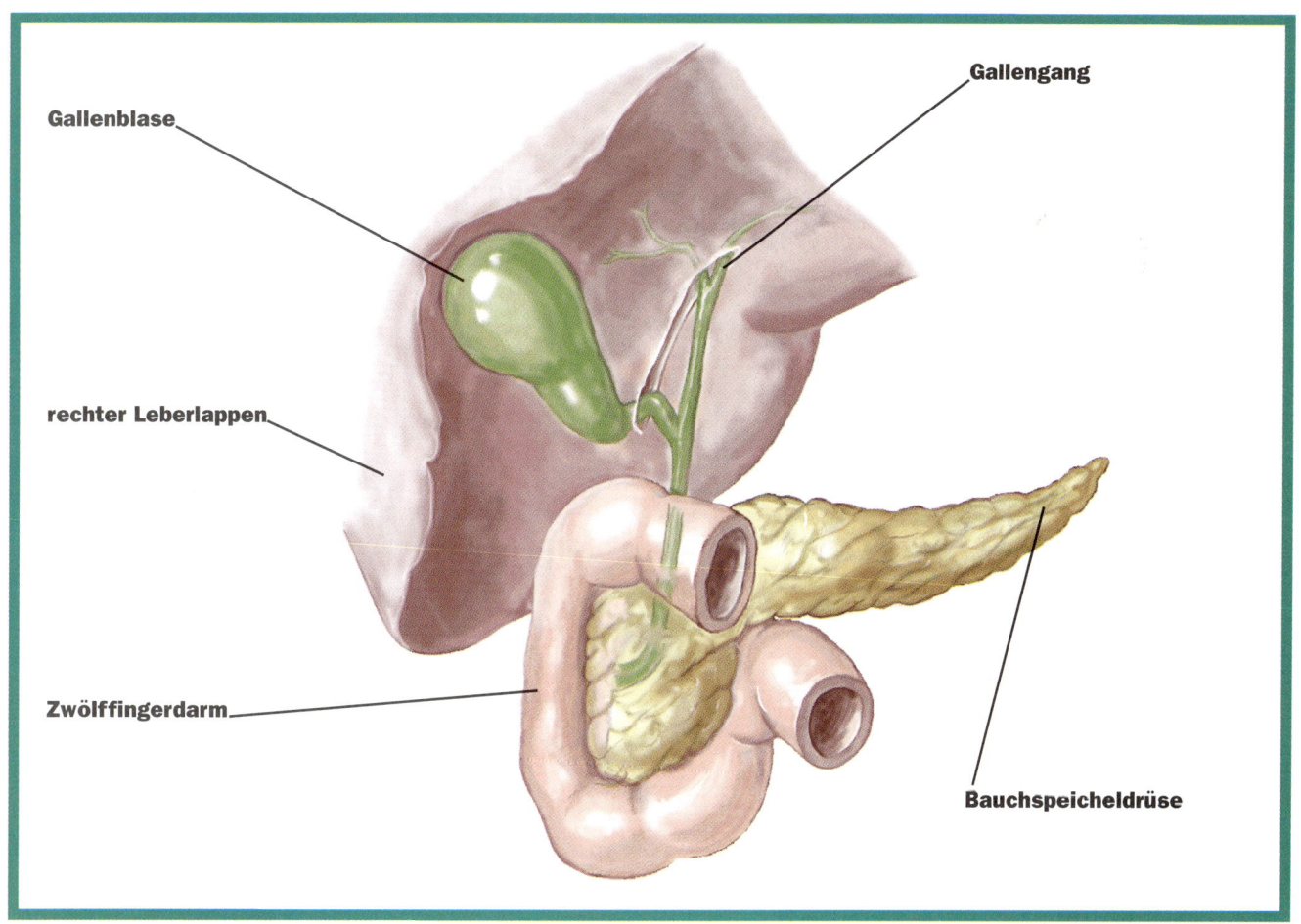

Die Gallenblase

vollzieht die Spaltung der Fette in der Nahrung. Außerdem regt sie die Bauchspeicheldrüse zur Produktion von Verdauungsflüssigkeit an.

Gallenblase

Aufbau

Die Gallenblase befindet sich hinter dem unteren Teil der Leber. Sie kann etwa 90 Milliliter Flüssigkeit aufnehmen. Etwa jede halbe bis ganze Stunde läßt sie durch Kontraktion die Gallenflüssigkeit in den Gallengang ablaufen. Aus ihr führt der Gallengang, der zum einen in die Leber und zum anderen in den Zwölffingerdarm führt. Am Darmeingang kreuzt er den Bauchspeichelgang. Die äußere Wand der Gallenblase besteht aus einer feinen Schicht aus Muskeln. Ihre Innenwand ist mit Schleimhaut ausgekleidet.

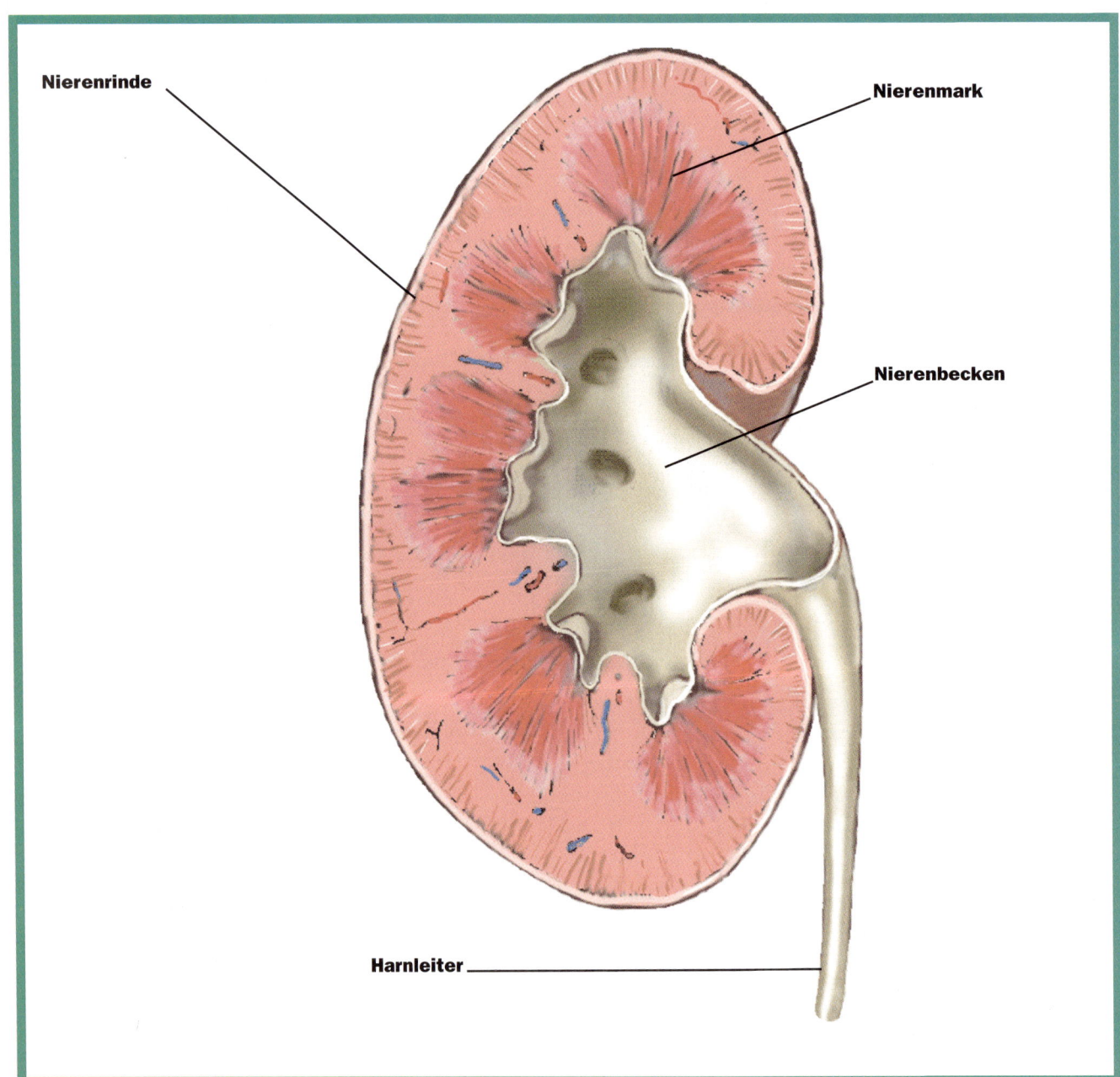

Nierenrinde

Nierenmark

Nierenbecken

Harnleiter

Die Niere

Funktion

Die Gallenblase dient einzig der Aufbewahrung der von der Leber produzierten Gallensäure. Bei Menschen, denen die Gallenblase herausoperiert wurde, fließt der Gallensaft von der Leber direkt in den Darm.

Nieren und Harnwege

Nieren

Aufbau

Die Nieren liegen in der hinteren Bauchhöhle links und rechts von der Lendenwirbelsäule. Sie wiegen jeweils etwa 150 Gramm. Im Inneren der Niere liegt das Nierenbecken. In ihm wird der Urin gesammelt. Aus dem Nierenbecken führt der Harnleiter zur Harnblase. Umgeben ist das Niereninnere vom sogenannten Nierenmark, das in pyramidenförmige Abschnitte unterteilt ist. Die Außenhaut der Niere nennt man Nierenrinde. Im Nierengewebe gibt es über eine Million Nierenkörperchen, das sind kleine Kapseln, die von Blutgefäßen umschlossen sind. In jedes dieser Nierenkörperchen führt jeweils ein Blutgefäß hinein und auch wieder heraus. Zu dem Nierenkörperchen gehört ein Nierenkanälchen, beides zusammen bezeichnet man als Nephron.

Funktion

Die Blutgefäße der Nierenkörperchen dienen dazu, das Nierengewebe mit Nährstoffen anzureichern. Außerdem bringen sie das Blut zur Niere, das hier gereinigt wird, und beginnen mit der Herstellung von Urin. Der Wasseranteil des Blutes wird aus der Blutgefäßwand in die Kapsel des Nierenkörperchens gepreßt. Die Flüssigkeit, die sich nun in der Kapsel befindet, ist der Primärharn. Von dort fließt dieser in ein Kanälchen, das ebenso dicht von Blutgefäßen umgeben und durch Sammelrohre mit allen Kanälen der Nierenkörperchen verbunden ist. Ein großer Teil des Primärharns wird von den Blutgefäßen aufgesaugt und in den Blutkreislauf zurückgeleitet, denn im Primärharn sind viele körperwichtige Bestandteile wie Eiweiße und Glukose enthalten. Der Restharn aus allen Kanälchen, den man auch Sekundärharn nennt, fließt in den Sammelrohren zusammen und sammelt sich in den Nierenpapillen, die sich im Nierenbecken befinden. Von dort tropft er in das Nierenbecken und wird über den Harnleiter abgeleitet. Täglich werden etwa 180 Liter Primärharn produziert und im Gegensatz dazu nur anderthalb Liter Urin.

Die gesäuberte Blutflüssigkeit wird über die kleinen Blutgefäße in die Nierenvene transportiert und von dort in die Blutbahn. Wenn im Rahmen des Stoffwechsels Eiweiße abgebaut werden, entstehen Stoffe, die giftig für den Körper sind, wie Ammoniak und Harnstoff. Diese Stoffe müssen aus dem Blut herausgefiltert und ausgeschieden werden. Säuren, die durch den Stoffwechselvorgang produziert werden, müssen ebenfalls ausgeschieden werden, ebenso fremde Gifte wie Medikamente oder Alkohol. Einige von ihnen werden schon in der Leber umgebaut und dann über die Nieren ausgeschieden, andere werden erst durch die Nieren aus dem Blut gefiltert.

Die Nieren sorgen dafür, daß im Blut ausreichende Mengen von Kalzium, Kalium und Natrium enthalten sind. Auch regulieren sie den Wasseranteil im Blut. Wenn das Blut einen hohen Wasseranteil hat, wird viel Urin ausgeschieden. Ist er niedrig, verläßt nur wenig Urin den Körper. Die ausgeschiedene Urinmenge richtet sich nach der Flüssigkeitsmenge, die ein Mensch zu sich nimmt.

Normalerweise teilen sich die beiden Nieren die Arbeit. Kann eine Niere aufgrund einer Erkrankung ihre Funktion jedoch nicht mehr erfüllen, ist die andere in der Lage, die ganze Arbeit zu leisten.

Harnwege

Die Harnwege umfassen
– **Harnleiter**
– **Harnblase**
– **Harnröhre**

Aufbau

Die Harnleiter sind jeweils etwa 35 Zentimeter lang und führen von der Niere zur Harnblase. An ihrer Außenwand befinden sich Muskeln, die sich rhythmisch bewegen und so den Urin in die Harnblase transportieren. Die Harnblase liegt hinter dem Schambein. Sie ist ein hohles Organ, das von einer Muskelschicht umgeben ist. An ihrer Wand befinden sich zahlreiche Nervenstränge und Blut- und Lymphgefäße. Ihre Innenwand ist mit

Schleimhaut bedeckt. Vor dem Eingang der Harn-röhre sitzt der Schließmuskel, der die Urinentlee-rung steuert.

Funktion

In den Nieren gebildeter Urin wird in der Harnblase aufgefangen und gespeichert. Die Ner-ven an der Blasenwand nehmen den Druck wahr, der entsteht, wenn die Blase voll ist, und bewirken den Drang, zur Toilette zu gehen. Die Blase kann bis zu 0,8 Liter Flüssigkeit auffangen. Der Harn-drang setzt jedoch in der Regel schon bei einem halben Liter ein.

Gibt der Mensch dem Harndrang nach, ent-spannt er den Schließmuskel, und der Urin fließt über die Harnröhre ab.

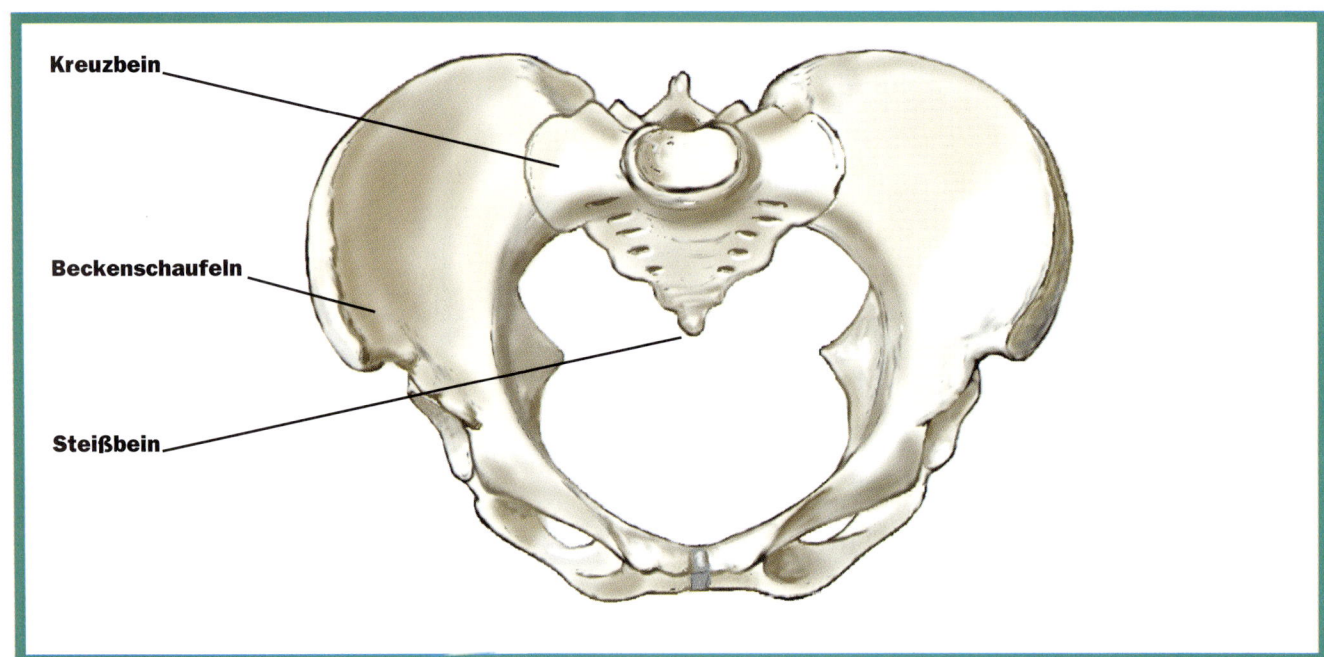

Kreuzbein

Beckenschaufeln

Steißbein

Weiblicher Beckenknochen von oben (Plattenknochen)

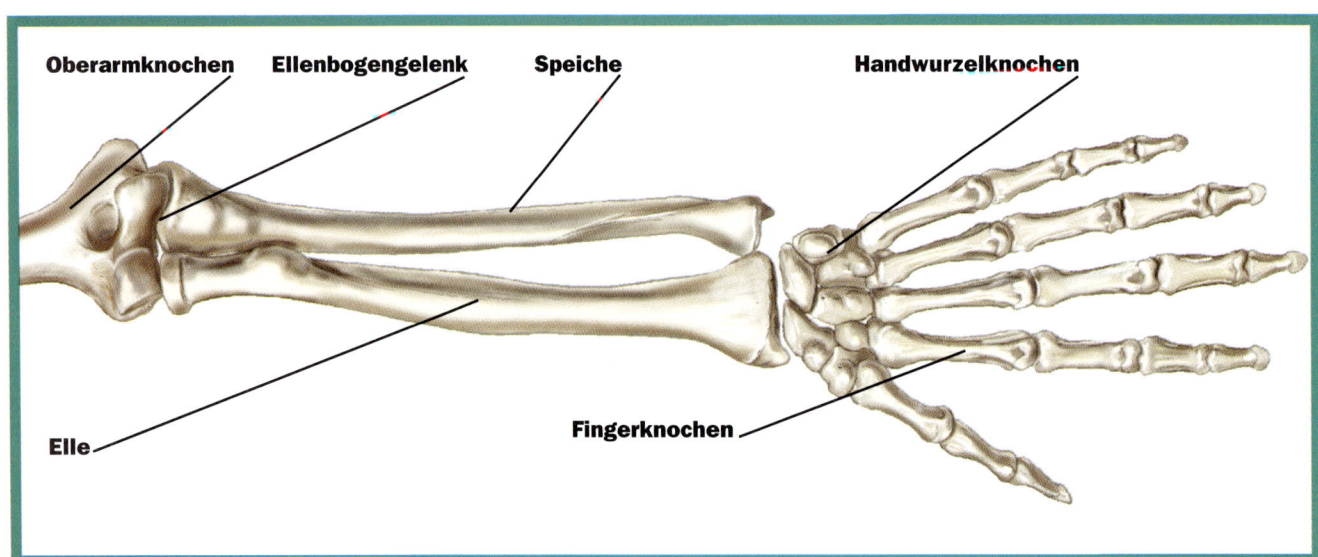

Oberarmknochen   Ellenbogengelenk   Speiche   Handwurzelknochen

Elle

Fingerknochen

Armknochen (Röhrenknochen)

Der Bewegungsapparat

Zum Bewegungsapparat eines Menschen gehören:
– **Knochen und Gelenke**
– **Muskulatur**

Knochen und Gelenke

Knochen

Die Knochen bilden in ihrer Gesamtheit den Stütz-, Halte- und Bewegungsapparat. Hätte der Mensch keine Knochen, könnte er weder stehen noch gehen.

Knochenaufbau

Das Knochengewebe ist zusammengesetzt aus dem Kalksalz Kalzium, aus Phosphaten und aus besonderen Eiweißstoffen, die man Kollagene nennt und die als Fasern netzartig angeordnet sind. Die Kollagenfasern, auch Knochenbälkchen genannt, machen den Knochen belastbar und elastisch. Durch den Kalk ist der Knochen hart.

Im Inneren eines Knochens befindet sich die Markhöhle mit gelbem Knochenmark, auch Fettmark genannt. Dort finden die Blutbildung und die Bildung von Abwehrstoffen statt. Feine Blutgefäße führen durch die Knochenwand in das Mark hinein und wieder hinaus und transportieren die neu entstandenen Blutkörperchen und Abwehrstoffe in den Blutkreislauf. Das Knochenmark ist von einer Schicht kompakten Knochengewebes umschlossen. Im Bereich der Gelenkkugeln befindet sich bei einigen Knochen, wie zum Beispiel dem Oberschenkelhalsknochen, im Inneren des Knochens statt des gelben Marks schwammartiges Knochengewebe, spongiöser Knochen genannt, mit rotem Knochenmark. Auf der Außenfläche des Knochens sitzt die Knochenhaut, in der sich Blutgefäße und viele Nerven befinden, daher ist sie sehr schmerzempfindlich.

Der Knochen befindet sich in einem ständigen Auf- und Umbauprozeß. Er wird von bestimmten Hormonen geregelt, die in der Schilddrüse und in der Nebenschilddrüse hergestellt werden. Notwendig für den Knochenaufbau ist das Vitamin D, das für den Transport von Kalzium aus dem Darm in den Knochen sorgt.

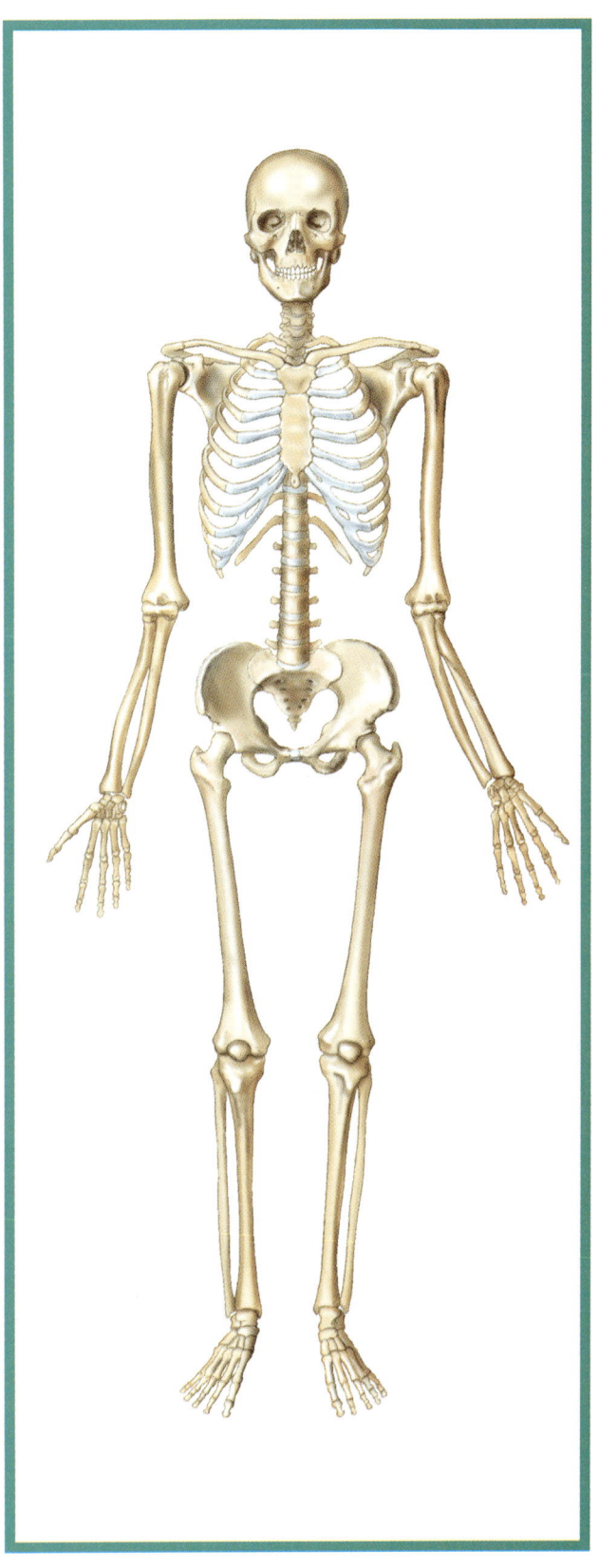

Menschliches Skelett

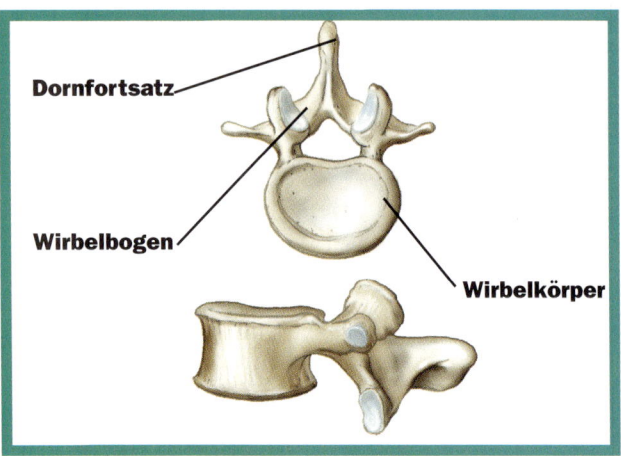

Wirbelknochen (Kurzer Knochen)

Den Knochenaufbau und -umbau besorgen besondere Knochenzellen. Die Zellen, die Knochengewebe aufbauen, nennt man Osteoblasten. Osteoblasten sind für den Abbau von Knochengewebe zuständig. Je nachdem, wie der Mensch seinen Körper belastet, wird an einigen Stellen Gewebe abgebaut und an anderen wieder aufgebaut. Je mehr eine Stelle des Knochens gefordert wird, desto dichter muß die Knochenmasse sein, damit der Knochen der Belastung standhält. Umgekehrt wird das Knochengewebe dort dünner und lichter, wo der Knochen wenig Belastung erfährt.

Knochentypen:

1. Plattenknochen

Dazu zählen der Schädelknochen, das Brustbein und die Beckenknochen.

2. Röhrenknochen

Das sind die Arm- und Beinknochen. Sie sind sehr fest und stabil. Ihr Mittelstück ist lang und schmal, in ihrem Inneren befindet sich das Knochenmark, das von einer kompakten Knochenschicht umgeben ist. Die beiden Enden der Röhrenknochen sind dick.

3. Kurze Knochen

Wirbel, Fußwurzel- und Handwurzelknochen sind kurze Knochen. Sie bestehen an ihren dicken Stellen aus Knochenfasern und aus Knochenmark und einer festen Knochenschicht.

4. Knochen, die Luft enthalten

Zu diesen hohlen Knochen zählen zum Beispiel die Kieferknochen. Auf ihrer Innenwand befindet sich Schleimhaut.

Skelett

Das Skelett ist das Knochengerüst eines Menschen. Es stützt ihn und gibt ihm Größe und Form. Es besteht aus dem Schädelknochen, der Wirbelsäule, dem Brustkorb, dem Schultergürtel, dem Beckengürtel und den Extremitäten. Insgesamt gehören dazu etwa 200 einzelne Knochen. Das Gewicht des Skeletts stellt beim erwachsenen Menschen ungefähr den sechsten Teil seines Gesamtgewichts. Männer haben in der Regel ein schwereres Skelett, da ihre Knochen kräftiger und größer sind.

Das Skelett stützt aber nicht nur, sondern hat auch die Funktion, das Rückenmark, das Gehirn und die inneren Organe zu schützen. Am Skelett sind die Muskeln befestigt, durch die die Knochen beweglich werden.

Wirbelsäule

Die Wirbelsäule hat innerhalb des Skeletts eine tragende Funktion. Wie eine Säule stützt sie den Menschen und bewirkt, daß er aufrecht steht.

Sie besteht aus 32 bis 34 Wirbeln. Die 3 bis 5 untersten Wirbel sind zum Steißbein zusammengewachsen, die nächsten 5 Wirbel zum Kreuzbein. Die Lendenwirbelsäule besteht aus 5 Wirbeln, die Brustwirbelsäule aus 12. Das oberste Stück der Wirbelsäule, die Halswirbelsäule, wird von 7 Wirbeln gebildet.

Ein Wirbel besteht aus dem Wirbelkörper und dem Wirbelbogen. Der Wirbelkörper hat die Form einer Scheibe. Ein Wirbelbogen ist mit dem nächsten durch ein ebenes Gelenk zusammengeschlossen. Diese Gelenke lassen zu, daß sich die Wirbel gegeneinander auf der horizontalen Ebene drehen können. Daß sich die Wirbelsäule auch noch in gewissem Maße vorne und nach hinten beugen läßt, liegt an den Bandscheiben. Die Bandscheiben sitzen zwischen den einzelnen Wirbelkörpern. In ihrem Inneren befindet sich eine gallertartige Masse, ihre Außenwand besteht aus festen Fasern. Jede Bandscheibe ist fest mit den

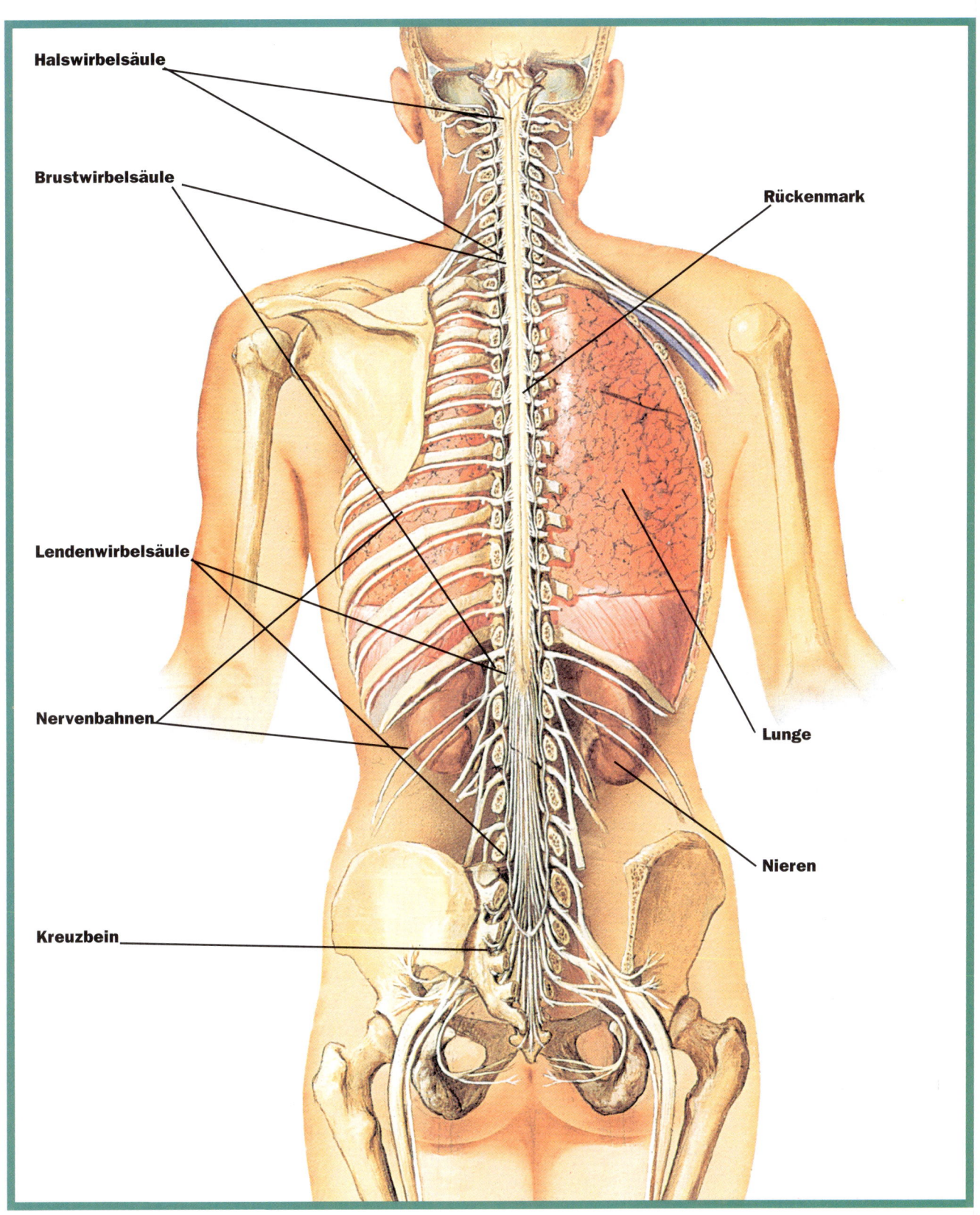

Halswirbelsäule

Brustwirbelsäule

Rückenmark

Lendenwirbelsäule

Nervenbahnen

Lunge

Nieren

Kreuzbein

Die Wirbelsäule (Frontalschnitt durch das Rückenmark)

beiden Wirbelkörpern, zwischen denen sie sich befindet, fest verbunden.

Im Inneren der Wirbelsäule verläuft das Rückenmark, das einen Teil des Zentralen Nervensystems darstellt. Vom Rückenmark führen Nervenfasern zwischen den einzelnen Wirbeln hindurch, die sich dann weiter verzweigen.

Arme und Beine

Arme und Beine haben einen sehr ähnlichen Aufbau. Allerdings werden sie verschieden genutzt und beansprucht. Die Beine benötigt der Mensch zum Stehen und Gehen. Auf ihnen lastet das Körpergewicht. Deshalb sind die Knochen und Muskeln der Beine dicker, größer und kräftiger als die der Arme. Die Arme hingegen müssen in erster Linie beweglich sein, daher sind ihre Knochen vielseitiger zu bewegen.

Der Fuß besteht aus 26 Knochen. Seine Funktion ist es, das Körpergewicht zu tragen, er dient zum Gehen und zum Stehen. Die Hand umfaßt ebenfalls 26 Knochen. Sie besitzt jedoch keine solche Festigkeit wie der Fuß und dient dem vor allem dem Greifen, Tasten und dem Verrichten von vielseitigen Tätigkeiten.

Die Zusammensetzung der Armknochen entspricht der der Beinknochen. Bei Armen und Bei-

nen gibt es einen Mittelpunkt, nämlich ein großes Gelenk. Darüber befindet sich jeweils ein langer und dicker Knochen und darunter zwei kleinere und dünnere. Der Oberarmknochen bildet mit dem Schulterblatt ein Gelenk, der Oberschenkelknochen mit dem Becken.

Gelenke

Knochen sind durch Gelenke miteinander verbunden. Die Gelenkstücke, die sich berühren, sind so gestaltet, daß sie zueinander passen. An der Gelenkfläche ist der Knochen mit einer Schicht aus Knorpel bedeckt. Knorpelmaterial ist glatt und elastisch. Knorpel verhindert, daß bei Bewegungen und Belastungen des Gelenks zuviel Druck auf den Knochen ausgeübt wird. Damit die Bewegungen der Gelenke leicht und ohne Reibung vor sich gehen können, ist der Knorpel mit Schleim überzogen.

Die beiden sich berührenden Gelenkstücke werden durch die Gelenkkapsel miteinander verbunden. Die Gelenkkapsel ist an der Knochenhaut angewachsen. An ihrer Innenwand befindet sich die Gelenkinnenhaut. Diese ist wie die Knochenhaut stark schmerzempfindlich, da sich auf ihr neben den Blutgefäßen auch zahlreiche Nerven versammeln.

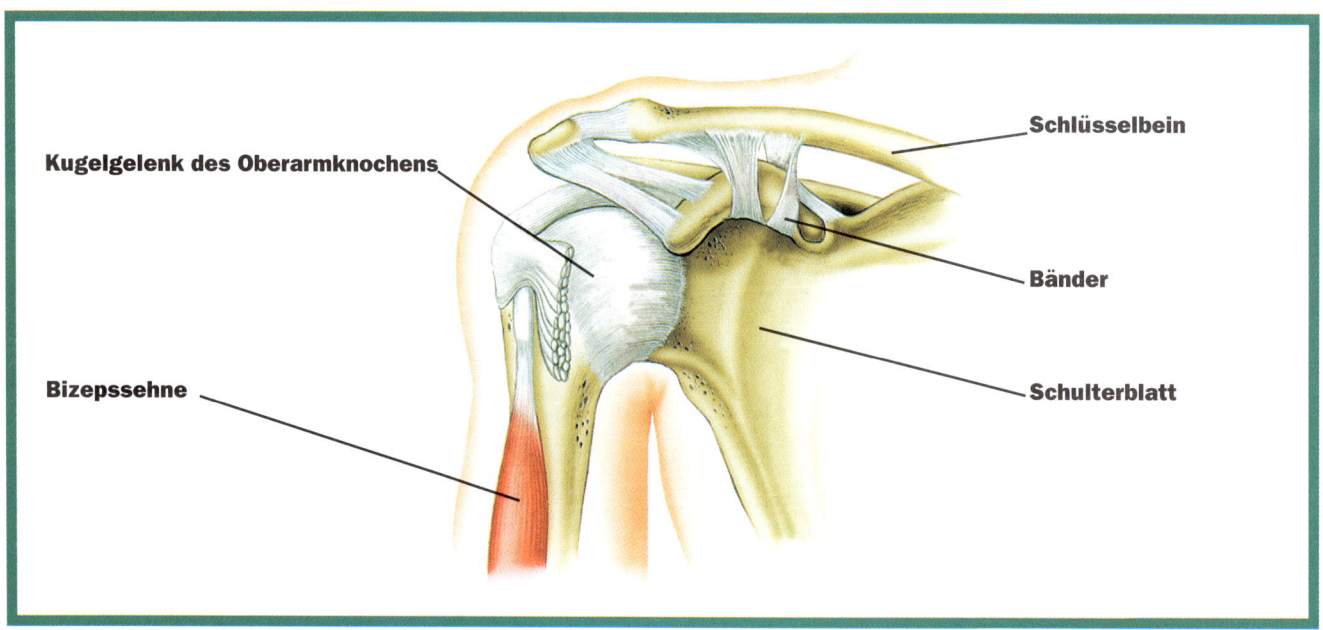

Kugelgelenk des Oberarmknochens

Bizepssehne

Schlüsselbein

Bänder

Schulterblatt

Schultergelenk (Kugelgelenk)

Die beiden Knochen, deren Enden das Gelenk bilden, sind zusätzlich mit straffen Bändern verbunden. Die Bänder bestehen aus feinen Fasern und können nicht gedehnt werden. Sie sichern die Gelenke und sorgen dafür, daß diese nicht überdehnt werden. Passiert es doch, beispielsweise durch abrupte Bewegungen oder einen Sturz, können die Bänder gezerrt werden oder reißen

Es gibt vier verschiedene Arten von Gelenken:

1. Das Kugelgelenk

Die Hüft- und Schultergelenke sind Kugelgelenke. Bei diesen Gelenken gibt es eine Gelenkkugel und eine Gelenkpfanne. Das eine Gelenkstück besitzt eine runde Wölbung nach außen, das andere eine entsprechende Wölbung nach innen. Diese Gelenke können in alle Richtungen bewegt werden.

2. Das Eigelenk

Eigelenke befinden sich beispielsweise unten an den Daumen. Sie sehen den Kugelgelenken sehr ähnlich, nur daß die Gelenkstücke in der Form eines Eis gewölbt sind. Diese Gelenke lassen sich nur seitlich bewegen.

3. Das Scharniergelenk

Zu den Scharniergelenken zählen zum Beispiel die Ellenbogengelenke. In diesem Fall können die Knochen nur nach vorne und nach hinten bewegt werden.

4. Das ebene Gelenk

Bei ebenen Gelenken können die Knochen nur Drehbewegungen vollziehen. Die einzelnen Wirbelknochen der Wirbelsäule sind ebene Gelenke. Nur dadurch, daß die Wirbelgelenke Bandscheiben besitzen, können sie sich auch nach vorne und hinten bewegen.

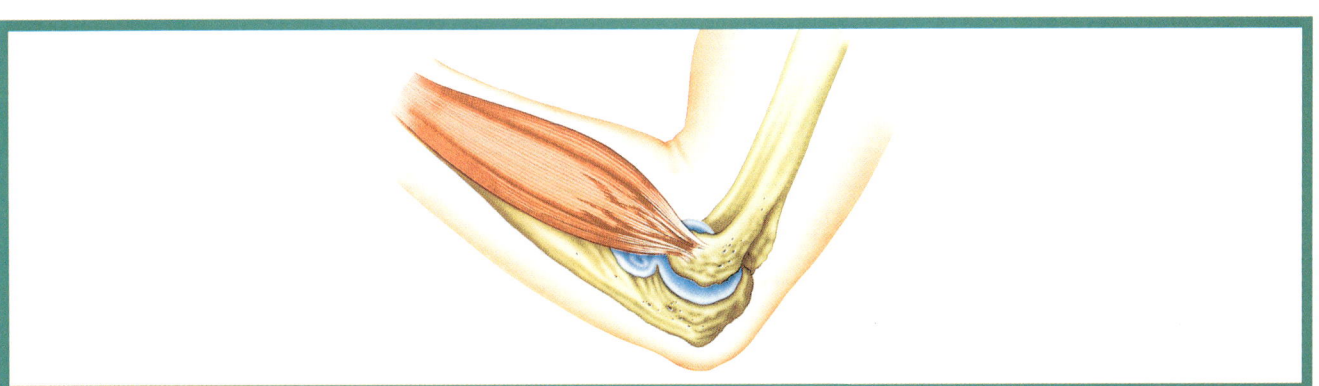

Ellenbogengelenk (Scharniergelenk)

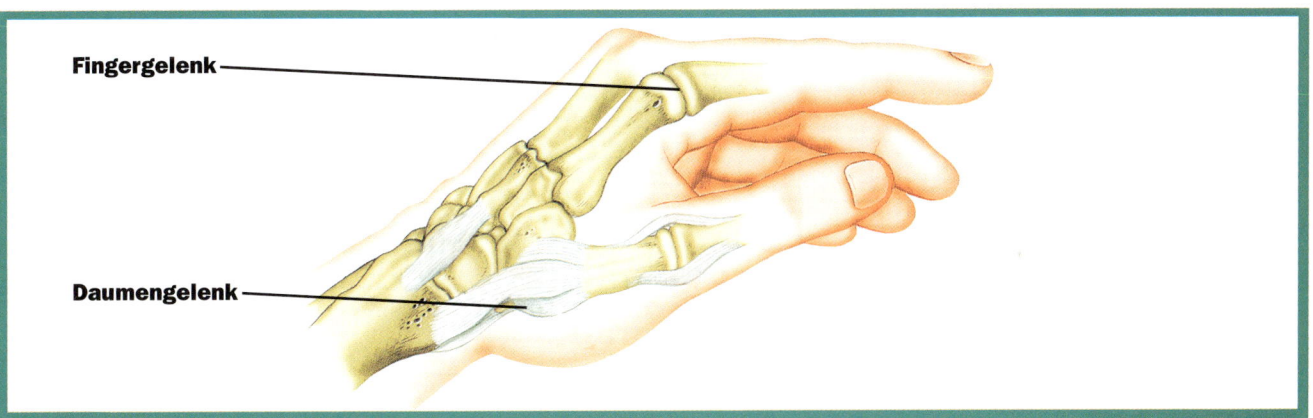

Fingergelenk

Daumengelenk

Daumengelenk (Eigelenk)

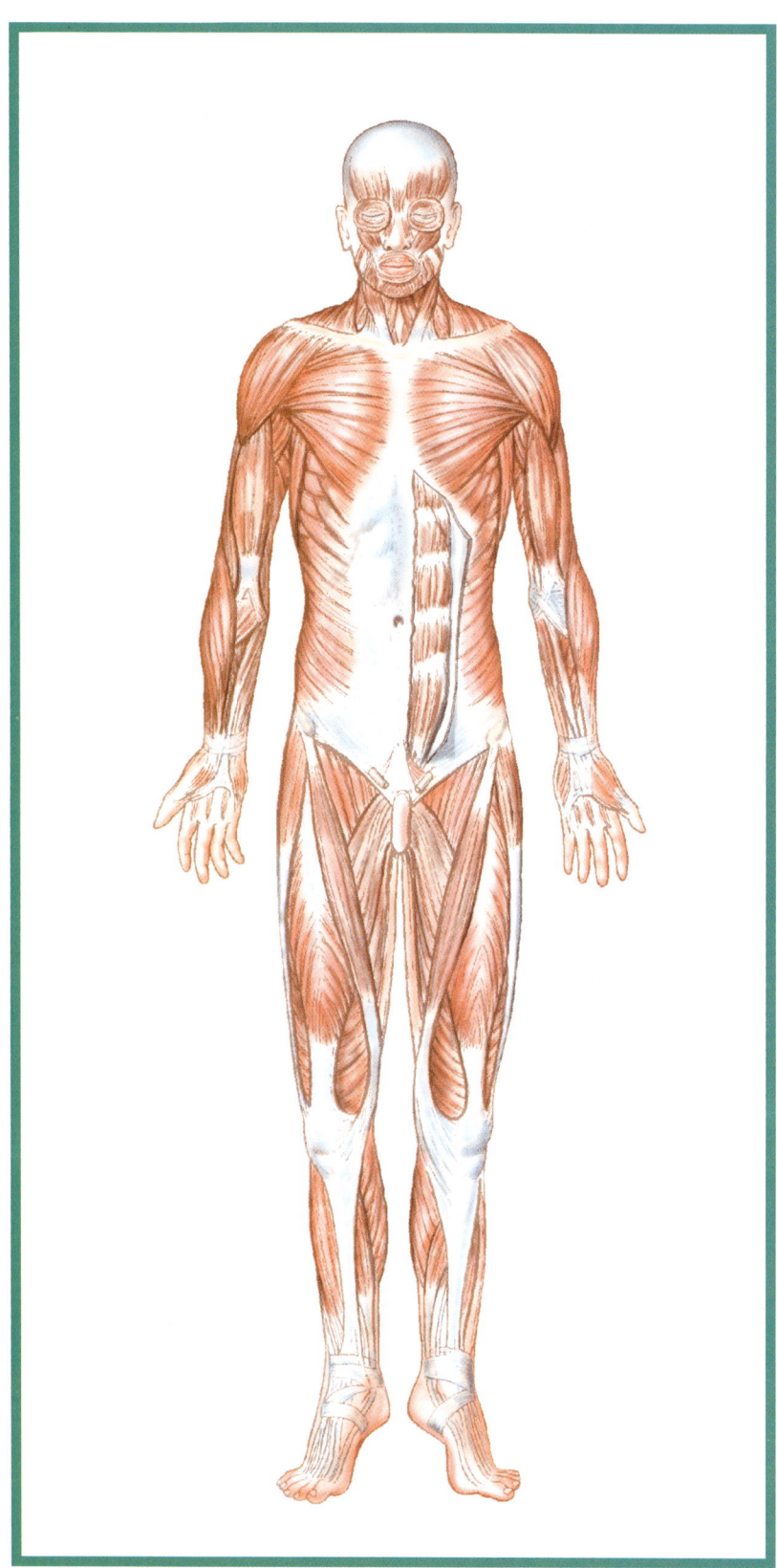

Muskelapparat von vorne

Muskulatur

Die Muskeln, die mit den Knochen verbunden sind, werden vom Zentralen Nervensystem gesteuert. Das bedeutet, daß ihre Bewegung im Gegensatz zu der der Muskeln der inneren Organe, wie zum Beispiel des Darms, durch den bewußten Willen des Menschen ausgelöst wird bzw. vom Zentralen Nervensystem, das seinen Sitz im Gehirn und im Rückenmark hat.

Der Mensch besitzt ungefähr 700 Muskeln. Ein Muskel ist aus vielen Muskelfasern zusammengesetzt. Die einzelnen Muskelfasern wiederum bestehen aus Muskelfibrillen, die wie Fäden aussehen. Eine bestimmte Anzahl von Muskelfasern ist jeweils zu einem Faserbündel zusammengefaßt. Das Faserbündel ist von einer Haut umschlossen, die man Faszie nennt. Zwischen den einzelnen Faserbündeln befinden sich Nerven, Blut- und Lymphgefäße. Außerdem sind die Faszien außen mit Schleim benetzt, so daß die Muskelbündel sich leicht aneinander vorbeibewegen können.

Der größte Teil der Muskeln des Bewegungs- und Stützapparates geht in Sehnen über. Die Sehnen sind Bündel aus festen und straffen Kollagenfasern, sie sind wenig dehnbar. Sie haben je nach Körperstelle verschiedene Längen und sind fest mit der Knochenhaut verbunden. Ihre Bewegung vollziehen sie innerhalb der Sehnenscheide, einer Hülle, in der sich eine Flüssigkeit befindet, die die Sehnenbewegung weich und reibungsfrei macht.

Wenn der Muskel einen Zug ausübt, überträgt sich das auf die Sehne. Ein Muskel ist über die Sehnen meist mit einem entfernteren Knochen verbunden. Dadurch kann der Knochen bewegt werden. Beispielsweise kann der Unterschenkel durch die Bewegung des Oberschenkelmuskels herangezogen werden. Das geht deshalb, weil der Oberschenkelmuskel mit dem Unterschenkelknochen verbunden ist.

Damit die Muskeln in einem guten Zustand bleiben, müssen sie ausreichend bewegt werden. Werden sie wenig benutzt, wird Muskelgewebe abgebaut. Das gleiche gilt auch für Bänder. Werden sie nicht ausreichend gedehnt, verkürzen sie sich. Das kann bei manchen Bewegungen zu Schmerzen führen.

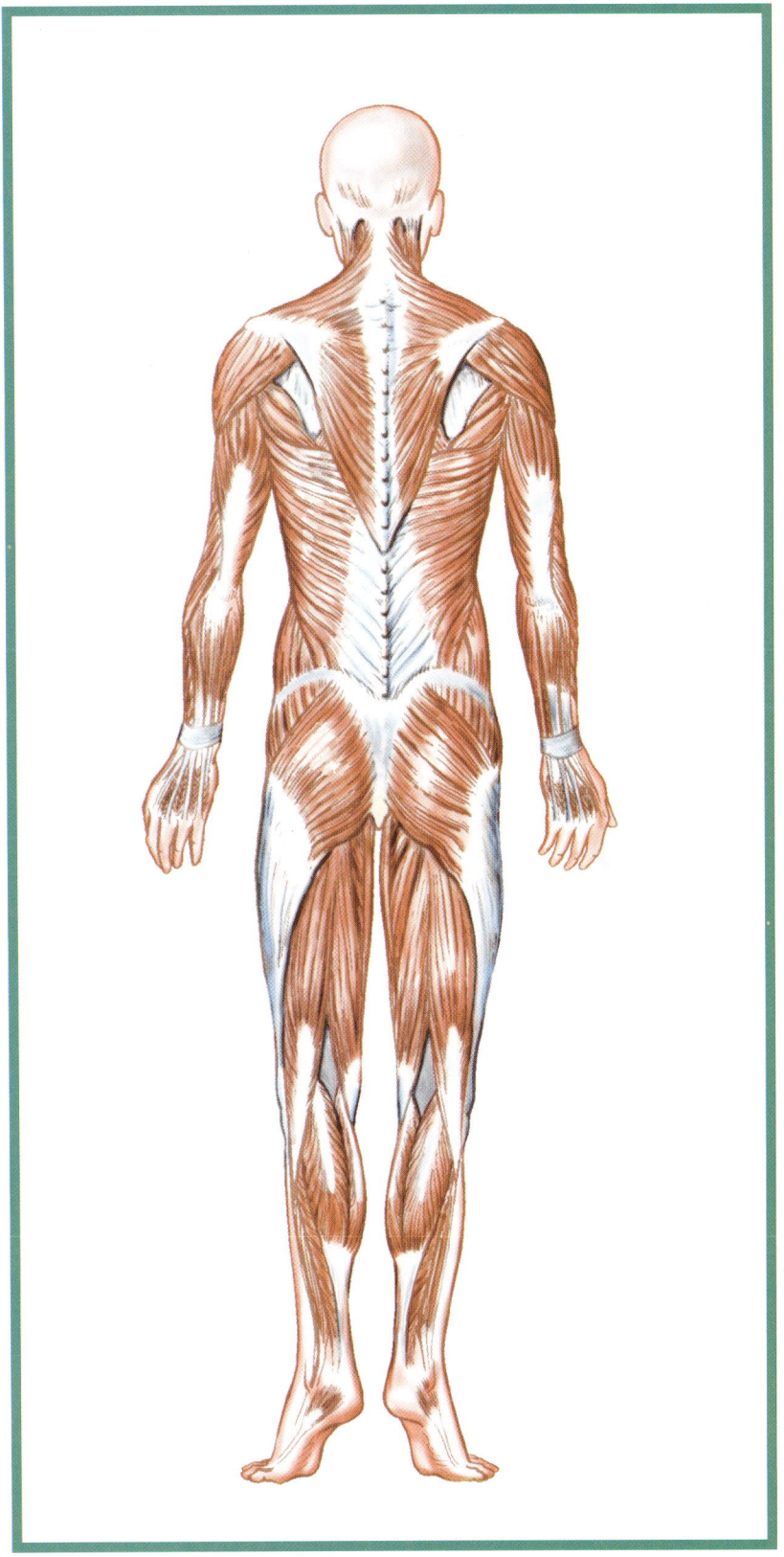

Muskelapparat von hinten

Die Atmungsorgane

Der Mensch braucht Sauerstoff zum Leben. Die Körperzellen benötigen die ununterbrochene Zufuhr von Sauerstoff, damit sie weiterhin ihre Funktion erfüllen können. Ohne Wasser können wir einige Tage überleben, ohne Nahrung sogar mehrere Wochen. Ist jedoch aus irgendwelchen Gründen die Luftzufuhr unterbrochen, stirbt der Mensch innerhalb von Minuten.

Bei der Atmung und der Versorgung des Organismus mit Sauerstoff entsteht Kohlendioxyd, ein Giftstoff, der ausgeschieden werden muß. Das geschieht zum Großteil mit der Ausatmung. Würde das Kohlendioxyd nicht wieder ausgeatmet werden, müßten wir sterben.

Beim Vorgang des Atmens wird die Muskulatur des Brustkorbs und die des Zwerchfells geweitet. Die Luft wird durch die Nase, den Rachen, den Kehlkopf und die Bronchien in die Lunge aufgenommen.

Zu den Atmungsorganen zählen:

- **Nase**
- **Hals und Rachen**
- **Luftröhre**
- **Bronchien**
- **Lunge**

Nase

Die Nase ist die Pforte, durch die Luft in den menschlichen Körper eintritt. Pro Tag durchströmen bis zu 20.000 Liter Luft eine Nase.

Aufbau

Die sichtbare Nase besteht aus der Nasenspitze, den Nasenflügeln, die an beiden Seiten neben der Spitze liegen, dem Nasenrücken und der Nasenwurzel direkt unterhalb der Stirn. Sie ist aus Knochen und Knorpel gebildet.

In ihrem Inneren befindet sich die sogenannte Nasenhöhle. Diese ist mit Schleimhaut ausgekleidet. Sie wird durch eine Wand, Septum genannt, in zwei Räume unterteilt. Das Septum hat einen Knochen- und einen Knorpelanteil. Der Knorpel bildet den größten Teil des Nasenrückens. Die Nase hat zwei vordere Nasenlöcher, durch die die Luft hineinkommt, und zwei hintere Nasenlöcher, durch die die Luft weitergeleitet wird. Die hinteren Nasenlöcher verbinden die Nase mit dem Rachen.

Die Nase ist mit den Ohren verbunden, denn in den Rachen tritt ein Kanal ein, der zum Mittelohr führt. Außerdem gibt es einen Kanal zum Tränennasengang. Zur Nase gehören auch die Nasennebenhöhlen. Zu den Nasennebenhöhlen zählt man die Kieferhöhlen, die Stirnhöhlen und die zahlreichen Siebbeinzellen. Die Siebbeinzellen, auch Siebbeinlabyrinth genannt, bilden die Verbindung von Nasenhöhle zu den Kieferhöhlen und den Stirnhöhlen. Die Stirnhöhlen befinden sich oberhalb der Nasenwurzel, die Nasennebenhöhlen liegen links und rechts neben den Nasenhöhlen.

Die Wände der Nebenhöhlen sind mit einer Schleimhaut benetzt. Für die Produktion von Schleim ist das vegetative Nervensystem verantwortlich. Pro Tag werden in der Nase ungefähr 200 Gramm Schleim gebildet. Das vegetative Nervensystem sorgt auch dafür, daß die Durchlässigkeit für die eingeatmete Luft zwischen den beiden Teilen der Nasenhöhle wechselt. Das bedeutet, daß für 3 bis 4 Stunden die eine Nasenhöhle durchgängiger für Luft ist als die andere. In der „Pause", in der die andere Nasenhöhle wenig Luft durchläßt, findet in ihr eine Regeneration der Schleimhaut statt.

Funktion

Die Nase ist unser Geruchsorgan. Sie ist mit Nervenleitungen mit dem Geruchszentrum im Gehirn verbunden und teilt dort mit, was sie gerochen hat. Der Mensch ist in der Lage, bis zu zehntausend Gerüche zu erkennen. Doch die Nase ist gleichzeitig unser Geschmacksorgan. Mit der Zunge können wir nicht alles schmecken, nur Süßes, Saures, Salziges und Bitteres. Alle anderen Geschmacksnuancen werden über die Nase aufgenommen.

Im oberen Teil der Nase befindet sich die Riechschleimhaut. Auf ihr wachsen feine Härchen, die die Düfte und Gerüche zu den Riechnerven transportieren. Die Luft, die beim Einatmen in die Nase eindringt, wird sofort auf ihren Geruch hin untersucht. Wenn wir Nahrung zerkauen, wird die Information über ihren Geruch ebenfalls an die Riechschleimhaut weitergegeben. Das gilt auch für die Informationen über den Geschmack.

Die Luft, die in die Nase eintritt, wird von den Nasenhärchen, die sich in den Nasenhöhlen befinden, gefiltert. Viele Staubpartikel und Krankheitserreger werden auf diese Weise draußen gehalten. Die eingeatmete Luft wird durch die Nasenschleimhaut der Nasenhöhlen und der Nasennebenhöhlen befeuchtet und aufgewärmt. Auch wenn die Luft kalt ist, wird sie innerhalb kürzester Zeit auf etwa 30 Grad Celsius erwärmt. Die Luft, die in die Lunge eintritt, hat einen Feuchtigkeitsgehalt von 100%.

Die Nase ist auch zum Sprechen wichtig. Die Nasenhöhlen und die Nasennebenhöhlen sind durch ihre Verbindung mit der Mundhöhle ein wichtiger Resonanzraum.

Hals und Rachen

Nach der Nase ist der Rachen ein wichtiger Durchgang für die eingeatmete Luft. Wenn sie feucht und warm ist, durchströmt sie den Rachen.

Aufbau

Der Rachen bildet die Hinterwand der Mundhöhle. In ihm befinden sich die Gaumenmandeln, das sind beulenartige Erhebungen an der Rückwand des Rachens.

Am unteren Teil des Rachens befindet sich der Kehlkopf mit Kehldeckel. Er besteht aus Knorpelteilen und ist der Sitz der Stimmbänder, die dem Menschen die Möglichkeit geben, Töne zu erzeugen. Die Stimmbänder sind Muskeln, die mit Schleimhautfalten überzogen sind.

Funktion

In den Mandeln im Rachen sitzt ein Teil des körpereigenen Immunsystems. Bei Infektionskrankheiten schwellen sie an. Das ist ein Zeichen dafür, daß der Körper sein Abwehrsystem aktiviert hat und gegen die Krankheitserreger vorgeht. Außerdem sind sie nach der Nase eine wichtige Auffang- und Abwehrstelle für Krankheitserreger.

Die Luft- und die Speiseröhre haben ihren Beginn im Rachen. Damit beim Schlucken nichts in die Luftröhre gelangen kann, schiebt sich beim Schluckvorgang der Kehlkopf reflexartig nach oben, und der Kehldeckel verschließt so den Zugang zur Luftröhre.

Wenn wir Luft einatmen, ist der Kehldeckel geöffnet. Die Luft strömt hindurch und wird durch den Kehlkopf und die Stimmbänder nach unten in die Bronchien geleitet.

Bronchien

Aufbau

Hat die Atemluft den Kehlkopf und die Stimmbänder passiert, tritt sie in die etwa 10 bis 13 Zentimeter lange Luftröhre ein und von dort in die Bronchien. Über die Bronchien kann sie dann in die Lunge gelangen. Die Luftröhre ist durch Knorpelspangen gehalten, dabei aber dehnbar. So kann sie sich unterschiedlichen Mengen von Luft anpassen.

An ihrem Ende verzweigt sich die Luftröhre in zwei Kanäle, Hauptbronchien genannt. Die beiden Hauptbronchien führen weiter in die Lunge. Dort verzweigen sie sich weiter und bilden ein System von Röhren und Röhrchen. Die Röhren werden Bronchien, die kleinen Röhrchen Bronchiolen genannt.

Die Bronchien sind wie die Luftröhre mit Knorpelspangen gestützt. Die kleineren Verzweigungen an ihrem Ende besitzen dagegen keine Knorpel, sondern elastische Fasern.

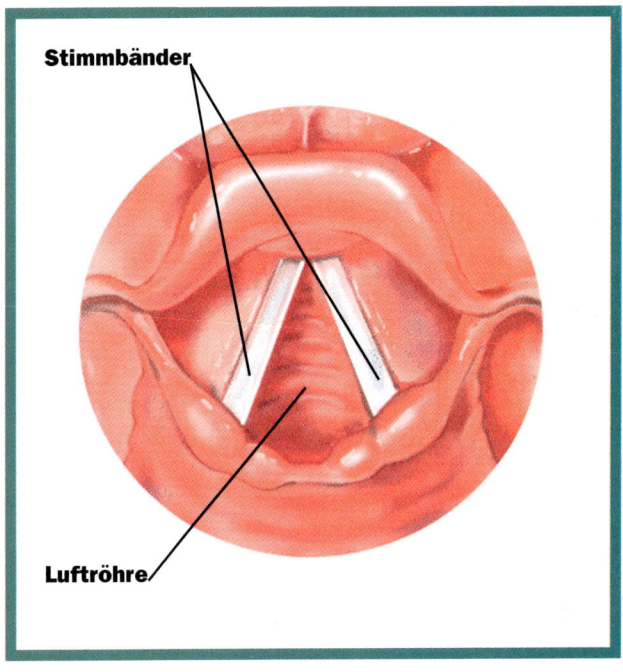

Lage der Stimmbänder beim Einatmen von oben

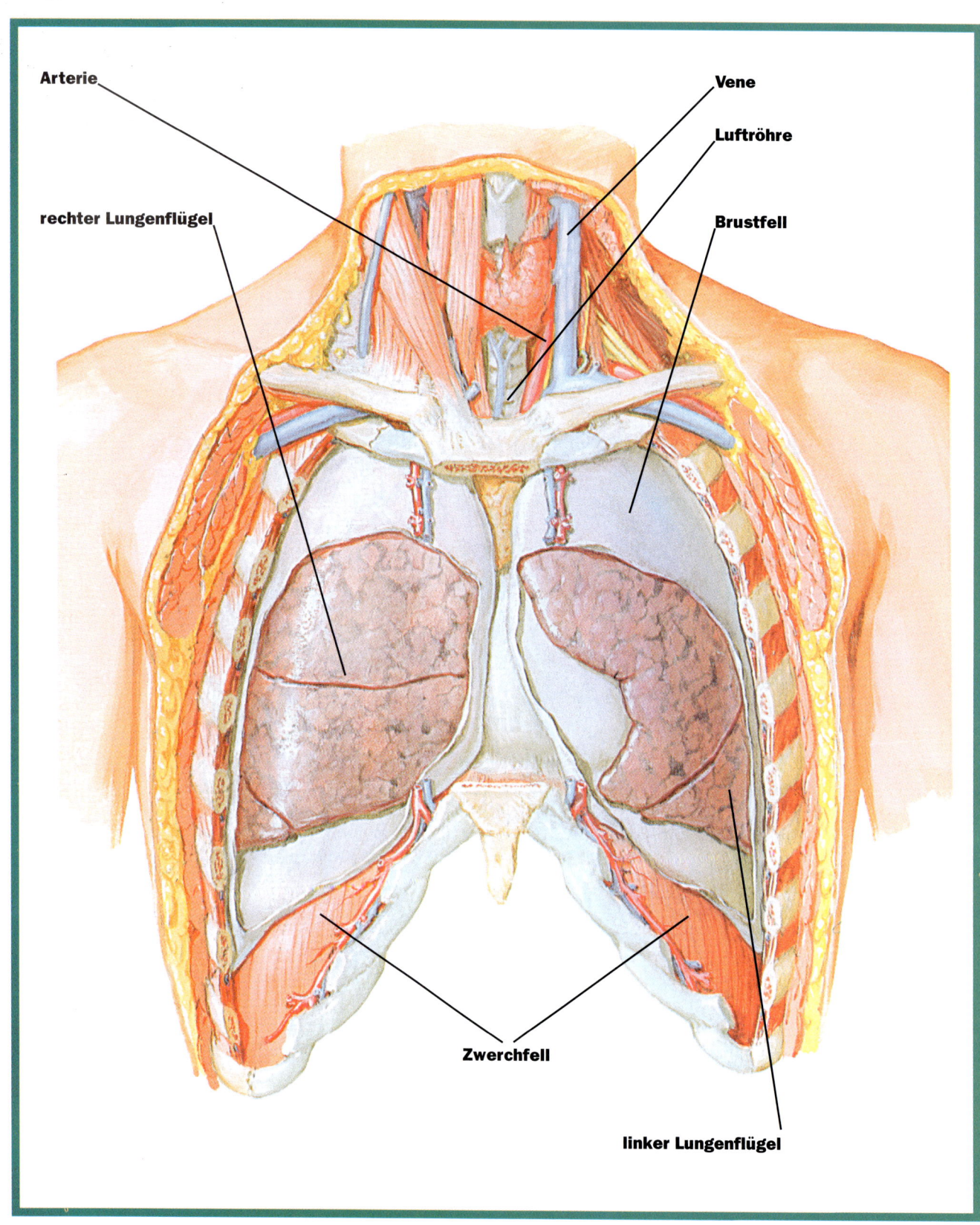

Arterie

Vene

Luftröhre

rechter Lungenflügel

Brustfell

Zwerchfell

linker Lungenflügel

Die Lunge

Funktion

Über die Luftröhre und die Bronchien kann die eingeatmete Luft in die Lunge gelangen. Damit diese Luft bei Lungeneintritt frei von Fremdkörpern ist, sind die verästelten Bronchien innen mit einer besonderen Zellschicht ausgekleidet. In dieser Schicht sitzen Zellen, die zum einen permanent Schleim herstellen und zum anderen winzige Härchen besitzen. Diese Flimmerhärchen bewegen sich aufwärts und transportieren dabei den Schleim, der durch das Einatmen mit Staubpartikelchen oder Bakterien durchsetzt ist, nach oben.

Die Schleimhaut der Bronchien ist sehr empfindlich. Auf eine Überreizung beispielsweise durch Zigarettenrauch oder stark riechende Schadstoffe in der Luft reagieren wir mit Husten.

Lunge

Aufbau

Die Lunge sitzt im Brustkorb und wird von diesem geschützt. Sie reicht von den Schlüsselbeinen bis zum Zwerchfell, einer Platte aus Muskeln, und besteht aus zwei Lungenflügeln. Zwischen den beiden Lungenflügeln sitzen das Herz, die Luftröhre, die beiden Hauptbronchien und die Speiseröhre. Der rechte Lungenflügel grenzt an die Leber.

Die Lunge ist zum Brustkorb hin mit einer besonderen Haut überzogen, dem Brustfell. Das Lungenfell ist mit Schleim überzogen. Die Innenfläche des Brustkorbs ist ebenfalls mit einer schleimbedeckten Haut ausgekleidet, dem Rippenfell. Wenn sich die Lunge beim Ein- und Ausatmen ausdehnt und wieder zusammenzieht, gleitet sie mit dem Lungenfell am Rippenfell entlang. Durch den Schleim ist eine reibungsfreie und geschmeidige Bewegung möglich.

Die Bronchien und Bronchiolen gehen an ihrem Ende in die sogenannten Lungenbläschen über. In der Lunge befinden sich 300 Millionen Lungenbläschen, auch Alveolen genannt. Würde man die gesamte Oberfläche der Lungenbläschen ausbreiten, ergäbe das einen Fläche von etwa 100 Quadratmetern.

Die einzelnen Lungenbläschen sind von einem Netz aus feinen Blutgefäßen umgeben. Diese sind verbunden mit dickeren Blutgefäßen, die aus der Lunge hinausführen und in den linken Herzvorhof eintreten.

Das Gewebe der Lunge ist elastisch. Das ermöglicht ihr ein flexibles Dehnen und Zusammenziehen. Wenn wir einatmen, wird der Brustkorb gehoben. Das geschieht durch die Muskeln, die zwischen den einzelnen Rippen sitzen. Außerdem wird der Brustraum auch dadurch vergrößert, daß das Zwerchfell flach wird. Atmen wir aus, wird das Zwerchfell durch Entspannung der Muskeln an der Bauchdecke nach oben und die Lunge zusammengedrückt.

Funktion

Wenn wir einatmen, füllen sich die Lungenbläschen mit Sauerstoff. Bei der Ausatmung verläßt kohlendioxydhaltige Luft den Körper. Der Luftaustausch findet in den Lungenbläschen statt.

Ist man entspannt, atmet man circa 12 bis 14 Mal in der Minute. Bei der Einatmung gelangt ungefähr ein halber Liter Luft in die Lunge. Ein Erwachsener kann etwa 6 Liter Luft in seine Lunge aufnehmen. Bei der Ausatmung wird niemals der gesamte Lungeninhalt an Luft abgegeben. Es bleibt immer etwas Restluft darin, so daß die Lunge ausreichend gedehnt bleibt und der Mensch einen Luftvorrat besitzt.

Beim Luftaustausch wird die frische, sauerstoffhaltige Luft von den Lungenbläschen an die Blutgefäße weitergegeben und kommt so in den Blutkreislauf.

Die Venen transportieren das sauerstoffarme Blut in das Herz, und zwar in die rechte Herzhälfte. Von dort wird es in Richtung Lunge geleitet, bis es in den Lungenbläschen ankommt. Das Kohlendioxyd, das sich in diesem Blut befindet, wandert durch die Gefäßwand in die Bläschen, und gleichzeitig tritt der gerade angekommene Sauerstoff in die Blutgefäße ein. Die roten Blutkörperchen nehmen den Sauerstoff auf und leiten ihn bis zum Herzen, und zwar zur linken Herzhälfte. Von dort aus wird es in den Körper gepumpt. Das Kohlendioxyd wird beim Ausatmen durch die Bronchien nach außen geleitet.

Die Ein- und Ausatmung wird vom Atemzentrum aus gesteuert, das im Gehirn liegt. Die Nervenzellen im Atemzentrum registrieren die Menge von Sauerstoff und Kohlendioxyd im Blut. Wenn sie feststellen, daß sich zuviel Kohlendioxyd darin befindet, veranlassen sie das Einatmen sauerstoffreicher Luft.

Das Herz-Kreislauf-System

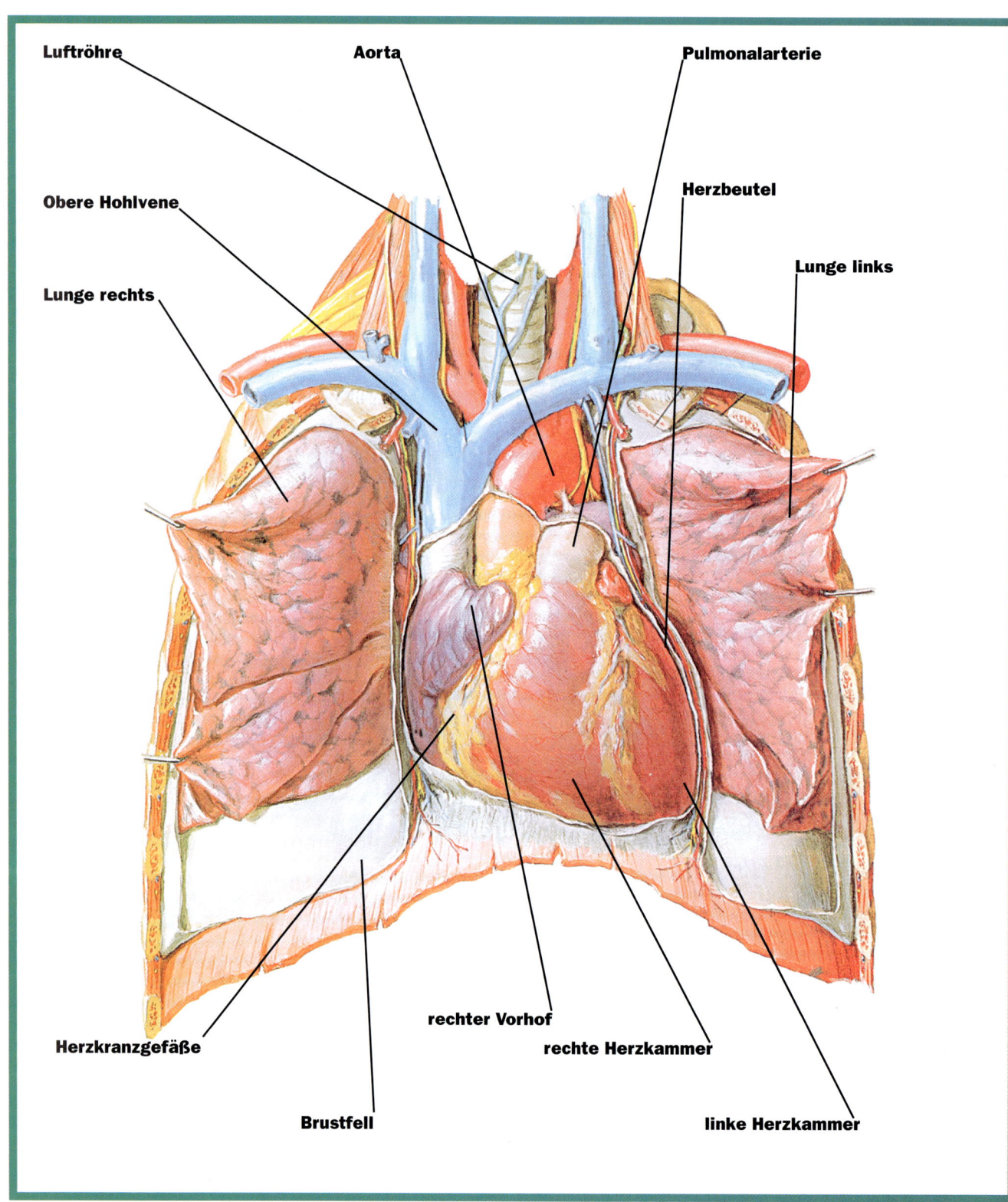

Luftröhre

Aorta

Pulmonalarterie

Obere Hohlvene

Herzbeutel

Lunge rechts

Lunge links

rechter Vorhof

Herzkranzgefäße

rechte Herzkammer

Brustfell

linke Herzkammer

Das Herz-Kreislauf-System

Zum Herz-Kreislauf-System zählen
- **Herz**
- **Blutgefäße**
- **Kreislauf**

Herz

Das Herz ist das Zentrum des Blutkreislaufs. Es pumpt fortwährend Sauerstoff und Nährstoffe in den gesamten Körper.

Aufbau

Das Herz liegt etwas nach links gerückt schräg hinter dem Brustbein. Seine Vorderseite berührt die Lunge, an seiner Rückseite führt die Speiseröhre entlang, und seine untere Spitze liegt auf dem Zwerchfell. Das Herz eines erwachsenen Menschen ist etwa faustgroß und wiegt ungefähr 350 Gramm. Pro Tag pumpt es etwa 100.000mal, pro Minute pumpt es etwa 6 Liter Blut in den Körper. Es schlägt 70 bis 80mal in der Minute.

Der Herzmuskel stellt den größten Teil des Herzens dar. Der Muskel ist innen hohl. Er besteht aus zwei Typen von Muskelfasern. Die einen sind für die Impulsgebung zuständig. Man bezeichnet sie als das Reizleitungssystem. Sie besitzen Zellen, in denen der elektrische Impuls zum Schlagen entsteht und weitergeleitet wird. Zum anderen gibt es Muskeln, die allein für die Arbeit des Pumpens verantwortlich sind. Sie verkürzen sich, wenn sie den Impuls dafür erhalten.

Innen ist das Herz mit einer feinen Haut ausgekleidet, man nennt diese Endokard. Die Herzklappen bestehen ebenfalls aus dieser Haut.

Der Herzmuskel ist umgeben vom Herzbeutel, Perikard genannt. Der Herzbeutel ist aus zwei Schichten zusammengesetzt. Die innere Schicht ist direkt mit dem Herzmuskel verwachsen. Die äußere Schicht umschließt das Herz wie ein Beutel. Zwischen der inneren und der äußeren Schicht befindet sich eine schleimige Flüssigkeit. Das Herz bewegt sich nur innerhalb der äußeren Haut des Herzbeutels und stößt somit bei seiner Pumparbeit nicht an die angrenzenden Organe. Die Flüssigkeit im Herzbeutel macht seine Bewegung geschmeidig und reibungsfrei.

Der Herzmuskel wird durch eine Wand, Septum genannt, in zwei Hälften geteilt. Man unterscheidet die rechte und die linke Herzkammer.

Jede der beiden Kammern besitzt einen Vorhof. Vorhof und Kammer werden durch Herzklappen, auch Segelklappen genannt, voneinander abgeteilt. Die Herzklappe in der rechten Herzhälfte nennt man Trikuspidalklappe, die der linken Herzhälfte Mitralklappe.

Neben diesen beiden Segelklappen besitzt das Herz noch weitere Herzklappen. Zwei davon befinden sich zwischen den Herzkammern und den dort entspringenden Arterien. Sie werden Taschenklappen genannt. Die Klappe zwischen der rechten Kammer und der Lungenschlagader bezeichnet man als Pulmonalklappe. Die Herzklappe, die zwischen der linken Herzkammer und der Aorta sitzt, heißt Aortenklappe. Die Klappen haben die Funktion, das Blut in die richtige Richtung fließen zu lassen.

Oben am Herzen sitzt die obere Hohlvene, am unteren Teil befindet sich die untere Hohlvene. Beide Venen führen in den rechten Herzvorhof. Neben den beiden Hohlvenen sind weitere große Blutgefäße an das Herz angeschlossen: die Lungenschlagader, die Lungenvenen und die Aorta, die große Körperschlagader. Die Lungenschlagader ist mit der rechten Herzkammer verbunden, die Lungenvenen mit der linken Herzkammer und die Aorta ebenfalls mit der linken.

Am Herzmuskel befinden sich die Herzkranzgefäße. Die Gefäße sind mit der Aorta verbunden, und zwar an der Stelle, wo diese aus der linken Herzkammer austritt. Es gibt eine linke Herzkranzarterie und eine linke Herzkranzarterie. Diese großen Arterien verästeln sich immer weiter, sowohl an der Außenwand des Herzmuskels als auch innerhalb des Herzmuskels, bis sie wieder zusammenlaufen und in den rechten Herzvorhof eintreten.

Funktion

Das Blut, das in der Lunge mit Sauerstoff versorgt wurde, fließt in den linken Vorhof des Herzens. Der Herzmuskel erschlafft, und es öffnet sich die Mitralklappe, der Zugang zur linken Herzkammer. Das Blut fließt hinein, der Herzmuskel zieht sich zusammen. Dadurch schließt sich die Mitralklappe. Hat der Muskel einen bestimmten Grad der Anspannung erreicht, öffnet sich die Aortenklappe, und das Blut wird in die Aorta gedrückt, die es in den Körper weiterleitet.

Wenn dem Blut der Sauerstoff wieder entzogen wurde, fließt es in das Herz zurück, und zwar durch die Hohlvenen, die in den rechten Vorhof eintreten. Dort sammelt sich das sauerstoffarme und kohlendioxydreiche Blut. Es wird in die rechte Herzkammer gedrückt und von dort in die Lungenschlagader gepumpt. Durch den Druck, der beim Pumpen entsteht, wird die Klappe zwischen dem rechten Herzvorhof und der rechten Herzkammer, die Trikuspidalklappe, zugedrückt. Das gleiche passiert mit der Pulmonalklappe, der Klappe zwischen rechter Herzkammer und Lungenschlagader. So kann das Blut nicht mehr zurückfließen. Die Lungenschlagader transportiert das Blut in die Lunge, wo es durch die Lungenbläschen wieder mit Sauerstoff angereichert wird.

Wurde das Blut ausreichend mit Sauerstoff versorgt, fließt es zurück zum Herzen. Es tritt in den linken Vorhof ein, dabei öffnet sich die Mitralklappe, die zwischen dem linken Herzvorhof und der linken Herzkammer liegt. Das Blut strömt in die linke Herzkammer. Die Aortenklappe öffnet sich, der Herzmuskel pumpt das Blut weiter in die Aorta. Ist das Blut hinausgeflossen, schließt sich die Aortenklappe wieder. Über die Aorta gelangt das sauerstoffreiche Blut in den Organismus und versorgt die Körperzellen.

Auch das Herz selbst muß mit angereichertem Blut versorgt werden. Das geschieht über die Herzkranzgefäße. Bei jedem Pumpvorgang wird frisches Blut im Herzmuskel verteilt.

Damit der Blutversorgung des Organismus durch das Herz den Bedürfnissen des Menschen angepaßt ist, wird die Pumptätigkeit vom vegetativen Nervensystem gesteuert. Die beiden Nervenleitungen des vegetativen Nervensystems, der Sympathikus und der Parasympathikus, führen bis zu den beiden Orten im Herzen, die die Impulsgeber für die Herzschläge sind, dem Sinusknoten und dem AV-Knoten. Sie sorgen dafür, daß das Herz schneller schlägt, wenn wir erregt oder in Bewegung sind, und langsamer, wenn wir entspannt sind oder schlafen. Eine hohe Schlagfolge geht vom Sympathikus aus. Der Parasympathikus ist für ein langsameres Schlagen verantwortlich.

Die Impulse, die den Rhythmus und die Frequenz des Herzschlags bestimmen, werden durch das Reizleitungssystem in den Muskelfasern ausgesendet.

Der Impuls zum Schlagen geht vom Sinusknoten aus. Der Sinusknoten stellt einen Zusammenschluß von besonderen Herzmuskelzellen dar. Er sitzt im rechten Herzvorhof, sein Durchmesser beträgt nur etwa 2 Millimeter. Die Muskelzellen geben elektrische Impulse ab. Die Impulse werden von den anderen Herzmuskeln aufgenommen und führen dazu, daß diese die Pumpbewegung vollziehen. Die Impulse des Sinusknotens führen zu 70 bis 80 Herzschlägen in der Minute.

Neben dem Sinusknoten besitzt das Herz noch einen weiteren Reizauslöser. Das ist der AV-Knoten, auch Vorhof-Kammerknoten genannt. Er tritt erst dann in Aktion, wenn der Sinusknoten aus krankheitsbedingten Gründen keine Impulse mehr aussenden kann. Die Frequenz der Impulse, die der AV-Knoten abgibt, liegt bei nur 40 bis 60 in der Minute. So oft muß das Herz mindestens schlagen, sonst besteht Lebensgefahr.

Den AV-Knoten erreichen Signale aus den beiden Herzvorhöfen. Er leitet sie über die Muskeln bis zu den Herzkammern und zur Herzspitze. Dadurch wird der Herzschlag ausgelöst.

Einige Hormone beschleunigen ebenfalls den Herzschlag. Dazu zählt vor allem das Hormon Adrenalin, das in den Nebennieren hergestellt wird.

Blutgefäße

Über die Blutgefäße werden Nährstoffe und Sauerstoff in den gesamten Körper transportiert.

Es gibt verschiedene Arten von Blutgefäßen, die jeweils andere Funktionen haben. Sie sind ihren Funktionen entsprechend verschiedenartig aufgebaut.

Es gibt:
- **Arterien**
- **Arteriolen**
- **Kapillaren**
- **Venen**
- **Venolen**

Arterien

Die Arterien sind Schlagadern, die das Blut vom Herzen weg transportieren. Die Aorta ist die größte der Arterien. Sie verästelt sich in kleinere Arterien.

Die Wand einer Arterie besteht aus drei Schichten. Die äußere Schicht schützt und stützt das Blutgefäß. Auf ihr befinden sich zahlreiche Nervenfasern. Die mittlere Schicht umfaßt Muskelfasern. Diese Muskelfasern bewegen sich, dadurch verengen und erweitern sie die Gefäße. Die Signale zu einer Bewegung erhalten sie über die Nerven der äußeren Wandschicht. Die Innenschicht der Arterienwand besteht aus einer Zellschicht, auf der sich eine dünne Haut befindet.

Arteriolen

Als Arteriolen bezeichnet man die Gefäße, die von den Arterien abzweigen und die etwas kleiner als diese sind. Der Gefäßaufbau ist der gleiche wie bei den Arterien.

Kapillaren

Die Arteriolen gehen in winzige Gefäße über, die Kapillaren. Sie werden auch Haargefäße genannt. Sie sind winzig klein und bilden feine Netze, die man Kapillarbetten nennt. Sie dienen dem Stoffaustausch. Durch ihre hauchdünnen Wände geben sie Nährstoffe und Sauerstoff an das Gewebe ab und nehmen Abbauprodukte auf.

Venen

Die Venen transportieren das sauerstoffarme Blut wieder zum Herzen zurück. Auch ihre Wände besitzen drei Schichten, eine innere Schicht mit Zellen, eine mittlere Muskelschicht und eine äußere stützende Schicht. Doch ist die Außenwand dünner, und die mittlere Wand besitzt wesentlich weniger Muskelfasern als die Arterienwand.

Die meisten Venen besitzen Venenklappen. Das sind kleine Klappen in den Gefäßen, die verhindern, daß das Blut wieder zurückströmen kann. Ist das Blut Richtung Herz geströmt, schließen sie sich kurz, bis weiteres Blut heranströmt. In den Arterien ist der Druck des hineingepumpten Blutes noch sehr hoch. Wenn das Blut in die Venen gelangt, hat der Druck bereits erheblich nachgelassen. Die Venen, die sich in Armen und Beinen befinden, sind von der Arm- und Beinmuskulatur umschlossen. Diese üben ständigen Druck auf die Venen aus und helfen beim Rückfluß des Blutes.

Venolen

Die Kapillaren gehen an ihrem Ende in Venolen über. Venolen sind kleine Venen, durch die das Blut in die Venen und dann ins Herz fließt.

Kreislauf

Man unterscheidet den Körperkreislauf und den Lungenkreislauf.

Körperkreislauf

Der Körperkreislauf führt vom Herzen weg und wieder zu ihm zurück. Mit Sauerstoff angereichertes Blut strömt von der linken Herzkammer über den linken Vorhof in die Aorta. Die Aorta und weitere Arterien verteilen das Blut im gesamten Körper. Über die Kapillaren findet der Stoffaustausch mit den Zellen statt.

Die Kapillaren sind so weit verästelt, daß der Druck des heranströmenden Blutes sehr gering ist. Außerdem sitzen an den Enden der Arteriolen kleine Schließmuskeln. Auf diese Weise kann der Druck des Blutes in den Kapillaren zusätzlich reguliert werden. Das Blut fließt also sehr langsam in die Kapillare – die Voraussetzung dafür, daß der Stoffaustausch vollständig erfolgen kann.

Die Kapillaren geben Nährstoffe und Sauerstoff an die Gewebszellen ab und nehmen Abbauprodukte von ihnen auf. Die Nährstoffe werden von den Zellen in Energie umgewandelt, dabei entsteht unter anderem das Abbauprodukt Kohlendioxyd. Das kohlendioxydhaltige Blut wird über die Venolen und die Venen zum Herzen zurücktransportiert. Der Kreislauf hat sich geschlossen.

Lungenkreislauf

Das sauerstoffarme Blut, das nun im Herzen angekommen ist, wird von diesem über die Lungenarterie in die Lunge gepumpt. Dort versorgen die Lungenbläschen das Blut mit Sauerstoff und entziehen ihm das Kohlendioxyd. Das frische Blut strömt in das Herz zurück. Damit ist auch dieser Kreislauf beendet.

Blutdruck

Bei leichtem Druck auf bestimmte Arterien ist der Pulsschlag zu spüren. Wenn das Herz pumpt, wird Druck auf das Blut ausgeübt. Je näher das vom Herzen wegströmende Blut dem Herzen noch ist, desto höher ist sein Druck. Das Blut, das über die Venen zum Herzen zurückfließt, hat einen weitaus geringeren Druck.

Der Druck des Blutes erhöht sich, wenn sich das Herz gerade zusammenzieht, und läßt nach, wenn sich das Herz entspannt. Wenn man den Blutdruck mißt, werden immer diese beiden Werte überprüft: der Druck in der Anspannung des Herzens, Systole genannt, und der Druck in der Entspannungszeit des Herzens, Diastole genannt.

Die Normalwerte des Blutdrucks eines Erwachsenen liegen zwischen 120/80 mm Hg und 140/90 mm Hg. Bei Kindern bewegt sich der Blutdruck etwa bei 90/60 mm Hg. Die Maßeinheit für den Blutdruck ist die Höhe einer Quecksilbersäule (Hg) in Millimeter (mm).

Der Blutdruck bleibt während eines Tages nicht konstant. Er ist niedriger, wenn der Mensch entspannt ist oder schläft. Er erhöht sich bei Erregung oder körperlicher Bewegung.

Werden die Blutgefäße verengt, führt das zu höherem Blutdruck. Sind sie weitgestellt, ist der Blutdruck geringer. Je nach Bedarf des Organismus wird der Druck erhöht oder verringert. Die Steuerung geschieht im Kreislaufzentrum des Gehirns. An einigen Stellen der Blutgefäße befinden sich spezielle Nerven, die mit dem Kreislaufzentrum verbunden sind. So wird dem Kreislaufzentrum mitgeteilt, welcher Blutdruck gerade in den Blutgefäßen herrscht. Das Gehirn überprüft die Informationen und bestimmt, ob der Druck verändert werden soll. Wenn der Blutdruck erniedrigt oder erhöht werden soll, gibt das Kreislaufzentrum diese Aufgabe über die Nervenleitungen an die Gefäßmuskeln weiter.

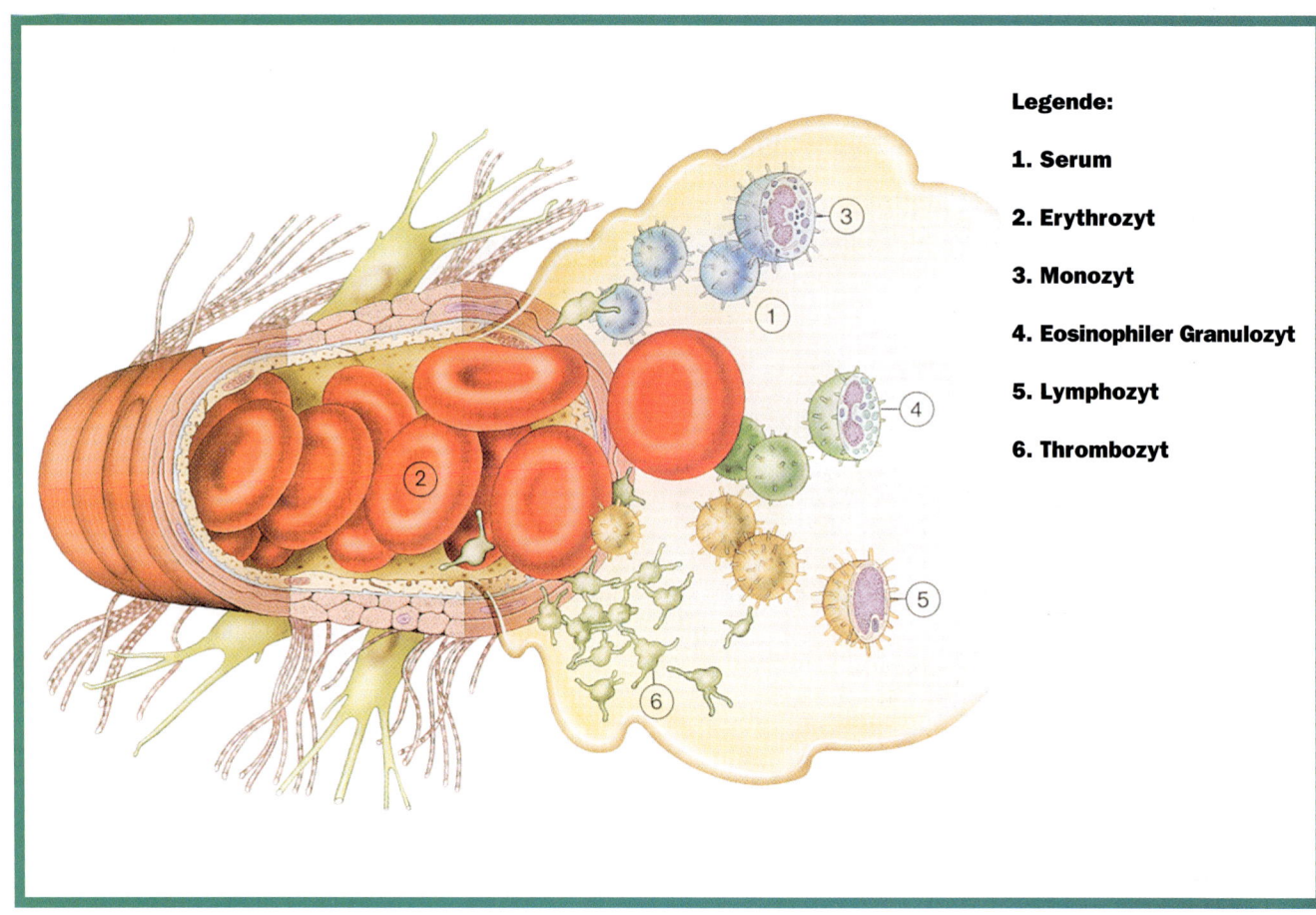

Legende:

1. Serum

2. Erythrozyt

3. Monozyt

4. Eosinophiler Granulozyt

5. Lymphozyt

6. Thrombozyt

Das Blut

Das Blut

Durch den Menschen fließen fünf bis sechs Liter Blut. Das Blut transportiert für den Organismus lebenswichtige Stoffe zu den Zellen und befreit sie von Abbauprodukten. Die Pumpleistung des Herzens, das dieses Blut immer wieder in die Kreislaufbahn schickt, beträgt etwa 7.000 Liter pro Tag.

Aufbau

Das Blut besteht aus:
– **Blutplasma**
– **roten Blutkörperchen**
– **weißen Blutkörperchen**
– **Blutplättchen**

Das Blutplasma besteht zum größten Teil aus Wasser und zu kleineren Teilen aus Eiweißen, Salzen und Mineralien. Im Blutplasma werden die Stoffe zu den Zellen hin und von ihnen weg transportiert.

Die roten Blutkörperchen, Erythrozyten genannt, die weißen Blutkörperchen, genannt Leukozyten, und die Blutplättchen, die man auch Thrombozyten nennt, stellen die Blutzellen dar. Den größten Teil der Blutzellen nehmen die roten Blutkörperchen ein.

Die roten Blutkörperchen sehen aus wie kleine Scheiben, die in der Mitte eine Vertiefung haben. Sie bestehen unter anderem aus Hämoglobin, einem Stoff, der Eisen enthält und dem Blutkörperchen seine Farbe gibt. Die weißen Blutkörperchen sind etwas größer als die roten. Sie sind nicht nur im Blut, sondern auch im Körpergewebe enthalten. Die Blutplättchen sind die kleinsten Blutzellen.

Die drei Zellarten des Blutes werden im roten Knochenmark gebildet. Die roten Blutkörperchen sterben nach ca. 120 Tagen, die Blutplättchen nach etwa 10. Sie werden dann in der Milz zersetzt.

Funktion

Das Blut hat drei Funktionen:
– **Stofftransport**
– **Abwehr von Keimen**
– **Blutgerinnung**

Stofftransport

Zu den Stoffen, die über das Blut transportiert werden, zählen unter anderem Sauerstoff, Eiweiße, Mineralien, Fette, Kohlenhydrate, Vitamine und Abfallstoffe, wie zum Beispiel Kohlendioxyd.

Die verschiedenartigen weiterzuleitenden Stoffe werden auch auf verschiedenen Weise transportiert. Zucker bewegt sich sogar in flüssiger Form, manche Stoffe verbinden sich mit den im Blut vorhandenen Eiweißen und kommen so vorwärts, und wieder andere werden von den roten Blutkörperchen transportiert. Diese verändern je nach „Passagier" die Farbe. Sauerstoff macht sie hellrot, Kohlendioxyd läßt sie dunkelrot werden. Deshalb ist das Blut der Arterien hell und das der Venen dunkel.

Abwehr von Erregern

Die weißen Blutkörperchen sind für die Abwehr von Erregern zuständig. Bei einer Infektion vergrößert sich die Zahl der weißen Blutkörperchen, damit die Keime besser abgewehrt werden können.

Blutgerinnung

Wenn man sich verletzt hat, tritt ein Mechanismus in Gang, der verhindert, daß größere Mengen Blut ausströmen, und der dafür sorgt, daß die Wunde wieder zuwächst.

Die Blutplättchen machen den ersten Schritt: Sie dichten die offene Wunde von innen ab, indem sie ein Gerinnsel bilden. Nun kann kein Blut mehr austreten. Das Gefäß vollzieht den zweiten Schritt. Es zieht sich an der verletzten Stelle zusammen. Die im Blut vorhandenen Eiweiße fertigen als dritten Heilungsschritt ein Netz aus Eiweißfäden an, daran heften sich die Blutplättchen. Als letzter Schritt bilden sich neue Bindegewebszellen, die die Narbe entstehen lassen.

kennen und sie zu markieren. Sie aktivieren außerdem die T-Killerzellen, die die fremden Zellen vernichten. Die T-Unterdrückerzellen sind dazu da, darauf zu achten, daß die übrigen Abwehrzellen nicht unschädliche, körpereigene Zellen angreifen. Eine weitere Gruppe der Lymphozyten ist direkt für die Informationsspeicherung und die Wiedererkennung von Feinden zuständig. Das sind die sogenannten Gedächtniszellen.

Die B-Lymphozyten sind langlebige Zellen. Sie wandern vom Knochenmark vor allem in das Lymphsystem und die Milz, um von dort aus differenziert abgerufen zu werden. Sie treffen fremde Zellen, die sogenannten Antigene, und stellen sich auf diese ein. Das geschieht, indem sie Antikörper bilden. Antikörper sind Eiweiße, sogenannte Immunglobuline. Sie können an körpereigene Flüssigkeiten weitergegeben werden. Nur durch sie können B-Lymphozyten gegen Fremdkörper vorgehen.

Jeder B-Lymphozyt ist mit etwa 100.000 verschiedenen Antikörpern verbunden. Wenn ein Erreger in den Körper gelangt, wird vom Lymphozyten eine große Menge von Antikörpern produziert. Ein Antikörper ist in der Lage, den Feind festzuhalten und Phagozyten, Freßzellen, herbeizurufen, die den Feind dann vernichten.

Abwehrsubstanzen

Interferone:

Interferone sind Eiweiße, die Schutzwände errichten können und außerdem Abwehrzellen zu vermehrter Aktivität anregen. Sie werden von T-Lymphozyten sowie von anderen Zellen hergestellt und sind auf Viren spezialisiert. Wenn Zellen von einem Virus befallen werden, stellen sie Interferon her. Das Interferon lagert sich am Rand der befallenen Stelle ab und verhindert, daß das Virus auch die Nachbarzellen angreifen kann.

Komplementsystem:

Im Körper werden verschiedene Eiweißarten gebildet, die wesentlich zur körpereigenen Abwehr beitragen. Die verschiedenen Eiweißarten arbeiten zusammen. Ihre Beschaffenheit und speziell kombinierte Wirkungsweise bezeichnet man als Komplementsystem.

Ein Teil des Komplementsystems ist darauf ausgerichtet, die Wand der feindlichen Zelle zu zerstören. Die feindliche Zelle kann dann nicht mehr weiterleben.

Ein anderer Eiweißzusammenschluß löst im Falle einer Verletzung eine Erweiterung der kleinen Blutgefäße aus. Dadurch können Abwehrzellen durch die Wände dringen und Eindringlinge abwehren.

Die dritte Gruppe wandert zu der Stelle, wo sich Feinde angesiedelt haben, und ermöglicht so den Phagozyten, die Stelle leichter ausfindig zu machen.

Immunmodulatoren:

Immunmodulatoren werden vom Organismus dann gebildet, wenn fremde Zellen eine Infektion ausgelöst oder körpereigene Zellen sich krankhaft verändert haben.

Es gibt verschiedene Arten von Immunmodulatoren. Eine davon ist Interleukin-1. Daneben gibt es noch Interleukin-2 und Faktor B. Wenn man bei einer Infektion Fieber bekommt, wurde das vom Immunmodulator Interleukin-1 ausgelöst. Fieber ist eine sinnvolle Abwehrreaktion des Körpers. Durch die hohe Temperatur stirbt eine große Anzahl von Krankheitserregern ab.

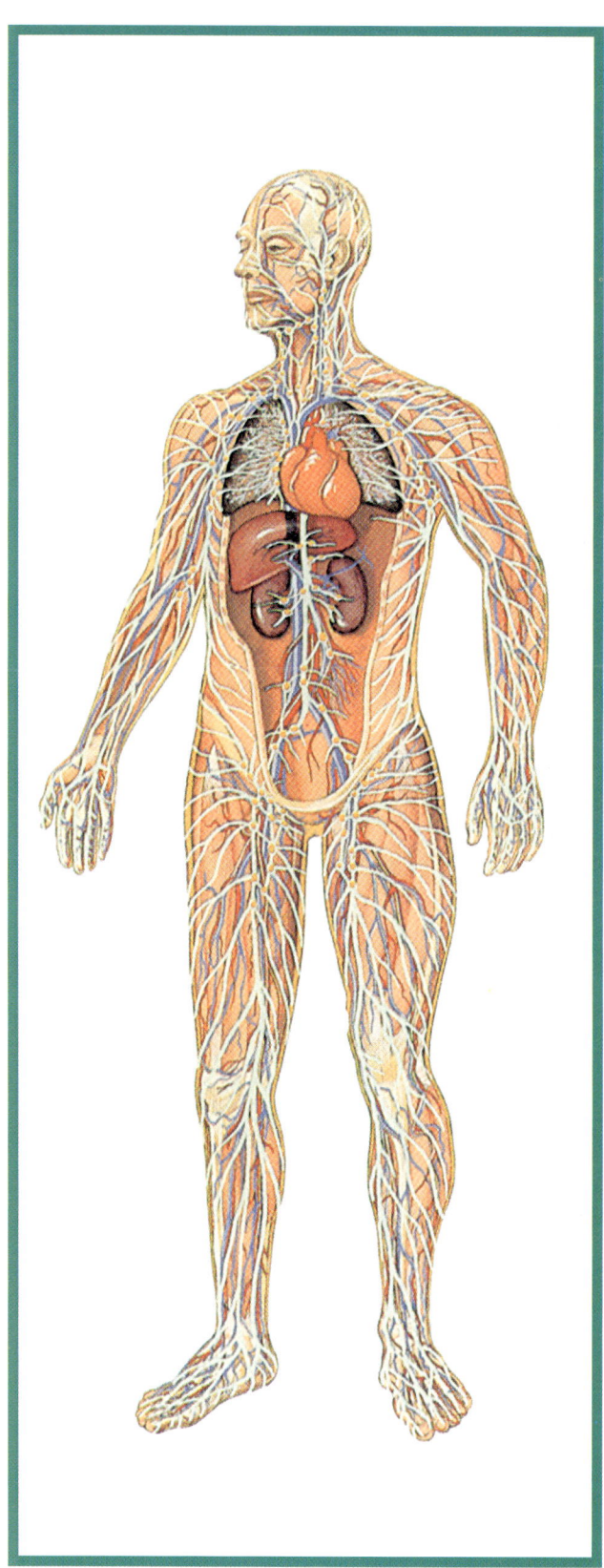

Das Lymphsystem

Das Lymphsystem

Das Lymphsystem ist mit dafür verantwortlich, daß Flüssigkeiten aus den Zellen abtransportiert werden. Außerdem trägt es dazu bei, daß der Organismus sich gegen körperfremde und körpereigene schädliche Zellen wehren kann.

Das Lymphsystem umfaßt drei Bestandteile:
– **Lymphflüssigkeit**
– **Lymphgefäße**
– **Lymphknoten**

Lymphflüssigkeit

In den Kapillargefäßen findet der Stoffaustausch statt. Die sauerstoff- und nährstoffreiche Blutflüssigkeit wandert durch die durchlässigen Gewebswände in die Körperzellen. Wenn die Zellen der Flüssigkeit die Nährstoffe und den Sauerstoff entzogen haben, geben sie die Flüssigkeit zum großen Teil wieder ab, und zwar an die Venen.

Da die Venen nicht die gesamte Flüssigkeit aufnehmen können, tritt diese in die Lymphgefäße über. Wenn das nicht geschähe, würde die Flüssigkeit in den Gewebszellen zurückbleiben. Das wäre schädlich für den Organismus.

Der Anteil der Flüssigkeit, der in die Lymphgefäße eintritt und abtransportiert wird, stellt die Lymphflüssigkeit dar. In der Lymphflüssigkeit befinden sich Fette, Vitamine, Eiweiße, Phagozyten, auch Freßzellen genannt, Abbaustoffe und schädliche Zellen. Zu den schädlichen Zellen zählen zum Beispiel Bakterien und andere Erreger, die abtransportiert werden müssen.

Lymphgefäße

Die Lymphgefäße bilden ein System aus Kanälen, das durch den menschlichen Körper führt (siehe Bild links). Dieses System leitet die Lymphflüssigkeit weiter.

Die Lymphgefäße sind ähnlich aufgebaut wie die Venen, haben sehr dünne Gefäßwände und besitzen eine große Anzahl von Klappen. Die Klappen bewirken, daß die Lymphflüssigkeit nur in eine Richtung und nicht wieder zurückfließt.

Die Lymphgefäße entspringen den Gewebszellen, wo sie die Flüssigkeit aufnehmen. An diesen Stellen sind sie winzig klein und fein. Sie verzweigen und verästeln sich und bilden Netze. Die feinen Gefäße gehen dann in größere Gefäße über, die an das Venensystem angeschlossen sind. Das größte Gefäß führt vom oberen Bauchraum in die obere Hohlvene. Man nennt es Milchbrustgang. An seinem unteren Ende sitzt ein kleiner Beutel, das Sammelgefäß der Lymphflüssigkeit des Bauchraumes.

Lymphknoten

An bestimmten Stellen des Körpers befinden sich Ansammlungen von Lymphknoten. Unter anderem sitzen sie am Hals, in den Achselhöhlen, in der Leistengegend, am Darm und an den Bronchien. Auch in den Mandeln hat eine große Anzahl von Lymphknoten ihren Sitz.

Die Lymphknoten sind teilweise rund, teilweise haben sie die Form einer Bohne. Sie sind verschieden groß, ihr Durchmesser beträgt etwa ein bis 20 Millimeter. Ihre Gewebszellen sind netzartig angeordnet. Außen besitzen die Lymphknoten eine Kapsel. In jeden Lymphknoten führen sogenannte zuführende Lymphgefäße hinein und abführende hinaus. Außerdem sind sie jeweils durch eine Arterie und eine Vene mit dem Blutgefäßsystem verbunden.

Die Lymphflüssigkeit fließt in die Lymphknoten hinein und verringert dort wegen der netzartigen Zellanordnung ihre Fließgeschwindigkeit. Dadurch ist ausreichend Zeit, die Flüssigkeit zu filtern und zu reinigen.

In den Lymphknoten sammeln sich die Abfallstoffe des Körpers, schädliche Substanzen und Zellbestandteile. Dort befinden sich Enzyme, die diese Teilchen so zersetzten, daß sie ganz und gar vernichtet sind und keine Störungen im Organismus mehr verursachen können.

Außerdem sind die Lymphknoten neben dem Knochenmark und der Milz auch für die Produktion von Lymphozyten zuständig. Die Lymphozyten werden von den Lymphknoten aus in die mit ihnen verbundenen Blutgefäße geleitet. Durch die Blutgefäße werden sie im gesamten Organismus verteilt und können dort eingreifen, wo ihre Arbeit der Zerstörung von Feinden erforderlich ist.

Wenn der menschliche Organismus eine Infektion durchmacht, sind die Lymphknoten angeschwollen und druckschmerzhaft. Das kommt daher, daß sich ihnen die Erreger sammeln, deren Zahl im Fall einer Infektion sehr hoch ist.

Auf der Haut klebender Stützverband, wird bei Verletzungen des Bewegungsapparates eingesetzt.

Durch die Reizung bestimmter Rezeptoren, besonders der Haut, der Muskeln und Sehnen, wird eine aktive Schutzwirkung auf den verletzten Bewegungsapparat erzielt.

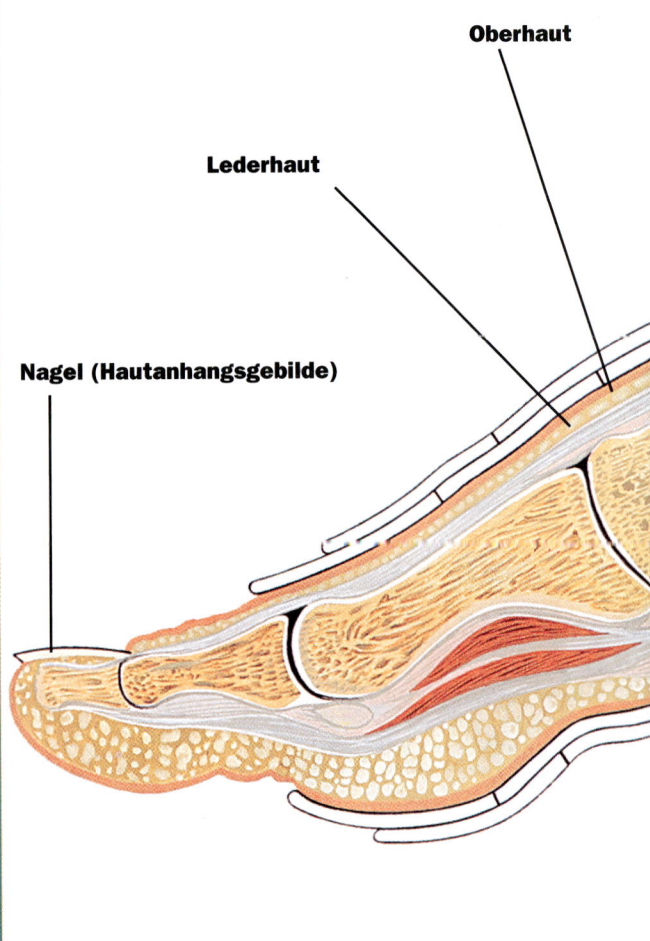

Oberhaut

Lederhaut

Nagel (Hautanhangsgebilde)

Sagittalschnitt eines Fußes mit Verband

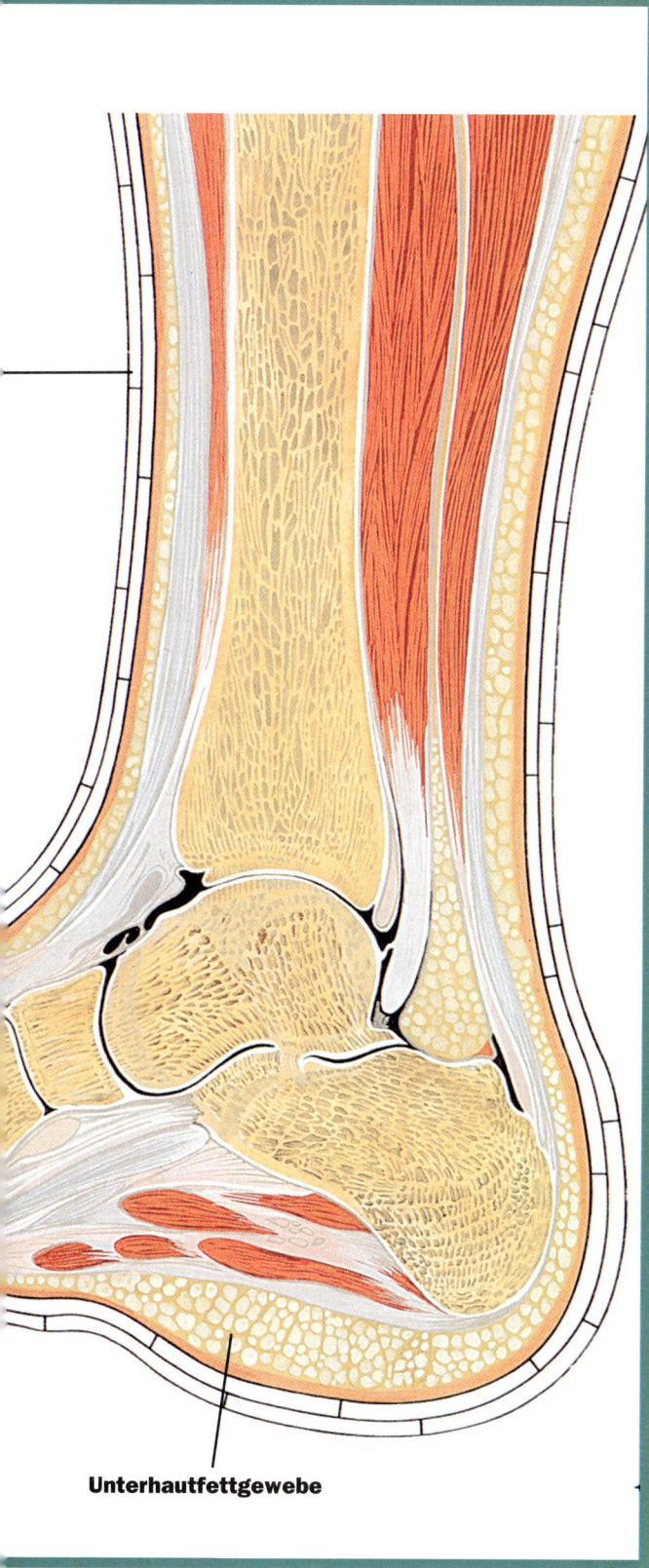

Unterhautfettgewebe

Die Haut

Die Haut schützt den menschlichen Organismus. Sie schützt vor Kälte, Hitze, Sonnenstrahlen, schädlichen Krankheitserregern und Schadstoffen in der Umwelt. Sie schützt vor Verletzungen der Blutgefäße beispielsweise bei Stößen. Sie verhindert, daß Flüssigkeit in größeren Mengen den Körper verläßt oder in ihn hineingelangt.

Mit der Haut kann der Mensch Schmerz, Wärme und Kälte empfinden und tasten. Sie ist die Grenze des menschlichen Organismus zur Außenwelt. Die Haut ist ein Spiegel unserer Seele. An ihr ist zu erkennen, ob der Mensch krank ist, sich frisch, wohl oder unbehaglich fühlt. Bei Krankheit ist die Gesichtshaut blaß, bei Scham oder Ärger rot, bei Angst tritt Schweiß aus.

Die Haut ist das größte Organ des menschlichen Körpers. Würde man die gesamte Haut eines erwachsenen Menschen ausbreiten, nähme sie eine Fläche von knapp zwei Quadratmetern ein. Das Gewicht der Haut eines Erwachsenen liegt ungefähr bei 3 Kilogramm.

Aufbau

Die Haut umfaßt:
- Oberhaut
- Lederhaut
- Unterhaut
- Hautanhangsgebilde

Oberhaut

Die Außenfläche der Haut, die mit der Umwelt in Kontakt ist, bezeichnet man als Oberhaut. Auf ihrer nach oben gewandten Seite befindet sich die Hornhaut. Diese setzt sich aus abgeflachten Zellen zusammen, die verhornt sind. Je nach Körperstelle kann die Hornhaut sehr dünn oder aber sehr dick sein. Wenn wir unsere Hände viel zum Arbeiten gebrauchen und damit einer hohen Belastung aussetzen, verstärkt sich die Haut an dieser Stelle und bildet eine dicke Hornhaut als Schutz. Genauso ist es mit unseren Füßen. An der Fußsohle ist die Hornhaut sowieso am dicksten. Wenn wir häufig barfuß laufen, verdickt sich die Hornhaut weiter. Unter der Hornhaut befindet sich eine weitere Schicht, die sogenannte Keimschicht. Dort werden permanent neue Hautzellen produziert.

Da die Hornhaut ständig Zellen abstößt, und Zellen außerdem absterben, müssen neue gebildet werden. Die Pigmentzellen, die die Haut färben, liegen ebenfalls in der Hautschicht. Der Ton unserer Hautfarbe hängt von der Anzahl der Pigmentzellen ab. Außerdem gibt es hier zahlreiche T-Lymphozyten, die für die Erregerabwehr sorgen.

Die einzigen Gefäße, die zur Oberhaut führen, sind die Lymphgefäße. Sie sind an dieser Stelle haarfein und transportieren Nährstoffe in die oberste Hautschicht.

Lederhaut

Die Hautschicht, die unter der Oberhaut liegt, nennt man Lederhaut. Sie besteht aus einem Fasernetz, das der Haut Festigkeit und gleichzeitig Stabilität verleiht. Die Lederhaut ist mit Blutgefäßen verbunden. Zwischen den einzelnen Fasern befinden sich winzig kleine Blut- und Lymphgefäße.

In der Lederhaut sitzen auch die sogenannten Lamellenkörperchen. Das sind Nervenenden, die hauchdünn sind und spiralförmig verlaufen. Sie leiten die Reize zum Gehirn, die an die Haut ge-

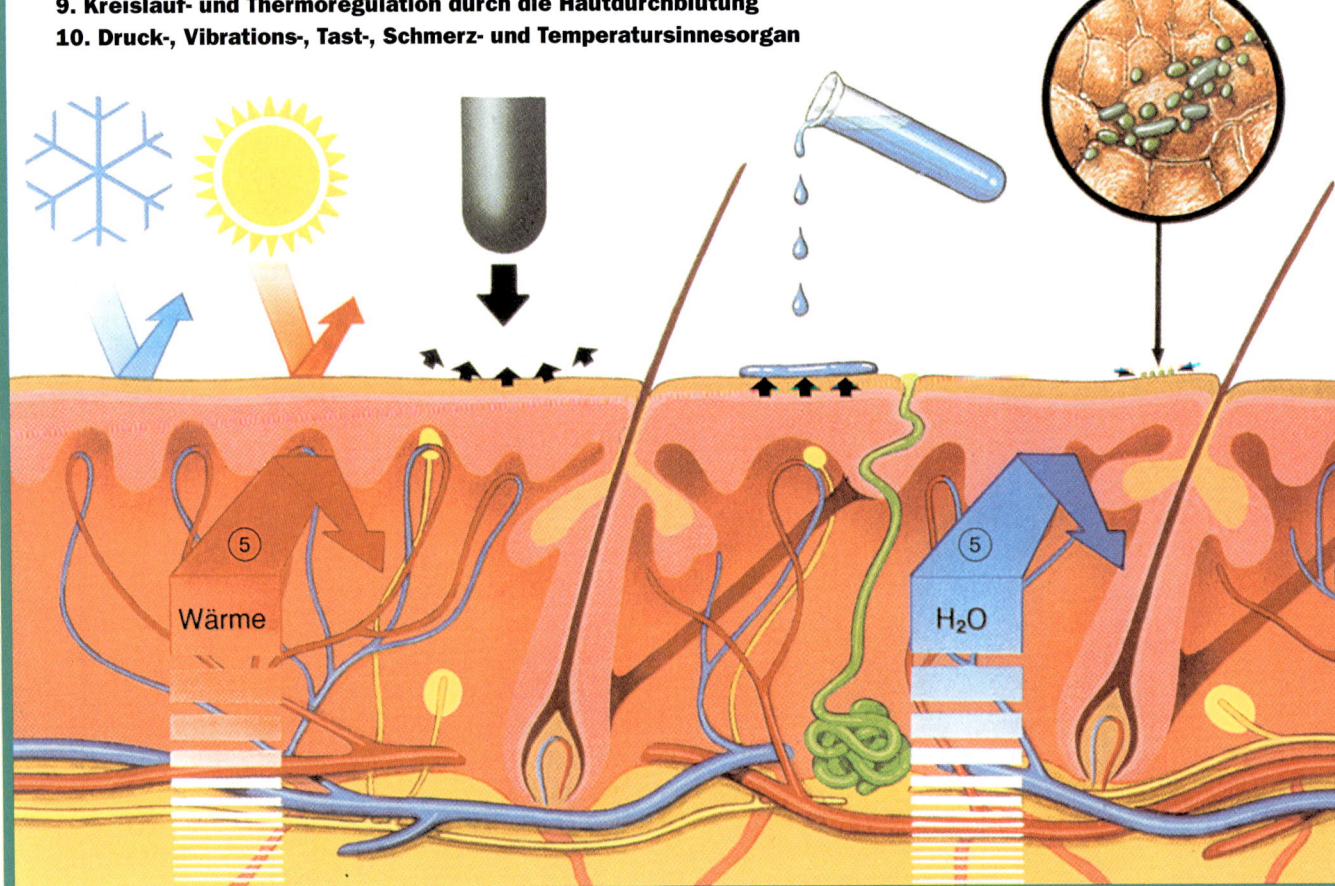

Legende:
1. Schutz vor Kälte, Hitze und Strahlung
2. Schutz vor Druck, Stoß und Reibung
3. Schutz vor den Einwirkungen chemischer Substanzen
4. Schutz vor dem Eindringen von Keimen (Ausbildung des Säureschutzmantels
5. Schutz vor Wärme- und Wasserverlust
6. Abwehr von eindringenden Mikroorganismen
7. Resorption bestimmter Wirkstoffe
8. Ausscheiden von Schweiß (Kühlfunktion)
9. Kreislauf- und Thermoregulation durch die Hautdurchblutung
10. Druck-, Vibrations-, Tast-, Schmerz- und Temperatursinnesorgan

Die Haut und ihre passiven und aktiven Funktionen

langen und die kleine Tastkörperchen an die Nervenenden weitergeben: Wärme, Kälte, ob eine ertastete Oberfläche rauh oder glatt, fest oder weich ist usw. Die meisten Nervenenden befinden sich dort, wo wir sie am meisten brauchen, z.B. an Händen und Füßen. Auch in den Augen sitzt eine hohe Anzahl an Lamellenkörperchen. Sie veranlassen, daß sich die Augen beim Eindringen eines Fremdkörpers reflexartig schließen und Tränenflüssigkeit produzieren, damit das eingedrungene Teilchen weggeschwemmt werden kann. Die ero-

genen Zonen sind ebenfalls dicht mit Lamellenkörperchen besetzt.

In der Lederhaut befinden sich noch die Talgdrüsen, die Schweißdrüsen und die Haarwurzeln der Körper- und Kopfbehaarung.

Unterhaut

Die Unterhaut ist die am tiefsten liegende Hautschicht. Sie wird von Fettgewebe gebildet. Hier befinden sich die meisten Lymph- und Blutgefäße, auch gibt es eine große Zahl von Nerven.

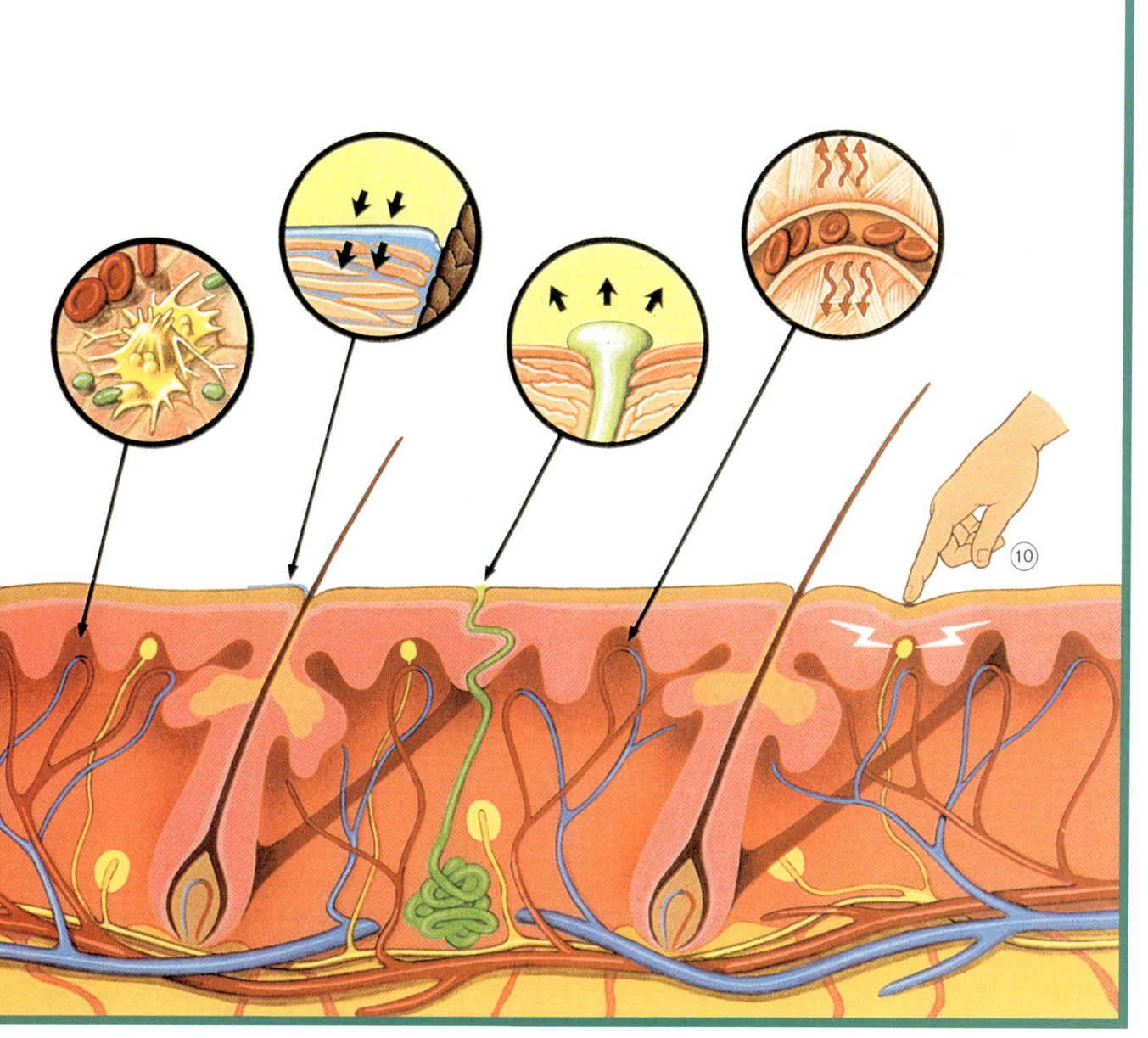

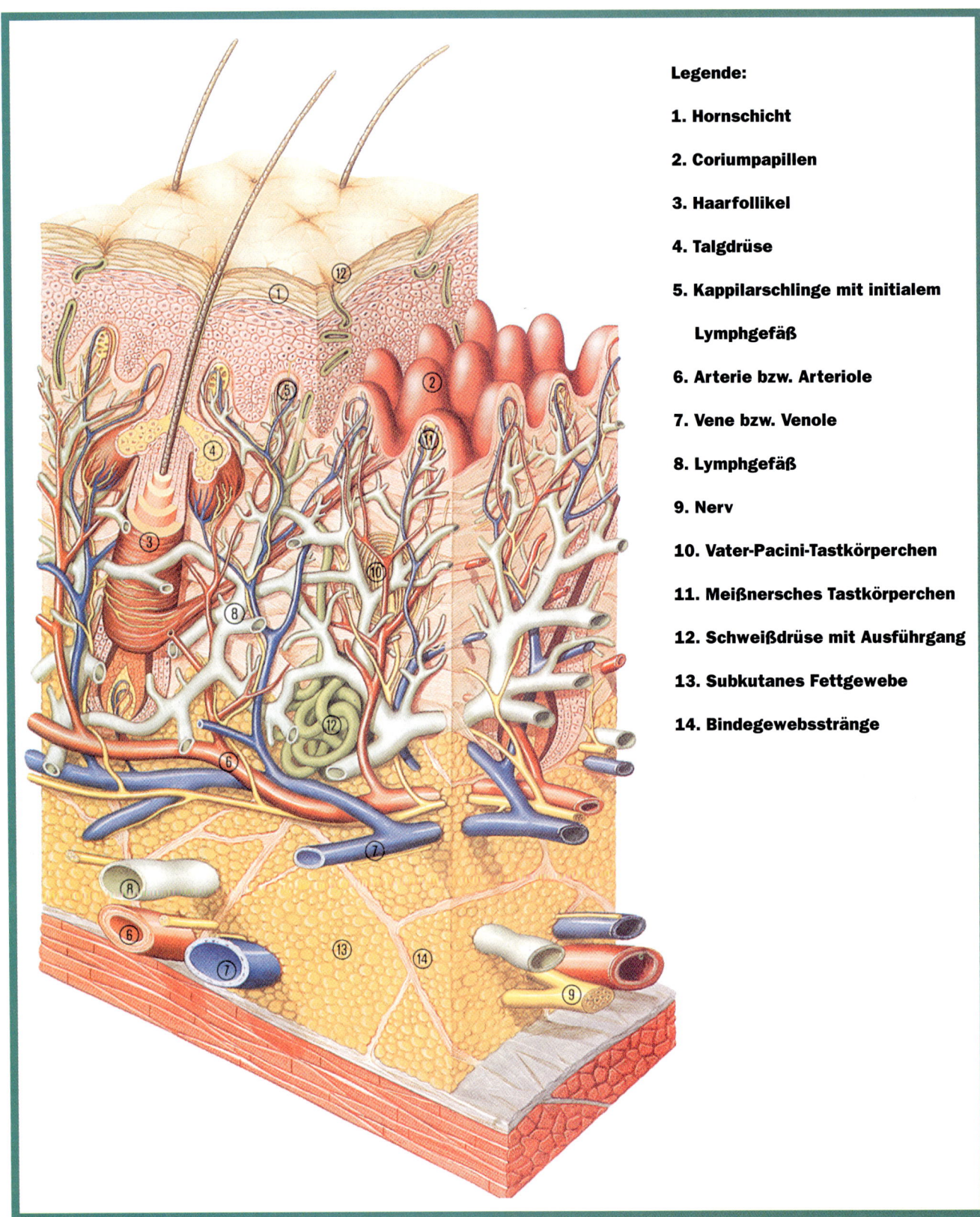

Legende:

1. Hornschicht

2. Coriumpapillen

3. Haarfollikel

4. Talgdrüse

5. Kappilarschlinge mit initialem Lymphgefäß

6. Arterie bzw. Arteriole

7. Vene bzw. Venole

8. Lymphgefäß

9. Nerv

10. Vater-Pacini-Tastkörperchen

11. Meißnersches Tastkörperchen

12. Schweißdrüse mit Ausführgang

13. Subkutanes Fettgewebe

14. Bindegewebsstränge

Die Haut im Querschnitt

Die Fettschicht in der Haut erhöht die Schutzfunktion und erhält die Körperwärme. Je nach Körperstelle ist das Fettgewebe verschieden dick. Die Fettschicht gibt allen Menschen verschiedene Körperformen. Männer und Frauen unterscheiden sich nicht nur durch Knochenbau und die Muskulatur voneinander, sondern auch durch die Dicke der Fettschicht. Wo sich mehr und wo sich weniger Fettgewebe ansiedelt, dafür sorgen die jeweiligen Geschlechtshormone.

Hautanhangsgebilde

Als Hautanhangsgebilde bezeichnet man:
- **Talgdrüsen**
- **Schweißdrüsen**
- **Finger- und Fußnägel**
- **Haare**

Die Talgdrüsen sitzen häufig an den Haarwurzeln. Doch es gibt sie auch an unbehaarten Körperzonen. Beispielsweise sind sie gehäuft in der Gesichtshaut und am Rücken zu finden. Schweißdrüsen sind auf der gesamten Haut des menschlichen Körpers verteilt. Vor allem in den Achselhöhlen und in der Leistengegend treten sie gehäuft auf. Sie dienen der Wärme- und Feuchtigkeitsregulierung des Körpers.

Die Fingernägel und die Fußnägel bestehen aus dünnen Hornplatten.

Die Haarwurzeln befinden sich wie die Talg- und Schweißdrüsen ebenfalls in der Lederhaut. Die meisten Haare hat der Mensch auf der Kopfhaut, dann folgen Schamgegend und die Achseln. Die Körperbehaarung des Mannes ist in der Regel wesentlich stärker ausgeprägt als die der Frau. Wie dicht der Körper eines Menschen behaart ist, wird von den Geschlechtshormonen gesteuert.

Hauttypen

Jeder Mensch besitzt eine andere Beschaffenheit der Gesichtshaut:
- **normale Haut**
- **fettige Haut**
- **trockene Haut**

Normale Haut

Die Wasser- und Fettanteile der normalen Haut sind ausgeglichen. Die Talgdrüsen produzieren nicht mehr Fett als nötig. Sie reagieren auf den Fettentzug durch Waschen oder Abreiben und versorgen die Haut rechtzeitig mit neuem Fett.

Fettige Haut:

Im Fall von fettiger Haut wird von den Talgdrüsen überdurchschnittlich viel Fett produziert. Die Poren der Haut werden dabei größer, was ihr eine unregelmäßige Oberfläche verleiht, und die Haut glänzt ölig. Fettige Haut befindet sich meistens an der Nase, am Kinn und an der Stirn.

Trockene Haut:

Wenn die Talgdrüsen nicht genügend Fett produzieren, führt das zu trockener Haut. Das kann aus erblichen Gründen der Fall sein oder in höherem Alter, wenn die Tätigkeit der Talgdrüsen natürlicherweise nachläßt. Auf trockener Haut entstehen eher Falten als auf normaler oder fettiger Haut.

Der häufigste Hauttyp ist jedoch die Mischhaut, bei der die Haut z.B. im Gesicht fettig und am Körper trocken ist.

Hautfunktion

Die Funktionen der Haut sind vielseitig.
- **Wahrnehmung und Vermittlung von Sinnesreizen**
- **Schutz**
- **Flüssigkeitsausscheidung**
- **Wärmeregulation**

Aufnahme und Weiterleitung von Sinnesreizen

In der Lederhaut sitzen zahlreiche Sinneszellen, die Rezeptoren. Von ihnen gibt es mehrere Untergruppen, z.B. wird Schmerz von Nozirezeptoren aufgenommen und an die Nerven weitergeleitet. Die Nerven tragen diese Information zum Gehirn.

Thermorezeptoren sorgen dafür, daß Reize wie Kälte und Wärme wahrgenommen werden können. Die Fähigkeit, etwas zu ertasten und damit zu unterscheiden, verleihen dem Menschen die Mechanorezeptoren.

Diese Funktionen der Haut tragen zu ihrem Schutz bei. Wenn etwas Heißes die Haut berührt, zuckt der Mensch zurück. So vermeidet er Verbrennungen der Haut. Wenn die Tastzellen etwas Spitzes melden, faßt der Mensch es nur vorsichtig an, damit er sich nicht verletzt.

Schutz

Die Haut schützt sich selbst und den gesamten Organismus. Die Haut ist in der Lage, eine bestimmte Menge Sonnenstrahlen zu reflektieren und damit vom Körper abzuhalten. Sie kann auch insofern vor schädigenden Sonnenstrahlen schützen, als ihre Pigmentzellen einen Farbstoff herstellen, Melanin genannt, der der Haut eine dunklere Farbe gibt. Das vermeidet ein tieferes und schädigendes Eindringen von Lichtstrahlen.

Doch sind diese Schutzmechanismen der Haut begrenzt. Bei zu langer oder zu konzentrierter Sonneneinstrahlung kann sich die Haut nicht mehr schützen. Dann kann es zu Sonnenbrand und möglicherweise zu langfristigen Hautschädigungen kommen. Um die ideale Besonnungszeit, d.h. die Zeit, die man ohne schützende Vorbräunung in der Sonne verbringen sollte, zu finden, sollte man seinen Hauttyp genau kennen:

Hauttyp I: Haut auffallend hell, häufig Sommersprossen, Haare rötlich, Augen blau, selten grau, Brustwarzen hell. Keltischer Typ. Anfangsbesonnungszeit: 5–10 Minuten.
Hauttyp II: Haut etwas dunkler als bei I. Selten Sommersprossen, Haare blond bis braun, Augen blau, grün, grau, Brustwarzen hell. Hellhäutiger Europäer. Anfangbesonnungszeit: 10–15 Minuten.
Hauttyp III: Haut hell bis hellbraun, frisch, keine Sommersprossen, Haare dunkelblond, braun, Augen grau, braun, Brustwarzen dunkler. Dunkelhäutiger Europäer. Anfangsbesonnungszeit: 12–17 Minuten.
Hauttyp IV: Haut hellbraun, oliv, keine Sommersprossen, Haare dunkelbraun, Augen dunkel, Brustwarzen dunkel. Mediterraner Typ. Anfangsbesonnungszeit: 15–20 Minuten.

Die Haut bildet einen Schutzmantel. Durch sie können keine Krankheitserreger in den Körper eindringen. Wasser wird ebenfalls draußen gehalten. Außerdem kann die Haut Druck und Stöße abfangen. Die Ober-, die Leder- und die Unterhaut mit ihrem Fettgewebe polstern den Körper ab.

Flüssigkeitsausscheidung

Nicht nur über die Nieren und die Harnwege wird Flüssigkeit abgegeben. Auch über die Haut tritt Flüssigkeit aus. Das trägt zur Regulierung des Wasserhaushalts des Körpers bei. Ungefähr ein halber Liter Wasser wird pro Tag über die Haut abgegeben – wenn man schwitzt, viel mehr.

Wärmeregulation

Der menschliche Körper hat normalerweise eine Temperatur von etwa 37 Grad Celsius. Diese Temperatur brauchen die Körperorgane, um ihre Funktion erfüllen zu können. Die Körpertemperatur darf demzufolge keinen großen Schwankungen unterliegen. Sie muß auf gleicher Höhe gehalten werden. Die Haut erfüllt diese Funktion.

Die Temperaturregulation wird vom Zwischenhirn aus gesteuert, und zwar vom Hypothalamus. Die Thermorezeptoren informieren den Hypothalamus über die Nervenleitungen, welche Temperatur im Außenraum herrscht. Wenn es draußen kalt ist, erreicht die Blutgefäße in der Haut der Befehl zur ihrer Verengung. Daraufhin ziehen sie sich zusammen, die Durchblutung wird verringert, und der Körper behält auf diese Weise seine Wärme.

Wenn dagegen hohe Außentemperaturen herrschen, befiehlt der Hypothalamus der Haut, die Gefäße zu erweitern. Die Gefäße dehnen sich aus und geben damit Wärme nach außen ab. So kann die Körperwärme nicht zunehmen.

Die Haare

Aufbau

In der Lederhaut sitzen die Haarwurzeln. Aus ihnen wachsen die Haare hinaus und durchstoßen bei ihrem Weg nach draußen die Oberhaut. Den Teil des Haares, den man dann sieht, nennt man Haarschaft. Die Haarwurzel ist an ihrem unteren Teil dicker; diesen Teil bezeichnet man als Haarzwiebel. Innerhalb der Haarzwiebel befindet sich die mit Gefäßen durchzogene Haarpapille. Ihre Gefäße sind mit anderen Gefäßen verbunden, die um die Haarzwiebel herumgeschlungen sind. Über diese Gefäße gelangen die zum Haarwachstum notwendigen Nährstoffe in die Haarwurzel.

Eine Ansammlung von Zellen in der Haarpapille sorgt dafür, daß das Haar nach dem Ausfallen neu gebildet wird. Die Haarwurzel ist durch einen Strang von feinen Muskelfasern fest mit der Haut verbunden. Diese Muskeln halten das Haar in der Haut, dabei hat es aber einen kleinen Bewegungsspielraum. Bei Zug gibt es zwar nach, fällt aber nicht gleich aus. Außerdem sind die Haarwurzeln an Nerven angeschlossen, und die melden, wenn man zu fest an den Haaren zieht. Die Schmerzempfindung verhindert, daß ein zu starker Zug auf Haare ausgeübt wird, durch den sie herausgerissen werden können.

Direkt an den Haarwurzeln liegt jeweils eine Talgdrüse. Die Talgdrüsen sondern Fett ab, das sich an der Stelle sammelt, an der das Haar aus der Haut austritt. Es bewahrt das Haar vor dem Austrocknen. Eine vermehrte Talgproduktion an der Kopfhaut führt zu fettigen Haaren.

Haare sind aus Keratinzellen aufgebaut. Der Mensch besitzt etwa 100.000 bis 150.000 Kopfhaare. Pro Tag verliert er zwischen 50 und 100 davon. Sobald ein Haar herausgefallen ist, wird ein neues gebildet.

Das Kopfhaar wächst in Zyklen. In der Regel wächst es drei bis sechs Jahre lang ungefähr 0,35 Millimeter pro Tag. Danach wächst es etwa drei bis sechs Monate nicht mehr. Nach dieser Ruhepause setzt es sein Wachstum fort. Kopfhaare werden im Durchschnitt etwa fünf bis sechs Jahre alt. Im Gegensatz dazu wachsen Wimpern alle zwei Jahre nach.

Funktion

Die Haare haben je nach Körperstelle verschiedene Funktionen. Die Kopfhaare beispielsweise schützen den Kopf und damit das Gehirn vor zu heftigen Sonnenstrahlen, die zu einer Überhitzung des Organismus führen könnten. Desgleichen wärmen sie auch die empfindliche Kopfhaut.

Die Haare in der Nasenhöhle halten Staubteile und andere Fremdkörper vom Eindringen ab. Die Wimpern schützen die Augen vor irritierenden Partikeln, die Augenbrauen verhindern, daß Schweiß von der Stirn in die Augen fließt.
Die Haare in den Achselhöhlen und in der Schamgegend fangen den Schweiß auf, den die Schweißdrüsen gerade an diesen Körperstellen vermehrt produzieren, so daß er intensiver duftet.

Die Nägel

Aufbau

Nägel werden von der sogenannten Nagelmatrix gebildet. Bei vielen Menschen ist die Nagelmatrix zum Teil zu sehen: als weißer Halbmond am unteren Teil des Nagels. Nägel bestehen aus Horn, auch Keratin genannt. Die gewölbte Hornplatte eines Nagels wächst aus dem Nagelbett heraus. Durchschnittlich wächst ein Fingernagel ungefähr 0,1 Millimeter am Tag. Das Wachstum von Fingernägeln geht etwas schneller vor sich als das der Fußnägel.

Funktion

Nägel sitzen an den Stellen der Hände und Füße, die stärkerer Beanspruchung ausgesetzt sind. Beim Barfußgehen stößt man mit den vorderen Teilen der Zehen an Hindernisse. Die Nägel an diesen Stellen schützen die Haut, die sonst leicht aufgeschürft oder aufgerissen werden könnte.

Das Gleiche ist bei den Händen der Fall. Bei manuellen Tätigkeiten werden die oberen Teile der Finger verstärkt Reibung und Stößen ausgesetzt. Die Fingernägel sind hart, widerstandsfähig und halten diesen Belastungen leichter stand als die Haut. Sie machen auch die Fingerkuppen stabiler und dienen außerdem zum Katzen oder zum Öffnen von Früchten usw.

Die Hormone

Das Hormonsystem ist ein Nachrichtenübermittlungssystem. Im Organismus des Menschen werden etwa 200 Hormone hergestellt. Bestimmte Organe stellen verschiedene Hormone her, die über die Blutgefäße in den ganzen Körper transportiert werden. Die Zellen, für die die Hormone jeweils bestimmt sind, sind durch sogenannte Rezeptoren in der Lage, „ihr" Hormon zu erkennen und es aufzunehmen. Rezeptoren sind Teile der Zellen, die an ein Hormon ankoppeln, also die Verbindung mit ihm herstellen können.

Die meisten Hormone haben nicht nur eine Wirkung. So können sie mehrere Adressaten unter den verschiedenen Zellen haben und verschiedene Informationen übermitteln. Gleichzeitig können Zellen mehrere Hormone erkennen und sich mit ihnen verbinden. Sie können viele Arten von Botschaften empfangen und dementsprechend verschiedenartig reagieren.

Hormone haben viele Aufgaben. Unter anderem sind sie verantwortlich für das Wachstum des Organismus, für die Entwicklung von der Keimzelle bis zum erwachsenen Menschen. Sie steuern den Stoffwechselvorgang, beeinflussen das Geschlechtsverhalten von Mann und Frau und tragen zur jeweiligen psychischen Verfassung bei.

Folgende Organe sind für die Produktion von Hormonen zuständig:
– **Schilddrüse**
– **Nebenschilddrüsen**
– **Bauchspeicheldrüse**
– **Nebennieren**
– **Eierstöcke**
– **Hoden**
– **Hypothalamus**
– **Hypophyse**

Schilddrüse

Aufbau

Die Schilddrüse sitzt unter dem Kehlkopf. Sie besteht aus zwei Lappen, die mit einem kleinen Querstück verbunden sind. Sie liegt halbkreisförmig am oberen Teil der Luftröhre an und umgreift sie. Ihr Verbindungsstück ist am Kehlkopf angewachsen, die beiden Lappen sitzen lose im Gewebe des Halses.

Die Schilddrüse eines erwachsenen Menschen wiegt zwischen 18 und 25 Gramm, die eines Neugeborenen etwa 2 Gramm. Die Schilddrüse ist mit einer großen Anzahl von Lymphgefäßen, Nerven und Blutgefäßen besetzt. Sie wird stark durchblutet. Das Schilddrüsengewebe setzt sich aus kleinen Drüsenbläschen, Follikel genannt, zusammen. Das Schilddrüsenhormon wird in den Follikeln gebildet und gespeichert. Über die mit den Follikeln verbundenen Blutgefäße gelangen die Hormone in den Blutkreislauf.

Im Schilddrüsengewebe befinden sich neben den Follikeln auch andere Zellen, C-Zellen genannt.

Funktion

Von den zwischen den Follikeln sitzenden C-Zellen wird das Hormon Kalzitonin gebildet. Dieses Hormon hat Einfluß auf den Kalziumstoffwechsel. In den Follikeln, und zwar in deren Zellwänden, werden die Hormone Thyroxin, T_4 genannt, und Trijodthyroxin, T_3 genannt, gebildet. Diese beiden Schilddrüsenhormone sind für den Organismus von großer Bedeutung. Zum einen fördern sie die Entwicklung und das Wachstum in der Kindheit und Jugend. Das betrifft vor allem die Gehirnentwicklung und das Knochenwachstum.

Zum anderen regeln sie die Tätigkeit des Gehirns. Nur wenn im Organismus die richtige Menge T_3 und T_4 zur Verfügung steht, fühlt sich der Mensch angeregt, lustvoll und motiviert. Bei einer zu großen Menge ist er leicht erregbar, bei einem Unterangebot fühlt er sich lustlos und ohne Antrieb.

T_3 und T_4 sind außerdem dafür verantwortlich, daß der Sauerstoff, der in die Körperzellen transportiert und von ihnen aufgenommen wird, optimal genutzt wird. Dafür muß vor allem gesorgt werden, wenn der Körper stärker belastet wird und viel Energie braucht. In Belastungszeiten beschleunigen die Schilddrüsenhormone zudem den Abbau von Fetten und Glykogen. Der Organismus hat auf diese Weise mehr Energie zur Verfügung. Auch die Körpertemperatur wird von den beiden Hormonen geregelt.

Damit die Schilddrüsenhormone ihre Funktion ausreichend erfüllen können, muß der Schilddrüse eine bestimmte Menge Jod zur Verfügung stehen. Jod ist ein wesentlicher Bestandteil von T_3

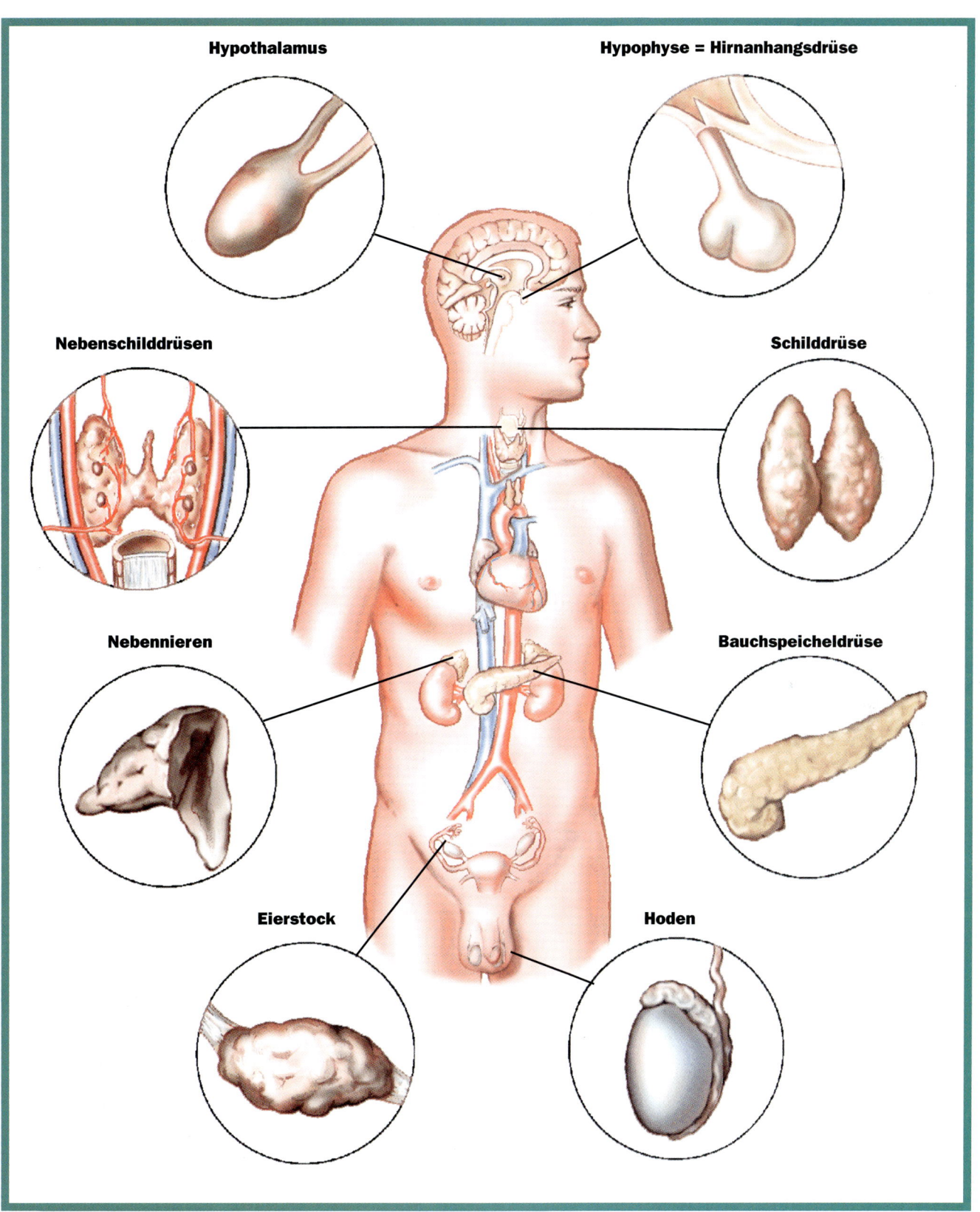

Hypothalamus

Hypophyse = Hirnanhangsdrüse

Nebenschilddrüsen

Schilddrüse

Nebennieren

Bauchspeicheldrüse

Eierstock

Hoden

Das Hormonsystem

Unser Körper

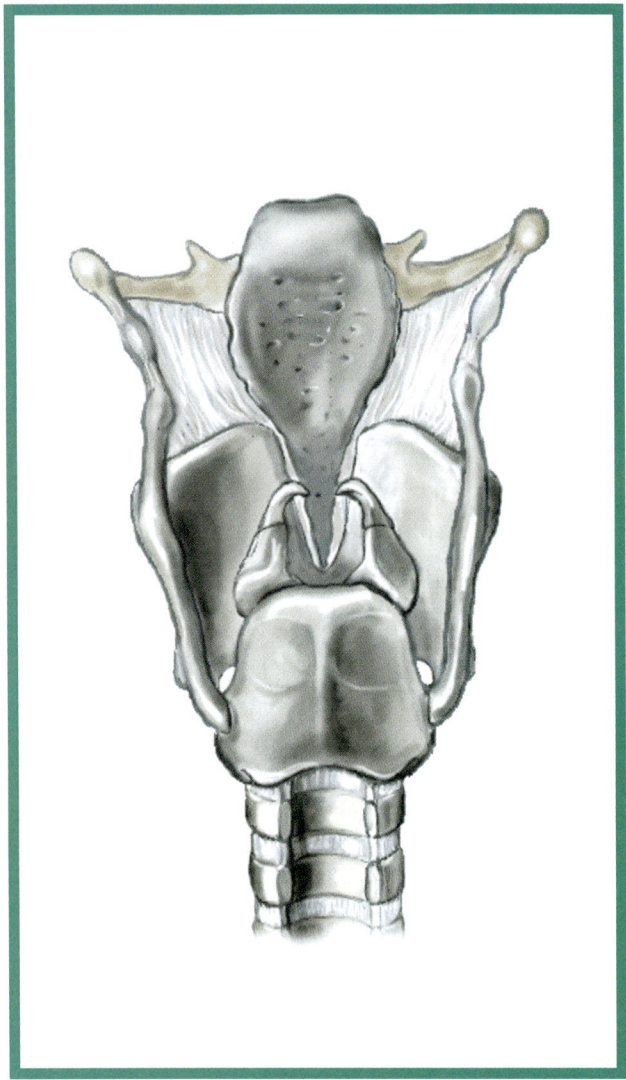

Der Schildknorpel

und T$_4$. Ist nicht genügend Jod vorhanden, können die Hormone nicht produziert werden.

Nebenschilddrüsen

Aufbau

Die Nebenschilddrüsen liegen an der Rückseite der Schilddrüse. Sie umfassen vier Teile, die jeweils etwa so groß wie eine Linse sind. Auf beiden Seiten der Schilddrüse sitzt jeweils eine am oberen Teil eines Lappens und am unteren Teil.

Funktion

Das Hormon, das von den Nebenschilddrüsen gebildet wird, nennt man Parathormon. Dieses Hormon steuert zum Kalzium- und Phosphatstoffwechsel bei. Kalzium wird dem Körper über die Nahrung zugeführt und für den Knochenaufbau benötigt. Das Parathormon sorgt mit dafür, daß es optimal in das Knochengewebe eingebaut wird. Außerdem ist es in der Lage, den Gehalt an Kalzium im Blut zu erhöhen, indem es zum einen die Kalziumausscheidung durch die Nieren bremst und zum anderen den schnelleren Abbau von Kalzium im Knochen veranlaßt.

Bauchspeicheldrüse

Aufbau

Die größte Speicheldrüse des menschlichen Körpers ist etwa 15 cm lang. Sie sitzt zwischen Milz und Zwölffingerdarm an der Rückwand des Magens. Sie ist durch den Bauchspeichelgang mit dem Zwölffingerdarm verbunden.

Sie besteht zum größten Teil aus Zellen, die für die Speichelherstellung zuständig sind, und zum kleineren Teil aus solchen, die Hormone bilden. Diese sitzen verteilt im Bauchspeicheldrüsengewebe und stellen die Hormondrüse dar. Man unterscheidet die A-Zellen und die B-Zellen. Der Anteil der B-Zellen ist höher als der der A-Zellen.

Funktion

Neben der Produktion des Verdauungssaftes, der über den Bauchspeichelgang in den Zwölffingerdarm gelangt, besteht die zweite Aufgabe der Bauchspeicheldrüse in der Herstellung von Hormonen.

Die A-Zellen sind für die Herstellung des Hormons Glukagon zuständig. Die B-Zellen produzieren Insulin. Glukagon und Insulin werden als Stoffwechselhormone bezeichnet. Sie haben grossen Einfluß darauf, daß der Blutzuckerspiegel im Gleichgewicht bleibt.

Über die Nahrung kommen Kohlenhydrate in den Körper. Diese werden vom Organismus aufgespalten. Ein Produkt dieser Aufspaltung ist Glukose. Die Glukose gelangt ins Blut. Die Menge der vorhandenen Glukose bildet den Blutzuckerspiegel.

Der Blutzuckerspiegel ist meßbar, er beträgt normalerweise zwischen 70 und 124 Milligramm pro 100 Milliliter. Er erhöht sich direkt nach einer Mahlzeit und sinkt stetig ab, bis dem Körper wieder neue Nahrung zugeführt wird.

Der Organismus benötigt Glukose, um seine Leistung zu erfüllen. Sobald Glukose über die Blutbahn in eine Gewebszelle gelangt, wird es von dieser in Energie umgewandelt. Die Glukose, die nicht sofort gebraucht wird, wird von der Leber in Glykogen umgewandelt und gespeichert. Wird sie später gebraucht, findet eine Rückumwandlung in Glukose statt, die dann in die Blutbahn geschickt wird. Führt ein Mensch seinem Körper zu viele Kohlenhydrate zu, wandelt die Leber die überschüssige Glukose in Fett um.

Das Hormon Insulin ist dafür verantwortlich, daß die Glukose optimal verwertet und der Blutzuckerspiegel somit wieder gesenkt wird. Es veranlaßt, daß die Glukose in den Gewebszellen ankommt und dort in Energie umgewandelt wird. Außerdem sorgt es dafür, daß überschüssige Glukose in Glykogen umgesetzt wird.

Das Hormon Glukagon kann den Blutzuckerspiegel bei Bedarf erhöhen. Wenn die Zellen mehr Glukose benötigen, als ihnen zugeführt wurde, fördert Glukagon die Rückumwandlung vom Speicherzucker in verfügbare Glukose.

Glukagon und Insulin haben gegenteilige Funktionen und ergänzen sich in ihrer Arbeit. Wenn es an einem der beiden Hormone mangelt, gerät der Blutzuckerspiegel aus dem Gleichgewicht.

Nebennieren

Aufbau

Die zwei Nebennieren befinden sich jeweils oberhalb einer Niere und besitzen sehr viele Nerven und Blutgefäße. Diese Hormondrüsen umfassen einen inneren Teil, das Nebennierenmark, und einen äußeren Teil, den man Nebennierenrinde nennt. Umgeben sind sie mit der Nierenkapsel.

Funktion

Nebennierenrinde und Nebennierenmark stellen jeweils verschiedene Hormone her. Die meisten der gebildeten Hormone werden für besondere Belastungssituationen des Organismus benötigt.

Die Nebennierenrinde bildet drei Gruppen von Hormonen:
– **Geschlechtshormone**
– **Glukokortikoide**
– **Mineralokortikoide**

Die Geschlechtshormone, die zu einem kleinen Teil in der Nebennierenrinde gebildet werden, tragen dazu bei, daß sich die Geschlechtsorgane und die sekundären Geschlechtsmerkmale des Mannes und der Frau entwickeln. Die meisten Geschlechtshormone werden jedoch in den Eierstöcken der Frau und in den Hoden des Mannes hergestellt.

Zu den Glukokortikoiden gehören Kortisol und Cortison. Sie haben eine entzündungshemmende Wirkung. Sie bremsen die Ausscheidung von Flüssigkeit über die Nieren, wenn dem Körper nicht ausreichend Wasser zugeführt wird. Außerdem tragen sie zur Erhöhung des Blutzuckerspiegels bei, wenn der Organismus dies benötigt, und optimieren die Wirkung der im Nebennierenmark hergestellten Hormone. Durch sie kann der Organismus längere Belastungszustände verkraften.

Mineralokortikoide steuern den Natrium-Kaliumhaushalt und den Wasserstoffwechsel. Sie wirken auf den Blutkreislauf und die Nieren.

Das Nebennierenmark bildet zwei Hormone:
– **Adrenalin**
– **Noradrenalin**

Beide Hormone zählen zu der Gruppe der Katacholamine. Ihre Bildung und Ausschüttung wird – anders als bei den übrigen Hormonen, deren Herstellung und Ausschüttung vom Hypothalamus und der Hypophyse geregelt wird – vom vegetativen Nervensystem aus gesteuert, und zwar vom Sympathikus. Befindet sich der Körper in einer Streßsituation, einem Notfall, müssen Adrenalin und Noradrenalin freigesetzt werden.

Diese beiden Hormone tragen dazu bei, daß die Pumpkraft und der Pumprhythmus des Herzens verstärkt werden. Sie bewirken, daß die Muskulatur stärker durchblutet wird, indem die Gefäßwände enger gestellt werden, und setzen gespeicherte Glukose- und Fettvorräte frei. Sie sorgen für eine Weitstellung der Bronchien, so daß mehr Sauerstoff aufgenommen werden kann. Außerdem begrenzen sie die Denkfähigkeit des Gehirns, wenn der Organismus „ungestört" lebenserhaltende Reflexe auslösen muß. Befindet sich der Organismus über längere Zeit in einem außergewöhnlichen Belastungszustand, meldet das Adrenalin dies dem Hypothalamus, und der steuert über die Hypophyse die vermehrte Produktion von Glukokortikoiden.

Eierstöcke

Aufbau

Die Eierstöcke, ein Teil der inneren Geschlechtsorgane der Frau, liegen links und rechts neben der Gebärmutter. Vom oberen Teil der Gebärmutter führen die beiden etwa 12 Zentimeter langen Eileiter in die untere Bauchhöhle, an deren Enden die Eierstöcke sitzen, die man auch Ovarien nennt. In den Eierstöcken reifen die Eizellen heran. Sobald sie in befruchtungsfähigem Zustand sind, fallen sie aus den Eierstöcken in die Eileiter, die sie auf dem Weg in die Gebärmutter durchwandern.

Funktion

Die Eierstöcke sind sowohl Fortpflanzungsorgane als auch hormonbildende Drüsen. Die Eizellen werden von einer Zellschicht umgeben, die aus Granulosazellen besteht. Granulosazellen sind für die Bildung der weiblichen Geschlechtshormone Östrogen und Gestagen zuständig.

Das Hormon Östrogen wird besonders in der ersten Zyklushälfte produziert. Es sorgt dafür, daß in der Pubertät die primären Geschlechtsorgane und die sekundären weiblichen Geschlechtsmerkmale herausgebildet werden. Zu diesen gehören der weibliche Körperbau mit der entsprechenden Muskulatur, die Ablagerung von Fettgewebe und die Herausbildung von Brüsten. Weiterhin veranlaßt das Hormon, daß die Eizelle heranreift und somit der Eisprung stattfinden kann. Östrogen steuert das Wachstum der Schleimhaut in der Gebärmutter, die Bildung des Scheidensekrets und den Zusammenschluß von Samenzelle und Eizelle bei der Befruchtung.

Gestagen wird vor allem in der zweiten Zyklushälfte gebildet. Zu den Gestagenen gehört das Progesteron. Es bewirkt, daß die Beschaffenheit der Gebärmutterschleimhaut für die Aufnahme der Keimzelle geeignet ist und der Embryo gedeihen kann.

Die Produktion von Östrogen und Gestagen läßt mit zunehmendem Alter nach. Mit etwa 45–50 Jahren beginnen die Wechseljahre der Frau. Der Körper richtet sich darauf ein, keine Kinder mehr zu bekommen. Diese Umstellung bereitet manchmal Probleme, die aber oftmals durch Hormongaben gelöst werden können.

Hoden

Aufbau

Die männlichen Hoden sitzen im Hodensack, dem Skrotum. Das ist ein Beutel aus Bindegewebe, der mit dem unteren Ende des Penis verbunden ist.

Funktion

Im Hoden wachsen die zur Befruchtung notwendigen Samenzellen – die Spermien – heran. Außerdem werden dort die männlichen Geschlechtshormone hergestellt.

Das wichtigste männliche Geschlechtshormon ist das Testosteron. Testosteron sorgt für die Entwicklung der männlichen Geschlechtsorgane und für die Herausbildung der sekundären Geschlechtsmerkmale wie Körperbau, Muskulatur und die tiefere Stimme durch die Kehlkopfveränderung. Es trägt zur Bildung der Samenzellen bei und ist für den Geschlechtstrieb verantwortlich. Die Menge des gebildeten Hormons hat Einfluß auf die sexuellen Lustgefühle. Es hat eine stimulierende Wirkung auf die Lustzentren im Gehirn.

Die Testosteron-Produktion sinkt mit zunehmendem Alter nur langsam ab, so daß ein Mann bis ins hohe Alter zeugungsfähig bleiben kann.

Hypothalamus

Aufbau

Der Hypothalamus ist ein Teil des Zwischenhirns. Er liegt im Gehirninneren, etwa in der Höhe der Augen.

Funktion

Der Hypothalamus steuert wesentliche Vorgänge im Körper, z.B. den Schlafrhythmus, die Wärmeregulation, den Blutdruck und die Atmung. Er steuert die Tätigkeit der Hormondrüsen und damit die Bildung und Ausschüttung von Hormonen zentral. Das geschieht über den „Vermittler" Hypophyse, das ist die Hirnandrangsdrüse, die mit dem Hypothalamus verbunden ist.

Der Hypothalamus bildet ein sogenanntes Freisetzungshormon, das in die Hypophyse transportiert wird. Dadurch wird die Hypophyse zur Produktion eines bestimmten Hormons veranlaßt, das die einzelnen Hormondrüsen steuert.

Hypophyse

Aufbau

Die Hypophyse befindet sich unterhalb des Hypothalamus und ist mit diesem durch ein Gewebestück verbunden. Sie besteht aus zwei Lappen, dem Hypophysen-Vorderlappen und dem Hypophysen-Hinterlappen und ist ungefähr bohnengroß.

Funktion

Die Hypophyse nimmt die Freisetzungshormone des Hypothalamus auf. Diese Hormone veranlassen die Hypophyse, selbst Hormone zu bilden und auszuschütten. Die Produktion findet im Vorderlappen statt.

Es werden zwei Gruppen von Hormonen gebildet. Die eine Gruppe besteht aus Hormonen, die andere Hormondrüsen steuern, das heißt sie zu einer erhöhten oder gedrosselten Hormonbildung und -ausschüttung veranlassen. Die andere Gruppe wirkt direkt auf Organe und ihre Arbeit ein.

Zu den Hypophysenhormonen, die im Hypophysenvorderlappen produziert werden, gehören:
– das follikelstimulierende Hormon (FSH) sowie das luteinisierende Hormon, das die Bildung von Samenzellen beim Mann und den Eisprung bei der Frau beeinflußt. Diese beiden Hormone nennt man auch Gonadotropine.
– das Hormon Prolaktin, das in der Schwangerschaft die Bildung von Milch in den Brustdrüsen einleitet
– sowie die Hormone TSH, ACTH und STH.

Im Hypophysenhinterlappen werden ADH und Oxytozin gespeichert.

Der Stoffwechsel

Als Stoffwechsel bezeichnet man die Gesamtheit der biochemischen Vorgänge des Organismus:
– Aufnahme von Sauerstoff und Wasser,
– Aufnahme von Kohlenhydraten, Eiweiß, Fetten, Mineralstoffen und Vitaminen,
– Verwertung der aufgenommenen Stoffe,
– Ausscheidung von Abbauprodukten,
– Um- und Aufbaumaßnahmen.

Steuerung des Stoffwechsels

Für die Steuerung des Stoffwechsels sind Hormone und Enzyme zuständig.

Hormone:

Hormone sind zum einen für den strukturellen Ablauf des Stoffwechsels verantwortlich, zum anderen steuern sie einzelne Stoffwechselbereiche.

Das Hormon Insulin beispielsweise sorgt dafür, daß der Traubenzucker vom Organismus richtig verwertet und der Blutzuckerspiegel somit wieder gesenkt wird. Es steuert den Transport des Traubenzuckers in die Gewebszellen und die Energiegewinnung. Außerdem ist es dafür zuständig, daß überschüssige Glukose zum Zweck der Speicherung in Glykogen umgebaut wird.

Das Hormon Glukagon kann den Blutzuckerspiegel bei Bedarf erhöhen. Wenn die Zellen mehr Glukose benötigen, als ihnen zugeführt wurde, fördert Glukagon die Rückumwandlung vom Speicherzucker, dem Glykogen, in verfügbare Glukose und sorgt außerdem für eine Glukosegewinnung aus Eiweißen und Fetten.

Glukagon und Insulin haben gegenteilige Funktionen und ergänzen sich in ihrer Arbeit. Wenn es an einem der beiden Hormone mangelt, gerät der Blutzuckerspiegel aus dem Gleichgewicht.

Enzyme:

Enzyme – auch Fermente genannt – stellen eine hochmolekulare, kompliziert aufgebaute Form der Eiweiße dar. Sie sind dafür verantwortlich, wie schnell der Stoffwechsel in den Zellen vor sich geht und auf welche Weise er vollzogen wird. Für jede umzusetzende Substanz ist ein bestimmtes Enzym zuständig. Enzyme setzen als Biokatalysatoren chemische Verbindungen mit Substanzen in Gang.

Unser Körper

Energiegewinnung des Organismus

Jede Zelle des Körpers muß ausreichend mit Energie versorgt werden, damit sie am Leben bleibt und ihre Funktion erfüllen kann. Die Energie wird durch den Stoffwechsel gewonnen.

Der Mensch nimmt über die Nahrung Kohlenhydrate, Fette, Eiweiße, Mineralstoffe und Vitamine auf. Vor allem Fette und Kohlenhydrate dienen als Energiequelle. Die Energie wird dem Körper in Form von Wärme zugeführt. Die Maßeinheit hierfür ist seit 1978 offiziell Joule (J). Im allgemeinen Sprachgebrauch hält sich jedoch nach wie vor die Bezeichnung „Kalorie".

Zur Aufrechterhaltung der normalen Körperfunktionen ist eine Mindestmenge von 20 g Eiweiß pro Tag erforderlich. Die ideale Eiweißversorgung errechnet sich nach dem Körpergewicht und liegt bei etwa 70 g und darüber. Der tägliche Bedarf an Fett als Energiespender beträgt 40–70 g. Kohlenhydrate sollten mit 300–400 g den größten Anteil der Energielieferanten ausmachen.

Die entstehende Energie wird vom Organismus für folgendes benötigt:
– Zellen: Zellen können ohne Energie nicht wachsen und sich nicht erneuern.
– Nährstoffverwertung: Nährstoffe können nur mit Hilfe von Energie vom Organismus umgewandelt und genutzt werden.
– Wärmegewinnung: Bei der Verbrennung entsteht Wärme, die eine gleichbleibende Temperatur im Inneren des Körpers gewährleistet.

Nährstoffverwertung

Jeder Nährstoff, der dem Körper mit der Nahrung zugeführt wurde, wird während des Stoffwechsels auf unterschiedliche Weise verarbeitet.

Kohlenhydrate:

Die Kohlenhydrate umfassen Zucker und Zellulose (Ballaststoffe). Zucker wird in Glukose umgewandelt, die durch Verbrennung mit Sauerstoff für Energiegewinnung sorgt. Die Glukose, die vom Organismus nicht gleich benötigt wird, wird in Glykogen umgewandelt und bis zum Bedarf gespeichert. Zellulose kann vom Organismus nicht abgebaut werden und wird daher ausgeschieden. Sie dient aber zur Verbesserung und Erleichterung des Verdauungsvorgangs.

Fette:

Fette werden während des Verdauungsvorgangs in Fettsäuren und Glyzerin zerlegt. Die gesättigten Fettsäuren sind für den Organismus entbehrlich, doch die ungesättigten Fettsäuren werden zur Bildung körpereigener Substanzen benötigt.

Fette werden vom Organismus ebenfalls zur Bildung von Energie genutzt, jedoch zu einem kleineren Teil als Kohlenhydrate, da diese schneller zu verwerten sind. Fett, das vom Organismus noch nicht benötigt wird, wird in Depots, vor allem unter der Haut, gespeichert. Es kann bei Bedarf als Energielieferant genutzt werden.

Eiweiße:

Eiweiße werden während des Verdauungsvorgangs im Darm in Aminosäuren aufgespalten. Die Aminosäuren dienen hauptsächlich als Bausteine für körpereigene Eiweiße. Diese Eiweiße werden zum Bau von Abwehrzellen gegen Krankheitserreger benötigt, dienen dem Transport von Vitaminen, Hormonen, Fetten und Eisen und helfen bei der Blutgerinnung sowie beim Aufbau und der Erneuerung der Körpersubstanz. Ein weiterer Teil der Eiweiße dient als Enzyme, und der kleinste Teil wird zur Energiegewinnung verbrannt.

Ausscheidung der Abbauprodukte:

Während des Stoffwechsels fallen auch Abfallprodukte an. Diese müssen ausgeschieden werden, da sie Gifte darstellen und dem Organismus schaden können.

Einige Abbauprodukte müssen von der Leber erst so umgebaut werden, daß ihre Ausscheidung möglich ist. Sie werden gespalten und entweder wasserlöslich gemacht oder mit anderen Stoffen gekoppelt, die eine Ausscheidung erst ermöglichen. Die Ausscheidung erfolgt mit der Gallensäure über den Darm oder auf dem Blutweg über die Nieren.

Der andere Teil der Abfallprodukte des Organismus tritt aus den Zellen in die Blutbahn über, wird zu den Nieren transportiert und verläßt mit dem Urin den Körper.

Das Nervensystem

Das Nervensystem dient der Steuerung von Vorgängen innerhalb des Organismus und dem Empfindungsvermögen. Es wird eingeteilt in Zentrales Nervensystem und Peripheres Nervensystem.

Zentrales Nervensystem

Das Zentrale Nervensystem sendet und empfängt Botschaften im gesamten Organismus. Zum Zentralen Nervensystem gehören:

– **Gehirn**
– **Rückenmark**

Gehirn

Aufbau

Das Gehirn besteht aus mehreren Teilen. Das Gewicht des Gehirns eines erwachsenen Menschen beträgt etwa anderthalb Kilogramm. In einem Gehirn sitzen ungefähr 100 Milliarden Nervenzellen.

Das Gehirn wird von drei Häuten umgeben, die man Meningen nennt. Die zwei inneren Häute sind weich und befinden sich direkt auf der Oberfläche des Gehirns. Die dritte Haut – die Dura Mater – ist fester und härter als die beiden übrigen. Zwischen Gehirn und Schädelknochen sowie um das Rückenmark befindet sich die Gehirn-Rückenmarks-Flüssigkeit, Liquor genannt. Sie stellt einen Schutz für das Gehirn dar und sorgt dafür, daß es seine Form behält. Das Gehirn besitzt mehrere Gehirnkammern. Diese sind ebenfalls mit Liquor gefüllt.

Das Gehirn umfaßt das Großhirn, das Zwischenhirn, das Kleinhirn und den Hirnstamm. Der Hirnstamm, auch Stammhirn genannt, stellt den unteren Teil des Gehirns dar. Er besteht aus der sogenannten Brücke und dem verlängerten Mark. An dieser Stelle ist das Gehirn mit dem Rückenmark verbunden.

Das Kleinhirn liegt im Hinterkopfbereich, unterhalb des hinteren Teils des Großhirns. An das Kleinhirn schließt das Zwischenhirn an. Das Zwischenhirn umfaßt den Thalamus, den Hypothalamus und die Hypophyse.

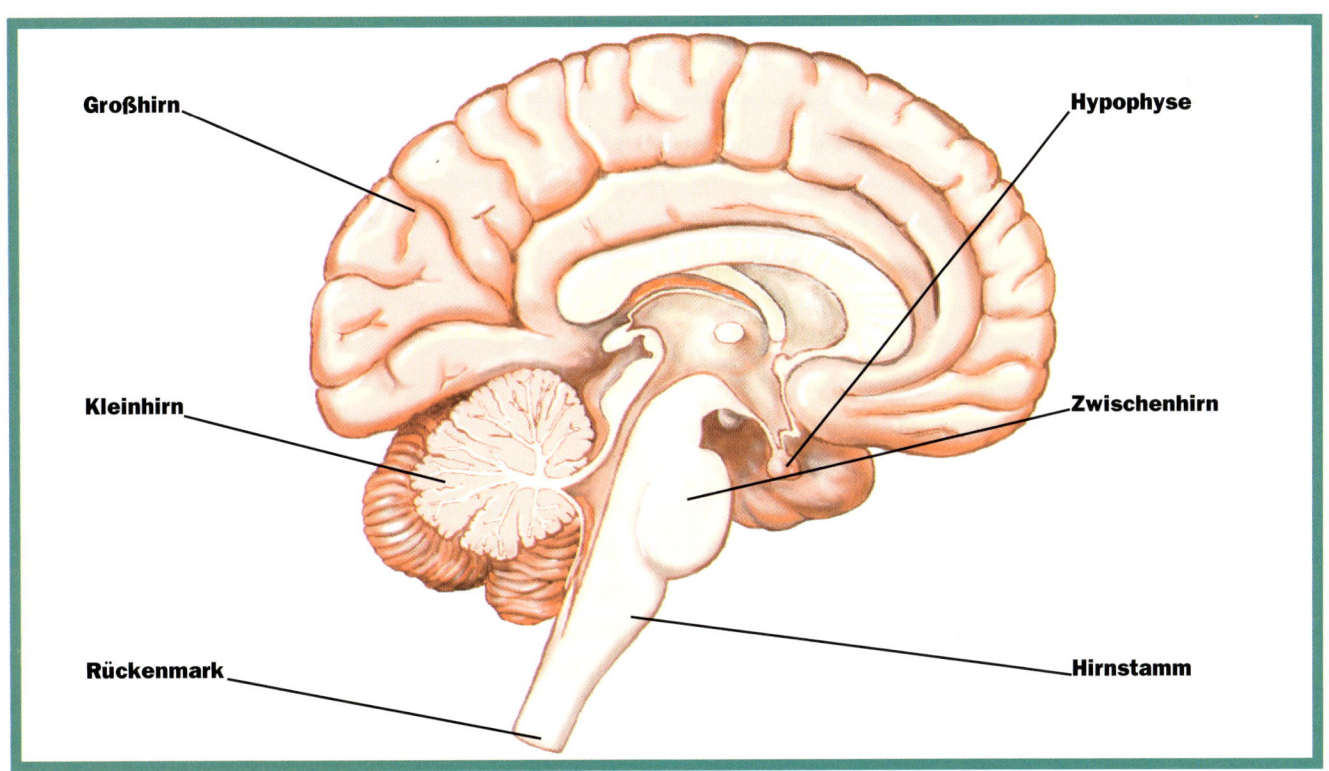

Das Gehirn

Großhirn

Hypophyse

Kleinhirn

Zwischenhirn

Rückenmark

Hirnstamm

Das Großhirn bildet den oberen Bereich des Gehirns und ist sein größter Teil. Es besteht aus zwei Hälften, Hemisphären genannt, der linken und der rechten Gehirnhälfte. Zwischen den beiden Hirnhälften und dem Zwischenhirn liegt ein dicker Nervenstrang, der auch Balken genannz wird. Das Innere des Großhirns bezeichnet man als Gehirnmark, die Oberfläche als Großhirnrinde. Die Großhirnrinde besteht aus Falten und Windungen.

Funktion

Das Stammhirn ist für die Regelung der Atmung, des Kreislaufs, des Herzschlags, für den Rhythmus von Schlaf- und Wachzeiten und die Körpertemperatur zuständig. Es ist durch zahlreiche Nervenbahnen mit dem Organismus verbunden. Es empfängt Informationen, überprüft sie und reagiert darauf, indem es Meldungen und Befehle zurück in den Körper sendet. Außerdem leitet es viele Informationen an zuständige Stellen wie Kleinhirn und Großhirn weiter.

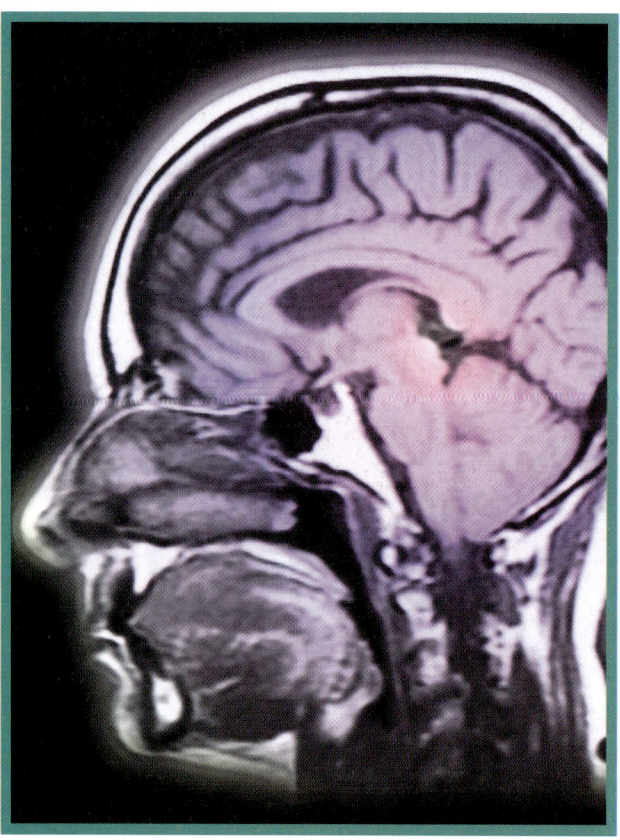

Kernspinaufnahme des Gehirns

Das Kleinhirn steuert die groben Bewegungen der Muskeln, die Körperhaltung und das Körpergleichgewicht.

Das Zwischenhirn stellt eine Verbindung der einzelnen Gehirnteile untereinander dar. In ihm befinden sich der Thalamus und der Hypothalamus mit der Hypophyse. Durch das Zwischenhirn laufen über Nervenbahnen die an das Großhirn gerichteten Signale des Organismus. Es ist für die Hormonbildung und -ausschüttung durch die Hormondrüsen und durch das in ihm liegende sogenannte lymbische System auch für Emotionen verantwortlich. Es fungiert als Schaltstation zwischen Sinnesorganen und Großhirn. Weiterhin ist es für die Steuerung des vegetativen Nervensystems mit den Nerven Sympatikus und Parasympatikus zuständig. Das vegetative Nervensystem funktioneirt unbewußt und unabhängig von unserem Willen. Der Sympathikus erhöht die Herzschlagfrequenz und wirkt anregend, der Parasympathikus kann den Herzschlag verlangsamen und den Antrieb schwächen.

Das Großhirn ist der Bereich des sogenannten willkürlichen Nervensystems. Das bedeutet, daß der Mensch hier bewußt Befehle erteilen kann, die das Gehirn dann an den Körper weiterleitet.

Die beiden Großhirnhälften sind über Nervenbahnen miteinander verbunden. Manche Aufgaben werden von beiden Hirnhälften getätigt, auf andere ist jeweils eine der beiden spezialisiert. Man teilt der rechten Gehirnhälfte unter anderem die Funktionen Kreativität, Musikalität, Emotionalität und unbewußte Sinneswahrnehmung zu. Dagegen ist die linke Gehirnhälfte zum Beispiel für Sprache, Planung und logisches Denken zuständig.

Auch die Großhirnrinde hat ihre speziellen Funktionen. Im sensorischen Rindenfeld werden Sinnesreize bewußt wahrgenommen; viele Informationen der Sinnesorgane werden dort registriert, beispielsweise Wärme, Kälte, Schmerz. Die Informationen werden verarbeitet und an die entsprechenden Stellen weitergegeben. Im motorischen Rindenfeld werden Muskelbewegungen gesteuert und Körperbewegungen koordiniert.

Das, was der Mensch sieht und hört, wird ebenfalls vom Großhirn empfangen und damit bewußt empfunden. Das für das Sehen zuständige Sehzentrum befindet sich im hinteren unteren Bereich des Großhirns.

Rückenmark

Aufbau

Das Rückenmark ist über das Stammhirn mit dem Gehirn verbunden. Es stellt einen bei einem erwachsenen Menschen etwa 40 bis 45 cm langen und etwa 1 cm dicken Strang dar, in dem sich eine große Anzahl von Nervenzellen – Neuronen – befindet. Die Neuronen sind netzartig angeordnet.

Zwischen dem Rückenmark und dem Kanal von Wirbelbögen, von dem es umgeben ist, befindet sich Gehirnflüssigkeit, die es isoliert und schützt.

Das Rückenmark ist entlang des Stranges in mehrere Abschnitte unterteilt. In regelmäßigen Abständen führen 31 Nervenbahnenpaare aus dem Rückenmark, eine Nervenbahn nach links, eine nach rechts. Die Nerven jedes Abschnittes sind für jeweils eine besondere Körperregion zuständig. Die Nerven können Reize aufnehmen und Impulse zur Bewegungssteuerung abgeben. Im Bereich der Lendenwirbelsäule verdichten sich die vom Rückenmark abzweigenden Nervenbahnen. Der gesamte Körper mit Ausnahme des Kopfes wird auf diese Weise mit Nervenzuleitungen abgedeckt.

Funktion

In das Rückenmark gehen Sinnesreize in Form von elektrischen Impulsen ein. Es reagiert in den meisten Fällen, ohne das Gehirn einzuschalten. Man nennt diese Reaktion auf einen Sinnesreiz einen unbedingten Reflex. Das Gehirn bekommt zwar Meldung, reagiert aber nur in Form des wahrgenommenen Gefühls, nicht mit einem Bewegungsimpuls. Das Rückenmark fungiert zudem noch als Übermittler von Informationen vom Organismus an das Gehirn oder umgekehrt.

Peripheres Nervensystem

Das Periphere Nervensystem umfaßt die Nerven, die eine Verbindung zwischen allen Körperteilen und dem Zentralen Nervensystem darstellen. So können Informationen vom Zentralen Nervensystem in den Organismus gelangen, und gleichzeitig kann das Zentrale Nervensystem Meldungen aus dem Körper selbst (z.B. Bauchschmerzen) oder von Sinnesreizen (Licht, Töne) erhalten, die der Körper empfängt.

Aufbau

Das Gehirn ist mit dem Körper über 12 Hirnnervenpaare verbunden, vom Rückenmark zweigen 31 Nervenpaare ab.

Innerhalb des Peripheren Nervensystems gibt es die Nervenbahnen des sogenannten willkürlichen Nervensystems und die des unwillkürlichen Nervensystems, das man vegetatives oder automatisches Nervensystem nennt. Das willkürliche Nervensystem setzt bewußte Befehle in Bewegungen um, das automatische Nervensystem regelt unbewußt die Herzschlagfrequenz, die Atmung und den Verdauungsvorgang.

Die Nervenbahnen des willkürlichen Nervensystems führen vom Zentralen Nervensystem zur Haut, zu den Muskeln, zu den Gelenken, zu den Ohren, zu den Augen, zur Nase und den umgekehrten Weg wieder zurück. Die Nervenbahnen des unwillkürlichen Nervensystems führen teilweise an den Blutgefäßen und an den Nervenbahnen des willkürlichen Nervensystems entlang.

Das Periphere Nervensystem beinhaltet Nervenbahnen, die vom Zentralen Nervensystem in die Körperteile und Organe führen und Nervenbahnen, die in die andere Richtung, vom Körper zum Zentralen Nervensystem, führen.

Der kleinste Baustein des Nervensystems ist die Nervenzelle. Nervenzellen sitzen in den Sinnesorganen, im Gehirn, im Rückenmark, im Oberbauch usw. Im Inneren der Nervenzelle befindet sich wie in jeder Zelle ein Zellkern. Das Zellgewebe besteht aus einer Mischung aus Eiweiß und Fett. An der Außenwand der Nervenzelle sitzen zahlreiche dünne Fortsätze, die man Dendriten nennt. Diese verzweigen sich weiter und sind mit den Dendriten anderer Nervenzellen verbunden. Jede Nervenzelle hat einen Hauptfortsatz, den man Nervenfaser oder Neurit nennt.

Die Nervenfasern sind von einer sogenannten Markscheide umgeben, die aus derselben Substanz besteht wie das Innere der Nervenzelle. Die Markscheide stellt eine schützende und isolierende Schicht dar.

Viele Nervenfasern laufen zusammen und bilden ein Nervenfaserbündel, genannt Nerv. Am Nervende sind die Nervenfasern entweder wieder mit einer Nervenzelle oder mit einer Muskelzelle verbunden. Viele Nerven schließen sich zusammen und bilden eine Nervenbahn.

Funktion

Die Nervenzelle reagiert auf einen Reiz, indem sie einen elektrischen Impuls an die aus ihr herausführende Nervenfaser abgibt.

Der elektrische Impuls wird nun über die Nervenfaser weitergegeben. Auf dem Weg zu seinem Bestimmungsort liegen weitere Nervenzellen und Nervenfasern, die das elektrische Signal aufnehmen und weiterleiten, bis der Impuls an dem Ort angekommen ist, für den er bestimmt war. Das kann das Gehirn sein oder aber ein Muskel, der eine Bewegung ausführen soll.

Die Enden der Dendriten und die der Nervenfasern werden Synapsen genannt. Auch die Synapsen können Signale übermitteln.

Der Impuls der Nervenzellen kommt folgendermaßen zustande: Die elektrische Ladung einer Nervenzelle im Ruhezustand ist negativ, das heißt, sie enthält mehr negativ geladene als positiv gela-

dene Teilchen, wohingegen ihr Umfeld mehr positiv geladene Teilchen enthält. Wenn die Nervenzelle einen Reiz empfängt, reagiert sie, indem sie die Poren ihrer Wand öffnet. Nun fließen viele positive Teilchen in die Nervenzelle, und daraufhin ist sie für eine kurze Zeit positiv geladen. Diese Ladungsänderung löst das elektrische Signal aus. Danach stellt sich der negative Ladungszustand wieder ein.

Jede Nervenzelle ist auf bestimmte Reize spezialisiert. Darüber hinaus ist ein Teil der Nervenzellen einzig für die Weiterleitung von Impulsen geeignet, und der andere ist nur in der Lage, Reize zu empfangen. Demzufolge kann jede Nervenbahn immer nur in einer Richtung „senden". Die Informationen, die vom Gehirn in den übrigen Körper vermittelt werden, benutzen eine andere Nervenbahn als die Signale, die in das Gehirn geschickt werden.

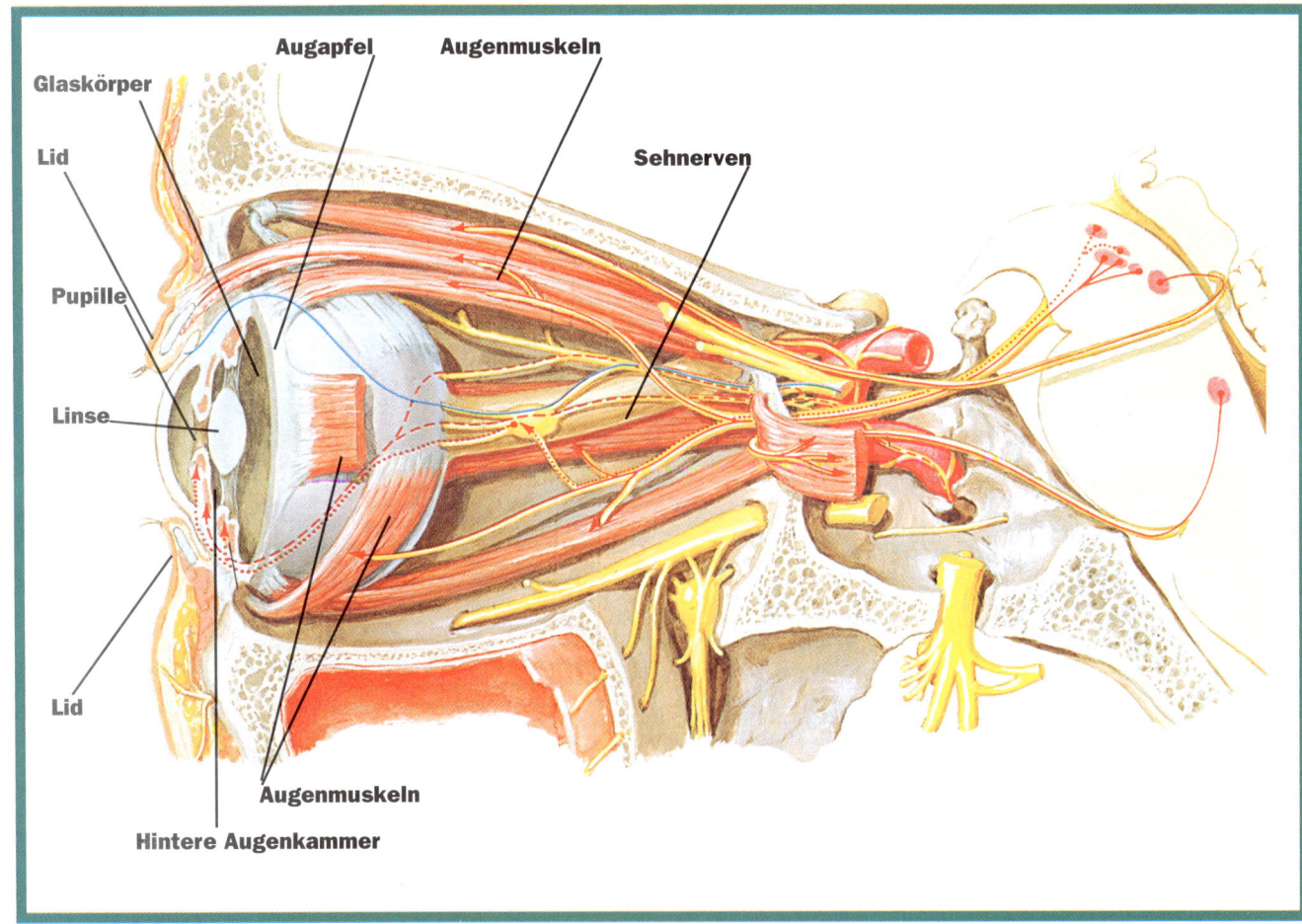

Das Auge

Das Auge

Die Augen sind das für das Sehen zuständige Sinnesorgan. Mit den Augen nimmt der Mensch wahr, was sich um ihn herum befindet und abspielt. Gleichzeitig vermitteln die Augen eines Menschen seine seelische Verfassung. Ist ein Mensch traurig, strömen Tränen aus den Augen, ist er fröhlich, sind die Augen klar und strahlend.

Aufbau

Das Auge eines erwachsenen Menschen hat ein Gewicht von etwa 7 Gramm und einen Durchmesser von etwa 2 bis 2,5 Zentimetern.

Der Augapfel ist umgeben von einer Hautschicht, die man Lederhaut oder auch Sklera nennt. Die Lederhaut ist fest und dick. Auf der Vorderseite des Augapfels ist in die Lederhaut die runde und gewölbte Hornhaut eingepaßt. Über der Hornhaut befindet sich die Bindehaut, die auch noch den vorderen Teil der Lederhaut und das Innere der Augenlider bedeckt. Die Bindehaut ist eine Schleimhaut. Unter der Hornhaut sitzt die Pupille, an deren Innenseite sich die runde Augenlinse befindet. Die Pupille wird umrahmt von der Iris, auch Regenbogenhaut genannt, die aus dünnen Muskelfasern besteht. Die Linse ist mit den sogenannten Strahlenmuskeln verbunden, die sich zum Teil hinter der Iris und zum anderen Teil hinter der Lederhaut der Augapfelvorderseite befinden.

Den Bereich zwischen Iris und Hornhaut nennt man äußere Augenkammer. Hier befindet sich das sogenannte Kammerwasser. Zur inneren Augenkammer gehört der hintere Teil der Iris und die Linse.

Im hinteren Teil des Augapfels, hinter der Linse, befindet sich der Glaskörper. Er besteht aus einer gallertartigen Masse. Der hintere Teil des Glaskörpers ist mit Netzhaut bedeckt, Retina genannt. Die Netzhaut umfaßt viele Millionen Stäbchen und Zäpfchen, so heißen die Sinneszellen, die auf ihr verteilt sind. Die Stäbchen befinden sich vor allem am Rande der Netzhaut, wohingegen die Zäpfchen besonders dicht am sogenannten Ort des schärfsten Sehens zu finden sind. Die Stelle des schärfsten Sehens liegt direkt gegenüber der Pupille auf der Netzhaut. Man nennt diese Stelle auch Brennpunkt auf der Netzhaut oder Makula.

Die Sinneszellen sind von feinen Blutgefäßen umgeben. Zwischen Netzhaut und Lederhaut sitzt die Aderhaut mit zahlreichen Blutgefäßen. Die Sinneszellen besitzen Nervenfortsätze, Dendriten, die sich zu einem Nerven zusammenschließen. Dieser Nerv wird Sehnerv genannt. Er ist mit dem Gehirn verbunden, besteht aus etwa 20 Millionen Nervenfasern und hat einen Durchmesser von ungefähr 1,5 Millimetern.

Die Tränendrüse des Auges befindet sich im oberen Bereich des äußeren Augenwinkels. Im inneren Augenwinkel sitzen zwei Tränenkanäle, die in den Tränensack und dann in den Tränennasengang übergehen.

Der Augapfel liegt fest in der Augenhöhle. Er wird von sechs Augenmuskeln gestützt, die seiner Beweglichkeit in alle Richtungen dienen. Die Augenmuskeln sind über jeweils drei Hirnnerven mit dem Gehirn verbunden.

Funktion

Damit das Auge nicht austrocknet, wird mit jedem Lidschlag Tränenflüssigkeit, die in der Tränendrüse produziert wird, über den äußeren Augapfel verteilt. Die Tränenflüssigkeit fließt dann durch die beiden Tränenkanäle und den Tränennasengang ab. Die Verteilung der Tränenflüssigkeit, die per Lidschlagreflex geschieht, dient auch dazu, das Auge von Fremdpartikeln wie Staub oder Keimen zu reinigen.

Gelangt ein größeres Teilchen auf die Bindehaut und reizt das Auge, reagiert es mit dem Lidschlagreflex und einer verstärkten Bildung von Tränenflüssigkeit. So wird das Partikelchen ausgeschwemmt und das Auge wieder gereinigt.

Die Sinneszellen der Netzhaut sind extrem lichtempfindlich. Die Stäbchen registrieren auch das kleinste Licht, daher sind sie vor allem bei Dämmerung und anderer schwacher Beleuchtung wichtig. Die Zäpfchen sind dafür verantwortlich, daß der Mensch Farben unterscheiden und scharf sehen kann. Die Reize, die die Sinneszellen empfangen, werden durch sie über den Sehnerv an das Gehirn weitergegeben.

Das geschieht in der Weise, daß der empfangene Lichtreiz von den Sinneszellen in einen elektrischen Impuls umgewandelt wird. Dieser Impuls wird an die Nervenfasern des Sehnervs weitergeleitet. Er gelangt in das Sehzentrum im hinteren

Teil des Großhirns und wird von dort zur Großhirnrinde geleitet. Hier wird er bewußt wahrgenommen und analysiert.

Bevor die Lichtreize jedoch auf die Sinneszellen stoßen, müssen die auf das Auge fallenden Lichtstrahlen von der Linse gebündelt und gebrochen werden. Je nach Entfernung der wahrzunehmenden Gegenstände wölbt sich die Linse oder wird flach. Die Linsenbewegung wird durch den Strahlenmuskel ermöglicht. Die Wölbung ist erforderlich, um die von nah einfallenden Lichtstrahlen zu brechen, die Abflachung sorgt dafür, daß aus größerer Entfernung einfallende Lichtstrahlen gebrochen werden können. Die Iris regelt durch Erweiterung und Verengung die Stärke des Lichteinfalls – wie die Blende eines Fotoapparates.

Die gebündelten und gebrochenen Lichtstrahlen erreichen die Netzhaut schließlich auf dem Kopf stehend und spiegelverkehrt. Im Gehirn werden sie zu einem Bild verarbeitet.

Das Auge kann sehr hohe Leistungen erbringen. Es kann sich beispielsweise auch auf das Sehen bei schwacher Beleuchtung einstellen. Das strengt das Auge zwar an, aber es schadet ihm nicht. Allerdings können bestimme Faktoren das Sehvermögen eines gesunden Auges beeinträchtigen, z.B. Müdigkeit kann dazu führen, daß der Mensch vorübergehend an Sehschärfe einbüßt.

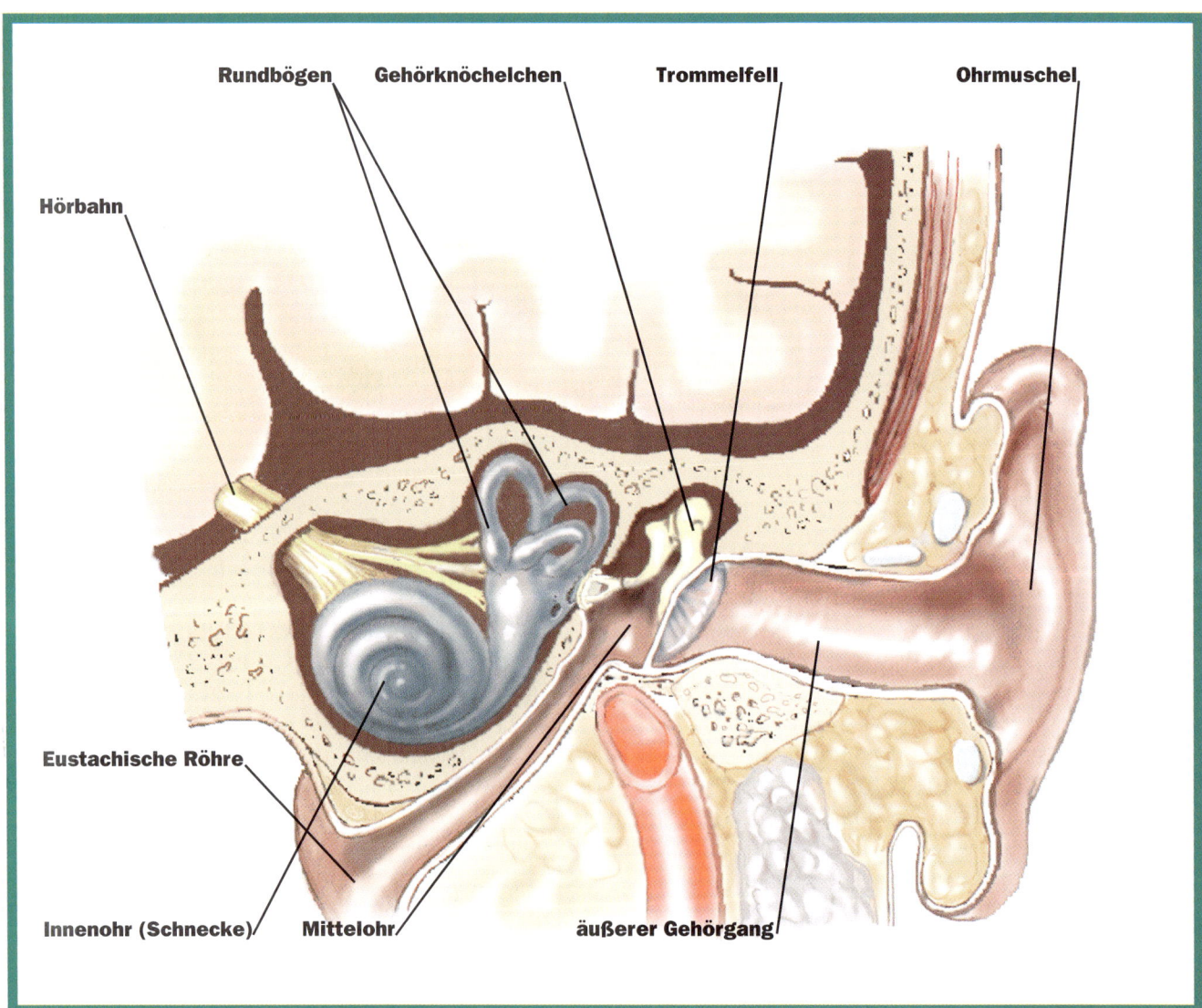

Rundbögen **Gehörknöchelchen** **Trommelfell** **Ohrmuschel**

Hörbahn

Eustachische Röhre

Innenohr (Schnecke) **Mittelohr** **äußerer Gehörgang**

Das Ohr

Das Ohr

Neben dem Auge ist das Ohr ein wichtiges Sinnesorgan, durch das der Mensch sein Umfeld wahrnimmt. Töne und Geräusche vermitteln ihm neben dem Sehen ein vollständiges Bild der Welt. Das Ohr ist ein äußerst kompliziert aufgebautes Organ.

Aufbau

Das Ohr besteht aus vier Teilen:
– **Äußeres Ohr**
– **Mittelohr**
– **Innenohr**
– **Hörbahn**

Der innere Teil des äußeren Ohrs, das Mittelohr, das Innenohr und die Hörbahn sind in einen Teil des Schädelknochens eingebettet, den man Felsenbein nennt.

Äußeres Ohr

Das äußere Ohr umfaßt die knorpelige Ohrmuschel, den Gehörgang, der etwa 3 Zentimeter lang ist und bis zum Trommelfell führt, und das Trommelfell selbst. Das Trommelfell ist mit zwei winzigen Muskeln verbunden.

Außen am Gehörgang befindet sich ein Höcker, der ebenfalls aus Knorpel besteht. In der Haut des Gehörgangs sitzen Drüsen, die Ohrenschmalz, Zerumen genannt, bilden.

Mittelohr

Zum Mittelohr gehören die Paukenhöhle, die Gehörknöchelchen und die Ohrtrompete. Zwischen Mittelohr und Innenohr liegen zwei Fenster, das ovale und das runde Fenster.

Die Paukenhöhle stellt den Raum hinter dem Trommelfell dar. Im oberen Bereich der Paukenhöhle befinden sich die drei miteinander verbundene Gehörknöchelchen: Hammer, Amboß und Steigbügel. Die Namen verdanken sie ihrer Form. Sie sind mit denselben zwei Muskeln verbunden wie das Trommelfell.

Der Hammer ist am Trommelfell befestigt, mit dem Amboß verbindet ihn ein Gelenk. Der Amboß wiederum ist über ein Gelenk mit dem Steigbügel verbunden. Das letzte Gehörknöchelchen, der Steigbügel, ist an der Membran des ovalen Fensters, das eine Verbindung zum Innenohr darstellt, aufgehängt. Unterhalb des ovalen Fensters befindet sich das runde Fenster, ebenfalls eine Verbindung zum Innenohr.

Aus der Paukenhöhle führt ein Gang in den Nasen-Rachen-Raum, die Ohrtrompete, die auch Eustachische Röhre oder Tuba heißt.

Innenohr

Das Innenohr besteht aus:
– **Gleichgewichtsorgan**
– **Hörorgan**

Das Gleichgewichtsorgan, auch Vestibularapparat genannt, befindet sich im Labyrinth. Das Hörorgan wird von der Hörschnecke, der Cochlea, gebildet.

Gleichgewichtsorgan

Das Labyrinth besteht aus drei Rundbögen aus Knochen, die man Bogengänge nennt. Es gibt einen vorderen, einen mittleren und einen hinteren Bogengang. Die Bogengänge enthalten Lymphflüssigkeit. An der Innenwand der Bogengänge befinden sich Sinneszellen. Diese sind an einem Ende mit Nervenfasern verbunden. Am anderen Ende sitzen winzige Härchen, die von einer gallertartigen Masse umgeben sind.

Die Ein- und Ausgänge der Bogengänge sind mit einer Art Vorraum verbunden. Darin befinden sich zwei Vorhofsäckchen und eine Druckausgleichskammer. Die Eingänge der Bogengänge sind etwas verdickt und werden als Ampullen bezeichnet. In den Vorhofsäckchen sitzen ebenfalls Sinneszellen des Gleichgewichtorgans.

Hörorgan

Die Hörschnecke hat die Form einer Spirale. Sie besitzt zwei äußere Gänge und einen mittleren Gang, den Schneckengang. In den Gängen befindet sich ebenfalls Lymphflüssigkeit. Der erste äußere Gang beginnt am ovalen Fenster und führt bis zum Mittelpunkt der Spirale. Dort geht er in den zweiten äußeren Gang über, der bis zum runden Fenster führt, das unterhalb des ovalen Fensters liegt. Der mittlere Gang befindet sich zwischen den beiden äußeren Gängen. Hier sitzen Stützzellen und etwa 20.000 Sinneszellen für das menschliche Gehör, auch Haarzellen genannt. Die Sinneszellen für das Gehör besitzen an einem Ende ebenfalls Härchen.

Hörbahn

Die Nervenfasern der Sinneszellen schließen sich zusammen, nachdem sie aus der Hörschnecke herausgetreten sind und bilden den Hörnerv, der die Hörbahn darstellt. Der Hörnerv führt ins Gehirn, und zwar in die Hörzentren, die sich in der Großhirnrinde befinden.

Funktion

Äußeres Ohr

Die Schallwellen der Geräusche und Töne, die das menschliche Ohr erreichen, werden von der Ohrmuschel über den Gehörgang bis zum Trommelfell geleitet. Die Schallwellen versetzen das Trommelfell in Schwingungen.

Durch die Muskeln am Trommelfell kann es stärker und schwächer gespannt werden, je nachdem, wie hoch der Druck der ankommenden Schwingungen ist. Mit der druckausgleichenden Spannungsveränderung wird das Innenohr vor zu starkem Druck geschützt.

Das Ohrenschmalz, das in den Schmalzdrüsen des Gehörganges produziert wird, schützt den Gehörgang und das Trommelfell vor Eindringlingen. Es hat zudem eine reinigende Funktion. Es transportiert Schmutz und abgestorbene Hautzellen über den Gehörgang nach draußen.

Mittelohr

Das Mittelohr sorgt wie das äußere Ohr ebenfalls dafür, daß der Schall weitergeleitet wird. Das geschieht über die Gehörknöchelchen.

Die Schwingungen des Trommelfells erreichen zunächst das erste Gehörknöchelchen, den Hammer. Der Hammer leitet die Schwingung an den Amboß weiter, und über diesen gelangt sie zum Steigbügel. Der schwingende Steigbügel bringt nun die Membran des ovalen Fensters, an der er befestigt ist, ebenfalls zum Schwingen.

Die Muskeln, die sich an den Gehörknöchelchen befinden, können diese in geringem Maße bewegen. Hammer, Amboß und Steigbügel werden in die jeweils dem Schwingungsdruck angemessene Stellung versetzt.

Die Ohrtrompete als Verbindung vom Mittelohr zum Nasen-Rachen-Raum reguliert den Druckzustand im Mittelohr. Wenn sich der Druck auf das Ohr stark verändert, beispielsweise durch Höhenveränderungen beim Starten und Landen im Flugzeug oder Bergwandern, kann der Schluckvorgang druckausgleichend wirken.

Innenohr

Hörorgan

Wenn die Schwingung die Membran des ovalen Fensters erreicht, wird sie von diesem in den äußeren Schneckengang geleitet. Durch die Schwingung gerät die Lymphflüssigkeit in Bewegung. Die Bewegung trägt sich in Form einer Welle bis zum inneren Schneckengang weiter und ergreift auch die Härchen der Sinneszellen des Gehörs.

Durch die Bewegung der Härchen werden die Sinneszellen erregt. Sie lösen einen elektrischen Impuls aus, der über die Nervenfasern weitergeleitet wird.

Je höher oder lauter die Luftschwingung ist, die das Ohr erreicht, desto schneller oder heftiger werden die Haarzellen bewegt und damit die Sinneszellen erregt. Die Stärke eines Tons – die Lautstärke – läßt sich messen. Die Maßeinheit dafür wird Dezibel genannt.

Einige Beispiele zum Vergleich:

Halblautes Sprechen	40 Dezibel
Angeregtes Gespräch	60 Dezibel
Straße mit viel Menschen und Autoverkehr	80 Dezibel
Nächtlicher Geräuschpegel in der Stadt	35 Dezibel
In 2 Metern Entfernung vorbeifahrendes Auto	80 Dezibel
Musik in einer Disco	100 Dezibel
Motorbetriebener Rasenmäher	90 Dezibel

Gleichgewichtsorgan

Das Gleichgewichtsorgan informiert über die gegenwärtige Lage des Körpers. Es besteht aus den drei Bogengängen und funktioniert folgendermaßen: Wenn der Kopf bewegt wird, wird die Lymphflüssigkeit, die sich in den Bogengängen befindet, ebenfalls bewegt. Diese Bewegung erfaßt auch die Härchen der Sinneszellen des Gleichgewichtsorgans. Die Härchenbewegung erregt die Sinneszellen, die diese Erregung als elektrisches

Signal über Nervenfasern weiterleiten. Die Signale gelangen zuerst in das Kleinhirn und werden von dort an die zuständigen Gehirnregionen weitergegeben. Befindet man sich beispielsweise auf schwankendem Boden, wird dies vom Gleichgewichtsorgan erfaßt. Daraufhin veranlaßt das Gehirn, daß man sich ausgleichend bewegt, um einen Sturz zu verhindern.

Ein anderer Bereich des Gehirns ist dafür zuständig, Höhenveränderungen bewußt zu machen, die man nicht sehen kann. Das ist beispielsweise dann der Fall, wenn man Fahrstuhl fährt.

Der Gleichgewichtssinn kann auch Einfluß auf das Brechzentrum im Gehirn haben. Schnelle Schwankungen werden durch Impulse an das Brechzentrum vermittelt, das dann Übelkeit oder Erbrechen auslöst. So kommt Seekrankheit zustande.

Hörbahn

Über den Hörnerv gelangen die Töne und Geräusche, die vom Ohr aufgenommen werden, in die Hörzentren der Großhirnrinde. Dort findet erst die bewußte Erkennung statt.

Die Hörzentren sind mit dem Sprachzentrum des Gehirns verbunden. Die Worte, die als Schallwellen über das menschliche Ohr in die Hörzentren gelangen, werden in das Sprachzentrum weitergeleitet und dort gedeutet und verstanden.

Sexualität und Fortpflanzung

Sexualität

Lust in der Kindheit

Schon als Kind ist der Mensch in der Lage, Lust zu empfinden. Diese Lust ist jedoch nicht auf ein Ziel gerichtet und ist auch weit von der geschlechtlichen Lust erwachsener Menschen entfernt.

Das zweijährige Kind beispielsweise lernt einfach seinen Körper kennen und tut dies lustvoll. Seine Lust ist zunächst auf viele Körperbereiche bezogen. Es kann genauso lustvoll sein, am Daumen zu lutschen, wie seine Geschlechtsteile zu berühren oder auf die Toilette zu gehen.

Ist das Kind etwas älter, etwa vier oder fünf Jahre alt, richtet es sein Augenmerk bevorzugt auf seine Geschlechtsteile und die anderer Kinder. Das ist die Zeit, in der die „Doktorspiele" stattfinden. Das Kind läßt seinen Penis oder seine Klitoris von anderen Kindern anschauen oder berühren und empfindet dabei Lust. Es nimmt diese Teile seines Körpers bewußt wahr und nimmt sie an.

Daß das Kind seine sexuelle Lust empfinden, sie ausleben und mit ihr spielen darf, ist sehr wichtig für eine gesunde Entwicklung der Sexualität. Die Kinder hier zu hemmen und Tabus aufzustellen behindert die Persönlichkeitsentwicklung. Zu einer Persönlichkeit gehört auch die Fähigkeit, nicht nur mit dem Herzen, sondern auch mit dem Körper zu lieben.

Sexuelle Lust in der Pubertät

Ist das Kind in der Pubertät, erwacht das Interesse an der Sexualität. Allerdings geschieht die Beschäftigung damit im Alter zwischen 12 und 14 Jahren vorwiegend mit Blicken und Worten. Die erotische Anziehungskraft zwischen Jungen und Mädchen nimmt zu, es wird zunehmend aufregender, mit dem anderen Geschlecht zusammenzusein. Über Küsse und erste Berührungs- und Streichelversuche geht es meist nicht hinaus.

In der Pubertät werden sexuelle Lustgefühle immer wesentlicher, körperliche Sehnsucht nimmt zu. Doch wenden sich Pubertierende eher sich selbst zu als dem anderen Geschlecht. Durch Selbstbefriedigung kann die erotische Spannung, der sie in dieser Zeit zunehmend ausgesetzt sind, abgemildert und entspannt werden. Die Zeit, in der Masturbation als Tabu galt, ist wohl vorbei. Wenn junge Menschen sich selbst befriedigen, werden sie vertraut mit ihren körperlichen Vorlieben und ihren Gefühlen. Sie schaffen sich ihren eigenen Bereich und machen die ersten sexuellen Erfahrungen – in geschütztem Raum, ohne Angst vor einer Schwangerschaft und ohne Leistungsdruck.

„Das erste Mal" findet bei vielen in diesem Alter statt, bei anderen sogar später. Der erste Geschlechtsverkehr ist meist mit hohen Erwartungen besetzt, die oftmals von beiden Partnern gar nicht eingelöst werden können. Ein Gespräch über Sexualität findet in dieser Zeit selten statt, noch ist die Scheu zu groß. Auch kennt man sich und seine Bedürfnisse mit 17 Jahren noch gar nicht genau. Erst mit zunehmendem Alter lernen Frau und Mann, über ihre Sexualität zu sprechen.

Die sexuelle Begegnung

Die Sexualität dient nicht allein der Fortpflanzung. Sie stellt einen Bereich dar, in dem ein Mann und eine Frau sich intensiv auf körperlicher und seelischer Ebene begegnen können.

Bei jüngeren Menschen ist meistens die körperliche Ebene das wichtigste. Mit zunehmendem Alter jedoch wird das Erleben des sexuellen Akts immer komplexer. Die seelische Beteiligung spielt eine immer größere Rolle. Die Gefühle auf körperlicher wie auf seelischer Ebene werden zunehmend intensiver und vielschichtiger. Und letztendlich machen die Erfahrungen, die man auf diesem Gebiet hinter sich hat, reifer und entspannter.

Um Sexualität positiv erleben zu können, brauchen die Partner Selbstvertrauen und ein positives Selbstbild. Dazu muß man die Äußerlichkeiten hinter sich lassen, die uns die Medien und die Werbung einpflanzen. Die weiblichen Idealmaße zu haben – „schlank und an den richtigen Stellen ausreichend gepolstert" – und dem Schönheitsideal zu entsprechen, das uns von den Titelblättern vieler Zeitschriften anlacht, muß keinesfalls zu einem erfüllteren Sexualleben führen. Ein Adonis mit breiten Schultern und muskulösem Körper ist ebensowenig eine Garantie für das Erleben aufregender Erotik wie ein Penis von beeindruckender Größe. Wenn man ein gesundes Selbstbild hat, kann man dem Sexualpartner entspannt und di-

rekt begegnen. Und nur auf die Art und Intensität der Begegnung kommt es an, im körperlichen wie im seelischen Bereich.

Jeder Mensch erlebt Sexualität anders. Zudem gibt es ein unterschiedliches erotisches und sexuelles Erleben von Mann und Frau. Den meisten Frauen beispielsweise ist an viel Zärtlichkeit durch den Partner gelegen. Sie brauchen das Gefühl, vom Geschlechtspartner ganz angenommen zu sein, sozusagen mit Leib und Seele. Viele Männer mögen dagegen gerne fester, energischer und leidenschaftlicher berührt werden.

Sexualität als Spiegel der Beziehung

Für eine erfüllte Sexualität ist es von großer Bedeutung, daß die Partner offen füreinander sind und sich austauschen. Nur so kann man seine Wünsche und Bedürfnisse vermitteln, und nur so erfährt man mehr über den Partner. Gerade bei Schwierigkeiten in der Sexualität ist Kommunikation sehr wichtig. Viele Enttäuschungen und falsche Erwartungen können vermieden werden, wenn man über sie spricht.

Klappt „es" einmal nicht, sollte man es entspannt sehen und kein Aufhebens davon machen. Andererseits kann es tiefe psychische oder in der Partnerbeziehung liegende Gründe haben, wenn einer der Partner über längere Zeit hinweg lustlos ist, der Mann Potenzprobleme hat oder die Frau selten oder nie einen Orgasmus bekommt.

Das Sexualleben in der Partnerschaft ist oft ein Spiegel der Beziehung, die die beiden Partner miteinander haben. Unausgesprochene Probleme oder latente Konflikte können sich im körperlichen Bereich zeigen. Um den Ursachen auf den Grund zu gehen, sollte man sich über sich selbst und seine Stellung in der Beziehung klarwerden und mit dem Partner darüber sprechen. Halten die Schwierigkeiten im sexuellen Bereich an, und man kann keine Klärung herbeiführen, kann eine Partnerschaftstherapie hilfreich sein.

Jede Partnerschaft hat Phasen, in der die Lust auf Sexualität nur in geringem Maße vorhanden ist. Das sollte man akzeptieren. Ist die Partnerschaft von Alltagsroutine, Arbeitsstreß und Kindererziehung überschattet und bleibt wenig Raum und Antrieb für erfüllende körperliche Nähe, kann man jedoch etwas dazu beitragen, die körperliche Beziehung aufzufrischen.

Am besten, man „verabredet" sich einmal mit dem Partner und nimmt sich genügend Zeit dafür. Beide Partner sollten sich dann in Ruhe darüber unterhalten, wie sie ihre körperliche Beziehung neu gestalten möchten. Jeder kann seine Wünsche äußern, und jeder sollte dem anderen zuhören. Oft ist es auch ratsam, ein „Programm" aufzustellen. Man kann vereinbaren, daß man regelmäßig einen Abend der Woche miteinander verbringt und alles andere draußen läßt. Das heißt, man besorgt sich bei Bedarf einen Babysitter, spricht auf keinen Fall über Arbeit und tut, was man noch nie miteinander gemacht hat, aber schon immer einmal tun wollte.

Fokussierte Sinnlichkeit

Partnerschaftstherapeuten haben ein Verfahren entwickelt, das Partner, die Lust auf neue Arten der Begegnung haben, ausprobieren können.

Das Verfahren wird als „fokussierte Sinnlichkeit" bezeichnet und hat drei Phasen, die nacheinander durchgeführt werden. Es soll den Partnern helfen, sich entspannt auf seinen eigenen Körper und auf den seines Partners einzulassen.

Die erste Phase des Verfahrens besteht darin, daß sich die Partner nacheinander am ganzen Körper streicheln, ohne dabei jedoch die Geschlechtsorgane und die weiblichen Brüste einzubeziehen. Die Partner sollen währenddessen darüber reden, was sie als besonders angenehm empfinden und was ihnen nicht gefällt.

In der zweiten Phase sollen auch die Genitalorgane und die weiblichen Brüste berührt werden. Es soll jedoch nur so weit stimuliert werden, daß die Partner sich in einem hohen Erregungszustand befinden, doch nicht zum Orgasmus gelangen.

Die dritte Phase stellt den eigentlichen Akt der Vereinigung dar. Wichtig dabei ist, daß beide Partner sich hierfür Zeit lassen und den Orgasmus spielerisch hinauszögern. Die Konzentration soll sich rein auf das erotische und sinnliche Zusammensein richten und nicht auf die Erreichung des „Ziels".

Der Geschlechtsakt

Der sexuelle Akt läßt sich in vier Phasen gliedern:
– Vorspiel
– Phase der Erregungssteigerung
– Orgasmus
– Rückbildung

Vorspiel

Das Vorspiel stellt die erste Phase des Geschlechtsakts dar. In dieser Phase stimmen sich die beiden Partner auf ihr körperliches Zusammensein ein.

Für das Vorspiel spielen die sogenannten erogenen Zonen eine große Rolle. Zu ihnen zählen in der Regel neben den äußeren Geschlechtsorganen die Brüste und Brustwarzen, der Mund, die Innenseite der Oberschenkel und der Hals- und Nackenbereich. Die erogenen Zonen werden von jedem Menschen verschieden intensiv empfunden, jeder hat seine besonderen Vorlieben.

Beim Vorspiel werden die erogenen Zonen durch Berührung mit Händen und Mund stimuliert.

Phase der Erregungssteigerung

Während der Stimulation wird die Erregung beider Partner mehr und mehr gesteigert. Die Durchblutung der Haut wird stärker, die Muskeln werden in Spannung versetzt, der Blutdruck steigt, Herz und Atmung gehen schneller.

Die Geschlechtsorgane werden am stärksten durchblutet und verändern sich: Der Penis des Mannes schwillt an und richtet sich auf. Die Schamlippen der Frau und die Klitoris schwellen ebenfalls an. Die Drüsen in der Vagina bilden Schleim, der Eingang und die Höhle der Vagina werden angefeuchtet.

Der Penis kann nun in die Vagina eindringen. Durch Reibung des Penis an den Scheidenwänden, den kleinen Schamlippen und der Klitoris, wird die Erregung beider Partner weiter gesteigert.

Orgasmus

Die Erregungssteigerung wird höher und höher, bis der sexuelle Höhepunkt, der Orgasmus, erreicht wird. Er durchströmt wie eine prickelnde Energieladung den Beckenbereich und dehnt sich auf den übrigen Körper aus. Die Scheidenmuskeln der Frau ziehen sich rhythmisch zusammen, aus dem Penis strömt das Sperma.

Die Länge des Orgasmus ist variabel. Je nach Intensität des Vorspiels und der sexuellen Erregung kann der Orgasmus von wenigen Sekunden bis zu Minuten dauern.

Rückbildung

Nach dem Orgasmus stellt sich ein angenehmer Zustand der Entspannung ein. Das Blut verteilt sich wieder im ganzen Körper. Die Geschlechtspartner genießen ein ausklingendes Beisammensein.

Im Gegensatz zu Männern sind Frauen in der Lage, während eines Geschlechtsakts mehrere Orgasmen zu erleben. Das liegt daran, daß die Rückbildungsphase nach dem Orgasmus bei ihnen länger anhält als beim Mann. Ihre Erregung klingt viel langsamer ab, so können sich sie nach einem Orgasmus durch Stimulierung bald wieder in einem hohen Erregungszustand befinden.

Empfängnisverhütung

Wenn man keine Kinder haben möchte und sorgenfrei seine Sexualität erleben will, hat man die Möglichkeit, eine ungewollte Schwangerschaft zu verhindern, indem man ein Empfängnisverhütungsmittel benutzt.

Die Eizelle kann nur innerhalb von 10 Stunden befruchtet werden, trotzdem ist die Frau während des Zyklus fünf Tage lang fruchtbar. Das liegt daran, daß sich die Samenzellen vier Tage lang in den Eileitern befinden können, sozusagen „in Erwartung". In dieser Zeit kann eine Befruchtung stattfinden, wenn kein empfängnisverhütendes Mittel angewendet wird.

Die folgenden Methoden der Empfängnisverhütung sind am weitesten verbreitet:
- **Kondome**
- **Pille**
- **Minipille**
- **Spirale**
- **Creme oder Gel**
- **Diaphragma**
- **Temperaturmethode**
- **Sterilisation des Mannes**
- **Sterilisation der Frau**

Kondome

Das Kondom ist einfach in der Anwendung. Es hat keinerlei Nebenwirkungen. Als Schutz vor AIDS und Geschlechtskrankheiten ist es unentbehrlich. Man muß es so über den erigierten Penis rollen, daß oberhalb der Penisspitze das Reservoir leer bleibt. Dort wird das Sperma nach der Ejakulation aufgefangen. Während der Mann seinen Penis aus der Vagina zieht, sollte er das Kondom festhalten, damit es nicht abrutscht.

Alle Kondome haben ein Verfallsdatum. Soll das Kondom schützen, muß die empfohlene Verwendungszeit eingehalten werden.

Pille

Die Pille ist das am meisten verwendete Verhütungsmittel. Sie besteht aus zwei künstlich hergestellten Hormonen, und zwar aus Progesteron und Östrogen. Die Pille unterdrückt durch die in ihr enthaltenen Hormone den Eisprung. Zusätzlich verhindert sie die Entwicklung der Gebärmutterschleimhaut, so daß diese als „Eibett" untauglich ist. Weiterhin unterdrückt sie die Verflüssigung des im Gebärmutterhals befindlichen Schleims zum Zeitpunkt des Eisprungs, so daß die Samenfäden nicht in die Gebärmutter gelangen können. Sie ist zwar eines der sichersten Verhütungsmittel, wenn sie korrekt und pünktlich eingenommen wird, doch nicht ohne Risiken. Sie trägt zur Verschlechterung der Durchblutung bei; bei Frauen, die die Pille einnehmen, treten häufiger Thrombosen auf als bei Frauen, die keine Pille benutzen. Wenn man zu Krampfadern neigt, sollte man die Pille vermeiden.

Bei Lebererkrankungen oder zu hohem Blutdruck ist ebenfalls von der Einnahme der Pille abzuraten. Manchmal kann es auch zu Zwischenblutungen kommen.

Minipille

Die Minipille enthält geringe Mengen des Hormons Gestagen. Die Wirkung besteht nicht in der

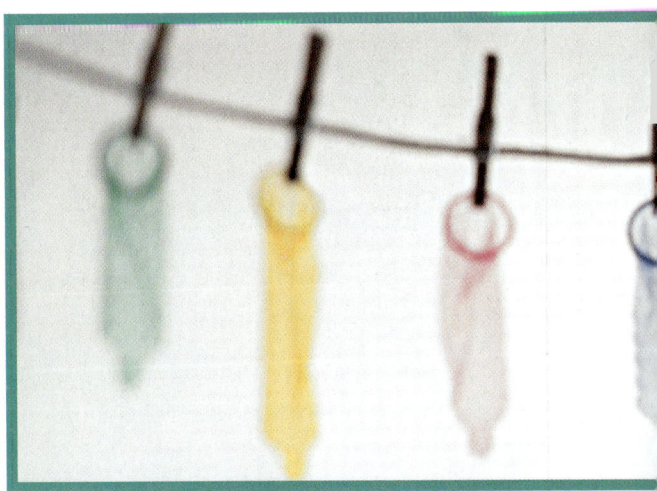

Kondome schützen und verhüten

Hemmung des Eisprungs, sondern in der Verhinderung der Verflüssigung des Schleims am Gebärmutterhals, wodurch die Spermien am Eindringen in die Gebärmutter gehindert werden. Die Minipille wird vorrangig Frauen empfohlen, die östrogenhaltige Präparate nicht vertragen. Ein Nachteil an der Minipille ist, daß sie jeden Tag zur selben Stunde eingenommen werden muß, sonst wirkt sie nicht. Auch können während der Einnahme häufig Zwischenblutungen eintreten.

Spirale

Spiralen – Intrauterinpessare – werden aus Plastik gefertigt. Sie sind T-förmig, der senkrechte Balken ist mit dünnem Kupferdraht umwickelt. Sie sind gerade so groß, daß sie in die Gebärmutter passen.

Der Kupferdraht bewirkt, daß sich der Schleim in der Gebärmutter verdickt und die Spermien nicht in die Eileiter gelangen können. Außerdem verhindern sie die Einnistung des Eis. Neuerdings gibt es statt der Kupfer-Spirale auch Spiralen, auf die das Hormon Gestagen aufgetragen ist, das den Schleim ebenfalls spermienundurchlässig macht.

Eine Spirale wird durch den Muttermund in die Gebärmutter eingeführt und kann dort bis zu fünf Jahren liegen. Wenn der Arzt sie entfernt hat, kann sofort eine neue eingesetzt werden. Jedes halbe Jahr sollte der Arzt ihre Lage überprüfen, denn manchmal bewegt sie sich innerhalb der Gebärmutter nach unten, in seltenen Fällen wird sie auch vom Körper ausgestoßen.

Als Nebenwirkung kann es vorkommen, daß die Menstruation schmerzhafter verläuft. Der Vorteil der herkömmlichen Spirale ist, daß die Frau keine hohen Hormongaben erhält.

Creme oder Gel

Creme oder Gel zur Empfängnisverhütung wird entweder aus der Tube entnommen oder in Form von Zäpfchen eingeführt. Dieses Verhütungsmittel wirkt spermizid, das bedeutet, daß die Samenzellen dadurch abgetötet werden. Es sollte so eingeführt werden, daß es sich möglichst nah am Gebärmuttermund befindet.

Die Nachteile an diesem Mittel sind, daß man das Liebesspiel unterbrechen muß, weil es etwa zehn Minuten vor dem Eindringen des Penis in die Vagina eingeführt werden muß, und daß es in der Vagina ein Jucken oder Brennen auslösen kann. Es gehört zu den unsicheren Arten der Empfängnisverhütung.

Diaphragma

Das Diaphragma besteht aus Gummi. Es stellt eine Halbkugel dar, die an ihrem Rand von einem festen Ring umfaßt wird.

Bevor der Penis in die Vagina eindringt, wird das Diaphragma von der Frau so eingesetzt, daß es den Gebärmuttermund versperrt. Nach dem Geschlechtsverkehr muß es noch 6 bis 7 Stunden in der Vagina bleiben, damit die Samenzellen, die sich dort befinden, nicht doch noch in die Eileiter gelangen können.

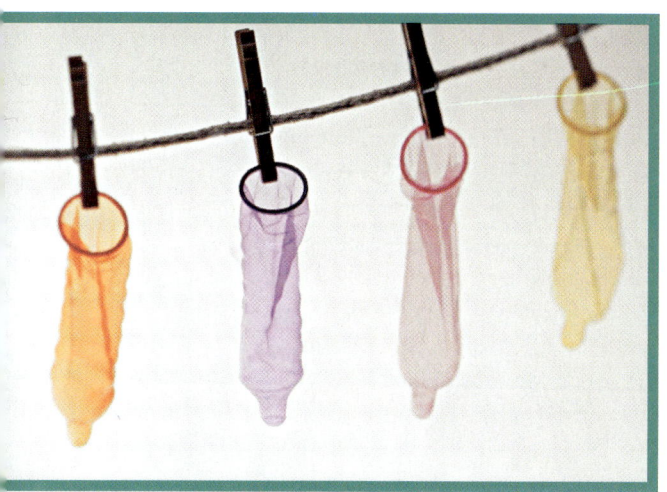

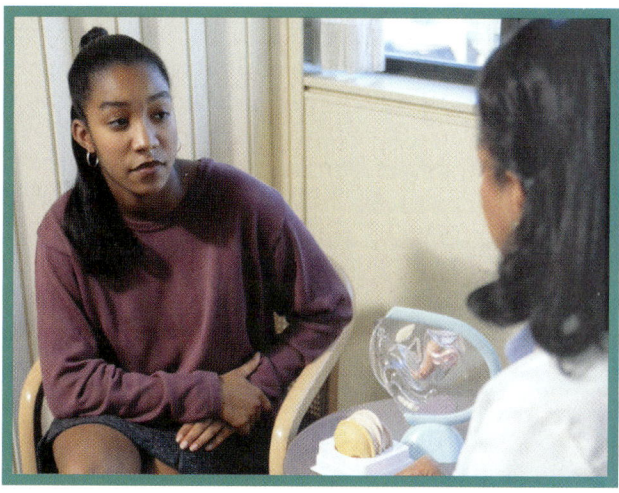

Die Frauenärztin erklärt das Diaphragma

Wenn man ein Diaphragma einsetzt, kann man dazu eine Creme benutzen, die spermizid wirkt.

Temperaturmethode

Wenn man keine chemischen Stoffe benutzen oder Fremdkörper einsetzen möchte, kann man die natürliche Art der Verhütung wählen, die Temperaturmethode. Allerdings erfordert das sehr viel Disziplin und Geduld. Die morgens gemessene Temperatur (Basaltemperatur) steigt 1–2 Tage nach dem Eisprung um 0,4–0,6 Grad an und bleibt bis zur nächsten Menstruation erhöht. Vom dritten Tag des Temperaturanstiegs an bis zur nächsten Blutung kann von einer Unfruchtbarkeit ausgegangen werden. Die Temperatur muß immer zum gleichen Zeitpunkt im After gemessen werden und sorgfältig in eine Spezialkurve eingetragen werden. Krankheit muß mit berücksichtigt werden. An den fruchtbaren Tagen sollte nur geschützter Geschlechtsverkehr stattfinden.

Sterilisation des Mannes

Erst wenn sich der Mann vollkommen sicher ist, daß er keine Kinder mehr haben bzw. zeugen möchte, sollte er sich für eine Sterilisation entscheiden.

Im Falle einer Sterilisation werden die Samenleiter durchtrennt – zumeist ambulant. Beim Orgasmus sondert der Penis zwar trotzdem ein Sekret ab, doch dieses enthält keine Samenzellen mehr. Die Samenzellen werden weiterhin gebildet, doch sie können nicht mehr in die Harnröhre und damit in die Scheide gelangen.

Die Sterilisation wieder rückgängig zu machen, ist zwar theoretisch möglich, gelingt aber nur in seltenen Fällen.

Sterilisation der Frau

Die Frau sollte genau erwägen, ob sie nicht eines Tages doch noch Kinder haben möchte, bevor sie sich sterilisieren läßt. Empfehlenswert ist diese Art der Empfängnisverhütung eigentlich nur dann, wenn die Frau schon Kinder geboren hat. In diesem Fall kann der Entschluß am wenigsten bereut werden.

Bei der Sterilisation werden die Eileiter der Frau durchtrennt. So können keine befruchtungsfähigen Eizellen mehr in die Eileiter gelangen und befruchtet werden.

„Die Pille danach"

Diese Methode der Schwangerschaftsverhütung zählt nicht zu den regulär benutzten und ist auch nur vom Arzt anzuwenden.

Die Pille danach kommt dann in Frage, wenn ein Empfängnisverhütungsmittel versagt hat. Wenn zum Beispiel ein Kondom während des Geschlechtsverkehrs geplatzt oder das Diaphragma verrutscht ist, kann die Frau bis zu 48 Stunden nach dem Geschlechtsverkehr ein Hormonpräparat verabreicht bekommen, das sehr hoch dosiert ist und die Einnistung der bereits befruchteten Eizelle verhindert. Wegen der hohen Dosierung kann es allerdings häufig zu Nebenwirkungen kommen. Es können beispielsweise Erbrechen und Durchfall eintreten.

Wirksamkeit

Die Wirksamkeit von Empfängnisverhütungsmitteln läßt sich anhand des Pearl-Index vergleichen. Dieser Index gibt die Anzahl der Schwangerschaften bei 100 Frauen, die ein Jahr lang eine bestimmte Verhütungsmethode benutzen, an:

Kondom	2–5
Pille	0,1–0,9
Minipille	0,5–2,5
Spirale	1–3
Creme oder Gel	10–50
Diaphragma	3–6
Temperaturmethode	3–6
Sterilisation des Mannes	0
Sterilisation der Frau	0

Schwangerschaftsabbruch

Ist die Frau ungewollt schwanger geworden, hat sie prinzipiell die Möglichkeit, die Schwangerschaft abzubrechen. Für viele Frauen ist dies ein Eingriff, der sie psychisch sehr belastet. Um sich die Entscheidung zu erleichtern, sollte die Frau sich eingehend mit ihrem Partner oder einer anderen nahestehenden Person darüber beraten, welcher Schritt für sie der beste ist. Entscheidet sie sich für einen Schwangerschaftsabbruch, kann sie diesen bis zur 12. Woche vornehmen lassen, ohne sich strafbar zu machen. Es ist gesetzlich vorgeschrieben, daß die Schwangere sich vorher bei einer staatlich anerkannten Stelle beraten läßt.

Nach erfolgter Beratung kann die Schwangere einen Arzt aufsuchen, der den Abbruch vornimmt. Ist die 12. Schwangerschaftswoche überschritten, kann nur in Ausnahmefällen ein Abbruch vorgenommen werden. Dazu muß sich die Schwangere ein psychologisches Gutachten anfertigen lassen, aus dem hervorgeht, daß sie der seelischen Belastung, die mit der Geburt eines Kindes auf sie zukommen würde, nicht gewachsen wäre.

Der Schwangerschaftsabbruch muß in der Regel von der Schwangeren selbst gezahlt werden, es sei denn, es liegt eine embryopathische, medizinische oder kriminologische Indikation vor. Eine embryopathische Indikation bedeutet, daß das Kind geschädigt ist, die medizinische Indikation besagt, daß die Schwangerschaft oder Geburt ein erhebliches Gesundheitsrisiko für die Frau darstellt. Eine kriminologische Indikation liegt vor, wenn die Frau aufgrund einer Vergewaltigung schwanger wurde. In diesen Fällen zahlt die Krankenkasse den Schwangerschaftsabbruch.

Der Abbruch erfolgt meistens durch Absaugen. Unter Vollnarkose wird mit einem Saugapparat die Schleimhaut mit den eingenisteten Zellen aus der Gebärmutter gesaugt. Auch durch eine Ausschabung (Curettage) der Gebärmutter kann eine Schwangerschaft abgebrochen werden.

In der Regel verläuft der Eingriff komplikationsfrei. Es besteht das Risiko einer Infektion der Gebärmutter.

Die Frage der Zulassung der „Abtreibungspille" RU 486 hat zu einer heftigen Kontroverse geführt. Diese Pille blockiert die Wirkung des Gelbkörperhormons und damit die Einnistung des befruchteten Eis in die Gebärmutter.

Gleichgeschlechtliche Liebe

Neben der gegengeschlechtlichen Sexualität, der Heterosexualität, gibt es die gleichgeschlechtliche Sexualität, die Homosexualität.

So wie jeder Mensch bestimmte Vorlieben und Abneigungen in allen möglichen Bereichen hat, hat er auch Vorlieben und Abneigungen in der Sexualität. Die meisten Menschen suchen sich einen gegengeschlechtlichen Sexualpartner, einige begehren nur Angehörige des gleichen Geschlechts.

Wurden Homosexuelle früher geächtet und bestraft, sieht unsere Gesellschaft immer mehr davon ab, Einteilungen wie „richtig" und „falsch" oder „normal" und „anomal" bezüglich Liebesbeziehungen zu treffen.

Jeder Mensch sollte die Möglichkeit haben, die Art der Liebesbeziehung zu wählen, die er für sich als richtig empfindet, ohne deswegen diskriminiert zu werden.

Fortpflanzung

Der sexuelle Akt wird zum Fortpflanzungsakt, wenn während der Vereinigung von männlichen und weiblichen Geschlechtsorganen eine Befruchtung stattfindet.

Bereits in der siebten Schwangerschaftswoche werden beim Embryo die Geschlechtsorgane angelegt. Im Verlauf der Pubertät bewirken die Geschlechtshormone, daß sowohl die sekundären Geschlechtsmerkmale ausgebildet als auch die Geschlechtsorgane weiterentwickelt werden. Am Ende der Pubertät sind die Geschlechtsorgane einsatzbereit. Allerdings sind Jungen und Mädchen in diesem Alter wohl noch nicht in der Lage, Kinder aufzuziehen und zu erziehen.

Sekundäre weibliche Geschlechtsmerkmale

Frauen unterscheiden sich in der Regel durch folgende körperliche Merkmale von Männern:
- **weiblicher Körperbau mit weniger Muskeln und mehr Fettgewebe**
- **schmale Taille**
- **gerundetes Becken**
- **Brüste**

Weibliche Geschlechtsorgane

Aufbau
Die Geschlechtsorgane der Frau umfassen:
- **Scheide**
- **Gebärmutter**
- **Eileiter**
- **Eierstöcke**
- **Scheideneingang**
- **Schamlippen**
- **Klitoris**

Die Scheide, die Gebärmutter, die Eileiter und die Eierstöcke stellen die inneren Geschlechtsorgane dar, der Scheideneingang, die Schamlippen und die Klitoris zählen zu den äußeren Geschlechtsorganen, genannt Vulva. Die Frau besitzt große und kleine Schamlippen. Die großen Schamlippen, zwei Hautfalten, die aus Bindegewebe und Fettgewebe bestehen, grenzen den Schambereich ab. Sie enthalten zahlreiche Schweiß- und Talgdrüsen.

Die Klitoris befindet sich zwischen Scheide und Schambein, an der Stelle, wo die beiden großen Schamlippen zusammenlaufen. Sie besitzt in ihrem Inneren einen Schwellkörper und ist mit vielen sensiblen Nervenenden besetzt. Die kleinen Schamlippen grenzen an die Innenseiten der großen Schamlippen. Sie sind kleiner und dünner. Sie sind mit Nervenenden besetzt, außerdem enthalten sie zahlreiche Blutgefäße. An ihren Innenseiten sitzen die Bartholinischen Drüsen. Diese bilden Schleim und benetzen damit den Scheideneingang, der sich zwischen den kleinen Schamlippen befindet. Er besitzt wie die Klitoris Schwellkörper und ist reich an Blutgefäßen. Am Scheideneingang befindet sich das Jungfernhäut-

chen, Hymen genannt, das den Eingang verengt und die Scheide bis zur erstem Menstruation vor dem Eindringen von Keimen schützt. Es reißt beim ersten Geschlechtsverkehr oder auch bei sportlichen Betätigungen ein. Die Scheide, auch Vagina genannt, besteht aus einem Kanal, der zum Gebärmutterhals führt. Sie ist bei einer erwachsenen Frau etwa 10 cm lang. Ihre Innenwand ist mit Schleimhaut ausgelegt. Die Schleimhaut enthält Drüsen, die Scheidenflüssigkeit bilden und absondern. In der Scheide befinden sich außerdem Bakterien, die man als Scheidenflora bezeichnet. Die Bakterien bilden Milchsäure, die einen Schutz vor Keimen darstellt. Ist die Scheidenflora intakt, können Krankheitserreger optimal abgewehrt werden.

An den Wänden der Scheide befinden sich Muskeln, die die Scheidenhöhle elastisch machen. Am Ende der Scheide liegt der Gebärmuttermund, auch Portio genannt. Er bildet den Eingang zum Gebärmutterhals, Zervix genannt, der in die Gebärmutter führt. Die Gebärmutter ist innen hohl. Ihre Wände bestehen aus festen Muskeln. An ihrer Innenwand ist sie mit dicker Schleimhaut ausgekleidet.

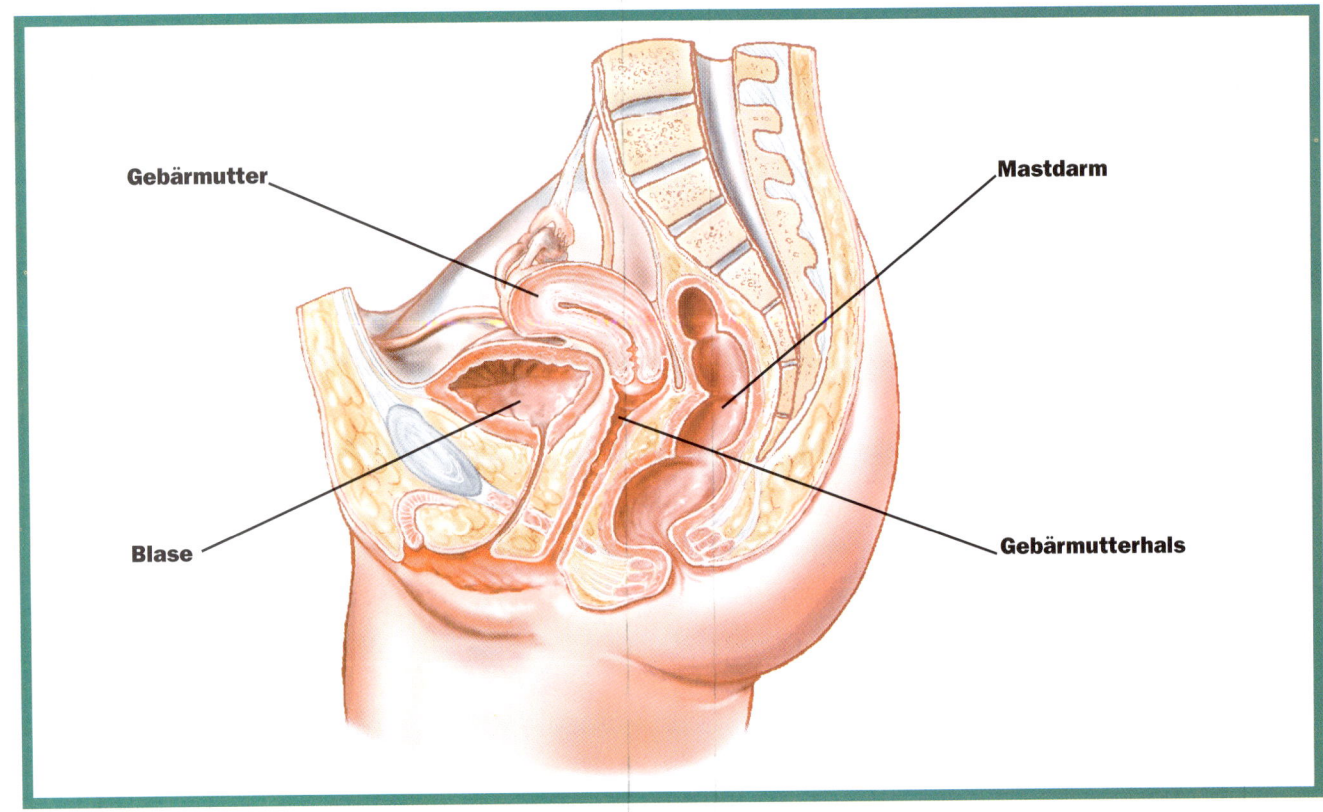

Die weiblichen Geschlechtsorgane

Die beiden Eileiter, genannt Tuben, führen von der Gebärmutter nach links und nach rechts in den unteren Bereich der Bauchhöhle. Die Eileiter sind ungefähr 12 Zentimeter lange Gänge, deren Wände aus Muskeln bestehen. An ihren Innenwänden befindet sich Schleimhaut, die mit feinen Härchen besetzt ist. Die Enden der Eileiter sind trichterförmig und mit Fransen versehen. In den Trichtern sitzen die Eierstöcke, Ovarien genannt.

Funktion

Die Schamlippen liegen vor den inneren Geschlechtsorganen und schützen sie. Die äußeren wie die inneren Geschlechtsorgane sind mit vielen Nervenenden besetzt und für Berührungen sensibel. Sie schwellen bei Stimulation an und verschaffen der Frau Lustgefühle und Orgasmen.

Die Scheide kann den männlichen Penis in sich aufnehmen. Die beim Orgasmus vom Penis ausgestoßenen Samenzellen gelangen dann über die Gebärmutter und die Eileiter zu den Eierstöcken.

Die Scheide stellt auch den Geburtskanal dar. Durch ihre elastischen Muskeln kann sie sich so weit dehnen, daß das Kind hindurchgelangt.

Die Gebärmutterschleimhaut bildet sich nach jeder Menstruation neu und setzt sich so zusammen, daß sie für die Einnistung eines befruchteten Eis optimal vorbereitet ist. Wenn der Eisprung stattgefunden hat und das Ei nicht befruchtet wurde, wird die Schleimhaut von der Gebärmutter abgestoßen. So kommt es zur Regelblutung. Danach beginnt der Zyklus erneut.

Am Anfang des Zyklus beginnt in jedem Eierstock ein Eibläschen mit einer Eizelle darin heranzureifen. Wenn die Eizelle voll ausgereift und zur Befruchtung geeignet ist, platzt das Eibläschen, und die Eizelle fällt in den Eileitertrichter. Die Muskelbewegungen des Eileiters und die Bewegungen der Härchen, die sich im Eileiter befinden, transportieren das Ei in die Gebärmutter.

Sämtliche Zyklusvorgänge werden von weiblichen Geschlechtshormonen gesteuert. Die meisten davon werden in den Eierstöcken gebildet. Im Alter zwischen 45 und 50 Jahren setzen die Eierstöcke die Produktion der Geschlechtshormone langsam herab, bis die Bildung von befruchtungsfähigen Eizellen eingestellt wird und damit auch die Menstruationsblutungen aufhören.

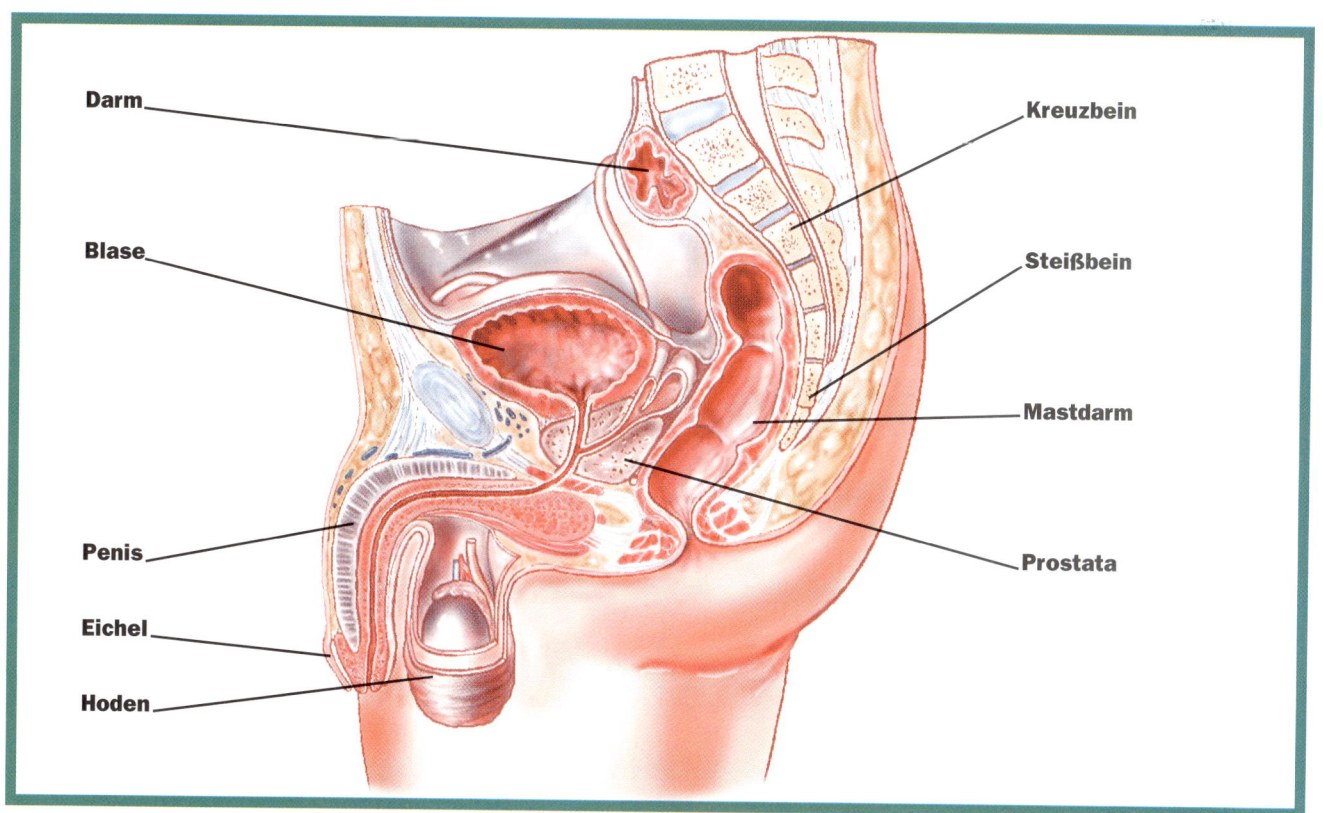

Die männlichen Geschlechtsorgane

Die Frau kommt in eine andere Lebensphase, Wechseljahre oder auch Klimakterium genannt. Die Herabsetzung der Hormone führt bei vielen Frauen während einer Übergangs- und Umstellungszeit zu Problemen und Beschwerden, sowohl körperlicher als auch seelischer Art.

Sekundäre männliche Geschlechtsmerkmale

Männer unterscheiden sich durch folgende körperliche Merkmale von Frauen:

– **männlicher Körperbau mit stärkeren Knochen, mehr Muskeln und weniger Fettgewebe**
– **größerer Wuchs**
– **schmaleres Becken**
– **stärkere Körperbehaarung**
– **tiefere Stimme**

Männliche Geschlechtsorgane

Aufbau
Die Geschlechtsorgane des Mannes umfassen:

– **Hoden**
– **Nebenhoden**
– **Samenleiter**
– **Samenblasen**
– **Prostata**
– **Penis**
– **Hodensack**

Die Hoden, die Nebenhoden, die Samenleiter, die Samenblasen und die Prostata bilden die inneren, der Penis und der Hodensack die äußeren Geschlechtsorgane.

Der Penis setzt sich aus dem Penisschaft und der Eichel zusammen. Im Inneren des Penisschaftes befindet sich der Schwellkörper. Er besteht aus Bindegewebe, das viele Hohlräume besitzt, in denen sehr viele Blutgefäße verlaufen.

Der Rest des Schaftes und die Eichel bestehen aus gewöhnlichem Bindegewebe mit Blutgefäßen. Die Harnröhre, die auch dem Ausstoß von Samen dient, führt von der Harnblase über die Prostata in die Penisspitze. In der Prostata verbindet sie sich mit einem Kanal, der aus den Samenblasen herausführt. Unterhalb der Prostata, an der Peniswurzel, mündet ein weiterer Kanal in die Harnröhre, der Kanal der Schleimdrüse.

Die Penishaut ist sehr elastisch. Sie ist mit Schweiß- und Talgdrüsen besetzt. Die Haut, die die Eichel umfaßt, heißt Vorhaut. Sie besitzt besondere Talgdrüsen, die das Smegma absondern.

Im Hodensack befinden sich die Hoden und die Nebenhoden. Der Hodensack besteht aus einer feinen Haut, die kleine Muskeln besitzt. Die Hoden sind eiförmige Organe. An ihrer Rückseite werden sie von den Nebenhoden umfaßt. Die Nebenhoden sind über die Samenleiter mit den Samenblasen, auch Bläschendrüsen genannt, und damit auch mit der Harnröhre verbunden.

Die länglichen Samenblasen befinden sich hinter der Prostata. Prostata und Samenblasen stellen die Geschlechtsdrüsen dar. Die Prostata, auch Vorsteherdrüse genannt, umfaßt ungefähr 50 kleine Drüsen und ist etwa kastaniengroß. Sie sitzt unterhalb der Harnblase und umschließt einen Teil der Harnröhre.

Funktion

Wird der Mann sexuell erregt, wird der Schwellkörper im Penisschaft mit einer großen Menge Blut versorgt. Er vergrößert sich, und der Penis erigiert, das heißt, er richtet sich auf. Die Erektion wird von besonderen Nerven herbeigeführt, die sich im Rückenmark befinden. Der aufgerichtete Penis kann in die weibliche Scheide eingeführt werden. Dort wird beim Orgasmus über die Harnröhre das Sperma ausgestoßen, in dem sich die Samenzellen befinden.

Die Hoden benötigen eine Temperatur von ungefähr 36,5 °C, um ihre Aufgabe zu erfüllen. Aus diesem Grund besteht der Hodensack aus einer von Muskeln durchzogenen Haut. Wenn der Körper mehr Wärme ausstößt, dehnt sich die Haut des Hodensacks. Damit wird der Abstand von den Hoden zum Körper vergrößert, und sie werden kühl gehalten. Wenn der Körper kühler wird, zieht sich die Haut des Hodensacks zusammen.

Die Hoden sind für die Bildung des Geschlechtshormons Testosteron zuständig. Außerdem produzieren sie auch die männlichen Samenzellen, Spermien genannt. Die Nebenhoden dienen der Speicherung der Samenzellen.

Beim Orgasmus und dem damit verbundenen Samenerguß werden die Spermien über die Samenleiter in die Prostata und dann über die Harnröhre zur Penisspitze geleitet.

Die Samenblasen bilden ein Sekret, das Zucker enthält. Es macht die Spermien überlebensfähig. Dort, wo die Spermien über die Samenleiter in die Prostata eintreten, werden sie mit dem Sekret angereichert. Die Prostata produziert ebenfalls ein Sekret. Dieses saure Sekret brauchen die Spermien, um sich bewegen zu können.

Die Flüssigkeit, die beim Orgasmus aus der Harnröhre austritt, das sogenannte Ejakulat, ist dickflüssig und riecht durch den Sekretzusatz der Prostata säuerlich.

Während bei der Frau zwischen dem 45. und dem 50. Lebensjahr die Bildung von befruchtungsfähigen Eizellen aufhört, ist der Mann normalerweise noch bis ins hohe Alter hinein zeugungsfähig. Allerdings werden ab dem 40. Lebensjahr immer weniger Samenzellen gebildet. Auch die Produktion vom männlichen Geschlechtshormon Testosteron läßt ab dieser Zeit stetig nach.

Zeugungsvorgang

In der Regel werden vom Mann pro Ejakulation etwa 200 bis 300 Millionen Samenzellen ausgestoßen. Lediglich etwa 1.000 davon erreichen jedoch bei ihrer Wanderung den Eileiter, und nur ein paar von diesen schaffen den Weg bis zur Eizelle. In der Regel kann nur eine einzige die Eizellenwand durchstoßen und die Eizelle befruchten.

In den Eierstöcken der Frau wachsen insgesamt ungefähr 400 bis 450 Eizellen heran, die befruchtet werden können.

Samenzelle

Die Samenzelle besteht aus einem Zellkörper mit Zellkern. Im Zellkern sind alle Informationen über die Erbanlagen des Mannes gespeichert. Die Samenzelle enthält nur ein einziges Geschlechtschromosom, entweder ein X-Chromosom oder ein Y-Chromosom. Das Geschlechtschromosom bestimmt, ob das entstehende Kind ein Junge oder ein Mädchen wird. Die X-Chromosomen sind weiblich, die Y-Chromosomen sind männlich.

Die Zelle besitzt einen Schwanz, die sogenannte Geißel. Mit Hilfe der Geißel bewegt sich die Samenzelle fort. Wenn sie in den Eileiter vordringen kann und dort auf eine Eizelle stößt, kann es zur Befruchtung kommen.

Eizelle

Die Eizelle enthält ebenfalls einen Zellkern, in dem sich Erbinformationen befinden. Die Eizelle enthält immer ein X-Chromosom. Sie kann sich im Gegensatz zur Samenzelle nicht selbständig fortbewegen. Sobald die Eizelle ausgebildet und zur Befruchtung geeignet ist, platzt das Eibläschen, und die Eizelle fällt in den Eileitertrichter. Von dort wird sie von Muskelbewegungen des Eileiters und den Härchen, die sich im Eileiter befinden, weitertransportiert.

Befruchtung

Gelingt es einer Samenzelle, die Eizelle zu berühren, produziert sie ein besonderes Enzym. Dieses Enzym macht es ihr möglich, die Wand der Eizelle zu durchstoßen. In diesem Moment löst sich die Geißel. Ist die Samenzelle in die Eizelle eingedrungen, bilden diese beiden eine neue Zelle, die man Zygote nennt. Nach ungefähr fünf Tagen hat die neu gebildete Zelle den Weg vom Eileiter bis in die Gebärmutter zurückgelegt. In der Gebärmutter nistet sich die Zelle in die Schleimhaut ein.

Während die Zelle in die Gebärmutter wandert – das dauert etwa fünf bis sieben Tage – macht sie bereits eine Weiterentwicklung durch. Sie beginnt sich zu teilen. Der erste Schritt ist die Teilung in zwei Tochterzellen, und bald ist durch Zellteilung eine Kugel aus Zellen entstanden, die Morula. Die Teilung geht noch weiter, bis die Kugel aus ungefähr 100 Zellen besteht, Blastozyste genannt. Im Blastozysten-Stadium findet die Einnistung in der Gebärmutter statt. Die Einnistung dauert etwa weitere fünf Tage.

Die Erbanlagen, die sich in der männlichen Samenzelle befinden, und die weiblichen Erbinformationen in der Eizelle tragen je eine Hälfte zur Bildung des neuen Erbinformationensatzes bei. So erhält jedes Kind genau 50% Erbanlagen des Vaters und 50% Erbanlagen der Mutter.

Wenn die eingedrungene Samenzelle ein X-Chromosom besaß, trägt die Keimzelle nun zwei X-Chromosomen, also wird das Kind ein Mädchen sein. Besaß die Samenzelle ein Y-Chromosom, trägt die Keimzelle ein Y- und ein X-Chromosom; das Kind wird ein Junge sein.

Wenn die Geburt vorüber ist

Die Plazenta, die sich im oberen Bereich der Gebärmutter befindet, wird einige Minuten später durch die sogenannten Nachgeburtswehen ausgestoßen. Sie wird genau untersucht, um festzustellen, ob sie vollständig ist. In der Gebärmutter zurückbleibende Teile können zu einer Entzündung führen.

Das Baby saugt schon wenige Minuten nach der Geburt an der Brust der Mutter. Dadurch wird die Milchbildung in vollem Maße ausgelöst. Die Milch schießt dann normalerweise innerhalb von 48 Stunden in die weibliche Brust ein.

Arzt oder Hebamme stellen nach der Geburt den Gesundheitszustand des Kindes fest. Die Untersuchungskriterien werden vom sogenannten Apgar-Schema festgelegt. Hierbei wird der Zustand des Kindes nach Punkten zwischen 10 und 0 bewertet. Optimal sind 9 bis 10 Punkte.

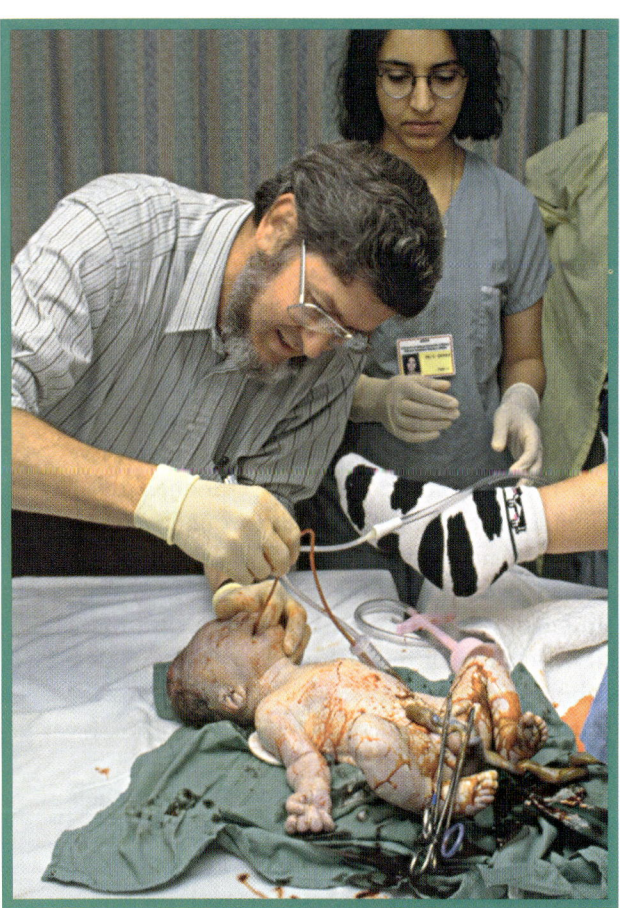

Absaugen des Fruchtwassers

Folgende Faktoren werden nach dem Apgar-Schema untersucht und bewertet:
- **Atembewegungen**
- **Puls**
- **Muskeltonus**
- **Hautfarbe**
- **Reflexe**

Sind Mutter und Kind wohlauf, werden sie nach etwa zwei Stunden aus dem Kreißsaal entlassen und, wenn ambulant entbunden wurde, können sie nach Hause fahren oder werden auf die Wöchnerinnenstation gebracht.

Möglichkeiten der Schmerzlinderung während der Geburt

Betäubung:

Ob man während der Geburt Betäubungsmittel einsetzt, muß sorgfältig abgewogen werden. Generell sollte nur betäubt werden, wenn die Gebärende die Schmerzen als unerträglich empfindet und wegen Kraftlosigkeit nicht mehr aktiv am Geburtsvorgang mitwirken kann.

Eine Betäubungsmethode ist die sogenannte Periduralanästhesie, kurz PDA genannt. Hierbei wird der Frau ein Betäubungsmittel in den Wirbelkanal injiziert, was zur Folge hat, daß sich der gesamte Unterleib in einer Art Lähmungszustand befindet. Von der Frau kann nun kein Schmerz mehr empfunden werden. Diese Methode bringt jedoch große Nachteile mit sich. In den meisten Fällen wird durch die Betäubung die Wehentätigkeit geschwächt, und der Wehentropf muß eingesetzt werden. Das kann für das Kind sehr belastend sein, weil die Wehen und damit der Druck der Muskeln auf das Kind verstärkt werden. Auch verspürt die Gebärende keinen Preßdrang mehr, was die Geburt für das Kind ebenfalls anstrengender macht.

Eine weitere Möglichkeit der Betäubung ist die sogenannte Pudendusblockade. Bei dieser Methode werden durch eine lokale Anästhesie die äußeren Geschlechtsorgane und der Beckenboden betäubt.

Medikamente:

Es gibt die Möglichkeit, krampflösende und schmerzlindernde Medikamente während der Geburt verabreicht zu bekommen. Doch diese gelangen damit auch in die kindliche Blutbahn und können dem Kind Atemprobleme bereiten.

Naturheilkundliche und homöopathische Medikamente:

Bei der Geburt können auch naturheilkundliche oder homöopathische Medikamente angewendet werden. Diese sind nebenwirkungsfrei, schaden also weder Mutter noch Kind. Sie wirken entkrampfend und schmerzlösend.

Akupunktur:

Eine weitere sanfte Methode der Schmerzlinderung ist die Akupunktur. Dem Körper wird kein Fremdmittel zugeführt, so entstehen keinerlei Nachteile für Mutter und Kind.

Ärztliche Geburtseingriffe

Saugglocken- oder Zangengeburt:

Wenn die Gebärende sich in einem solchen Erschöpfungszustand befindet, daß sie nicht mehr zu pressen vermag, kann der Arzt mit einer Saugglocke eingreifen. Das kann auch nötig sein, wenn das Kind sein Köpfchen in eine gebärunfähige Lage dreht, ihn zum Beispiel nach hinten neigt und deshalb Schwierigkeiten hat, durch den Geburtskanal nach draußen zu gelangen.

Die Saugglocke wird am Kopf des Kindes angesetzt. Unter der Glocke bildet sich ein Vakuum, und der Kopf bleibt haften. Dann wird das Kind Stück für Stück im Rhythmus der Wehen herausgezogen. Die Saugglocke wird wesentlich häufiger eingesetzt als die Zange. Bei der Anwendung der Zange besteht ein hohes Risiko, daß der Kopf des Kindes Schaden nehmen kann.

Kaiserschnitt:

Bei einem Kaiserschnitt wird direkt oberhalb der Schamhaarkante ein Schnitt in die Bauchdecke gesetzt. Der Schnitt ist quer, etwa 15 Zentimeter lang und durchtrennt die Gebärmutterwand. Bis vor einiger Zeit wurden Kaiserschnitte generell unter Vollnarkose durchgeführt. Doch ist die Anwendung einer Vollnarkose nur dann gerechtfertigt, wenn ein Notfall vorliegt. Heutzutage wird in den meisten Fällen mit einer Periduralanästhesie betäubt. Das hat den großen Vorteil, daß nur der

untere Körperbereich betäubt und die Mutter bei Bewußtsein ist, wenn das Kind zur Welt kommt, und es sofort an die Brust nehmen kann. Das Kind bleibt nahe bei der Mutter und wird nicht sofort – wie im Falle einer Vollnarkose – von ihr getrennt. Außerdem erholt sich die Mutter wesentlich schneller von dem Eingriff. Ein Kaiserschnitt ist unter anderem in folgenden Fällen durchzuführen:
– Querlage des Kindes,
– Versperrung des Geburtskanals durch die Nabelschnur,
– zu schwache Wehen,
– kein Öffnen des Muttermundes trotz häufiger und starker Wehen,
– zu schmales Becken der Frau,
– anhaltend langsame Herztöne des Kindes.

Frühgeburt

Bei einer Frühgeburt kommt das Kind zwischen der 28. und 38. Woche zur Welt. Ein Kind ist ab der 28. Woche lebensfähig.

Ein frühgeborenes Kind wird meistens gleich nach der Geburt in einen Brutkasten gelegt, auch Inkubator genannt. Dort herrscht dieselbe Temperatur wie im Mutterleib, und das Kind ist vor Keimen geschützt. Es wird permanent überwacht und sollte in dieser Zeit von den Eltern viel Zuwendung erfahren, angesprochen und mit Erlaubnis der Ärzte gestreichelt werden.

Ein frühgeborenes Kind besitzt noch keine Fettpolster und ist am ganzen Körper mit Flaum bedeckt. Oftmals ist das Zentrale Nervensystem noch nicht ganz ausgebildet, was zu Atemstörungen führen kann. An den Inkubator ist für alle Fälle ein Sauerstoffgerät angeschlossen.

Stillen

Vorteile

Wenn das Baby bald nach der Geburt an der mütterlichen Brust saugt, kommt es im Körper der Frau zur Bildung des Hormons Prolaktin, das für die Milchbildung sorgt. Innerhalb von 48 Stunden schießt dann die Milch ein, und der Hunger des Kindes kann in vollem Maße gestillt werden.

Muttermilch stellt die beste Nahrung für das Baby dar. In ihr sind alle wichtigen Stoffe enthalten, die das Baby braucht. Die Nährstoffe – Eiweiß, Fett, Zucker, Vitamine – sind im richtigen Verhältnis vorhanden. Außerdem enthält die Muttermilch die Antikörper der Mutter, die sogenannten Immunglobuline. Das Kind ist folglich in den ersten Wochen vor vielen Krankheitserregern geschützt. Danach beginnt das Kind, eigene Antikörper zu bilden.

In den ersten Tagen produzieren die Milchdrüsen der weiblichen Brust die sogenannte Vormilch, auch Kolostrum genannt. Diese Milch ist dickflüssig, gelblich und mit besonders vielen Immunglobulinen angereichert.

Mindestens 90% der Frauen sind in der Lage, ihr Kind zu stillen. Die Voraussetzung ist, daß sie sich nicht unter Druck setzen, wenn es anfangs noch nicht so gut funktioniert. Auch Stillen will gelernt sein. Hier sind der Rat und die Unterstützung der Hebamme, die die nachgeburtliche Betreuung vornimmt, besonders wichtig.

Jedes Kind hat seinen eigenen Trinkrhythmus. Es meldet sich, wenn es Hunger hat. Die Zeiten, in denen man den Frauen vorgeschrieben hat, in welchen Abständen sie zu stillen haben, sind glücklicherweise vorbei. Manche Kinder melden sich häufiger und trinken pro Mahlzeit nicht so viel. Andere trinken pro Stillmahlzeit mehr und melden sich weniger oft. Die Milchmenge in der Brust paßt sich dem Hunger des Kindes an. Hat es mehr Hunger und saugt es häufiger, wird auch mehr Milch gebildet..

Vor allem im Krankenhaus in den Tagen nach der Geburt geraten viele Frauen unter Druck, weil ihnen gesagt wird, daß das Kind noch nicht genügend zugenommen hätte. Stillende Mütter sollten sich deshalb noch lange nicht zur zusätzlichen Flaschenkost überreden lassen. Es ist normal, daß Kinder in den ersten sechs bis sieben Tagen nach der Geburt bis zu einem Zehntel ihres Geburtsgewichts verlieren.

Die Muttermilch ist in unserer heutigen Zeit mit mehr Schadstoffen belastet als Kuhmilch. Trotzdem wiegt ihr Nährgehalt diesen Nachteil auf. Gestillte Kinder werden in den ersten Monaten viel seltener krank als Flaschenkinder. Zu dick werden sie auch nicht, denn sie trinken genau soviel, wie ihr Körper für seine Entwicklung braucht. Außerdem erlebt das Kind beim Stillen angenehme Nähe zur Mutter und Geborgenheit.

Es empfiehlt sich eine Stillzeit von etwa neun Monaten, wobei in den ersten sechs Monaten voll gestillt werden und danach mit dem Zufüttern von fester Nahrung begonnen werden sollte.

Zu geringe Milchbildung

Auf das Stillen kann verzichtet werden, wenn die Milchdrüsen tatsächlich zu wenig Milch produzieren. Das ist daran zu merken, daß das Kind trotz häufigen Trinkens abnimmt – die ersten Tage nach der Geburt ausgenommen.

Es kommt vor, daß die Milch ausbleibt, wenn sich die Mutter unter psychischem Druck befindet, wenn sie mit der neuen Situation überlastet ist oder auch nur, wenn die Schwiegermutter zu Besuch ist. Dann sollte sie versuchen, sich zu entspannen, und Hilfe und Unterstützung suchen. Die Milchproduktion ist sehr sensibel für psychische Vorgänge. Es gibt in jeder Stadt Stillgruppen, in denen Mütter über Erfahrungen und Probleme beim Stillen sprechen können.

Wenn ausgeschlossen ist, daß seelische Belastungen, Streß oder Druck zu geringen Milchmengen führen, sollte auf Flaschennahrung ausgewichen werden. Auch das Füttern mit der Flasche kann einen engen Kontakt zwischen Mutter und Kind und Geborgenheit herstellen. Die Mutter sollte sich nicht mit Schuldgefühlen plagen, wenn sie ihr Kind nicht stillen kann.

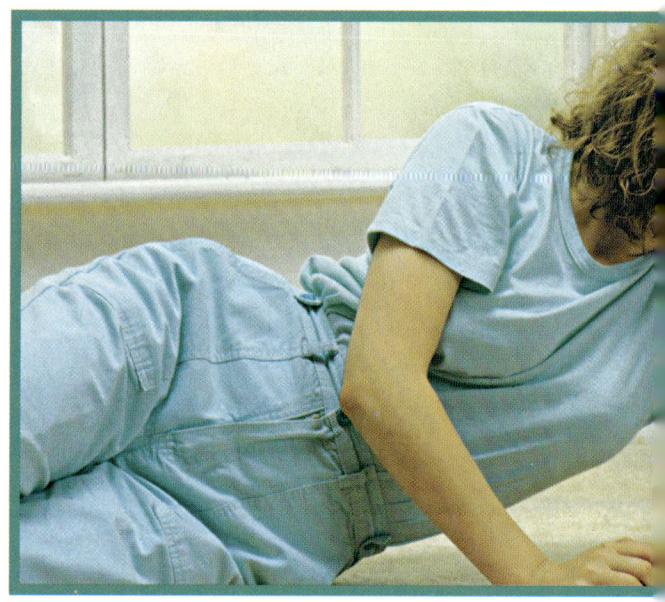

Milchstau

Zu einem Milchstau kann es kommen, wenn die Brust nicht leergetrunken wurde oder wenn psychische Ursachen den Milchfluß blockieren. Die Milchdrüse beginnt sich zu entzünden, die Brust ist hart und schmerzt.

In diesem Fall sollte darauf geachtet werden, daß die schmerzende Brust entleert wird. Zusätzlich können entzündungshemmende Wickel aufgelegt werden.

Zu empfehlen sind kühle Quarkwickel. Dazu wird die schmerzende Brust mit Quark eingestrichen. Dann wird ein Tuch in sehr kaltes Wasser getaucht, ausgewrungen und auf die Brust gelegt. Danach wird ein großes Handtuch darüber gewickelt. Das Kind sollte jede Stunde angelegt werden, und zwar immer zuerst an die schmerzende Brust. Auch die andere Brust sollte jedoch nicht vergessen werden, damit auch sie regelmäßig entleert wird. Bevor das Kind angelegt wird, wird der Quark abgewaschen und die Brust mit warmem Wasser angenehm erwärmt. So kann die Milch leichter fließen. Nach dem Stillen wird der Quarkwickel erneut aufgelegt. Das sollte so lange gemacht werden, bis der Schmerz aufhört und die Mutter sich wieder wohl fühlt.

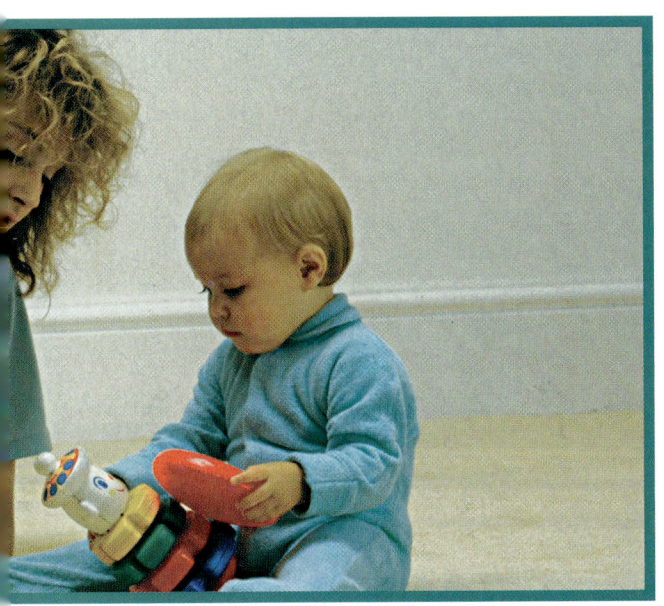

Ein Baby braucht viel Zuwendung

Kinder und Jugendliche

Säuglingsalter

Entwicklung

Gefühlsbindung und Sozialverhalten

In den ersten Lebensmonaten werden die Grundsteine für die Entwicklung des Kindes gelegt. In dieser Zeit ist es ein schutzbedürftiges, kleines Wesen.

Das neugeborene Kind braucht am dringendsten emotionale Zuwendung. Es braucht die Sicherheit, daß jemand fortwährend da ist und ihm Geborgenheit gibt. Das ist in erster Linie die Mutter, aber auch der Vater kann schon seinen Teil dazu beitragen. Wenn das Baby gestillt wird, ist allein die Mutter für den Bereich der Ernährung zuständig. Bekommt das Baby Flaschennahrung, kann auch der Vater für einige der Mahlzeiten sorgen und Momente der großen Nähe mit seinem Kind erleben. Darüber hinaus kann er das Kind spazierenfahren, es auch dicht am Körper bei sich haben und nach ihm sehen, wenn es schreit. So ist die Mutter entlastet, und es kann sich schon früh eine enge Vater-Kind-Beziehung aufbauen.

Die Mutter ist in der ersten Zeit die wichtigste Person für das Kind. Die Mutter-Kind-Beziehung hat schon während der Schwangerschaft begonnen. Das Neugeborene erkennt bereits die Stimme seiner Mutter. Wichtig für das Baby ist neben der Erfüllung seines Grundbedürfnisses der Ernährung vor allem die körperliche Nähe zu seiner Bezugsperson. Es möchte berührt, gestreichelt und über längere Zeit am Körper getragen werden. Ein Tragetuch beispielsweise ist eine schöne Sache. So hat die Mutter ihr Kind nah bei sich.

Das Kind fühlt sich wohler und entwickelt sich besser, wenn seine Bedürfnisse verstanden werden und einfühlsam auf sie eingegangen wird. Schon ein kleines Baby kann Signale von sich geben, die besagen, daß es Hunger hat, daß es müde ist, daß es ihm zu kalt ist, daß es Nähe braucht, daß es Bauchschmerzen hat oder daß es rundum zufrieden ist. Wenn es merkt, daß darauf geantwortet wird, kann es Vertrauen entwickeln. Es weiß, daß zuverlässig für es gesorgt wird, und fühlt sich sicher.

Je liebevoller auf das Baby und seine Wünsche und Bedürfnisse eingegangen wird, desto selbstsicherer wird es und desto offener und vertrauensvoller wird es in der Zukunft seinen Mitmenschen begegnen. Außerdem ist es erwiesen, daß neben der Entwicklung des Sozialverhaltens auch die motorische und sprachliche Entwicklung des Kindes besser und schneller vor sich geht, wenn das Baby viel Zuwendung erfährt.

1. Lebensmonat:
Das Kind nimmt Blickkontakt auf.
2. Lebensmonat:
Das Baby lächelt Mutter und Vater an.
3. Lebensmonat:
Das Baby lächelt die Menschen an, die es ansehen, und kann ihnen länger in die Augen schauen.
4. bis 5. Lebensmonat:
Das Baby lächelt, wenn es sich freut. Es zeigt deutlich seinen Unmut. Es reckt der Mutter die Arme entgegen, wenn es hochgehoben werden möchte.
6. bis 8. Lebensmonat:
Es kann stimmhaft lachen und zeigt deutliches Interesse an seiner Umwelt.
8. bis 9. Lebensmonat:
Das Baby „fremdelt". Es will nur auf dem Arm seiner Mutter oder seines Vaters bleiben. Es schreit, wenn Fremde es auf den Arm nehmen möchten.
10. bis 12. Lebensmonat:
Das Baby reagiert stark auf andere Kinder. Es lacht über kleine Späße, beispielsweise wenn die Mutter sich versteckt und wieder auftaucht. Es erkennt seinen Namen, wenn er ihm zugerufen wird.

Motorik

Ist das Kind erst ein paar Tage alt, ist von motorischer Entwicklung noch nicht viel zu sehen. Das Baby liegt auf dem Rücken und kann nur seinen Kopf drehen. Es schläft meistens, und wenn es nicht schläft, trinkt oder schreit es. Erst nach einigen Wochen werden die Wachphasen länger. Das Kind wird lebendiger und macht sich durch stärkere Bewegungen und differenzierteres Schreien bemerkbar.

1. Lebensmonat:
Das Kind kann in der Rückenlage den Kopf drehen. Bald gelingt ihm das auch, wenn es auf dem Bauch liegt.
2. Lebensmonat:
Das Baby lernt nun, seinen Kopf alleine aufrecht zu halten.

3. bis 4. Lebensmonat:
Wenn das Baby auf dem Bauch liegt, kann es den Kopf heben. Es strampelt kräftig und bewegt zunehmend seine Hände. Es ist in der Lage, Dinge mit den Augen zu fixieren.
5. Lebensmonat:
Das Baby beginnt jetzt nach Dingen zu greifen und sich von der Rückenlage in die Bauchlage zu drehen.
6. bis 7. Lebensmonat:
Das Baby vermag mit der ganzen Hand gezielt nach Gegenständen zu greifen und sie lange festzuhalten. Es kann sich in der Bauchlage mit geöffneten Händen aufstützen und kontrolliert seine Kopfbewegungen.
8. Lebensmonat:
Das Baby beginnt, zu kriechen.
9. Lebensmonat:
Das Baby lernt, frei und mit geradem Rücken zu sitzen. Es beginnt, Gegenstände auf den Boden zu werfen. Das Krabbeln auf Händen und Knien beginnt.
10. bis 12. Lebensmonat:
Das Baby kann mit Daumen und Zeigefinger greifen und zieht sich zum Stehen hoch.

Sprache

Gleich nach der Geburt ist bereits die Stimme des Kindes zu hören. Noch ist es nur ein Schreien, aber sehr bald beginnt das Baby, differenzierte Laute von sich zu geben und das nachzuahmen, was es hört.

1. Lebensmonat:
Das Baby schreit, wenn es Bedürfnisse hat.
2. Lebensmonat:
Das Schreien wird lauter und kräftiger. Das Baby macht hin und wieder gurgelnde Laute.
3. bis 5. Lebensmonat:
Das Schreien wird differenzierter. Das Baby gibt immer häufiger Laute von sich.
6. bis 7. Lebensmonat:
Das Baby ist in der Lage, durch Töne, Juchzen und Krähen seine Stimmung kundzutun.
8. bis 9. Lebensmonat:
Das Baby beginnt, einzelne Silben wie „ba", „da" oder „gu" zu bilden.
10. bis 12. Lebensmonat:
Die Silben werden verdoppelt, wie „da-da" oder „la-la". Das Baby versteht einfache Dinge, die die Mutter ihm sagt.

Schreien des Babys

Das Schreien ist die einzige Möglichkeit des Babys, seinen Bedürfnissen deutlich und hörbar Ausdruck zu verleihen. In den ersten Wochen sind Eltern oft unsicher, da sie noch nicht recht wissen, was das Baby ausdrücken möchte und wie sie am besten darauf reagieren sollen.

Das Schreien kann viele verschiedene Gründe haben. Das Baby schreit, wenn es Hunger hat, wenn es Bauchschmerzen hat, wenn es ihm zu kalt oder zu warm ist, wenn es sich alleingelassen fühlt, wenn es herumgetragen werden möchte oder wenn es sich langweilt und beschäftigt werden soll.

Nach und nach bekommt die Mutter ein Gefühl dafür, was für ein Bedürfnis das Baby gerade hat, wenn es schreit. Am Anfang hilft nur Ausprobieren.

Ein Baby kann ruhig bis zu zwei Stunden am Tag schreien. Das bewegt sich noch immer im normalen Rahmen und muß der Mutter keine Sorgen bereiten. Doch was tun, wenn das Baby jeden Tag stundenlang schreit und sich durch nichts beruhigen läßt? Wenn Herumtragen, Stillen, Massagen, Singen keine Wirkung haben?

Es kann mehrere Gründe haben, wenn das Baby tagelang schreit und nicht zu beruhigen ist. So kann es sein, daß das Baby Blähungen hat. Das tritt meistens im 2. bis 4. Lebensmonat auf und wird Dreimonatskoliken genannt. Das Baby plagt sich mit Bauchschmerzen, da sein Verdauungssystem noch nicht ganz ausgereift ist. In solchen Fällen kann man beispielsweise vorsichtig den Bauch des Babys massieren. Ein Tropfen Kümmelöl auf die Haut geträufelt erhöht die Wirkung. Wenn man eine Wärmflasche auf den Bauch des Babys legt, kann das auch zur Schmerzlinderung beitragen. Sie darf allerdings nicht zu heiß und auch nicht zu schwer für das Baby sein. Es gibt zahlreiche naturheilkundliche Mittel, die man bei Blähungen von Säuglingen anwenden kann. Dazu sollte man jedoch auf jeden Fall vorher den Arzt befragen.

Ein anderer Grund für andauerndes und wiederholtes Schreien des Babys kann sein, daß die Mutter oder beide Elternteile großen seelischen Belastungen ausgesetzt sind. Schon ein kleines Kind ist in der Lage, solche Stimmungen zu spüren, und reagiert darauf. Wenn die Mutter nervös, unglücklich, gestreßt ist, spürt das auch ihr Baby und leidet mit. Hier hilft nur, seine eigene Situation zu verbessern. Die Mutter sollte sich Methoden der Entspannung suchen, die für sie wirksam und geeignet sind. Wenn die Mutter entspannt ist, entspannt sich auch das Kind.

Vorsorge

Um Störungen in der Entwicklung oder Krankheiten rechtzeitig feststellen zu können, gibt es Früherkennungsuntersuchungen, kurz U1 bis U9. Jede Mutter eines Neugeborenen bekommt ein Vorsorgeuntersuchungsheft. Dort werden vom Arzt die Entwicklungsschritte des Kindes verzeichnet. Die Eltern sollten alle angegebenen Termine wahrnehmen. Nur so kann gewährleistet sein, daß Entwicklungsstörungen ausgeschlossen sind.

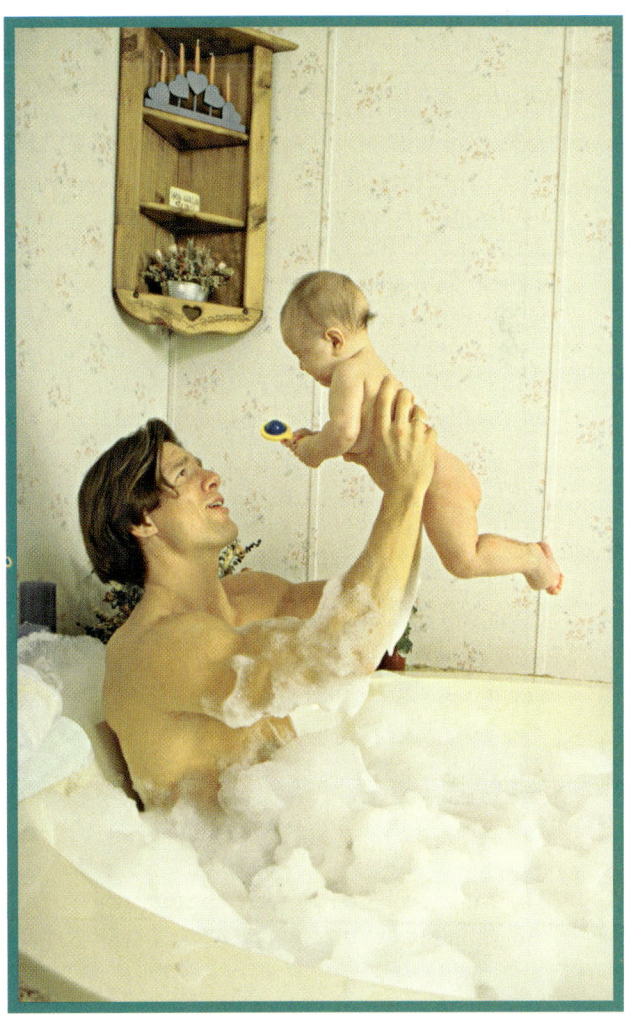

Vaterglück

U1:

Die erste der Früherkennungsuntersuchungen findet gleich nach der Geburt im Krankenhaus statt. Das ist die sogenannte U1. Bei dieser Untersuchung wird festgestellt, ob das Kind Fehlbildungen besitzt und ob es durch die Geburt einen Schaden erlitten hat. Außerdem werden Körpergröße und Körpergewicht überprüft.

U2:

Die U2 ist zwischen dem 3. und 10. Tag nach der Geburt angesetzt und findet ebenfalls im Krankenhaus statt, wenn Mutter und Kind sich auf der Wöchnerinnenstation befinden. Sind sie bereits zu Hause, wird die Untersuchung in der Kinderarztpraxis durchgeführt. Bei der U2 werden – wie bei allen anderen Früherkennungsuntersuchungen auch – die Größe und das Gewicht des Kindes gemessen. Es wird ein zweites Mal nachgeprüft, ob Geburtsschäden oder Mißbildungen vorliegen. Weiterhin wird untersucht, ob Herz und Lunge richtig funktionieren und ob alle notwendigen Reflexe vorhanden sind. Daran kann man feststellen, ob das Nervensystem gut funktioniert. Die Wirbelsäule und die Gelenke werden abgetastet. Es werden Blutproben entnommen, um eine Stoffwechselkrankheit auszuschließen. Bei den Jungen wird untersucht, ob ein Hodenhochstand vorliegt.

Hüft-Ultraschall-Untersuchung:

Zu Beginn des zweiten Lebensmonats werden die Hüften des Babys per Ultraschall auf Hüftfehlbildungen untersucht.

U3:

Sie findet zwischen der 4. und 6. Lebenswoche statt. Herzschlag, Atmung und Reflexe sowie das Gehör des Kindes werden geprüft.

U4:

Zwischen dem 3. und dem 4. Lebensmonat ist die U4 angesetzt. Neben der Untersuchung der Körperfunktionen prüft der Arzt Gehör und Sehvermögen. Er stellt fest, ob das Baby seinen Kopf schon kontrollieren und ob es seine Hände vor den Augen zusammenführen kann. Ab dem 3. Monat kann die erste Vierfach-Impfung gegen Diphtherie-Tetanus-Pertussis-Haemophilus Influenza b stattfinden, ab dem 4. Monat die zweite und ab dem 5. Monat die

dritte. Gegen Polio kann ab dem 3. Lebensmonat das erste und ab dem 5. Lebensmonat das zweite Mal geimpft werden. Die Impfungen müssen mehrfach verabreicht werden, damit sie wirksam werden. Der Arzt bespricht das Für und Wider der Impfungen ausgiebig mit den Eltern. Impfungen können folgenden Krankheiten vorbeugen:

Diphtherie:

Durch Bakterien ausgelöste Infektionskrankheit, deren erste Symptome ein weißer Belag im Rachenbereich und hohes Fieber sind. Die Krankheit kann zu Atembeschwerden, Herzmuskelentzündung, Nierenentzündung und Lähmungen, verursacht durch Nervenschädigungen, führen.

Pertussis:

Allgemein als Keuchhusten bekannt. Infektionskrankheit, die mit schweren, harten Hustenanfällen mit nachfolgendem Erbrechen einhergeht. Keuchhusten ist eine langwierige Krankheit, die den gesamten Organismus stark schwächt.

Tetanus:

Bei dieser Erkrankung dringen Krankheitserreger über Wunden in den Körper und bilden dort Gifte, die zu Krämpfen der Muskeln führen. Wenn die Atemmuskulatur betroffen ist, ist Atemlähmung die Folge, an der der Erkrankte stirbt.

Haemophilus Influenza b:

Im Falle einer Erkrankung können Bakterien in der Regel nur bei Kleinkindern unter anderem eine Gehirnhautentzündung verursachen.

Polio:

Poliomyelitis, auch Kinderlähmung genannt, stellt eine Erkrankung des Rückenmarks und des Gehirns dar, die zu Lähmungen und bei 20% der Fälle zum Tod führen kann.

U5:

Auch während der U5 – im 6. bis 7. Lebensmonat – werden die Funktionen des Körpers und der Sinnesorgane untersucht. Danach wird die motorische Entwicklung überprüft. Es wird unter anderem festgestellt, ob das Baby schon mit der ganzen Hand greifen kann, ob es sich in der Bauchlage aufstützt und ob es sich von der Rücken- in die Bauchlage drehen kann. Außerdem prüft der Arzt das Interesse des Babys an angebotenem Spielzeug.

U6:

Zwischen dem 10. und 12. Monats steht die U6 an. Hier wird wiederum die Funktion der Organe untersucht. Der Arzt stellt des weiteren fest, ob das Kind bereits krabbeln, sich zum Stehen hochziehen, mit Daumen und Zeigefinger greifen und Silbenverdoppelungen wie „da-da" vornehmen kann.

Kleinkindalter

Entwicklung

Im zweiten Lebensjahr erweitert das Kind sein Umfeld. Es lernt zu laufen – im Alter zwischen einem und anderthalb Jahren – und eignet sich die ersten Wörter an. Auch ohne richtig sprechen zu können, kann es seine Bedürfnisse vehement und differenziert ausdrücken. Zunehmend ahmt es die Erwachsenen nach, mit denen es zu tun hat. Es spielt „telefonieren" und zieht sich Schuhe und Hüte seiner Eltern an.

Noch immer ist es sehr auf den Schutz seiner Bezugspersonen angewiesen und braucht deren Unterstützung und Anleitung. Es ist neugierig und interessiert sich für alles, was um es herum geschieht. Es deutet mit dem Finger auf alles Neue und tut damit kund, daß es sein Umfeld wahrnimmt, und merkt sich das Gesehene. Es faßt alles an, was ihm vor die Augen kommt und steckt es am besten noch in den Mund, um zu erfahren, wie es schmeckt.

Noch gibt es keinen Unterschied zwischen Alltagsgegenständen und Spielzeug. Das kleine Kind benutzt alles zum Spielen, ob es nun Kochtöpfe, Schüsseln oder Bauklötze sind.

Bald nach dem ersten Lebensjahr beginnt das Kind, einzelne Wörter zu sprechen. „Mama" ist bei vielen Kindern das erste Wort. Mit anderthalb Jahren können die meisten Kinder bereits Zweiwortsätze sprechen, wie „Puppe aua" oder ähnliches, und verstehen Anweisungen, die man ihnen gibt. Nun wird die Sprache Schritt für Schritt komplexer und vielfältiger. Zu Beginn des dritten Lebensjahres lernt das Kind, Dreiwortsätze zu sprechen. Danach geht die sprachliche Entwicklung rasant weiter. Am Ende des dritten Lebensjahres können sich die meisten Kinder bereits mit „Ich"-Sätzen ausdrücken.

In dieser Zeit wird auch die Motorik ausgefeilter. Treppen steigen kann das Kind schon, nun lernt es das Fahren auf dem Dreirad oder Roller. Es kann balancieren und mit beiden Beinen hochspringen. Rollenspiele und Spiele, die durch laute Geräusche begleitet werden, wie zum Beispiel Autofahren, werden bevorzugt.

Vorsorge

Ab dem 13. Monat kann die vierte Vierfachimpfung gegen Diphtherie-Tetanus-Pertussis-Haemophilus Influenza b und die dritte Impfung gegen Polio stattfinden. Ab dem 15. Lebensmonat kann das Kind gegen Masern, Mumps und Röteln geimpft werden.

Masern:

Kinderkrankheit, die mit Fieber, Husten und Hautausschlag einhergeht. Bei Komplikationen kann es unter anderem zu Mittelohr- und Gehirnentzündungen kommen.

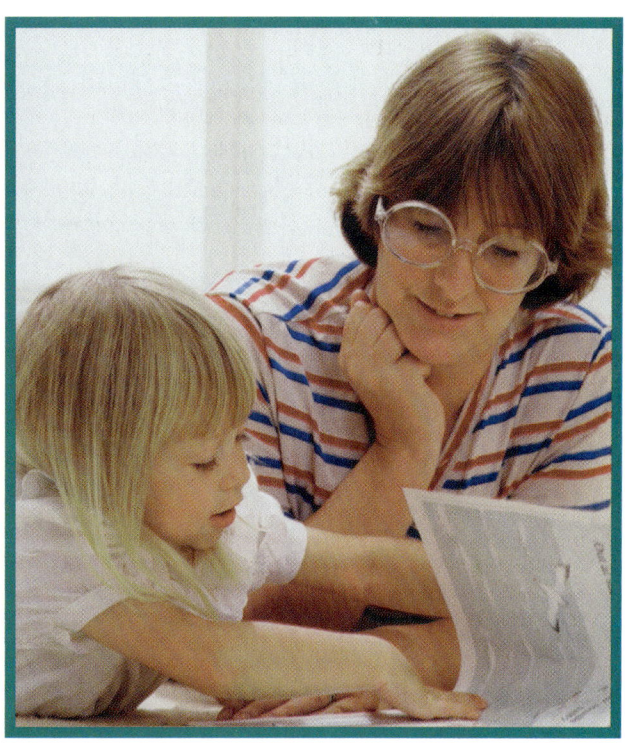

Kleine Kinder wollen lernen

Mumps:

Kinderkrankheit, bei der die Ohrspeicheldrüsen angeschwollen sind. Werden Jungen nach der Pubertät oder Männer von ihr befallen, kann sie zu einer Hodenentzündung mit nachfolgender Unfruchtbarkeit führen.

Röteln:

Kinderkrankheit, die u.a. mit Kopf- und Gliederschmerzen und Hautausschlag verbunden ist. Erkranken schwangere Frauen während der ersten acht Schwangerschaftswochen daran, kann dies zu schweren Mißbildungen des Kindes führen.

U7:

Die U7 findet zwischen dem 21. und 24. Lebensmonat statt. Der Arzt prüft, ob der Körperbau unauffällig ist und ob die Körperfunktionen normal sind. Dann stellt er fest, ob das Kind bereits Zweiwortsätze bilden und einfachen Aufforderungen Folge leisten kann. Er fragt außerdem nach dem Zeitpunkt der ersten freien Schritte.

Sauberkeitserziehung

Es empfiehlt sich nicht, Kinder vor Vollendung des dritten Lebensjahres dazu anzuhalten, nun endlich „trocken" und „sauber" zu werden. Jedes Kind hat sein eigenes Tempo der Entwicklung, und das gilt auch für die Sauberkeit. Es muß selbst bestimmen, wann es keine Windeln mehr braucht.

Noch vor einigen Jahrzehnten wurden die Kinder schon mit einem oder anderthalb Jahren darauf „dressiert", ihre Blase und ihren Darm in den Topf zu entleeren. Man weiß heute, daß Kinder unter zwei Jahren körperlich noch gar nicht in der Lage sind, ihren Schließmuskel zu kontrollieren.

Wenn man ein Kind dazu bringt, sauber zu werden, ohne daß es in seiner Entwicklung bereits selbst soweit wäre, kann man ihm psychischen Schaden zufügen. Sobald man Druck auf das Kind ausübt, nimmt man ihm die Möglichkeit zur Selbstbestimmung. Kein Baby wird zum Laufen gezwungen, wenn es das noch nicht von selbst tut. Genausowenig sollte man ein Kind zur Sauberkeit zwingen. Vielmehr sollte man Vertrauen zu seinem Kind haben. Wenn die richtige Zeit kommt, wird es sich selbst von seinen Windeln trennen wollen. Das ist meistens zwischen zweieinhalb und drei Jahren der Fall. Wenn das Kind den Erwachsenen dabei zusieht, wie sie die Toilette benutzen, wird es das auch irgendwann selbst tun wollen.

Oftmals nässen Kinder noch ein, selbst wenn sie eigentlich schon trocken waren. Auch in diesem Fall sollte das Kind nicht unter Druck gesetzt, geschimpft oder bestraft werden. Meistens fühlt sich das Kind mit der nassen Hose nämlich selbst nicht wohl. Das Einnässen geschieht nicht willentlich, sondern es passiert ganz unbewußt. Doch diese Phase wird vorbeigehen, und zwar von allein und um so schneller, wenn man ihr mit Verständnis und möglicherweise mit einem Lob für die „trockenen" Tage begegnet.

Kindergartenalter

Entwicklung

Ein dreijähriges Kind unterscheidet sich in seinem Äußeren deutlich von einem zweijährigen. Während ein Zweijähriger noch pummelig und voller Babyspeck ist und im Verhältnis zum Körper einen sehr großen Kopf besitzt, ist ein Dreijähriger normalerweise schlanker und kantiger. Sein Kopf wirkt nicht mehr so übergroß, und seine Muskulatur ist viel weiter ausgebildet.

Zwischen drei und vier Jahren kommen die meisten Kinder in den Kindergarten. In diesem Alter sind sie oft schon in der Lage, auf einem Fahrrad ohne Stützräder zu fahren und auf niedrige Mauern oder Klettergerüste zu klettern. Ihre Feinmotorik ist ausgefeilter, sie können Männchen, Häuser und Bäume zeichnen und mit der Schere etwas aus Papier ausschneiden. Auch ihre Jacken können sie selbständig zuknöpfen.

Das Spielen mit anderen Kindern ist wichtiger als das Spielen mit den Eltern. Das Kind erfährt, daß es Regeln im Umgang mit anderen gibt. Es lernt zum Beispiel, daß es einem anderen Kind nicht einfach das Spielzeug wegnehmen kann, mit dem es selbst spielen möchte, sondern daß es darum bitten muß. Auch ist das Spielen eines Dreijährigen wesentlich zielgerichteter als das eines Zweijährigen. Wird aus Bauklötzen etwas gebaut, so soll es auch so werden, wie das Kind es sich vorgestellt hat. Wenn das Ziel erreicht ist, ist das Kind stolz auf sein Werk und möchte gern gelobt werden.

Die Konzentrationsfähigkeit eines Kindes ist mit vier Jahren schon sehr groß. Es kann sich bis zu einer halben Stunde mit ein- und demselben Spiel beschäftigen und schier endlos zuhören, wenn man ihm eine Geschichte vorliest.

Im Alter zwischen drei und vier Jahren wird die Sprache komplexer. Das Kind gebraucht Zukunfts- und Vergangenheitsformen und bekommt ein Gefühl für Grammatik. Es bekommt auch eine Vorstellung von Zeit. Es weiß, was „Morgen", „Heute" und „Früher" bedeutet.

Sein Interesse an der Umwelt nimmt immer weiter zu. Es versucht nun auch, Zusammenhänge zu erforschen. Es möchte wissen, wie die Spielzeuglokomotive von innen aussieht und zerlegt sie in kleine Teile. Es fragt seine Eltern Löcher in den Bauch und möchte alles erklärt und beantwortet haben. Die „Warum"-Fragen sind die häufigsten Fragen in dieser Zeit.

Im Kindergartenalter lernt das Kind nach und nach, seine Ich-Bezogenheit aufzugeben, und Mitleids- und Gerechtigkeitsgefühle zu entwickeln und anzuwenden. Es lernt, daß zum Miteinander Rücksichtnahme, Teilen und das produktive Lösen von Konflikten gehören.

Verzögerungen der Sprachentwicklung

Wenn das Kind vier Jahre alt ist, sollte man feststellen, ob seine Sprachentwicklung normal ist. In diesem Alter wachsen sich Sprachstörungen nicht

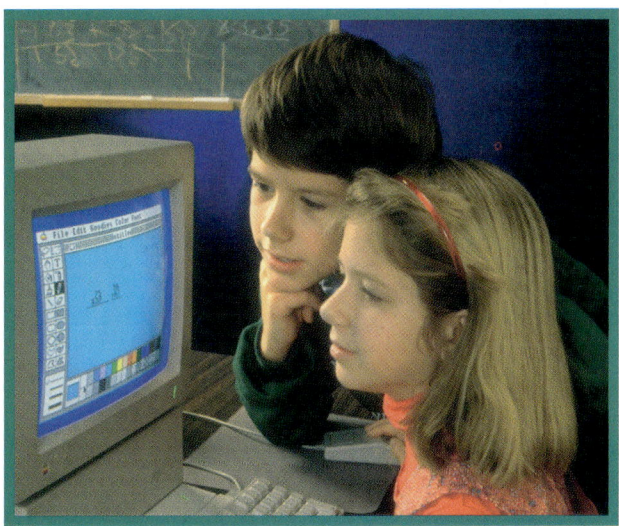

Schulkinder

mehr so einfach aus, andererseits ist es in den meisten Fällen noch nicht zu spät, um diese zu beheben.

Wenn ein Kind in seiner Sprachentwicklung hinterherhinkt, aber regelmäßig einen Sprachtherapeuten, einen sogenannten Logopäden, besucht, können viele Sprachstörungen beseitigt werden. Ein Logopäde übt mit dem Kind im Spiel und mit viel Geduld das richtige Sprechen.

Ernsthafte Sprachstörungen liegen vor, wenn das Kind sich undifferenziert ausdrückt, wenn es einen nur kleinen aktiven Wortschatz besitzt und wenn seine Aussprache ganz oder teilweise sehr undeutlich ist, so daß nur die Eltern es verstehen können.

Vorsorge

U8:

Die U8 erfolgt zwischen dem 43. und 48. Lebensmonat. Neben der Überprüfung der körperlichen Funktionen, der Sprachentwicklung und Motorik informiert sich der Arzt über das soziale Verhalten des Kindes und fragt nach Auffälligkeiten.

U9:

Im Alter von fünf Jahren sollte die 9. Früherkennungsuntersuchung stattfinden. Hier werden Körperfunktionen und Körperbau überprüft. Verstärkte Aufmerksamkeit gilt der Körperbeherrschung des Kindes. Der Arzt stellt fest, ob es bereits auf einem Bein hüpfen und mehrere Meter auf einer Linie balancieren kann. Auch wird die Feinmotorik überprüft, indem der Arzt das Kind eine Zeichnung anfertigen läßt.
Ab dem 6. Lebensjahr sollte die zweite Impfung gegen Masern, Mumps und Röteln erfolgen sowie die erste Auffrischimpfung gegen Diphtherie und Tetanus.

Schulkinder

Entwicklung

Ein Kind sollte erst dann die erste Klasse besuchen, wenn es eine gewisse Reife erlangt hat, die Schulreife. Ein schulreifes Kind kann aufgestellte Regeln einhalten und Kompromisse eingehen. Es kann Anordnungen befolgen und Aufgaben erledigen, die ihm gestellt werden. Es weiß, daß es in einer Gruppe viele verschiedene Bedürfnisse gibt und nicht nur seine Wünsche zählen. Es ist bereit, Konflikte und Streitereien verbal auszutragen, und schlägt nicht gleich drauflos. Auch vermag es, für mindestens 30 Minuten stillzusitzen und zuzuhören oder sich auf ein Spiel oder eine Arbeit zu konzentrieren.

Neben dieser sozialen und geistigen Reife zählen auch die motorischen und sprachlichen Fähigkeiten. Ein Kind, das in seiner allgemeinen motorischen Entwicklung hinterherhinkt, ist noch nicht für die Schule geeignet. Es gibt Kinder, die sich langsamer entwickeln. Sie sind nicht weniger normal als die anderen Kinder, sie brauchen einfach mehr Zeit, und die sollte man ihnen lassen.

Auch ein Kind, das sich sprachlich noch nicht auf dem Entwicklungsstand gleichaltriger Kinder befindet, sollte noch nicht in die Schule geschickt werden. Die Anforderungen wären zu groß und würden das Kind unter Druck setzen.

Für die Kinder bedeutet der Eintritt in die Schule eine große Umstellung. Sie müssen jeden Morgen früh aufstehen und bis zum Mittag ein aufgestelltes Programm erfüllen, auch dann, wenn ihnen gar nicht danach ist. Im Kindergarten hat das Kind noch die Möglichkeit, selbst zu entscheiden, was es tun und was es spielen möchte. In der Schule ist das meiste vorgegeben.

Das Kind muß Anforderungen erfüllen, die der Lehrer an es stellt, und Verantwortung für sein Tun übernehmen. Wichtig dabei ist, daß die Schule dem Kind von Anfang an Spaß macht und das Kind sich nicht unter Druck gesetzt fühlt. In den ersten Schuljahren wird der Grundstein dafür gelegt, daß das Kind mit Spaß und Interesse lernt. In dieser Zeit ist es wichtig, daß der Lehrer dem Kind diese Art des Lernens vermitteln kann.

Doch auch die Eltern können entscheidend dazu beitragen, daß sich das Kind in der Schule wohl fühlt und die Anforderungen und Aufgaben meistert. Das Kind braucht auch als Schulkind noch die Unterstützung der Eltern. Die Eltern sollten sich dafür interessieren, was das Kind in der Schule macht, und dies auch deutlich zeigen. Doch sollte das Interesse sich nicht nur auf die schulischen Leistungen beziehen, sondern auch auf die Beziehung des Kindes zum Lehrer und zu den Mitschülern.

Wenn das Kind etwas geleistet hat, sollte es dafür gelobt werden. Andererseits sollte man es nicht tadeln, wenn es eine geforderte Aufgabe nicht bewältigt hat, sondern ihm mit Verständnis begegnen. Hat das Kind Schwierigkeiten, sei es mit dem Lehrer oder mit den Mitschülern, sollten die Eltern ihr Kind dabei beraten oder, wenn nötig, ein Gespräch mit dem Lehrer oder dem betroffenen Mitschüler suchen. Wenn ein Kind erfährt, daß es von seinen Eltern unterstützt wird, kann es bald selbst für seine Interessen eintreten.

Viele Eltern beladen ihr Kind mit ihrem eigenen Ehrgeiz und setzen es damit zusätzlich unter Druck. Ein Kind vermag nur das zu leisten, wozu es durch seine persönlichen Fähigkeiten in der Lage ist, und sollte nicht überfordert werden. Sonst kann es kein gesundes Selbstvertrauen entwickeln und erlebt oft Frustrationen.

Auch sollten die Eltern darauf achten, daß dem Kind neben der Schule als Ausgleich für die verplante Zeit auch genügend Freiräume zum Spielen und Nichtstun verbleiben. Die Entwicklung des Kindes braucht Raum und findet nicht nur in der Schule statt.

Lernprobleme

Wenn ein Kind in der Schule große Probleme hat und die angeforderten Leistungen nicht oder nur unvollständig erbringen kann, kann das verschiedene Ursachen haben.

Zum einen muß man ausschließen, daß das Kind kurzsichtig ist oder unter Schwerhörigkeit leidet. Viele Lernprobleme sind darin begründet. Kann ein Kind nicht lesen, was auf der Tafel steht, oder nicht gut hören, was der Lehrer es fragt, kann es auch nicht entsprechend reagieren.

Ein anderer Grund für Lernschwierigkeiten kann die sogenannte Legasthenie sein. Legastheniker können einzelne Wörter oder ganze Texte nicht lesen oder verstehen. Sie machen überdurchschnittlich viele Rechtschreibfehler, die auch durch häufiges Üben nicht zu vermeiden sind. Legasthenie kann nicht behoben werden. Wenn das Kind, die Eltern und der Lehrer wissen, daß Legasthenie vorliegt, muß dem Kind seine Schwäche keine Schwierigkeiten mehr bereiten, denn es wird nun dementsprechend eingeschränkt bewertet. Außerdem sind Legastheniker meistens sehr intelligent und zu guten bis sehr guten Leistungen in den anderen Fächern fähig.

Lernschwierigkeiten können auch in seelischen Problemen begründet sein. Wenn das Kind großen psychischen Belastungen ausgesetzt ist, wirkt sich das auch auf seine schulischen Leistungen aus. In diesem Fall sollten der Lehrer und die Eltern Verständnis zeigen und dem Kind gegebenenfalls die Unterstützung durch einen Schulpsychologen verschaffen.

Vorsorge

Ab dem 10. Lebensjahr sollte die erste Auffrischimpfung gegen Polio verabreicht werden.

Pubertät

Die Pubertät beginnt bei den Mädchen im Alter zwischen 9 und 14 Jahren, bei den Jungen etwa zwischen 10 und 15 Jahren.

In dieser Zeit veranlaßt die Hypophyse die Eierstöcke des Mädchens, das Hormon Östrogen zu bilden. Dieses sorgt dafür, daß die weiblichen Geschlechtsorgane und die sekundären weiblichen Geschlechtsmerkmale herausgebildet werden. Dazu gehört der weibliche Körperbau mit Muskulatur, Ablagerung von Fettgewebe und Brüsten.

Bei den Jungen leitet die Hypophyse die Bildung des männlichen Geschlechtshormons Testosteron in den Hoden ein. Testosteron sorgt für die Entwicklung der männlichen Geschlechtsorgane und für die Herausbildung der sekundären Geschlechtsmerkmale wie des kräftigeren, muskulöseren Körperbaus und der Kehlkopfveränderung.

Der Beginn dieser Körperveränderungen findet in der sogenannten Vorpubertät statt. Die Bildung und Heranreifung der weiblichen Eizellen und die Bildung von Samenzellen im Körper des Jungen setzen erst etwa zwei Jahre später ein.

Wenn der Körper beginnt, sich zu verändern, ist das für die meisten Mädchen und Jungen sehr verunsichernd oder auch beunruhigend. Wenn das Mädchen langsam Brüste bekommt und die Schambehaarung sprießt, weiß es, daß es jetzt kein richtiges Kind mehr ist. Andererseits ist es noch nicht erwachsen. Es ist „zwischendrin". Genauso ergeht es einem Jungen, dessen Penis größer wird, dem in der Schamgegend die ersten Haare wachsen und dessen Stimme zwischen hoch und tief schwankt.

Die meisten Mädchen und Jungen empfinden ihre körperliche Veränderung ganz und gar nicht als selbstverständlich. Sie merken nur, daß sich etwas Wesentliches verändert, aber sie können nicht recht damit umgehen. Zudem sind sie großen Stimmungsschwankungen unterworfen, die zum Teil hormonell bedingt sind. Die Mädchen kichern albern herum, die Jungen probieren sich im Imponiergehabe. Dann wieder fühlen sich die Mädchen zum Heulen und die Jungen unsicher und schwächlich. Den Erwachsenen gegenüber sind die Jungen und Mädchen häufig pampig und reagieren überempfindlich auf deren Äußerungen oder Verhalten.

Sie grenzen sich verstärkt von ihren Eltern ab und möchten am liebsten ununterbrochen mit ihren besten Freunden oder besten Freundinnen zusammensein. Viele Eltern reagieren auf diese für sie neue Ablehnung mit Einschränkungen und Verboten. Sie befürchten, daß die Kinder sich ihnen entfremden und ganz ihrem Einfluß entziehen. Doch gehört die Phase der Ablehnung der Eltern genauso zur Pubertät wie die körperliche Veränderung. Die Jungen und Mädchen machen wichtige Fortschritte in Richtung Unabhängigkeit.

Nach der Vorpubertät kommt die Phase, in der die Jungen und Mädchen verstärkt Interesse am anderen Geschlecht zeigen. Für die Jungen und Mädchen zwischen 12 und 15 Jahren wird Sexualität ein spannendes Thema. Die Jugendlichen

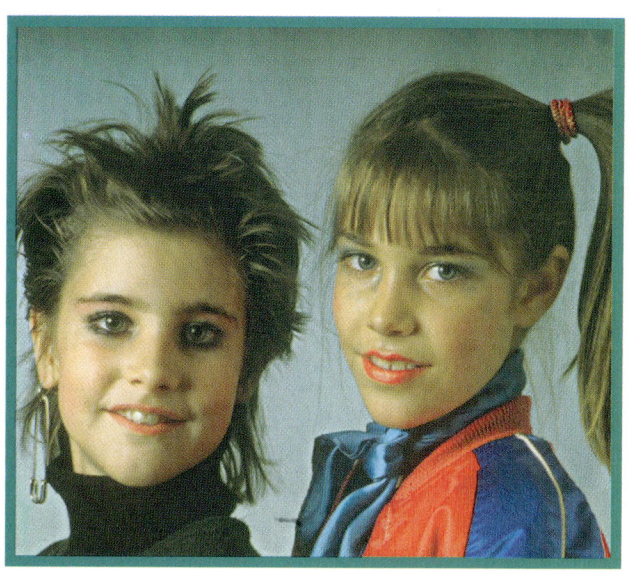

Beste Freundinnen

105

können sich jedoch noch gar nicht richtig vorstellen, wie es ist, wenn eine sexuelle Begegnung stattfindet – auch wenn sie viel darüber in Zeitschriften lesen. Die erotische Anziehungskraft zwischen Jungen und Mädchen nimmt zwar zu, es wird immer aufregender, mit dem anderen Geschlecht zusammenzusein. Über erste Küsse und unsichere Berührungsversuche geht es jedoch in den meisten Fällen nicht hinaus.

Sexuelle Lustgefühle werden immer stärker, die körperliche Sehnsucht wächst, wenn auch unspezifiziert und nicht zielgerichtet. Pubertierende Jugendliche verschaffen sich häufig durch Selbstbefriedigung ein Ventil.

Die Meinung, daß dies schädlich ist, herrscht heute wohl nicht mehr. Wenn Jungen oder Mädchen sich selbst befriedigen, werden sie vertraut mit ihrem Körper. Sie machen die ersten sexuellen Erfahrungen, aber in Sicherheit und mit sich selbst.

Erst im Alter von 16 bis 18 Jahren haben die meisten Jugendlichen zum erstenmal Geschlechtsverkehr. Der erste Geschlechtsverkehr ist meist mit hohen und sehr romantischen Vorstellungen besetzt. Oft herrscht danach Enttäuschung, weil es nicht so war, wie man es sich vorgestellt hatte.

Häufig spielt bei den ersten sexuellen Begegnungen auch Konkurrenz eine Rolle. Wer von den Jungen schon mit einem Mädchen geschlafen hat,

steigt in dem Ansehen der anderen. Unter Mädchen ist es oft ähnlich. Ideal ist es, wenn „das erste Mal" zwischen einem Jungen und einem Mädchen stattfindet, die verliebt sind und ein gewisses Maß an Vertrauen zueinander haben.

Abgrenzung von den Eltern

Wenn die eigenen Kinder plötzlich nichts mehr oder nur noch wenig von den Eltern wissen wollen, kann das für diese sehr schwierig sein. Viele wollen diese Veränderung nicht akzeptieren und versuchen, das Leben ihrer Kinder verstärkt zu beeinflussen. Manche Eltern, die vorher freizügig und tolerant waren, werden nun streng und kontrollierend.

Diese Reaktion löst in den Jungen und Mädchen das Gegenteil von dem aus, was sie bewirken soll. Die Kinder erzählen zu Hause noch wesentlich weniger und lassen die Eltern kaum Anteil an dem haben, was sie bewegt oder was sie erleben.

Was die Jungen und Mädchen in dieser Zeit brauchen, ist das Vertrauen ihrer Eltern. Sie müssen das Gefühl haben, daß sie eigene Schritte unternehmen und sich abgrenzen können, daß diese aber da sind, wenn sie gebraucht werden. Daß Kinder sie auch in dieser Zeit oft brauchen, merken diejenigen Eltern, die geduldig und einfühlsam auf ihre pubertierenden Kinder reagieren. Oft

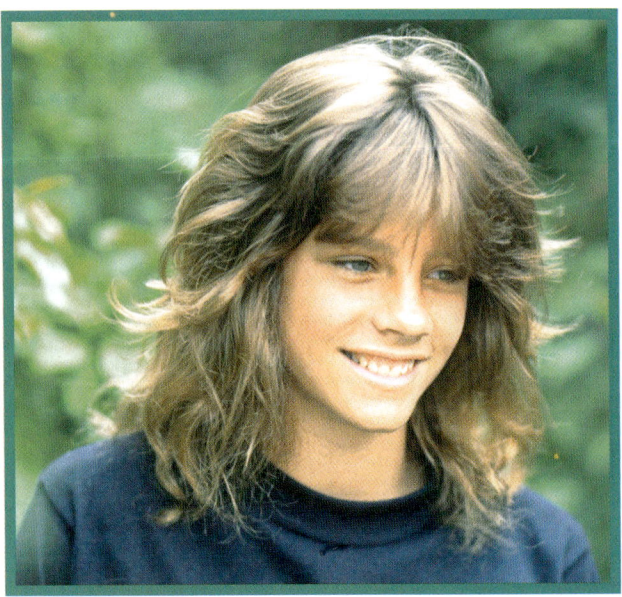

Teenager

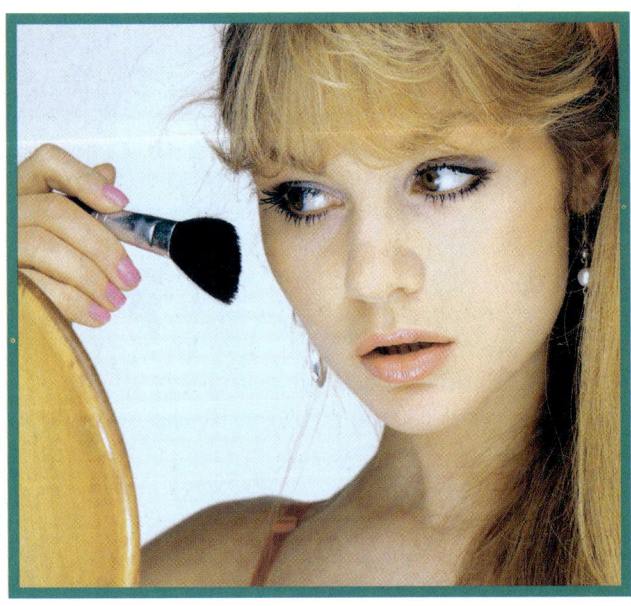

Erste Erfahrungen mit Makeup

suchen die Kinder das Gespräch, stellen Fragen und zeigen, daß sie Rückhalt brauchen.

Die Zeit der Pubertät stellt vor allem am Anfang eine Zeit der Verunsicherung für die Jungen und Mädchen dar. Der einzelne Junge oder das einzelne Mädchen orientiert sich sehr stark an den anderen Mitgliedern der Gruppen und Cliquen, in denen sie sich bewegen. Sie sind auf der Suche nach ihrer Identität und brauchen viel Bestätigung von anderen. Auf dem Weg der Persönlichkeitsentwicklung wird viel ausprobiert, werden die eigenen Grenzen erprobt, werden die Werte der Erwachsenen in Frage gestellt. Das gehört alles in die Zeit der Pubertät.

Die Eltern sollten ihre Kinder stützen und versuchen, ihr Selbstbewußtsein zu stärken. Sie sollten ihren Kindern weniger durch erzieherische Maßnahmen als durch ihr eigenes Vorbild den Weg weisen. Das bedeutet nicht, daß sie sich alles gefallen lassen müssen. Sie sollten vermitteln, wo die Grenzen ihrer Toleranz sind und was sie nicht akzeptieren können. In der Zeit der Pubertät kann das Austesten der eigenen Grenzen schon einmal so weit gehen, daß die Jugendlichen sich selbst in Gefahr begeben, sei es durch Drogen oder dadurch, daß sie unbedingt zeigen wollen, was sie alles können. Manchmal kann es zu Situationen kommen, in denen die Eltern eingreifen müssen, allein oder mit Hilfe anderer. Wenn das eigene Kind zu Drogen greift und dies über das bloße Ausprobieren hinausgeht, können sich die Eltern Rat bei Drogenberatungsstellen einholen.

Es ist wichtig, daß man als Mutter oder Vater immer ansprechbar für die Jugendlichen bleibt, daß man ihnen die Sicherheit gibt, in dringenden Situationen für sie da zu sein und ihnen Unterstützung zu bieten.

Aufklärung

Wenn die Eltern ein natürliches Verhältnis zu ihrem Körper und zu ihrer Sexualität haben, können auch die Kinder unverkrampft und natürlich damit umgehen. Es ist nicht zu empfehlen, kleinere Kinder ungefragt über Sexualität und Fortpflanzung aufzuklären. Die Kinder melden sich mit ihren Fragen selbst, wenn sie soweit sind. Dann allerdings sollte man so sachlich wie möglich angemessene Antworten finden, die sich im Rahmen der kindlichen Verständnismöglichkeiten bewegen, aber gleichzeitig den Tatsachen entsprechen. Es wäre grundsätzlich falsch, den Kindern Märchen über ihre Herkunft zu erzählen, aus falscher Scham oder aus Angst, man könnte das Kind damit belasten.

Sprechen die Eltern frei und offen über Sexualität, werden die Kinder sie auch dann darauf ansprechen, wenn das Thema brennend für sie wird: in der Pubertät. Aber auch hier ist es wichtig, nur das zu beantworten, was gefragt wurde. Die Kinder und Jugendlichen machen deutlich, was sie wissen wollen, was noch nicht, und was sie selbst herausfinden möchten.

Es gibt nicht das eine besondere „Aufklärungsgespräch". Der Mensch wächst von klein auf mit Interesse am Körper und Lustgefühlen auf. Das Thema wird in bestimmten Entwicklungsphasen wichtig und aktuell, und so kann eine Aufklärung Schritt für Schritt erfolgen.

Vorsorge

Ab dem 10. Lebensjahr wird die erste Auffrischimpfung gegen Polio empfohlen. Zwischen dem 11. und 15. Lebensjahr sollte die zweite Auffrischimpfung gegen Tetanus und Diphtherie und die erste Auffrischimpfung gegen Röteln bei den Mädchen erfolgen.

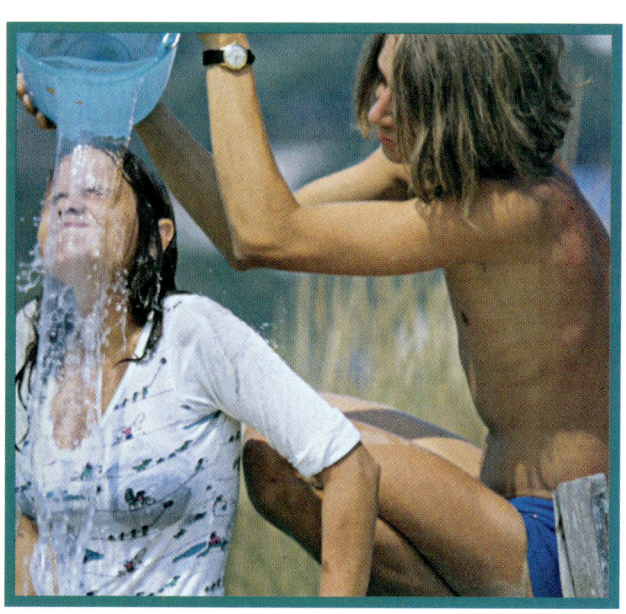

Erste Annäherungen

Die Psyche

Was ist die Psyche?

Das deutsche Wort für „Psyche" ist „Seele". Das Wort „Psyche" kommt aus dem Griechischen und wird immer dann verwendet, wenn in medizinischem Sinne von „Seele" die Rede ist.

Die Psyche ist kein bestimmtes Organ des menschlichen Körpers wie beispielsweise das Herz. Sie hat ihren Sitz auch nicht in einer bestimmten Region des Gehirns. Die Psyche wirkt aber auf den Körper ein und drückt sich durch ihn aus. Ohne Psyche „wären" wir nicht. Sie entzieht sich jedoch der Vorstellungskraft und ist nicht zu greifen. Frühere Kulturen stellten sie sich zum Beispiel als Atem – in der Bibel „Odem" – oder als Tier vor.

In gewisser Weise ist die Psyche in ihrer Funktion an den Körper gebunden. Forscher haben begonnen, die Psyche genau zu untersuchen. Viele neue Ergebnisse wurden geliefert, doch ist die Frage, ob der Mensch den komplizierten Aufbau und die komplexen Wirkungszusammenhänge jemals entschlüsseln wird, noch nicht beantwortet.

Im Gehirn finden biochemische Vorgänge statt, die einhergehen mit Bewußtseinsvorgängen. Es besteht ein ständiger Austausch von chemischen Stoffen. Dieser Gehirnstoffwechsel begleitet das Denkens und Fühlen des Menschen, denn bei Störungen dieses Stoffwechsels wird die Psyche ganz offensichtlich beeinträchtigt. Tumoren in bestimmten Regionen beispielsweise können zu charakterlichen Veränderungen eines Menschen führen. Im Rahmen von Beobachtungen und Untersuchungen, die nach dem ersten Weltkrieg an Soldaten erfolgten, hat man festgestellt, daß Männer, die durch Schüsse Frontalhirnverletzungen erlitten hatten, auffällige emotionale Unbeteiligtheit und Mangel an Wertvorstellungen und emotionalen Bedürfnissen aufwiesen.

Die Psyche setzt sich zusammen aus dem, was ein Mensch denkt, was er fühlt, und wie er sich verhält. Sie macht das Ich, den Charakter, die Persönlichkeit eines Menschen aus. Ein Teil des Charakters des Menschen ist im genetischen Material angelegt, der andere Teil wird durch Erziehung und andere Einflüsse herangebildet. Wieviel Anteil einer Persönlichkeit angeboren oder anerzogen ist, darüber streitet man sich.

Der Mensch hat ein Ich-Bewußtsein. Er weiß in bewußten Augenblicken, daß er existiert, denkt, fühlt. Nur in Fällen von schweren psychischen Erkrankungen kann es dazu kommen, daß das Bewußtsein vom eigenen Ich schwindet. Der Betroffene kann nicht mehr zwischen sich, den anderen und seiner Umwelt unterscheiden.

Die Gefühle und Stimmungen des Menschen werden zu einem Teil dem limbischen System zugeordnet, das seinen Sitz im unteren Bereich des Großhirns hat. Allerdings sind sie nicht im Kopf, sondern im Herzen – Mitleid, Trauer, Glück, Liebe – oder im Bauch – Wut, Ärger, Angst – zu spüren.

Zur Psyche zählt auch die Energie, die den Menschen antreibt, etwas zu tun: die Lebenskraft. Hätte der Mensch diese nicht, hätte er keinen Willen zum Leben. Man kann die Lebenskraft verlieren – zeitweilig beispielsweise im Fall von schwerer Trauer oder anhaltend zum Beispiel bei einer Depressionserkrankung.

Bewußtes und Unbewußtes

Die Psyche besteht aus einem bewußten und einem unbewußten Teil. Der bewußte Teil denkt, plant, spricht, entscheidet, erinnert sich, handelt usw. Den bewußten Teil der Seele, die Denkvorgänge, nimmt man wahr.

Doch ein bedeutender Teil unseres Seins entzieht sich unserem Bewußtsein. Viele Dinge tut der Mensch, ohne sich dessen bewußt zu sein. Vorgänge, die ihm bekannt sind, laufen automatisch ab. Der Mensch muß sie nicht planen oder steuern. Wenn man lernt, Schreibmaschine zu schreiben, tut man dies anfangs noch bewußt. Beherrscht man den Vorgang, verläuft er unbewußt, ohne daß man darüber nachdenken muß.

Das Unbewußte nimmt wesentlich mehr Dinge und Geschehnisse wahr als das Bewußte. Es speichert das Wahrgenommene ab, und manchmal kommt es durch irgendeinen Auslöser an die Oberfläche: ins Bewußtsein.

Einen Teil des Unbewußten stellen die Träume dar. Sie sind seine Sprache; in ihnen kommt das Unbewußte uneingeschränkt zu Wort, wenn das Bewußtsein schläft. Manchmal erschließen sich Gefühlszusammenhänge in Träumen, die einem erst dann bewußt werden, wenn man den Traum rekapituliert. Auch kommt es vor, daß man sich im Traum an Dinge erinnert, die man schon längst vergessen glaubte. Deshalb empfehlen viele Psychotherapeuten, ein Traumtagebuch zu führen. Die Menge der im Unbewußten gespeicherten Erinnerungen ist groß.

Psychotherapie

Das Wort „Psychotherapie" kommt aus dem Griechischen und bedeutet übersetzt „Heilbehandlung für die Seele".

Seit Ende des 19. Jahrhunderts sieht man die Psyche als einen eigenständigen Bereich an, der dem Menschen unabhängig vom Körper Beschwerden verursachen kann und den man dementsprechend auch körperunabhängig behandeln kann. Vorreiter auf diesem Gebiet war der österreichische Arzt Sigmund Freud, der die erste Form der Psychotherapie entwickelte, die Psychoanalyse.

Bei der Psychoanalyse blieb es nicht allein. Nach Freud befaßten sich mehr und mehr Ärzte und Therapeuten mit der Entwicklung verschiedener Formen der psychotherapeutischen Behandlung. Der Entwicklungsprozeß ist noch nicht abgeschlossen. Neue Erkenntnisse, Erfahrungen und Forschungsergebnisse lassen immer wieder neue Therapieformen entstehen.

Heute steht den Menschen eine Vielzahl von Möglichkeiten der Psychotherapie zur Verfügung. Man kann unter anderem zwischen folgenden Methoden wählen:
– **Tiefenpsychologische Psychotherapie**
– **Psycholanalyse**
– **Gesprächstherapie**
– **Gestalttherapie**
– **Verhaltenstherapie**
– **Familientherapie (Systemische Therapie)**

Die Verfahren der Therapien sind sehr verschieden, doch sie haben alle das gleiche Ziel. Ein Mensch, der Störungen, Probleme oder Belastungen im seelischen Bereich zu tragen hat und möglicherweise ein darin begründetes gestörtes Verhalten zeigt, kann mit Hilfe der Therapie und des Therapeuten die Probleme und Störungen bearbeiten und aufheben. Die oft verdeckt liegenden Gründe für das Leiden der Seele können im Rahmen einer Therapie aufgespürt werden, und der Betroffene kann unter Anleitung lernen, wie er mit Problemen selbst erfolgreich umgehen kann.

Die Entscheidung, sich einer Psychotherapie zu unterziehen, kann unterschiedlich begründet sein. Jemand ist beispielsweise in seiner Lebenssituation unglücklich, weiß aber keinen Ausweg. Manche Menschen sind von solch großen seelischen Problemen belastet, daß sie kaum mehr Kraft haben, das Leben zu bewältigen, oder sie darauf mit körperlichen Beschwerden reagieren.

Ein Mensch muß sich aus freien Stücken für eine Psychotherapie entscheiden. Eine Behandlung kann nur dann erfolgreich sein, wenn der Betroffene wirklich eine Änderung will, das heißt, wenn der Leidensdruck hoch ist.

Es entsteht innerhalb einer Psychotherapie ein sehr intensives Verhältnis zwischen dem Therapeuten und dem Klienten. Beide Parteien arbeiten eng zusammen, der Klient offenbart dem Therapeuten sein Innerstes. Der Therapeut muß sorgsam mit dem umgehen, was er vom Klienten erfährt, und der Klient muß sich von vornherein sicher sein, daß er dem gewählten Therapeuten vertrauen und sich ihm öffnen kann. Für die Wahl des richtigen Therapeuten sollte man sich Zeit lassen. Es gibt psychotherapeutische Beratungsstellen, bei denen man Adressen verschiedener Psychotherapeuten bekommen kann. Auch Empfehlungen des Hausarztes oder aus dem Bekanntenkreis kann man nachgehen. Eine Entscheidung sollte man erst fällen, nachdem man ein Gespräch mit dem Therapeuten geführt hat.

Für jeden Menschen ist eine andere Therapieform geeignet. Es gibt kein allgemein gültiges Rezept, das einem seelischen Problem eine bestimmte Psychotherapieform zuordnet. Hier kann rein das Gefühl den Ausschlag geben.

Tiefenpsychologische Psychotherapie

Dies ist die häufigste Therapieform. Der Therapeut nimmt aktiv an der Sitzung teil, die etwa 1 bis 2 Stunden die Woche stattfindet. Der Patient sitzt dabei. Der theoretische Hintergrund entspricht der Psychoanalyse.

Psycholanalyse

Sigmund Freud, der Begründer der Psychoanalyse (1856–1939), war der Meinung, daß Störungen und Konflikte der Seele in bestimmten Erfahrungen in der Kindheit des Menschen begründet liegen. Da er davon ausging, daß diese

Erfahrungen vom Betroffenen aus dem Bewußtsein verdrängt und tief verschüttet wurden, entwickelte er eine Methode, bei der der Betroffene sich assoziativ an seine Kindheit erinnert, sich außerdem seine Nachtträume merkt, bewußt macht und so die tiefen Ursachen der Probleme aufspüren kann. Freud verfaßte 1895 zusammen mit Josef Breuer die „Studien über Hysterie". Zu seinen Schülern zählten u.a. Alfred Adler und Carl Gustav Jung.

Während der psychoanalytischen Sitzung liegt der Klient entspannt auf einer Couch, der Psychoanalytiker sitzt im Hintergrund außerhalb des Gesichtsfeldes des Klienten. Der Analytiker fordert den Klienten dazu auf, frei assoziativ über das zu reden, was ihm gerade durch den Kopf geht. Er soll nicht darüber nachdenken und ohne Scheu und Scham alles aussprechen.

Im Rahmen der Psychoanalyse soll der Klient jeden Morgen das aufschreiben, was er in der vorherigen Nacht geträumt hat. Das Aufschreiben dient dazu, daß er sich den Traum merkt und ihn seinem Analytiker in der folgenden Sitzung erzählen kann. Aus der Sicht Freuds stellen Träume Ansammlungen von versteckten Erinnerungen, Wünschen und Ängsten dar, die Aufschluß über die Herkunft seelischer Probleme geben können. Der Analytiker gibt dem Klienten nur kurze Hilfestellungen bei der Deutung von Träumen. Hauptsächlich soll auch die Traumdeutung assoziativ geschehen, das bedeutet ohne Nachdenken oder Zensur.

Die Funktion des Analytikers während einer Sitzung liegt darin, den Klienten in seinem Erzählen zu bestärken und Wegweiser in Richtungen zu geben, wo sich seiner Meinung nach die Schlüssel für seine Probleme befinden. Meist sind das Bereiche, die mit viel Ängsten und Widerständen behaftet sind und deswegen vom Betroffenen lieber gemieden werden wollen.

In der Psychoanalyse findet eine sogenannte Übertragung statt. Das bedeutet, daß der Analytiker die Mutter- oder Vaterstelle einnimmt. Wesentliche Empfindungen, die der Klient als Kind diesen Personen gegenüber empfunden hat, richtet er nun auf den Analytiker. Sie werden ihm damit bewußt gemacht, und dies trägt mit dazu bei, daß Probleme der Kindheit verarbeitet werden können.

Gesprächstherapie:

In den 40er Jahren wurde von Carl Rogers die Gesprächstherapie begründet. Während der Therapiestunde sitzen sich Klient und Therapeut gegenüber. Der Klient erzählt dem Therapeuten über seine Probleme. Wie bei allen anderen Therapieformen ist es auch hier wichtig, daß der Klient offen und ehrlich spricht, damit der Kern des jeweiligen Problems erkannt werden kann.

Der Therapeut ist hier – im Gegensatz zur Psychoanalyse, wo er vom Klienten nicht gesehen wird und wenig sagt – als Gesprächspartner deutlich präsent. Er ist anteilnehmend und verständnisvoll, was dazu führt, daß der Klient sich angenommen fühlt, ohne Angst über sich sprechen kann und sich allmählich mehr und mehr akzeptiert. Durch die Anteilnahme und die Bestärkung, die er von seinem Gesprächspartner erfährt, kann er sich selbst mehr achten und sich so auch besser wahrnehmen.

Immer wieder greift der Therapeut das, was der Klient ihm erzählt, auf und wiederholt es in klaren Worten. Dadurch kann der Klient besser erkennen, was der eigentliche Sinn seiner Worte war. Der Inhalt dessen, was er ausgesagt hat, dringt ihm klar ins Bewußtsein. Auf diese Weise lernt er, sich selbst genauer zu beobachten und seine Gedanken klarer zu fassen. Gesprächstherapeuten gehen davon aus, daß die meisten Probleme vom Betroffenen selbst bearbeitet und gelöst werden können, wenn dieser sie sich ausreichend klar und bewußt gemacht hat.

Gestalttherapie:

Die Gestalttherapie wurde ebenfalls in den 40er Jahren entwickelt. Ihr Begründer ist Fritz Perls. Vertreter der Gestalttherapie gehen davon aus, daß der Mensch sich grundsätzlich in einem gesunden seelischen Zustand befindet. Im Falle von seelischen Störungen wird der Einfluß der Umwelt als Ursache angesehen.

In der Gestalttherapie wird der Klient zu seinen Gefühlen geführt. Dabei geht es immer um den Augenblick; es zählen nicht die früheren Empfindungen, es zählt nur das, was der Klient im Moment spürt, wie er sich gerade zu diesem Zeitpunkt fühlt. Der Gestalttherapeut macht den Klienten immer wieder darauf aufmerksam, was dessen Körpersprache gerade aussagt; ob der

Klient beispielsweise offensichtlich verkrampft auf seinem Stuhl sitzt, also Angst hat, oder ob er an seinen Fingernägeln kaut, was auf innere Anspannung hinweist.

Der Klient soll sich während der Gestalttherapie seiner Gefühle bewußt werden. Er soll lernen, auf sie zu achten und sie zuzulassen. In der Gestalttherapie wird angenommen, daß die Blockierung von Gefühlen zu einer blockierten Persönlichkeit führt, die sich nicht frei entfalten und entwickeln kann. Daher hat die Therapie zum Ziel, Gefühle zu befreien und sie anzunehmen, welcher Art auch immer sie sind.

Zur Gestalttherapie gehört auch, daß der Klient sich während einer Sitzung in seiner Phantasie mit Menschen auseinandersetzen kann, mit denen er in Konflikt steht. Dabei sind diese Menschen nicht tatsächlich anwesend, sondern nur „Platzhalter": Das bedeutet, daß ein Sitzkissen oder ein leerer Stuhl in der Vorstellung des Klienten mit den Menschen besetzt werden können. Der Klient spricht mit ihnen, als wären sie anwesend, er „spielt" sozusagen das Gespräch und kann dadurch Klarheit gewinnen und Grundsteine für die Lösung der Konflikte legen.

Verhaltenstherapie:

Das Konzept der Verhaltenstherapie stammt aus den 50er Jahren und wurde in den 70er Jahren angereichert und weiterentwickelt.

Verhaltenstherapie bezieht sich vor allem auf offensichtliche Störungen im sichtbaren Verhalten eines Menschen. Sie führt dieses Verhalten auf ein oder mehrere bestimmte Erlebnisse zurück und geht davon aus, daß der Betroffene es sich wieder „abgewöhnen" kann.

Verhaltenstherapie behandelt vor allem Verhaltensstörungen, die durch bestimmte Ängste hervorgerufen werden. Ein Beispiel: Eine Frau war als Beifahrerin an einem Unfall beteiligt. Sie wurde zwar nur leicht verletzt, erlitt aber einen schweren Schock und kann seitdem nicht mehr in einem Auto sitzen, ohne panische Angst zu haben, in Schweiß auszubrechen und Anfälle von Atemnot zu erleiden. In diesem Fall wird ein Verhaltenstherapeut sie während der Sitzungen behutsam Schritt für Schritt mit der Situation, sich in einem Auto zu befinden, konfrontieren. Zunächst setzen sich die Klienten nur in ihrer Phantasie mit der

angsterzeugenden Situation auseinander, nach einiger Zeit begeben sie sich zusammen mit dem Therapeuten tatsächlich in diese Situation hinein, so lange, bis sie ihre Angst verlieren.

Man nennt diese Methode Desensibilisierung. Bei der Frau unseres Beispiels würde das bedeuten, daß der Verhaltenstherapeut sie erst an die Vorstellung heranführt, in einem Auto zu sitzen, und schließlich tatsächlich mit ihr in ein Auto steigt. Am Ende der Therapie kann die Frau allein in einem Auto sitzen, ohne Angstgefühle zu empfinden und körperliche Angstsymptome aufzuweisen.

Nicht immer sind die Rückschlüsse auf eine angstauslösende Situation so leicht zu ziehen. In der ersten Phase der Verhaltenstherapie muß oft erst herausgefunden werden, welches Ereignis für die Störungen des Verhaltens verantwortlich ist. Dies geschieht in ausführlichen Gesprächen zwischen Therapeut und Klient.

Familientherapie (Systemische Therapie):

Was für ein Paar gilt, gilt ebenso für die ganze Familie. Jedes Familienmitglied hat eine bestimmte Position, eine bestimmte Rolle, innerhalb des Familiengefüges. Solche Rollen sind oft starr und verhindern eine Entwicklung und Entfaltung des einzelnen, aber auch der gesamten Familie.

Innerhalb einer Familientherapie – die ebenfalls verschiedene Formen haben kann – werden Rollen beweglich gemacht und neue, bessere Formen des Umgangs miteinander entwickelt. Eingefahrene Probleme können abgebaut werden, indem man das System, d.h. die Familie, behandelt.

Paartherapie:

Grundsätzlich gilt für alle Therapieformen, daß die Lebenspartner auch daran teilnehmen können. Dazu werden die Therapien entsprechend modifiziert. Die Formen der Therapien sind unterschiedlich, es kann unter anderem eine Gesprächs-, Gestalt- oder Verhaltenstherapie sein. Im Rahmen dieser Therapie wird offen über die Konflikte gesprochen, und die jeweilige Position, die Wünsche und die Probleme der beiden Partner werden geklärt.

Bei Schwierigkeiten innerhalb einer Beziehung sind in der Regel immer beide Partner beteiligt. Meistens ist die Beziehung ein sensibles System, in dem jedes Verhalten ein anderes bedingt, das wiederum ein drittes auslöst usw. Wenn die Wirkungszusammenhänge bewußt gemacht werden, können Konflikte viel besser und leichter gelöst werden.

Sonstiges:

NLP:

NLP ist die Abkürzung für „Neurolinguistisches Programmieren". Diese Form der Therapie wurde in den 80er Jahren entwickelt.

NLP versteht sich als Trainingsprogramm für den Geist. „Neuro" meint den psychischen Bereich, „linguistisch" bezeichnet das Mittel: die Sprache, „programmieren" bedeutet, daß gestörte Zustände in gesunde umgewandelt werden sollen. Die Vertreter des NLP sind der Ansicht, daß ein Mensch sich aufgrund von psychischen Blockaden nicht angemessen weiterentwickeln und seine Persönlichkeit nicht entfalten kann. Er soll sich über die Art der Blockierungen gedanklich klarwerden und sie damit auflösen.

NLP vereinigt verschiedene Methoden und Techniken zur „Programmierung", also zur Veränderung der blockierten Zustände. Mit Hilfe dieser Methoden soll der Mensch eine positive Veränderung seines Lebens herbeiführen. NLP gilt als alternative Therapieform. Die Kosten werden von den Kassen nicht übernommen

Wie erkennt man Depressionen?

Traurigkeit ist etwas Natürliches, das zu einem normalen, gesunden Leben eines Menschen dazugehört. Jeder Verlust (eines nahestehenden Menschen, auch eines Tieres oder einer Aufgabe) kann zu einer Niedergeschlagenheit führen, dies ist Teil des natürlichen Bewältigungsmechanismus der menschlichen Natur.

Wenn jemandem jedoch alles entgleitet, kein Appetit mehr da ist, Gewichtsabnahme dazukommt und er (dauernd) schlecht schlafen kann, wenn er unter (dauerhafter) Antriebsschwäche leidet, total erschöpft ist, zu nichts mehr Lust hat, den Haushalt nicht mehr schafft, wenn er alles auf das Nötigste reduziert, dann können das Zeichen einer Belastungs-Depression sein. Auch Angst ist ein häufiges Symptom bei Depression.

Wenn die Angst einen Menschen nicht aber nicht mehr losläßt, er Angst vor der Angst hat, seine Panik sich steigert, der Blutdruck steigt, er (häufig) Herzrasen spürt, können das Zeichen einer Angststörung sein. Doch darauf kommen die Betroffenen meist nie von selbst.

Die Patienten sind Menschen, in deren Lebensgeschichten und Persönlichkeitsstrukturen die Bereitschaft zu einer depressiven Erkrankung oder Angststörung angelegt ist. Die Krankheit müßte aber nicht ausbrechen, wenn nicht belastende Lebensfaktoren dazukämen, die sich schließlich zu chronischer Überlastung steigern.

Das Leben erscheint den akut Betroffenen oft wie der Gang durch einen Tunnel, an dessen Ende kein Licht zu erkennen ist, „Wofür noch leben? Warum bin ich überhaupt geboren? Ohne mich haben alle Beteiligten es doch viel besser". So denken die Betroffenen auf der Talsohle ihrer Depression. Vieles bleibt unausgesprochen, die Umwelt wird nicht mehr wahrgenommen, Schlafstörungen und erdrückender Schmerz nehmen zu. Meistens stellen die Betroffenen körperliche Symptome fest, gehen dann zum Hausarzt und klagen über Magenschmerzen, Übelkeit, Schwindel, Herzbeschwerden, Schlafstörungen oder allgemeine Abgeschlagenheit.

Die Heilungschancen für Depressionen und Angsterkrankungen sind heutzutage sehr gut. Niemand ist außerdem allein mit seinen Beschwerden: Ca. 5 bis 10 % der Bevölkerung werden von Angststörungen heimgesucht, ca. 15% bis 20% leiden, zumindest einmal in ihrem Leben, an Depressionen. Den meisten kann heute bei rechtzeitiger Erkennung und schnell einsetzender fachärztlicher Therapie dauerhaft geholfen werden.

Gesunde Ernährung

Ausgewogenheit

Neben ausreichend Sauerstoff braucht der Körper des Menschen jeden Tag eine bestimmte Menge an Nährstoffen, um gesund zu bleiben. Der Körper nimmt die Nährstoffe auf, wandelt sie um und erhält daraus Energie und Stoffe, die ihn am Leben erhalten. Diesen Umwandlungsprozeß bezeichnet man als Stoffwechsel.

Der Stoffwechsel eines Körpers kann aber nur dann reibungslos vor sich gehen, wenn die Nährstoffe, die dem Körper zugeführt werden, sich in einem ausgewogenen Verhältnis zueinander befinden. Ein deutliches Zuviel oder Zuwenig kann den Stoffwechselvorgang entgleisen lassen und zu Übergewicht oder Mangelerscheinungen führen.

Der Körper braucht:
- **– Kohlenhydrate**
- **– Eiweiß**
- **– Fett**
- **– Vitamine**
- **– Mineralstoffe und Spurenelemente**
- **– Ballaststoffe**
- **– Flüssigkeit**

Doch ist die Zuführung von Nahrung nicht nur ein Vorgang, der allein der Befriedigung der körperlichen Bedürfnisse dient. Essen ist ebenso ein Erlebnis der Sinne und bietet zudem den Rahmen für Kommunikation. Beim gemeinsamen Abendessen kommt die ganze Familie zusammen, und die Erlebnisse des Tages werden erzählt, Angelegenheiten werden besprochen usw. Man veranstaltet Feste, bei denen eine ausgewählte Mahlzeit serviert wird, die von Gastgeber und Gästen gemeinsam genossen wird.

Das Essen soll munden, es soll duften und appetitlich anzusehen sein, es soll eine Wohltat für Nase, Augen und Mund sein. Essen ist ein Vorgang, der Freude macht und Genuß verschafft. Allerdings kann Essen auch zu einer Ersatzbefriedigung werden. Ein Mensch mit seelischen Problemen kann sich unter Umständen durch übermäßige Nahrungsaufnahme zeitweise Befriedigung und Streßausgleich verschaffen. Andererseits können seelische Störungen auch zu Eßstörungen in der anderen Richtung führen: Magersucht, auch Anorexie genannt, oder Bulimie, eine regelmäßige, anfallartige Nahrungsaufnahme mit nachfolgendem Erbrechen, das man selber herbeiführt.

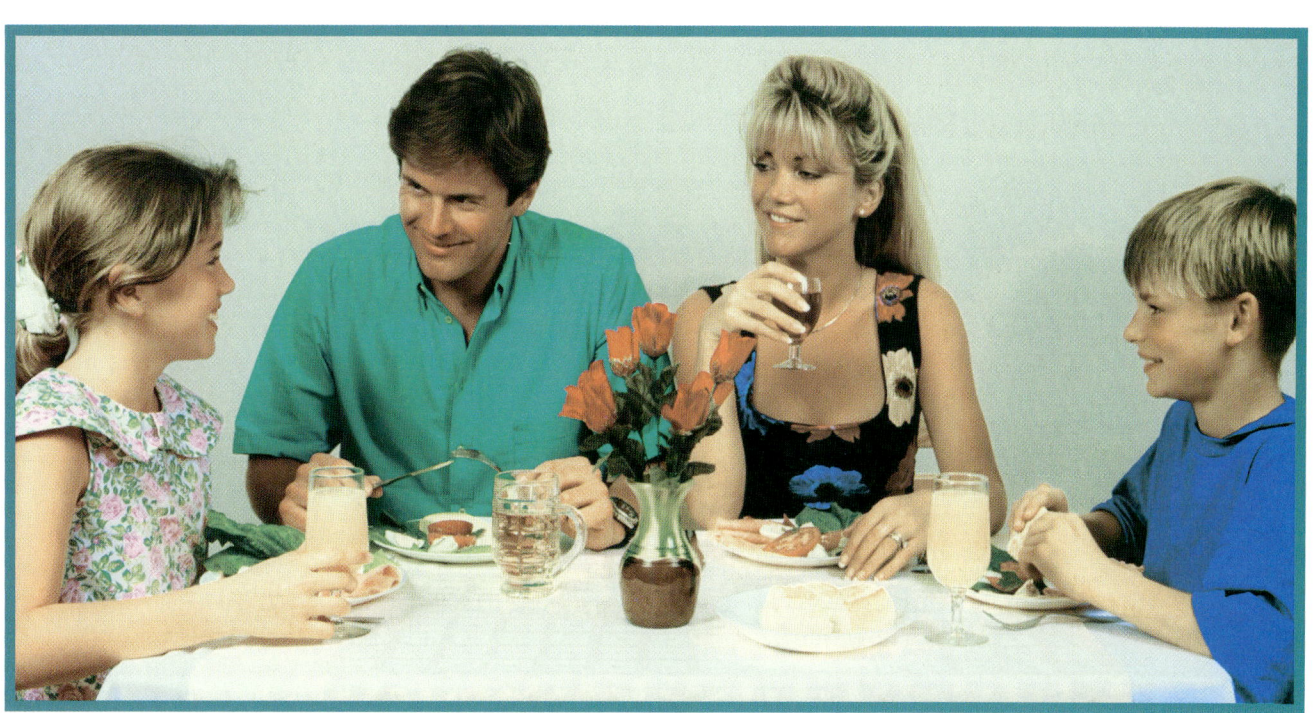

Essen mit der Familie

Das Essen sollte man in Ruhe genießen. Während der Mahlzeiten sollte eine ruhige Atmosphäre herrschen, keine Hektik und kein Streß. Der Körper kann das Essen besser verwerten, wenn der Mensch entspannt und in Ruhe ißt. Heruntergeschlungenes Essen verschafft kein befriedigendes Sättigungsgefühl. Wenn man sich nicht satt fühlt, ißt man mehr, was leicht zu Übergewicht führen kann. Jeder Bissen sollte ausreichend gekaut werden, dann erst fühlt man sich gesättigt.

Eßgewohnheiten werden schon in der Kindheit geprägt. Wenn einem Kind ausgewogene und schmackhafte Mahlzeiten angeboten werden wird es auch als Erwachsener ein solches Essen schätzen. Der Speiseplan sollte abwechslungsreich und ausgewogen sein, das Essen wenig Zucker und wenig Fette enthalten. Es gibt keinen allgemeingültigen, für jeden Menschen anwendbaren Plan, der bestimmt, was und wieviel er essen soll. Die tägliche Nahrungsaufnahme richtet sich auch nach persönlichen Vorlieben und dem Bedarf, der bei jedem Menschen verschieden ist. Dennoch sollten grundsätzliche Regeln im Menüplan befolgt werden, wenn man sich gesund ernähren möchte.

Kohlenhydrate

Kohlenhydrate befinden sich vorwiegend in pflanzlicher Nahrung. Man findet sie in verschiedenen Getreidearten, in Nudeln und Brot, außerdem in Kartoffeln, in Reis, in Milch und in Zucker. Zucker umfaßt den zum Süßen verwendeten Zucker sowie Fruchtzucker und Milchzucker.

Während der Verdauung werden die Kohlenhydrate zerlegt. Ein Teil der Bestandteile wird von der Leber in Glukose umgewandelt. Über das Blut wird die Glukose in die Zellen des Organismus verteilt, wo sie in Energie umgewandelt wird. Werden die dem Körper zugeführten Kohlenhydrate nicht gleich vom Organismus gebraucht, werden sie in Fett umgewandelt und auf diese Weise gespeichert. Bei Bedarf wird das Fett in Glukose rückverwandelt und kann so wieder als Energielieferant eingesetzt werden.

Werden dem Körper anhaltend mehr Kohlenhydrate zugeführt, als er benötigt, entsteht viel Fettgewebe: Der Mensch wird übergewichtig.

Man unterscheidet bei den Kohlenhydraten zwischen Zucker und Stärke. Zucker wird vom Körper schneller abgebaut, verschafft also nur ein kurzes Sättigungsgefühl. Wer viel Zucker zu sich nimmt, bekommt schnell wieder Hunger. Die Entstehung von Übergewicht wird dadurch gefördert.

Stärke, die vor allem in Vollkornprodukten und Kartoffeln enthalten ist, bringt dagegen ein langanhaltendes Gefühl der Sättigung. Nimmt man die Stärke in normalem Rahmen zu sich, wird sie optimal vom Körper verwertet und trägt nicht zum Dickwerden bei.

Eiweiß

Eiweiße, die auch Proteine heißen, sind aus Aminosäuren aufgebaut. Der menschliche Körper benötigt Eiweiße für zahlreiche Funktionen. Während des Verdauungsvorgangs zerlegt der Organismus die Eiweiße in ihre einzelnen Aminosäuren. Die Aminosäuren werden wieder zu körpereigenen Eiweißen zusammengesetzt, und diese werden als Bestandteile für den Aufbau von Hormonen, Antikörpern und Enzymen, aber auch zum Aufbau und zur Erneuerung von Körpersubstanz gebraucht. Unter den Aminosäuren befinden sich essentielle, also unbedingt notwendige Aminosäuren, ohne die der Körper den eigenen Eiweißaufbau nicht vollziehen kann und die er nicht selbst bilden kann. Eiweiß findet man vor allem in Hülsenfrüchten wie Linsen, Bohnen und Erbsen, außerdem in Sojabohnen, Fleisch, Eiern, Milch und Käse.

Fett

Fette sind neben Kohlenhydraten die wichtigsten Lieferanten von Energie für den Organismus. Allerdings hat Fett etwa einen doppelt so hohen Nährwert wie die gleiche Menge Kohlenhydrate. Es gibt zwei Gruppen von Fetten: die gesättigten und die ungesättigten Fettsäuren. Der Organismus kann die gesättigten Fettsäuren selbst herstellen, die ungesättigten müssen ihm direkt zugeführt werden, sie sind also essentielle Fettsäuren.

Die ungesättigten Fettsäuren bilden die Grundsubstanzen für körpernotwendige Stoffe, vor allem für Hormone. Tierische Fette enthalten vorwiegend gesättigte Fettsäuren, darauf kann der Körper leicht verzichten. Ungesättigte Fettsäuren finden sich beispielsweise in Leinöl, Distelöl, Sonnenblumenöl und Maiskeimöl. Dementsprechend sind sie auch in Sonnenblumenkernen und Mais sowie in Nüssen enthalten.

Pflanzliche Fette sind den tierischen also auf jeden Fall vorzuziehen. Außerdem ist der Stoff Cholesterin, der dem Fett ähnlich ist und in zu großen Mengen genossen bestimmte Erkrankungen begünstigen kann, nur in Tierprodukten enthalten. Eier und Butter enthalten besonders viel Cholesterin, ebenso tierische Fette und Innereien.

Cholesterin wird vom Organismus auch selbst hergestellt. Es stellt einen Grundbestandteil körpereigener Substanzen dar, aus ihm wird zum Beispiel ein Teil der Hormone, Gallensäuren und Vitamin D hergestellt. Der Cholesterinspiegel des Menschen sollte regelmäßig kontrolliert werden, wenn er die Grenze von etwa 200 mg/dl – Milligramm pro 10 Milliliter Blut – überschritten hat. Im Alter erhöht sich der Cholesterinspiegel natürlicherweise.

Man weiß heute, daß ein erhöhter Cholesterinspiegel nicht allein für Erkrankungen wie Arteriosklerose verantwortlich ist. Doch wenn der Körper zusätzlich mit Übergewicht, Bluthochdruck oder Nikotin belastet ist, kann Cholesterin das Erkrankungsrisiko erhöhen. Menschen, die durch ihre Erbanlagen mit einem erhöhten Cholesterinspiegel belastet sind, sollten auf jeden Fall eine hohe Cholesterinzufuhr meiden und ihren Wert regelmäßig kontrollieren lassen.

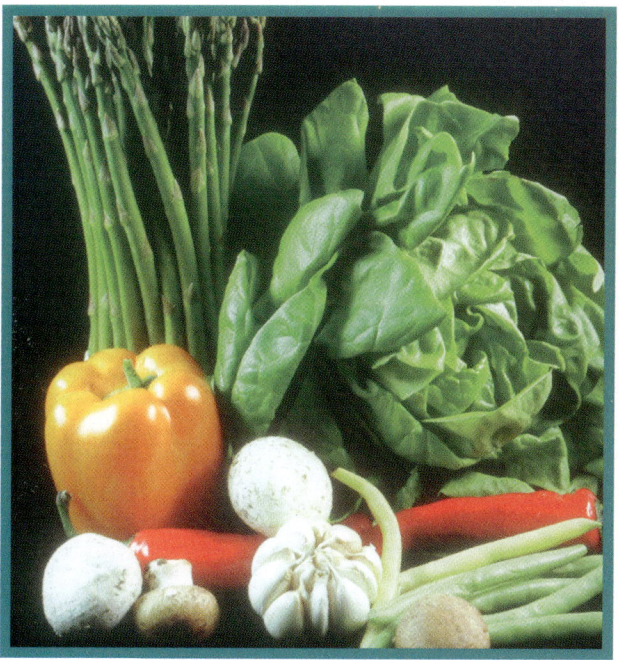

Ein frischer Salat hat viele Vitamine und Nährstoffe

Butter als wesentlichen Cholesterinlieferanten sollte man sparsam genießen. Das bedeutet nicht, daß man unbedingt Margarine bevorzugen sollte. Margarine besteht in den meisten Fällen zu einem Teil aus pflanzlichen, zum anderen aus tierischen Fetten. Wenn man beides, Margarine oder Butter, in Maßen verwendet, wird dies nicht zu einer Erhöhung des Cholesterinspiegels führen.

In der nachfolgenden Tabelle werden Richtwerte für die Deckung des Tagesbedarfs an Kohlenhydraten, Eiweiß und Fetten gegeben:

Kohlenhydrate:

50 g	Müsli (gemischtes Getreide)
200 g	Brot
80 g	Nudeln oder Reis (ungekocht abgewogen)
200 250 g	Kartoffeln
250 g	Obst
250 g	Gemüse (auch Salat)

Eiweiß:

250 ml	Milch
40 g	Käse
150 g	Joghurt
150 g	Fisch oder Fleisch

Fette:

15 g	pflanzliches Öl
10 g	Butter

Vitamine

Der menschliche Körper kann bestimmte Vitamine selbst herstellen, dazu zählen Vitamin D, Vitamin H und Vitamin K. Alle anderen Vitamine müssen ihm über die Nahrung zugeführt werden. Bei einer ausgewogenen Ernährung ist für eine ausreichende Vitaminzufuhr gesorgt. Vitaminpräparate sind dann überflüssig. Ein deutlicher Vitaminmangel kann Nebenwirkungen haben. Andererseits kann es bei einem Überschuß an Vitaminen zu Vergiftungserscheinungen kommen. Man unterscheidet fettlösliche und wasserlösliche Vitamine.

Fettlösliche Vitamine:

– Vitamin A
– Vitamin D
– Vitamin E
– Vitamin K

Wasserlösliche Vitamine:

– Vitamin B_1
– Vitamin B_2
– Vitamin B_6
– Vitamin B_{12}
– Vitamin C
– Vitamin H
– Vitamin PP
– Folsäure
– Pantothensäure

Vitamin A:

Vitamin A, auch Retinol genannt, wird für die Bildung und das Wachstum von Haut und Schleimhaut benötigt. Es verstärkt außerdem die Sehkraft. Es ist in Tierprodukten wie Milch, Käse und Butter enthalten.

Ein Mangel an Vitamin A kann zum Beispiel zu Wachstumsstörungen bei Kindern, Nachtblindheit und Appetitlosigkeit führen. Ein Überschuß an Vitamin A kann Haarausfall, anhaltende Müdigkeit, Übelkeit und Sehverminderung zur Folge haben. Außerdem kann die übermäßige Einnahme von Vitamin A während der Schwangerschaft zu Mißbildungen des Kindes führen. Ein Überschuß kann dann auftreten, wenn man zusätzlich zu einer ausreichenden Vitamin-A-Zufuhr über die Nahrung zusätzlich Vitamin-A-Präparate einnimmt.

Die empfohlene Tagesmenge für Erwachsene beträgt 2.500 IE (Internationale Einheiten).

Vitamin D:

Vitamin D, auch bekannt als Calciferol, ist vor allem für den Knochenaufbau und Knochenabbau notwendig. Über die Nahrung werden dem Körper Vorstufen von Vitamin D zugeführt. Sie werden in der Haut abgelagert und mit Hilfe der UV-Strahlen in Vitamin D umgebaut. Säuglinge sollten regelmäßig an die freie Luft geführt werden, damit ein optimaler Knochenaufbau gewährleistet ist. Die Vitamin-D-Vorstufen finden sich unter anderem in Eiern, Fisch und Butter.

Vitamin-D-Mangel kann bei Kindern zu Schlafstörungen, unruhigem Verhalten und Rachitis führen. Bei Erwachsenen kann ein Mangel eine Knochenerweichung zur Folge haben. Ein Vitamin-D-Überschuß kann anhaltende Müdigkeit, Appetitlosigkeit, Durchfall und sogar Fieber nach sich ziehen. Ein Überschuß kann nur durch Vitaminpräparate auftreten.

Die empfohlene Tagesmenge für Erwachsene beträgt 200 IE, für schwangere und stillende Frauen und Kinder 400 IE, für Säuglinge 100 IE.

Vitamin E:

Vitamin E, auch Tokopherol genannt, trägt dazu bei, daß für den Körper schädliche Stoffe, die während des Stoffwechsels freigesetzt werden, abgemildert und ungefährlich gemacht werden. Auch wirkt es vorbeugend gegen Arteriosklerose. Vitamin E kommt vor allem in Pflanzenölen, Nüssen und Vollkornprodukten vor.

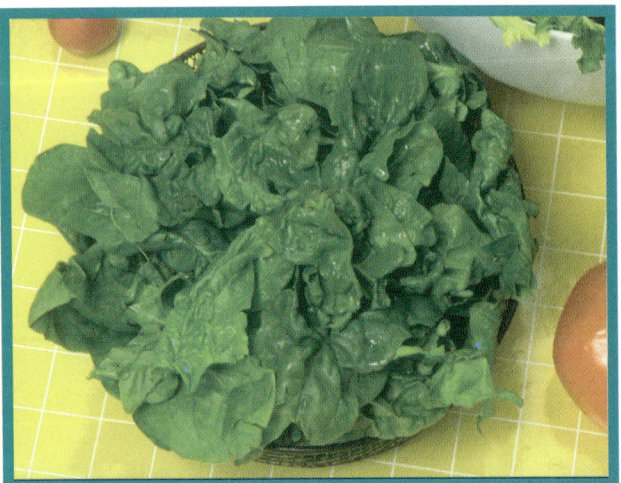

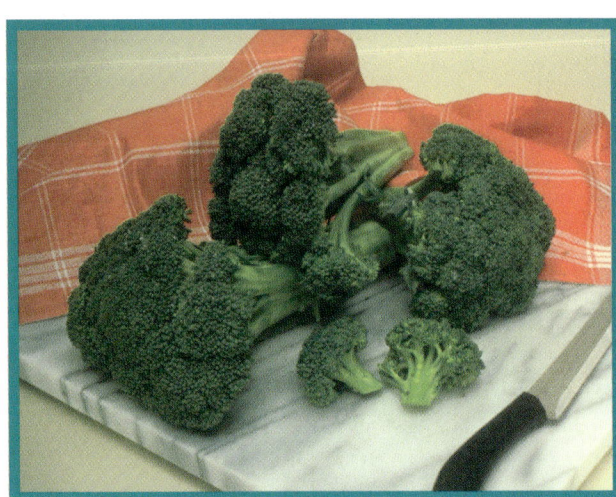

Besonders viel Vitamin K enthalten Spinat und Brokkoli

Bei einem Vitamin-E-Mangel kann es zu Netzhautschädigungen, Muskelschwäche und einer Veränderung der roten Blutkörperchen kommen. Folgen eines Überschusses wurden bisher noch nicht beobachtet.

Die empfohlene Tagesmenge für Erwachsene beträgt ungefähr 10 mg.

Vitamin K:

Vitamin K, auch als Phillochinon bekannt, ist für den Vorgang der Blutgerinnung von wichtiger Bedeutung. Es verhindert die Bildung von Blutgerinnseln.

Vitamin K kommt unter anderem in Grünkohl, Wirsingkohl, Brokkoli, Spinat und Eiern vor.

Ein Vitamin-K-Mangel kann zu vermehrten Blutungen führen, beispielsweise Nasenbluten. Auch Hämatome treten häufiger auf. Folgen eines Überschusses wurden hier noch nicht festgestellt.

Vitamin B_1:

Vitamin B_1, genannt Thiamin, ist wichtig für den Energiestoffwechsel und den Entgiftungsvorgang. Außerdem ist es nervenstärkend.

Vitamin B_1 befindet sich vor allem in Hülsenfrüchten wie Linsen, Bohnen und Erbsen, in Kartoffeln, in Vollkornprodukten, in Erdnüssen und in Schweinefleisch.

Ein Vitamin-B_1-Mangel zeigt sich beispielsweise durch Appetitlosigkeit, anhaltende Kopfschmerzen und Konzentrationsstörungen. Eine Vitamin-B_1-Überdosierung kann zu verstärkter und schmerzhafter Empfindlichkeit der peripheren Nerven führen.

Die empfohlene Tagesmenge beträgt durchschnittlich 1 bis 2 mg; schwangere Frauen benötigen etwa 2,5 mg.

Vitamin B_2:

Vitamin B_2 ist auch als Riboflavin bekannt. Es wirkt beim Eiweiß- und Fettabbau mit.

Vitamin B_2 kommt vor allem in Milch, Butter, Käse, Eiern, Leber und Fisch vor.

Bei einem Vitamin-B_2-Mangel kann es zu Entzündungen an der Haut, zu empfindlichen und schmerzenden Augen und zu trockenen Lippen kommen. Ein Überschuß konnte noch nicht festgestellt werden.

Die empfohlene Tagesmenge beträgt ca. 1 – 2 mg.

Vitamin B_6:

Vitamin B_6, auch Pyridoxin genannt, ist wichtig für den Eiweißabbau und -aufbau.

Vitamin B_6 befindet sich unter anderem in Vollkornprodukten, Fisch und Bananen.

Ein Mangel kann Entzündungen in der Mundhöhle, trockene Haut und Übelkeit mit Brechreiz verursachen. Bei einem Überschuß an Vitamin B_6 kann es zu verminderter Standfestigkeit der Beine kommen; auch Schmerzen in den Extremitäten sind als Folge bekannt.

Die empfohlene Tagesmenge beträgt ungefähr 2 mg; schwangere Frauen sollten bis zu 3 mg zu sich nehmen.

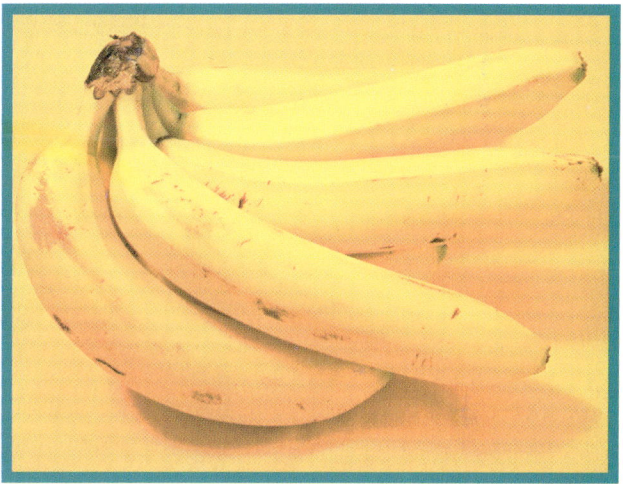

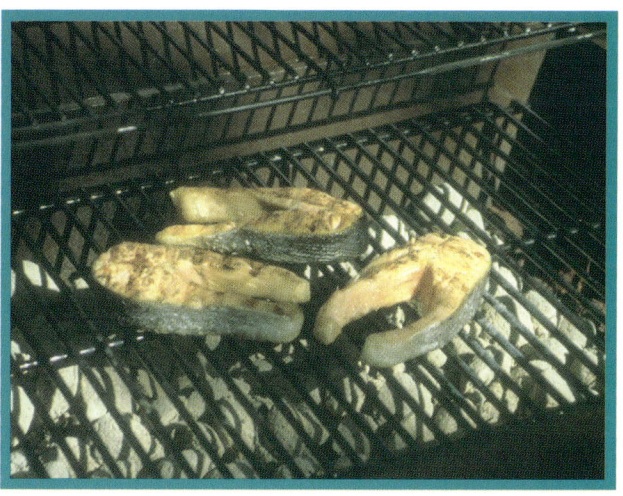

Bananen und Fisch enthalten Vitamin B_6

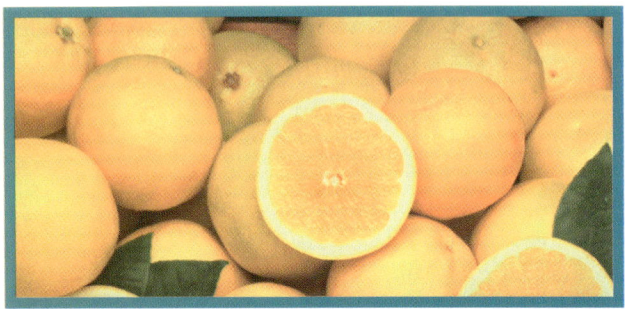

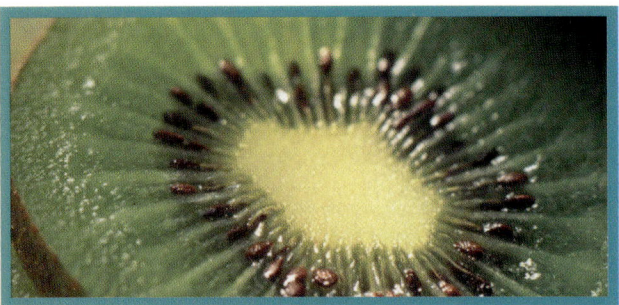

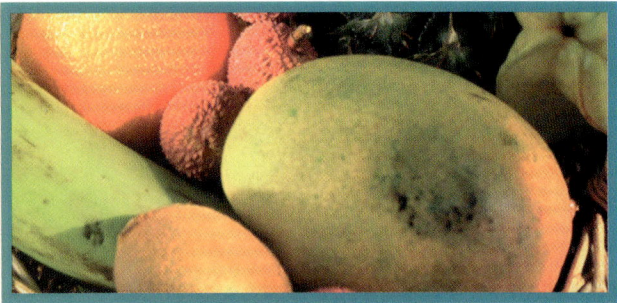

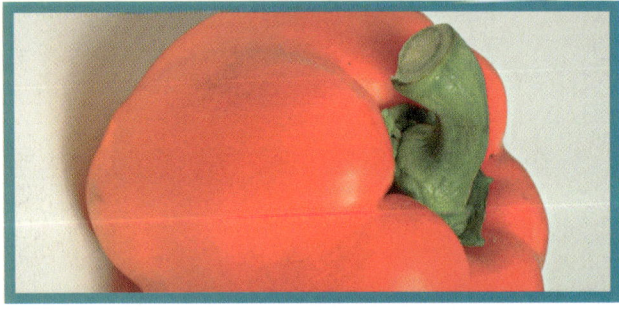

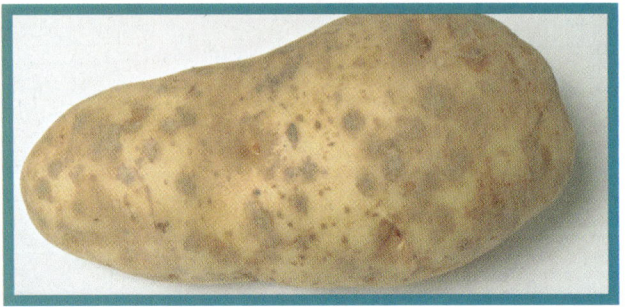

Vitamin B$_{12}$:

Vitamin B$_{12}$, auch als Cyanocobalamin bezeichnet, dient der Bildung von roten Blutkörperchen. Es fördert den Stoffwechsel von Fetten und Kohlenhydraten und aktiviert die Folsäure.

Das Vitamin kommt vor in Fisch, in Fleisch, in Sauerkraut und sauer eingelegten Gurken.

Bei einem Vitamin-B$_{12}$-Mangel kann es beispielsweise zu Schwindel, Erschöpfung und Herzschwäche kommen. Ein Vitamin-B$_{12}$-Überschuß ist bisher nicht beobachtet worden.

Die empfohlene Tagesmenge beträgt 0,003 mg.

Vitamin C:

Vitamin C, auch Ascorbinsäure genannt, ist notwendig für die rasche Heilung von Wunden und den Aufbau von Bindegewebe. Es hilft dem Körper bei der Aufnahme von Eisen und Folsäure.

Vitamin C befindet sich unter anderem in Südfrüchten, Kiwis, roten Paprika, Sanddorn und Kartoffeln.

Ein Vitamin-C-Mangel kann zur Folge haben, daß Wunden schlecht verheilen, häufig Zahnfleischbluten eintritt und die Blutbildung nachläßt. Eine Überdosierung kann zu Verdauungsstörungen und Durchfall führen.

Die empfohlene Tagesmenge beträgt etwa 60 mg; schwangere und stillende Frauen sowie Raucher benötigen ungefähr 80 bis 100 mg.

Vitamin H:

Vitamin H, auch Biotin genannt, trägt wesentlich zum Stoffwechselvorgang bei.

Das Vitamin ist vor allem in Sojabohnen, Erdnüssen und Eiern vorhanden.

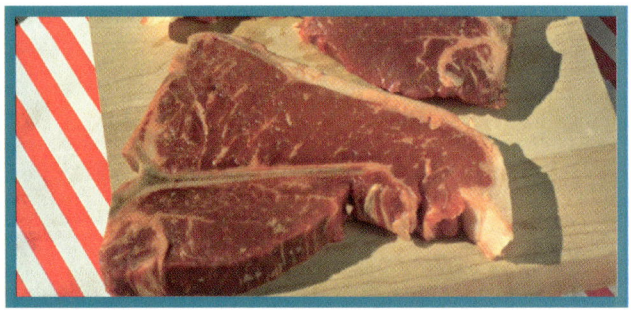

Zitronen, Kiwis, andere Südfrüchte, Paprika und Kartoffeln enthalten Vitamin C

Fleisch enthält Vitamin B$_{12}$

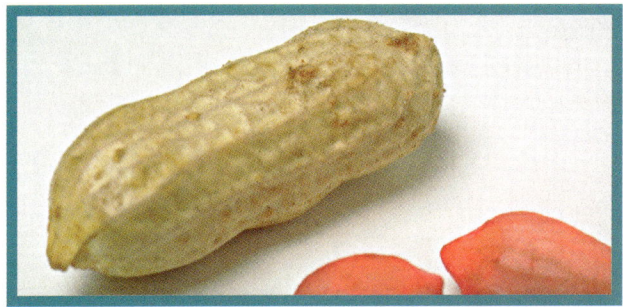

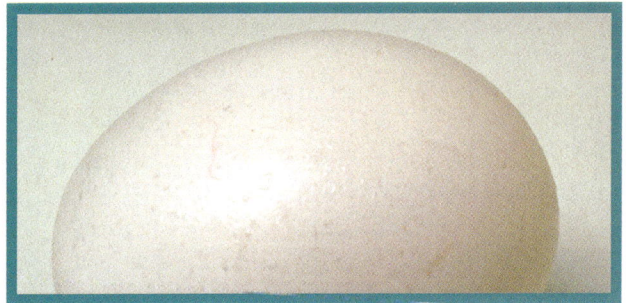

**Nüsse und Eier
enthalten Vitamin H**

Folgen eines Vitamin H-Mangels oder -Überschusses konnten bisher nicht festgestellt werden.

Niacin:

Niacin, auch Vitamin PP genannt, ist notwendig für den Energiestoffwechsel der Zellen.

Niacin kommt vor in Fleisch, in Innereien, Fisch und Erdnüssen.

Niacinmangel kann Verdauungsbeschwerden, Magenschmerzen, Kopfschmerzen und rauhe oder entzündete Haut zur Folge haben. Eine Niacinüberdosierung kann zu Juckreiz, Haarausfall, trockener Haut, Durchfall und Leberschädigungen führen.

Die empfohlene Tagesdosis beträgt 10 bis 20 mg.

Folsäure:

Folsäure ist wichtig für das Wachstum der Zellen und die Bildung der roten Blutkörperchen.

Folsäure findet man in Weizenkeimen, Vollkornprodukten, Brokkoli, Spinat, Grünkohl, Fenchel, Spargel und Leber.

Bei einem Mangel an Folsäure kann es zu Herzschwäche, Schwindel und Erschöpfung kommen. In den ersten Schwangerschaftswochen können Mißbildungen des Kindes auftreten, wenn die Schwangere nicht ausreichend Folsäure zu sich

nimmt. Eine Folsäureüberdosierung kann zu Magenschmerzen und Verdauungsstörungen führen. Die empfohlene Tagesmenge beträgt 0,2 mg; schwangere Frauen sollten etwa 0,4 mg zu sich nehmen.

Pantothensäure:

Pantothensäure, auch Dexpanthenol genannt, ist für den gesamten Stoffwechsel notwendig.

Pantothensäure befindet sich unter anderem in Leber, Fleisch, Fisch, Vollkornprodukten und Hülsenfrüchten.

Ein Mangel oder ein Überschuß von Pantothensäure wurde noch nicht beobachtet.

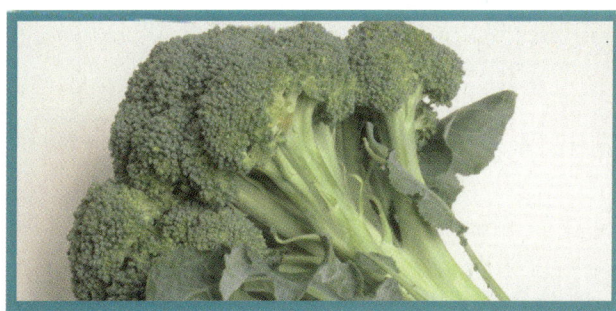

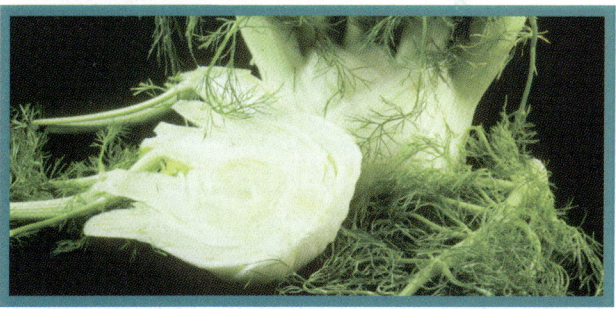

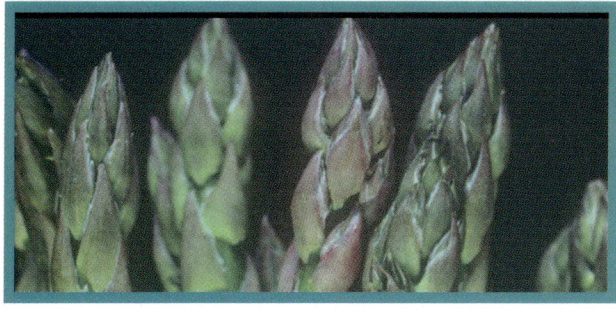

**Brokkoli, Fenchel und Spargel
enthalten Folsäure**

Mineralstoffe und Spurenelemente

Mineralstoffe und Spurenelemente – in sehr geringer Konzentration vorkommende Mineralien – können von Organismus nicht selbst hergestellt werden. Zwar werden sie vom Körper nur in kleinen Mengen benötigt, doch sind sie für den Stoffwechselprozeß von großer Bedeutung.

Zu den wichtigsten Mineralien und Spurenelementen zählen unter anderem:

– **Eisen**
– **Fluorid**
– **Jod**
– **Kalium**
– **Kalzium**
– **Magnesium**
– **Phosphat**
– **Selen**
– **Zink**

Eisen:

Eisen wird zur Bildung der roten Blutkörperchen benötigt.
Eisen ist vor allem enthalten in Fleisch, Innereien, Weizenkeimen, Sesamkörnern, Hirse, Haferflocken und Hülsenfrüchten.
Ein Eisenmangel kann zu Schwäche, Schlaflosigkeit, Blässe, brüchigen Nägeln und Verdauungsstörungen führen. Eisenüberschuß kann Leber- und Herzschäden zur Folge haben.

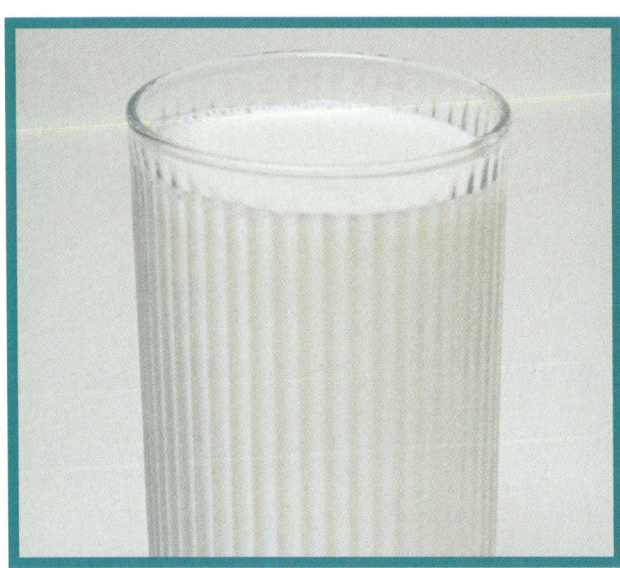

Milch und Milchprodukte enthalten Jod

Fluorid:

Fluorid wird vom Körper für den Knochenaufbau benötigt. Außerdem stärkt es die Zähne und schützt so vor Karies.
Fluorid findet man beispielsweise in Fisch, Meersalz und Trinkwasser.
Fluoridmangel kann zu verstärktem Kariesbefall führen. Zuviel Fluorid kann Beeinträchtigungen der Haut, der Haare und der Nägel führen sowie zu Schilddrüsen- und Nierenschäden und Gelenkversteifungen.

Jod:

Jod wird von der Schilddrüse benötigt, um Hormone zu produzieren.
Jod kommt in Salzwasserfischen, Milch und Milchprodukten vor. Auch gibt es mittlerweile Mineralwässer, die Jod enthalten. Empfehlenswert ist die Verwendung von Jodsalz.
Ein Jodmangel kann zu einer Unterfunktion der Schilddrüse sowie zu einer Kropfbildung führen. Menschen, die an einer Überfunktion der Schilddrüse leiden, sollten ihren Arzt nach der für sie angemessenen Einnahmemenge von Jod befragen. Ein Zuviel an Jod kann für sie unter Umständen risikoreich sein. Eine Überdosierung ist jedoch nur mit Jodmedikamenten möglich.

Kalium:

Kalium ist für die Regulierung des Wasserhaushalts der Zellen notwendig.
Kalium befindet sich beispielsweise in Vollkornprodukten, Bananen und Walnüssen.
Bei einem Kaliummangel kann es zu Müdigkeit, Antriebslosigkeit, Verdauungsstörungen und Muskelschwäche kommen. Kaliumüberschuß kann Erschöpfungszustände, zeitweilige Hörverluste und Blutdruckabfall herbeiführen, im schlimmsten Fall kann es zu Herzrhythmusstörungen und Herzstillstand kommen.

Kalzium:

Kalzium wird vom Körper für den Aufbau von Knochen und Zähnen benötigt. Außerdem trägt es zum Prozeß der Blutgerinnung bei, hilft bei der Abwehr von Entzündungen und bei der Reizübermittlung zwischen Nerven- und Muskelzellen.
Kalzium kommt vor in Milch, Milchprodukten, Fisch und Sesamkörnern.

Bei einem Kalziummangel können Anfälle von Unruhe, Erbrechen und Durchfall auftreten. Außerdem kann es zu häufigen Muskelkrämpfen kommen. Ein Kalziumüberschuß kann Appetitlosigkeit, Kopfschmerzen, Verdauungsstörungen, Gastritis und Herzrhythmusstörungen nach sich ziehen sowie die Steinbildung im Körper begünstigen.

Magnesium:

Magnesium wird ebenfalls zum Aufbau für Knochen und Zähne gebraucht. Es hilft mit beim Enzymaufbau und fördert die Impulsübermittlung zwischen Muskel- und Nervenzellen.
Magnesium ist in Milch, Milchprodukten, Vollkornprodukten, Spinat, Hülsenfrüchten und Fleisch enthalten.
Ein Magnesiummangel kann zu Wadenkrämpfen, Nervenstörungen und Herzfunktionsstörungen führen. Eine Magnesiumüberdosierung ist nach bisherigen Erkenntnissen nicht möglich.

Phosphat:

Phosphat ist wichtig für den Zellaufbau und den Auf- und Abbau von Knochen.
Phosphat ist in nahezu allen tierischen und pflanzlichen Nahrungsmitteln enthalten.
Über mögliche Folgen eines Phosphatmangels oder -überschusses kann bisher nichts ausgesagt werden.

Selen:

Selen ist ein Baustein von Enyzmen. Es trägt zur Zerstörung von freien Radikalen – Stoffen, die Krebs verursachen können – bei.
Enthalten ist Selen unter anderem in Getreide, Hülsenfrüchten und Fleisch.
Eine Überdosierung von Selen kann zu Vergiftungserscheinungen führen.

Zink:

Zink wirkt bei der Entstehung von Keratin mit – einer Substanz, die zum Aufbau von Haut, Haaren und Nägeln benötigt wird. Außerdem ist es

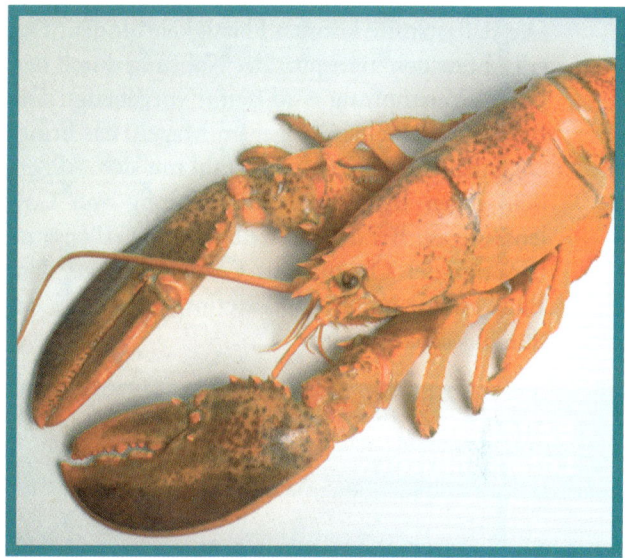

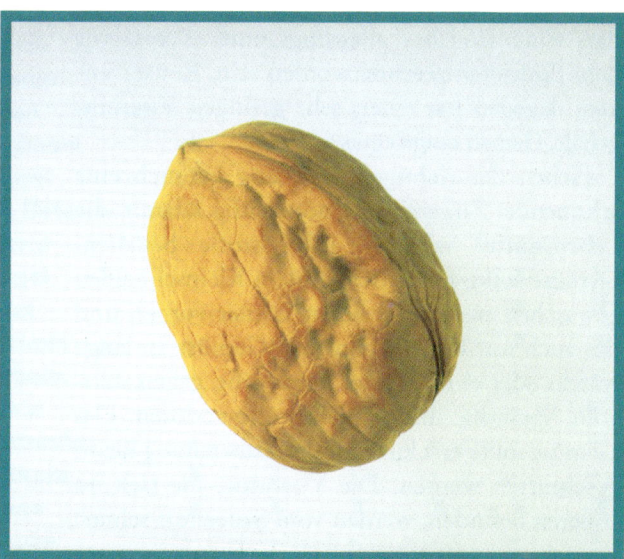

Walnüsse enthalten Kalium

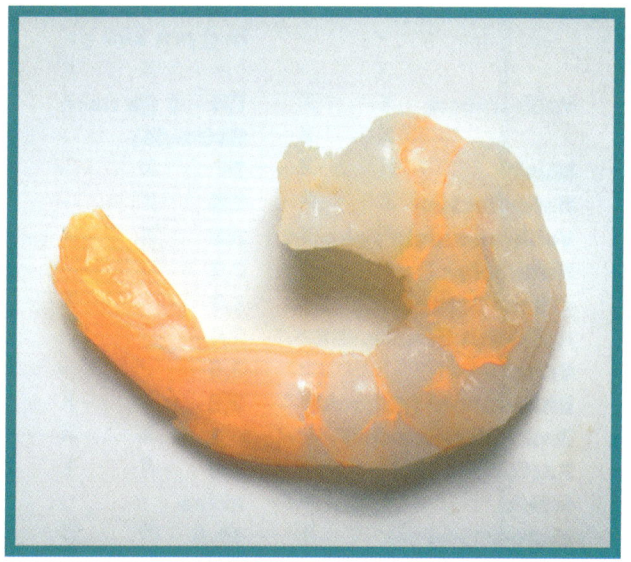

Schalentiere enthalten Zink

Emulgatoren:

Emulgatoren verbinden Wasser und Fette zu einer homogenen Flüssigkeit. Schädliche Einwirkungen auf den menschlichen Organismus konnten bisher nicht festgestellt werden.

Geschmacksverstärker:

Geschmacksverstärker sind an sich geschmacklos. Fügt man sie Nahrungsmitteln bei, verstärken sie deren eigenen Geschmack. Verwendet werden die Aminosäure Natriumglutamat und der Zuckeralkohol Maltol. Maltol verstärkt den süßen Geschmack, und Natriumglutamat steigert den Geschmack der salzigen und pikanten Speisen. Wenn man viel Glutamat zu sich nimmt, kann – wenn man einen empfindlichen Organismus besitzt – das sogenannte „Chinarestaurant-Syndrom" eintreten: Man bekommt Kopfschmerzen, Herzklopfen, Taubheitsgefühle in Nacken, Rücken und Armen. Glutamat wird in chinesischen Restaurants meist reichlich verwendet.

Süßstoffe:

Zu den Süßstoffen zählen beispielsweise Saccharin, Cyclamat und Aspartam. Im Gegensatz zu Zucker besitzen diese Stoffe keinen Nährgehalt und sind deswegen für Diabetiker geeignet. Die Untersuchungen über mögliche schädliche Auswirkungen auf den Organismus sind noch nicht abgeschlossen. Es wird für möglich gehalten, daß Aspartam die Entstehung von Krebs fördert und Saccharin und Cyclamat die krebsauslösende Wirkung anderer Stoffe begünstigen.

Zuckeraustauschstoffe:

Zu den Zuckeraustauschstoffen gehören unter anderem Lactit, Mannit und Maltit. Anders als Süßstoffe haben sie einen ähnlichen Nährgehalt wie Zucker, sind also auch „Dickmacher". Da sie jedoch ohne Insulin im Körper abgebaut werden, sind sie als Zuckerersatz für Diabetiker sehr geeignet. In größerer Menge eingenommen können sie abführend wirken.

Verdickungsmittel:

Außer der Gelatine sind alle verwendeten Verdickungsmittel pflanzlichen Ursprungs. Der Genuß dieser Substanzen gilt als unschädlich. Gelatine jedoch wird aus tierischen Knochen und Knorpeln hergestellt. Bei ihrer Herstellung muß gewährleistet sein, daß die Tiere gesund und die verwendeten Knochen keimfrei sind.

Haltbare Lebensmittel

Neben dem Zusatz von Konservierungsstoffen werden von Lebensmittelproduzenten weitere Verfahren angewandt, um Lebensmittel haltbar zu machen:

– **Konservierung**
– **Tiefkühlung**
– **Bestrahlung und Begasung**

Konservierung:

Für Konserven eingekochte Lebensmittel haben beim Einmachvorgang bis zu der Hälfte ihres Vitamingehalts verloren. Werden die Konserven lange gelagert, findet ein weiterer Vitaminverlust statt. Dabei spielt es keine Rolle, ob man die Konserve fertig kauft oder selbst einkocht. Auf den Genuß von Konservennahrung sollte möglichst ganz verzichtet werden.

Tiefkühlung:

In der Regel werden vom Hersteller frisches Fleisch und frisches Gemüse abgepackt und eingefroren. Gemüse wird vor dem Tiefkühlen mit heißem Wasser abgespült, dabei wird ein Teil der Vitamine weggeschwemmt. Je länger ein tiefgekühltes Lebensmittel gelagert wird, desto mehr Vitamine gehen verloren. Der Verlust ist um einiges geringer als beim Verfahren des Konservierens, doch sollte man sich nur in geringem Maße von Tiefkühlkost ernähren und hauptsächlich frische und frisch zubereitete Nahrung zu sich nehmen.

Bestrahlung:

In vielen Ländern – Deutschland und Österreich ausgenommen – ist es dem Lebensmittelhersteller erlaubt, Lebensmittel wie Gemüse, Obst und Fleisch radioaktiver Strahlung auszusetzen sowie Gewürze zu begasen, und sie damit haltbarer zu machen. Zwar werden die bestrahlten Lebensmittel nicht selbst radioaktiv, doch weiß man noch nicht, welche langfristigen gesundheitlichen Schaden man durch den Genuß bestrahlter Lebensmittel erleiden kann. Durch die Bestrahlung werden nicht nur Keime und Insekten abgetötet, sondern auch Vitamine, wichtige Fettsäuren und Aminosäuren werden verändert. Die Lebensmittel sehen zwar frisch aus, haben aber ihre Frische und ihre wichtigsten Substanzen schon verloren – man sieht es ihnen nur nicht an, denn die radioaktive Bestrahlung macht sie äußerlich lange haltbar. Laut Vorschrift der EU müssen bestrahlte Lebensmittel als solche gekennzeichnet sein, doch in vielen Fällen wird dieser Pflicht nicht genüge getan. Für den Verbraucher ist es schwer möglich festzustellen, welche aus dem Ausland kommenden Waren bestrahlt sind und welche nicht. Wer sicher gehen möchte, sollte nur in Inland erzeugte Lebensmittel kaufen.

Ernährung für Kinder

Säuglinge

Die beste Nahrung für Säuglinge bis zum 6. Monat ist die Muttermilch. Sie enthält alles, was das Baby braucht: Vitamine, Mineralien, Fett, Zucker und Eiweiß. Auch bietet sie Schutz vor Krankheiten, denn in ihr sind Antikörper aus dem Organismus der Mutter enthalten, die das Baby selbst noch nicht besitzt. Es ist außerdem erwiesen, daß Kinder, die gestillt wurden, weitaus seltener an Allergien erkranken als „Flaschenkinder". Das Stillen sorgt zusätzlich für eine Atmosphäre der Geborgenheit und der Nähe zur Mutter, die die weitere Entwicklung des Kindes positiv beeinflussen kann. Alles Weitere zum Thema „Stillen" finden Sie auf Seite 95 ff.

Es empfiehlt sich eine Stillzeit von etwa neun Monaten, wobei in den ersten sechs Monaten voll gestillt werden und danach mit dem Zufüttern von fester Nahrung begonnen werden sollte.

Ist es der Mutter nicht möglich zu stillen, bekommt das Baby Anfangsnahrung aus der Flasche. Die Anfangsnahrung ist für Kinder in den ersten Lebensmonaten bestimmt und der Muttermilch ähnlich. Ab dem vierten Lebensmonat kann das Baby mit der sogenannten Folgemilch ernährt werden, aber genausogut auch weiterhin – bis zum Zufüttern fester Nahrung – die Anfangsnahrung erhalten.

Breikost

Wird das Kind gestillt, empfiehlt es sich, es erst ab dem siebten Lebensmonat mit Zusatzkost zu füttern. Wenn das Kind Flaschennahrung erhält, kann schon ab dem fünften Lebensmonat damit begonnen werden. Die Umgewöhnung von der Brust oder Flasche zu fester Breinahrung sollte langsam und schrittweise erfolgen. Man beginnt mit einer Breimahlzeit am Tag, nach etwa zwei Wochen kann eine zusätzliche Breimahlzeit eingeführt werden. Ab dem 5. Monat kann mit einem Reisbrei oder einem Brei aus gedünsteten Karotten begonnen werden. Man fügt den Karotten ein Flöckchen Butter oder einen kleinen Schuß Sojaöl bei, dünstet sie, bis sie gar sind, und püriert sie. Der Reisbrei ist als Pulver in Reformhäusern oder Bioläden erhältlich. Da Kuhmilch im ersten Lebensjahr Allergien auslösen kann, kann man den Getreidebrei bis zur Vollendung des zwölften Lebensmonats mit Sojamilch – ebenfalls erhältlich in Reformhäusern und Bioläden – statt mit Kuhmilch anrühren. Gemüsebreie sollten die Mittagsmahlzeit darstellen, Getreidebreie sollten dem Baby abends verabreicht werden. Sie machen länger satt und helfen so dabei, daß das Baby durchschläft.

Ab dem 6. Monat kann das Baby Hafer-, Gersten-, Buchweizen-, Hirse- und Maisbrei erhalten. Man sollte darauf achten, daß das Kind sich erst an eine Getreidesorte gewöhnt, und dann erst mit der nächsten beginnen. Häufig wechselnde oder bei einer Mahlzeit kombinierte Getreidesorten können leicht zu Allergien führen. Das Getreide sollte nicht nur eingeweicht, sondern ausreichend gekocht sein, sonst ist es zu schwer verdaulich. Auch Obstbreie – zerdrückte Bananen und geriebene Äpfel – und Kartoffel-Karotten-Breie können ab dem 6. Monat zugefüttert werden.

Ab dem 7. Monat kann der Getreidebrei mit Obst vermischt werden. Als zusätzliche Getränke können dem Baby stilles Mineralwasser, Fenchel- und Pfefferminztee und Apfel- oder Orangensaftschorlen angeboten werden.

Ab dem 9. Lebensmonat können Breie aus eingeweichtem Getreide bereitet werden. Der Organismus des Babys hat sich mittlerweile an die angebotenen verschiedenen Getreidesorten gewöhnt, daher können die Breie aus kombinierten Getreidearten bestehen.

Nachfolgend einige Rezepte für Gemüsebreie, die als Mittagessen geeignet sind. Jedes Rezept entspricht etwa drei Mahlzeiten. Es ist sinnvoll, die

Breie portionsweise aufzuteilen und einzufrieren. Man kann sich das tägliche Kochen sparen, wenn man „vorkocht" und den Brei bei Bedarf im Was-

serbad langsam aufwärmt. Die Gemüsebreie können bis zu vier Wochen in der Tiefkühlung aufbewahrt werden.

Rezepte für Gemüsebreie

Spinat mit Kartoffeln
- 3 Kartoffeln schälen und kleinschneiden
- 500 g Spinat waschen und ebenfalls kleinschneiden
- 1 Eßlöffel Sojaöl erhitzen, das Gemüse zugeben, andünsten, mit etwas Wasser übergießen und mit geschlossenem Deckel etwa 10 bis 15 Minuten dünsten
- etwas Gemüsebrühe beimischen, kurz aufkochen lassen.
  Abkühlen lassen und pürieren.
  Statt Spinat kann auch Mangold verwendet werden.

Kohlrabi-Karotten-Gemüse
- 1 Kohlrabi
- 200 g Karotten schälen und kleinschneiden
- 1 Flöckchen Butter beifügen, in Wasser bei geschlossenem Topf garkochen
- Gemüsebrühe beifügen, kurz aufkochen lassen
- 2 Eßlöffel Hefeflocken beifügen.
  Abkühlen lassen und pürieren.

Brokkoli-Gemüse
- 500 g Brokkoli waschen und zerkleinern
- 2 Kartoffeln schälen und kleinschneiden, in Wasser legen
- Gemüsebrühe beifügen, gar kochen
- 2–3 Eßlöffel Gerstenflocken beifügen.
  Abkühlen lassen und pürieren.

Gemüseallerlei
- 200 g Spinat waschen und kleinschneiden
- 200 g Karotten schälen und kleinschneiden
- 150 g Sellerie schälen und kleinschneiden, mit Wasser bedecken
- Gemüsebrühe + Sonnenblumenöl beifügen, gar kochen
- 50 g Naturreis waschen und weichkochen, mit dem Gemüse verrühren.
  Abkühlen lassen und pürieren.

Nach dem ersten Lebensjahr

Nach Vollendung des ersten Lebensjahres kann das Kind mit den Eltern mitessen. Die Speisen müssen nicht mehr püriert, sondern nur kleingeschnitten werden. Das Essen sollte nur wenig gesalzen und gewürzt sein. Hülsenfrüchte sollte das Kind nur in geringen Mengen zu sich nehmen, da sie Blähungen verursachen. Das Fleisch sollte ganz weichgekocht sein.

Das Kind sollte niemals zum Essen gezwungen werden. Wenn das Kind ein ungestörtes Verhältnis zum Essen hat, wird es immer gerade so viel essen, wie es seinem Hunger und Appetit entspricht. Einem Kind geht es genauso wie einem Erwachsenen: Es gibt Tage, an denen der Appetit groß ist, und Tage, an denen man weniger essen möchte. Auch ein Kind hat Vorlieben und Abneigungen, was das Essen angeht. Das sollten die Eltern auf jeden Fall akzeptieren. Essen soll Spaß machen und kein Zwang sein. Wenn das Kind ständig zum Essen angehalten wird, verliert es die Freude daran. Essen wird zum notwendigen Übel, und es entwickelt keinen Appetit mehr.

Was das Kind braucht

Wieviel ein Kind täglich essen sollte, unterliegt keiner Regel. Im Normalfall schwankt der Appetit, und das Kind nimmt sich das, was sein Körper gerade braucht. An manchen Tagen nehmen sechsjährige Kinder ebensoviel zu sich wie ein Erwachsener, so groß ist ihr Hunger, an anderen Tagen essen sie nicht einmal die Hälfte davon. In der Pubertät steigt der Appetit phasenweise ziemlich an, und die Eltern sehen staunend zu, welche Essensmengen ihr Kind zu sich nehmen bzw. wie lange ihr Kind ohne Nahrungsaufnahme auskommen kann.

Die Eltern sollten dem Kind abwechslungsreiche Mahlzeiten anbieten. Der Speiseplan eines Kindes soll ausgewogen sein. Er sollte Getreide, Gemüse, Obst, Milch und Milchprodukte, Fisch und Fleisch enthalten. Fisch ist notwendig für die Jodzufuhr, Fleisch ist ein wichtiger Eisenlieferant. Milch und Milchprodukte versorgen das Kind mit dem besonders wichtigen Kalzium.

Nachfolgend einige Vorschläge für das Speisenangebot:

Frühstücksmahlzeit:

Vollkornbrot oder Vollkornbrötchen; ein zucker-freier Aufstrich ist zu empfehlen, beispielsweise Mandel- oder Mischnußmus – in Reformhäusern oder Bioläden erhältlich

Getreidemüsli mit Nüssen, Äpfeln oder Bananen, vermischt mit Milch oder Joghurt

weiches Ei (einmal pro Woche)

als Getränk warme Milch oder Kakao

Vormittagsmahlzeit (Pausenbrot):

Vollkornbrot oder Vollkornbrötchen mit Käse, Mischnußmus, Gemüse- oder Hefeaufstrich (im Reformhaus und Bioladen erhältlich)

Joghurt

Äpfel, Karotten, Paprikaschoten

Trockenfrüchte

zuckerfreie Müsliriegel

als Getränk Tee, Milch oder Saft

Mittagsmahlzeit:

mageres Fleisch, Fisch (einmal die Woche)

Kartoffeln, Reis, Hirse, Vollkornnudeln

Gemüse, Hülsenfrüchte, Salate

Joghurt, Quark, Tofu

als Getränk Wasser oder Saft

Nachmittagsmahlzeit:

Obst

Trockenfrüchte

Joghurt, Quark

Abendmahlzeit:

Vollkornbrot

Käse

Salate

Suppen

als Getränk Milch oder Milchshakes

Süßigkeiten

Kinder brauchen keinen Zucker und – entgegen der weit verbreiteten Meinung – auch keinen Traubenzucker. Ein ausgewogener Speiseplan deckt den gesamten Energiebedarf eines Kindes ab. Süßigkeiten sollten möglichst wenig gekauft werden. Man sollte es aber nicht übertreiben und sie für Tabu erklären, denn es ist ja bekannt, daß man das, was unerreichbar ist, umso mehr begehrt. Wenn das Kind hin und wieder Süßigkeiten essen darf, wird es ein normales Verhältnis dazu entwickeln, und sein „Begehren" wird sich in Grenzen halten.

Jedes Kind mag Süßes. Als Alternative zu Gummibärchen oder ähnlichem sollte man Joghurts und Quarkspeisen mit Früchten und Honig anbieten. Tröstungen mit Süßigkeiten sollten ganz vermieden werden. Ein Kind, das sich eine Beule geschlagen hat, braucht kein Stück Schokolade, sondern einen kühlenden Umschlag und tröstende Worte. Wenn das Kind lernt, sich mit Essen zu trösten, wird es von selbst und immer wieder darauf zurückgreifen. Auf diese Weise wird der Grundstein zu Übergewicht und Eßstörungen gelegt.

Gewichtsabnahme

Schlankheitsideal

Das Schönheitsideal von heute ist ein schlanker Körper. Viele Menschen – hauptsächlich Frauen – tun alles mögliche, um diesem Schlankheitsideal nahezukommen. Sie vergessen dabei oft, daß jeder Mensch eine andere Körperform und andere genetische Anlagen besitzt. Die Models sind immer ihrer Zeit entsprechend „genormt", das heißt, daß uns Frauen und Männer eines bestimmten Körpertypus von den Zeitschriftencovern und aus der Werbung anlachen. Wenn man diesem Körpertypus nicht entspricht, hat es auch keinen Sinn, ihn erreichen zu wollen. Viele Menschen möchten abnehmen und machen Diäten, obwohl sie ganz und gar nicht übergewichtig sind.

Erst wenn ein tatsächliches Übergewicht vorliegt, sollte man etwas zur Gewichtsreduktion tun – aber nicht, ohne vorher mit seinem Arzt gesprochen haben. Auf jeden Fall sollte man sein Gewicht langsam herabsetzen, das bedeutet, nicht mehr als drei Kilo im Monat abnehmen. Alles andere ist ungesund, wenn nicht gar gefährlich.

Die bekannteste Methode, ein tatsächliches Über- oder Untergewicht festzustellen, ist die sogenannte Broca-Formel. Um das Normalgewicht eines Mannes in Kilo zu berechnen, zieht man von der Körperlänge in Zentimetern 100 ab. Bei einer Frau ergibt Körperlänge minus 100 minus 10 Pro-

Tee:

Kräuter- und Früchtetees sind schmackhafte und bekömmliche Durstlöscher. Schwarze Tees enthalten Teein, das dem Koffein sehr ähnlich ist. Schwarzer Tee sollte deshalb wie Kaffee in Maßen getrunken werden.

Fruchtsäfte:

Selbst in Fruchtsäften, die laut Etikett aus „100% Konzentrat" bestehen oder „naturrein" sind, darf in Deutschland eine bestimmte Menge an Zucker (15 Gramm) enthalten sein, ohne daß es angegeben sein muß. In sogenannten Fruchtnektaren sind 20% Zucker erlaubt, ebenso in Fruchtsaftgetränken. Möchte man einen garantiert zuckerfreien Fruchtsaft trinken, empfiehlt es sich, ihn selbst zu pressen. Zum Durstlöschen sind vor allem Schorlen geeignet (50% Saft und 50% Wasser).

Limonade:

Limonaden enthalten zum größten Teil Farb- und andere Zusatzstoffe und Zucker (mindestens 7%). Sie sind sehr kalorienreich und deshalb nur maßvoll zu genießen.

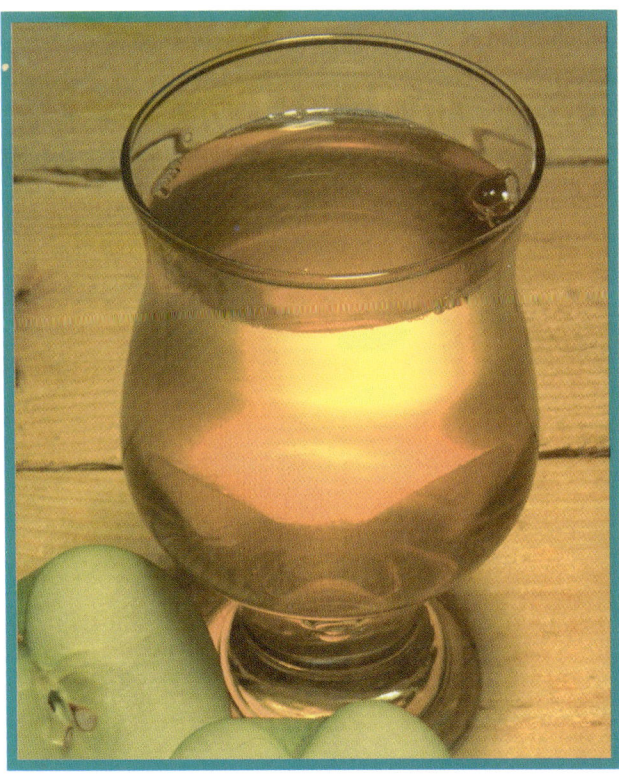

Reiner Apfelsaft ist gesund

Cola:

Cola enthält neben einem hohen Anteil an Zucker (110 Gramm pro Liter), Farb- und Zusatzstoffen außerdem Koffein. Daher ist Cola als Getränk für Kinder zu meiden und für Erwachsene als Durstlöscher nicht empfehlenswert.

Schlaf und Entspannung

Schlaf

Schlafdauer

Zu einer guten Gesundheit zählt ein ausreichender Schlaf. Wieviel Schlaf der Mensch genau braucht, ist individuell verschieden, doch gibt es ungefähre Richtlinien:

Säuglinge:	etwa 16 Stunden
Kleinkinder:	zehn bis zwölf Stunden
Kinder:	acht bis zehn Stunden
Erwachsene:	etwa acht Stunden
ältere Menschen:	etwa sechs Stunden

Schlafrhythmus

Es gibt verschiedene „Schlaftypen". Manche stehen gerne früh auf und gehen dementsprechend früh schlafen. Andere gehen lieber später schlafen und stehen später auf. Unser Schul- und Arbeits-

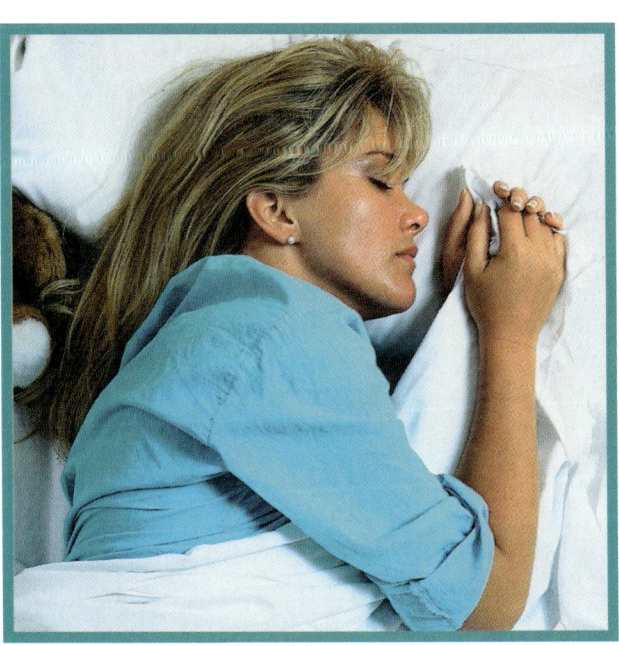

Ausreichender Schlaf ist wichtig für die Gesundheit

leben entspricht eher den „Frühschläfern". Die „Spätschläfer" werden morgens schwer wach, wenn sie zur Schule oder zur Arbeit müssen, können aber trotzdem nicht früher zu Bett gehen, da dies ihrem Wachrhythmus widersprechen würde. Für sie ist es oft schwer, ausreichend Schlaf zu bekommen.

Schlafzyklen und Schlafphasen

Wir schlafen während unseres Nachtschlafes nicht immer gleich tief. Der Nachtschlaf unterteilt sich in etwa vier bis sechs Schlafzyklen, die jeweils ungefähr anderthalb Stunden dauern. In jedem Schlafzyklus wechseln sich Leichtschlafphasen und Tiefschlafphasen miteinander ab. In den Tiefschlafphasen erfolgt die eigentliche Erholung, in der Leichtschlafphase werden auf unbewußter Ebene psychische Erfahrungen verarbeitet. Die Leichtschlafphase wird auch REM-Phase genannt. REM steht für „rapid eye movement" (schnelle Augenbewegung): In der REM-Phase bewegen sich die Augen unter den geschlossenen Lidern schnell hin und her. Die Träume finden ebenfalls in der REM-Phase statt.

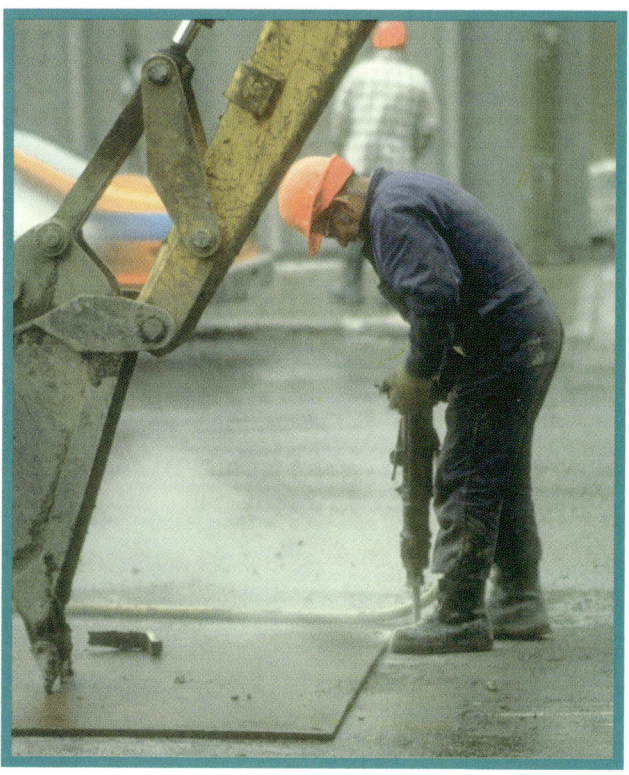

Lärm raubt den Schlaf

Schlafstörungen

Mögliche Ursachen

Es gibt verschiedene Arten der Schlafstörungen. Manche Menschen können lange nicht einschlafen, wälzen sich im Bett hin und her. Andere wachen während der Nacht oft auf und fühlen sich am nächsten Morgen unausgeschlafen und wie erschlagen. Wieder andere wachen bereits am frühen Morgen auf, lange bevor sie aufstehen müßten.

Jede Art der Schlafstörung führt dazu, daß man am nächsten Morgen unausgeruht, angespannt, erschöpft ist und Mühe hat, die Aufgaben des Tages zu erledigen. Schlafstörungen können verschiedene Ursachen haben.

Wenn man oft unter Schlafstörungen leidet, sollte man zunächst prüfen, ob die äußeren Voraussetzungen für eine ungestörte Nachtruhe gegeben sind. Wenn man an einer verkehrsreichen Straße wohnt, kann man sich zwar so an den Lärm gewöhnt haben, daß man ihn bewußt nicht mehr wahrnimmt. Doch unser Gehör nimmt den Lärm trotzdem wahr, auch während wir schlafen. Das kann zu Schlafstörungen führen.

Wenn die Matratzen zu weich sind, kann das einem guten Schlaf ebenso abträglich sein wie eine zu hohe Zimmertemperatur oder trockene Luft, die zu Hustenreiz führt. Matratzen sollten fest sein, damit eine entspannte Körperlage gewährleistet ist. Außerdem sollten Matratze und Bettzeug aus natürlichen Materialien gefertigt sein, die luftdurchlässig sind und Feuchtigkeit aufsaugen können. Die Heizung sollte im Schlafzimmer während der Nacht abgedreht und das Fenster ein wenig geöffnet sein. Ist die Luft wegen der Zentralheizung zu trocken, sollte man während des Winters Luftbefeuchter an die Heizkörper hängen.

Eine weitere Ursache für Schlafstörungen können sogenannte „Wohngifte" sein. Wenn Baustoffe, Farben oder Lacke in der Wohnung verwendet wurden, die Gifte enthalten, beeinflußt das unseren Organismus derart, daß er mit Unwohlsein, Durchschlafstörungen und Krankheiten reagiert. Auch der sogenannte „Elektrosmog" kann zu Störungen des Schlafs führen. Wenn sich in der Nähe des Bettes elektrische Geräte befinden, sollte man sie abstellen oder an einem anderen Platz unterbringen. Besonders empfindsame Menschen können auch durch Stromleitungen und Elektrogeräte in angrenzenden oder darüber- und darunterliegenden Räumen beeinflußt werden. In diesem Falle sollte man einen anderen, „sauberen" Schlafplatz wählen oder die Stromkabel mit einer speziellen Isolierung versehen lassen.

Schwer verdauliche Speisen kurz vor dem Schlafengehen vermindern die Schlafqualität, da der Organismus mit der Verdauung beschäftigt ist und nicht ruhen kann. Kaffee oder Tee wirken anregend und damit ruhigem Schlaf entgegen. Übermäßiger Genuß von Alkohol kann den Schlaf erheblich beeinträchtigen. Während ein Bier oder ein Glas Wein eher schlafbegünstigend wirken, kann ein Mehr an Alkohol den Nachtschlaf oft unterbrechen, da Alkohol das Nervensystem belastet und der Organismus viel Zeit und Mühe aufwendet, den Alkohol wieder abzubauen. Ausserdem beeinträchtigt Alkohol die Tiefschlafphase.

Medikamente können einem homogenen Nachtschlaf ebenfalls abträglich sein. Am häufigsten sind es Mittel gegen Erkältungen, Asthma und Bronchitis, die eine belebende und damit schlafstörende Wirkung haben. Vor einer Einnahme solcher Medikamente sollte man den Arzt oder Apotheker nach ihren Nebenwirkungen befragen.

Sind die oben aufgeführten Ursachen für Schlafstörungen auszuschließen, können seelische Probleme als Auslöser für Schlafstörungen in Frage kommen. Die seelischen Probleme können mannigfaltig sein: Konflikte mit dem Partner, unerfüllte Beziehungen, Familienzwiste, Geldsorgen, Überfordertsein im Berufsleben, Trauer, Depressionen und vieles mehr. Je nach Art des Konflikts und der charakterlichen Konstitution treten verschiedenartige Schlafstörungen auf. Manche Menschen wälzen die Sorgen nach dem Zubettgehen im Kopf hin und her und können erst nach Stunden einschlafen, andere können die Probleme beim Einschlafen aus ihrem Kopf heraushalten, dafür holen sie sie mitten in der Nacht wieder ein. Sie wachen auf, quälen sich mit sorgenvollen Gedanken und können nicht wieder einschlafen.

Maßnahmen

Wenn man an Schlafstörungen leidet und es ausgeschlossen ist, daß sie durch äußere Ursachen ausgelöst werden, kann man versuchen, sich selbst zu helfen.

Man sollte den Tag ruhig ausklingen lassen. In den Stunden vor dem Schlafengehen sollten keine Arbeiten mehr ausgeführt und keine aufrührenden und angespannten Gespräche geführt werden. Vielmehr sollte man den Abend zur Entspannung nutzen. Das kann man allein oder mit dem Partner tun. Musikhören, Lesen, ruhige Brettspiele beruhigen die Nerven und entspannen. Auch ein warmer Kräutertee kann zur Entspannung beitragen. Ein wohltuendes Bad kann helfen, den Tag mit seinen Ereignissen hinter sich zu lassen und innere Anspannungen loszuwerden. Vielleicht

Zuviel Alkohol schadet dem Schlaf

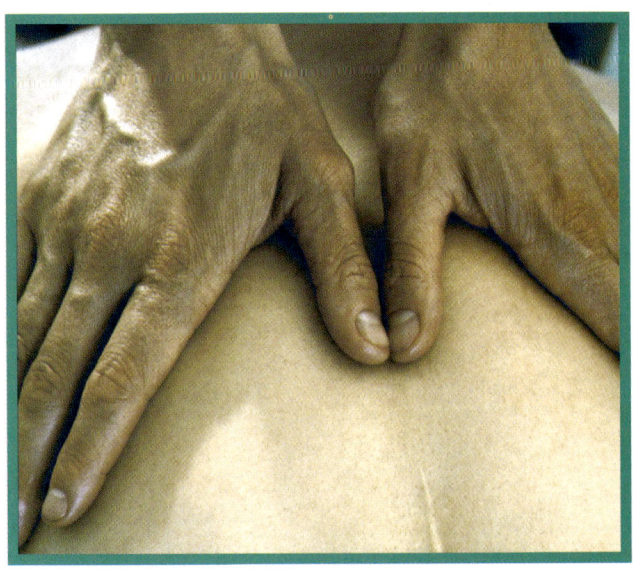

Massagen entspannen

kann man den Partner um eine ausgiebige Rücken- und Nackenmassage bitten; Massagen sind gute Vorbereiter für ungestörten Schlaf.

Auch sportliche Betätigung kann schlaffördernd wirken. Eine halbe bis eine Stunde Sport am frühen Abend, möglicherweise gleich nach der Arbeit, spannt die Muskeln an und lastet den Organismus aus; ganz automatisch setzt nach der Anspannungsphase eine völlige Entspannungsphase ein.

Hören die Schlafstörungen trotz entspannender Maßnahmen nicht auf, sind in den meisten Fällen tiefgreifende seelische Probleme die Auslöser. Dann sollte man einen Arzt oder einen Psychotherapeuten aufsuchen. Wenn Schlafstörungen so drastisch sind, daß das tägliche Leben und Arbeitsleben darunter leidet, daß man tagsüber fortwährend erschöpft und unausgeruht ist und keine Lösungen gefunden werden, kann oft nur eine Therapie helfen, die die psychische Konstitution und die seelische Probleme beleuchtet und lösen hilft.

Schlafmittel

Schlaftabletten sind keine Lösung. Sie sind nur in Ausnahmefällen angebracht, beispielsweise während schwerer Erkrankungen oder kurzzeitiger, extremer seelischer Belastungen. Die Einnahmedauer sollte zwei bis drei Wochen nicht überschreiten.

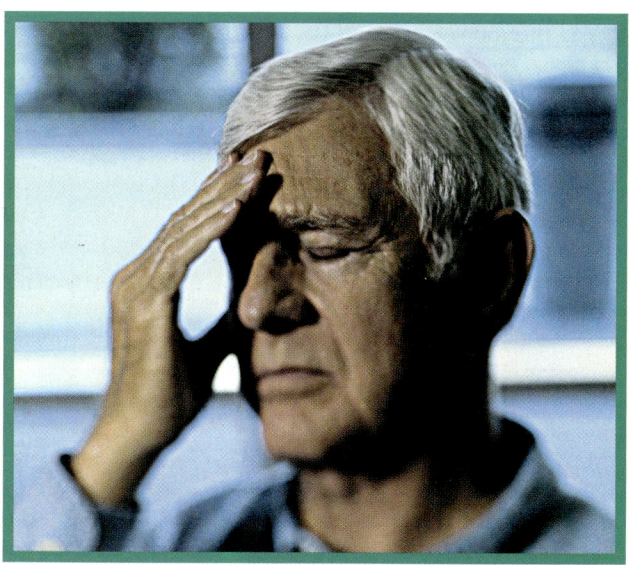

Kopfschmerzen durch Schmerztabletten

Bei anhaltenden Störungen des Nachtschlafs müssen die Ursachen aufgeklärt werden. Eine Behandlung mit Schlaftabletten kann kurzzeitig den erwünschten Schlaf ermöglichen, die eigentlichen Auslöser bleiben aber bestehen; nach dem Absetzen des Mittels ist die Situation unverändert, die Störungen setzen wieder ein.

Ein weiterer Nachteil an Schlafmitteln ist, daß die meisten von ihnen vom Organismus nur sehr langsam abgebaut werden. Oftmals wirken sie bis in den kommenden Tag hinein. Man wird nicht richtig wach, fühlt sich müde und benommen und hat Schwierigkeiten, die Arbeiten des Tages zu bewältigen. Außerdem haben Schlafmittel Einfluß auf den Schlafzyklus der Nacht. Die Schlafphasen verändern sich, Körper und Seele können sich nicht ausreichend erholen.

Nimmt man Schlafmittel über eine längere Zeitdauer – mehr als drei Wochen – ein, kann dies zu Abhängigkeiten führen. Nach Absetzen des Mittels kommt es zu Entzugserscheinungen, die wiederum Schlafstörungen mit sich bringen, zudem Übelkeit, Durchfall, Schwindel, Zittern, Kopfschmerzen und Angstzustände. Das führt häufig dazu, daß die Schlaftabletten erneut eingenommen werden. Aus Angst vor den Entzugssymptomen wird das Absetzen des Mittels lange hinausgezögert. Paradoxerweise führt eine längere Einnahme von Schlafmitteln meistens wiederum zu Störungen des Schlafes – die Schlafstörungen sind in vielen Fällen sogar noch stärker als vorher.

Entspannung

Um gesund zu bleiben, braucht der Körper einen ausgewogenen Rhythmus von Anspannung und Entspannung. Den meisten Menschen mangelt es nicht an Anspannung: Hohe Anforderungen im Berufsleben und in der Familie führen oft zu Streß. Im Streßzustand befindet sich der Organismus in einem alarmierten Zustand; er arbeitet auf Hochtouren. Alle verfügbaren Energien werden mobilisiert, die des Körpers, der Seele und des Geistes. Wenn es zu wenige Pausen gibt, in denen Entspannung erfolgen kann, bleibt der gesamte Organismus in einem Zustand der Anspannung, der sich in allen Bereichen negativ auswirken kann. Der Körper reagiert oftmals mit Beschwerden und Krankheiten, die Krankheitsabwehr nimmt merklich ab, im seelischen Bereich treten Ängste und Verzweiflung auf. Die Muskulatur verspannt und verkrampft sich, was zu Schmerzen und depressiven Stimmungen führen kann.

Um eine solche Dauerbelastung zu vermeiden, sollte man dafür sorgen, sich regelmäßig die notwendige Entspannung zu verschaffen. In der Entspannungsphase schöpfen Körper, Geist und Seele neue Kraft, regenerieren sich und heilen kleine Störungen selbst. Eine einfache Möglichkeit der Entspannung ist, sich in Situationen der hohen Anspannung selbst anzuhalten und eine kleine Pause zu machen, in der man ein paar Mal tief durchatmet. In Situationen von Wut oder Ärger hilft es, wenn man einige Male in die Luft boxt, einen lauten Schrei ausstößt, „sich Luft macht". Auch ein kleines gesungenes Lied zwischendurch läßt Spannung ab.

Man sollte sich jeden Tag, am Mittag oder am Abend, Zeit für einen kleinen Spaziergang nehmen. Im Gehen entspannt man sich gut, hat Ruhe für ein paar Gedanken und kann Abstand von den Tagesereignissen gewinnen. Ein kleiner Mittagsschlaf oder auch nur ein viertelstündiges Hinlegen auf dem Sofa erfrischen und geben neue Kraft. Tägliche „Trödelzeiten" helfen beim Loslassen von Spannung, ebenso kurze gymnastische Übungen zwischendurch.

Entspannungsmethoden

Neben den oben aufgezählten kleinen Entspannungsmöglichkeiten gibt es eine Reihe von Methoden, die man aktiv und regelmäßig ausüben kann und die wirksam helfen, das nötige Gleichgewicht von An- und Entspannung zu erhalten. Einige Methoden werden in den Volkshochschulen angeboten, andere von Sportvereinen, psychologischen Beratungsstellen, Therapiezentren, einzelnen Therapeuten u.a. Hat man ein Verfahren bei einem Trainer innerhalb einer Gruppe oder allein erlernt, kann man es zu Hause selbst ausüben.

Wann sollte man Entspannungsmethoden erlernen?

– Wenn es einem nicht gelingt, kleine Entspannungsübungen regelmäßig in den Alltag einzubauen.

– Wenn man oft angespannt ist, unter Streß steht und sich überfordert fühlt.
– Wenn man an anhaltenden Muskelverspannungen leidet.
– Wenn man psychisch sehr angespannt ist, beispielsweise während beruflicher, partnerschaftlicher oder familiärer Probleme.

Um zu entscheiden, welches Entspannungsverfahren man erlernen möchte, sollte man sich umfassend über die Möglichkeiten informieren. Auch der Hausarzt kann darüber Auskunft geben und beratend bei der Auswahl mithelfen. Sinnvoll ist es, vor der Entscheidung eine meistens kostenlos angebotene Probestunde zu absolvieren.

Wichtig bei erlernten Entspannungsmethoden ist, daß man sich damit nicht überfordert. Die Verfahren benötigen viel Übung. Man sollte sich keinesfalls unter Druck setzen und zuviel von sich selbst erwarten, sonst verkehrt sich die erwartete Wirkung ins Gegenteil: Die Entspannungstechnik verursacht Streß. Langsames Herangehen und Geduld ist Voraussetzung.

Im folgenden werden einige Entspannungsmethoden aufgeführt. Um die Methoden veranschaulichen zu können, wird jeweils ein Übungsbeispiel gegeben.

Gängige und wirkungsvolle Entspannungsmethoden

– **Atemtraining**
– **Autogenes Training**
– **Progressive Muskelentspannung**
– **Feldenkrais**
– **Biofeedback**
– **Meditation**
– **Yoga**
– **Qigong und Tai Chi**

Atemtraining

In Phasen der inneren Angespanntheit ist der Atem flach, das bedeutet, es wird statt mit dem Zwerchfell mit der Brust geatmet. So gelangt weniger Sauerstoff in den Organismus. Der geringere Gehalt an Sauerstoff führt dazu, daß die Muskelspannung weiter erhöht wird und die Schmerzempfindlichkeit sinkt. Für kurze Hochspannungssituationen ist das sehr sinnvoll, da der Organismus in einem solchen Zustand mehr leisten kann. Hält die flache Atmung jedoch an, werden die Organe auf Dauer mit Sauerstoff unterversorgt. Das führt zu Konzentrationsschwäche, Nervosität, Müdigkeit und Schlafstörungen. Ist die Atmung voll und langsam, wird der gesamte Organismus besser versorgt, die Muskeln entspannen sich. In Gruppenkursen oder auch während Einzelstunden wird mit dem Atemtherapeuten die volle, entspannte Zwerchfellatmung geübt, um sie auch in Streßsituationen einsetzen zu können.

Bevor die Übung beginnt, sollte der Übungsraum gut gelüftet sein. Zum Üben sollte man lockere, bequeme Kleidung tragen, ohne einengende Gürtel oder BHs. Als Unterlage dient eine Decke, Matte oder Matratze. Im folgenden wird zur besseren Vorstellung eine Übung vorgestellt.

Übungsbeispiel:

–Legen Sie sich auf die Unterlage, und legen Sie Ihre Hände entspannt neben Ihren Körper. Schließen Sie die Augen.

–Atmen Sie einige Male ganz ruhig durch, entspannen Sie sich.

–Atmen Sie nun langsam durch die Nase ein. Spüren Sie, wie die Luft durch den Rachen, die Luftröhre und die Lunge strömt. Dabei dehnt sich Ihr Zwerchfell aus, der Bauch und der Unterleib weiten sich. Achten Sie darauf, den Bauch nicht willentlich zu weiten. Durch die Atmung dehnt er sich von selbst. Lassen Sie einfach die Atmung geschehen, Sie müssen nichts tun. Der Atem kommt von selbst, und er geht von selbst.

–Nun atmen Sie die eingeatmete Luft wieder aus, langsam und möglichst lange. Spüren Sie, wie der Atem langsam Ihrem Körper verläßt und wie Unterleib und Bauch wieder nach unten sinken.

–Führen Sie die nächste Einatmung nicht willentlich durch. Der Körper weiß selbst, wann er wieder Sauerstoff braucht. Nach einer Pause wird er wieder mit der Einatmung beginnen, ganz ohne Ihr Zutun.

–Zu Beginn werden nicht mehr als zehn langsame Atemzüge in der beschriebenen Weise gemacht. Danach atmen Sie ein paar Mal wieder so, wie Sie es normalerweise tun. Stehen Sie langsam auf, und gehen Sie zu Ihrer normalen Tagesordnung über. Jetzt braucht der Körper wieder Bewegung.

Übungsresultate:

Das volle, tiefe Atmen wird gelernt, um dem Körper einen Ausgleich zur angespannten, flachen Atmung zu schaffen. Es kann bewußt angewendet werden, wenn man sich in einer Streßsituation befindet. Die Hochspannung wird ziemlich rasch abgebaut, die Muskeln entspannen sich, die Nerven werden beruhigt, seelische Verkrampfungen werden gelöst. Man lernt dabei, in sich selbst zu ruhen, sich nicht so leicht irritieren und verunsichern zu lassen. Die Atemübungen können einem helfen, die eigenen Leistungsgrenzen besser zu erkennen und sich die nötigen Pausen zu nehmen. Außerdem bedeutet mehr Atem auch ein Mehr an Energie. Schon nach wenigen tiefen Atemzügen spürt man, daß man neue Kraft geschöpft hat.

Autogenes Training

Autogenes Training ist eine Methode der Autosuggestion, bei der man sich selbst durch Formeln in einen Zustand der Entspannung bringt. Um die volle Wirkung dieser Entspannungsmethode zu erfahren, ist häufiges und regelmäßiges Üben notwendig. Das Erlernen der Übungen sollte unter Aufsicht eines speziell ausgebildeten Therapeuten oder Arztes und zu Beginn niemals im Alleingang erfolgen. Erst wenn man unter genauer Anleitung und Überwachung trainiert hat, kann man die Übungen alleine durchführen. Man teilt das Autogene Training in Unterstufe und Oberstufe ein. In der Unterstufe wird die selbstgesteuerte Entspannung erlernt, in der Oberstufe können „Fortgeschrittene" lernen, auf psychische Vorgänge und Erlebnisse zu achten und sie bewußter erleben.

Die erste Übung des Autogenen Trainings wird als „Schwereübung" bezeichnet. Die Muskeln werden entspannt, und dieser Zustand wird als Schwere wahrgenommen. Im Autogenen Training gibt es vier mögliche Übungshaltungen, zwei sitzende und zwei liegende. Während eines Kurses wird meist mit der liegenden Haltung begonnen.

Übungsbeispiel:

–Legen Sie sich flach auf eine Unterlage. Schließen Sie die Augen. Atmen Sie entspannt und gleichmäßig.

–Die erste Formel für die Schwereübung lautet: „Ich bin ganz ruhig und entspannt." Sagen Sie sich diese Formel in Gedanken drei- bis viermal vor. Konzentrieren Sie sich auf Ihren Körper. Spüren Sie, wie die Entspannung einsetzt.

– Die zweite Formel lautet: „Mein rechter Arm ist ganz schwer und warm." (Linkshänder sagen: „Mein linker Arm ist ganz schwer und warm.") Konzentrieren Sie sich auf Ihren Arm, spüren Sie seine Schwere und Wärme.

– Die dritte Formel lautet: „Mein linker Arm ist ganz schwer und warm. (Linkshänder: „Mein rechter Arm ...") Konzentrieren Sie sich auf Ihren linken Arm, und spüren Sie seine Schwere und Wärme.

– Die vierte Formel lautet: „Beide Arme sind ganz schwer und warm." Spüren Sie die Schwere und Wärme Ihrer beiden Arme.

– Die fünfte Formel lautet: „Mein rechtes (bzw. linkes) Bein ist ganz schwer und warm."

– Sechste Formel: „Mein linkes (bzw. rechtes) Bein ist schwer und warm."

– Siebte und letzte Formel dieser Übung: „Meine Arme und Beine sind ganz schwer und warm."

– Spüren Sie einige Minuten die Schwere und Wärme Ihrer Gliedmaßen.

– Die Übung wird beendet, indem Sie die Arme ruckartig zum Körper heranziehen, dabei tief atmen und die Augen öffnen. Strecken Sie sich ausgiebig, und stehen Sie langsam auf.

Übungsresultate:

Die Übungen des Autogenen Trainings wirken schnell. Sie können – sobald man sie beherrscht – in jeder Pause und mehrmals am Tag angewendet werden. Da man sie auch im Sitzen durchführen kann und sie nicht länger als durchschnittlich fünf Minuten dauern, kann man beispielsweise am Schreibtisch während der Frühstücks- oder Mittagspause, auf dem Heimweg in der U-Bahn und abends im Bett vor dem Einschlafen Autogenes Training ausüben.

Die Entspannungswirkung einer Übung ist sehr groß. Der Erfolg zeigt sich bereits nach den ersten Übungen. Streß kann schnell und effektiv abgebaut werden. Auf längere Sicht wird man ausgeglichener, in sich ruhender, fröhlicher, und man ist in der Lage, Konflikte leichter zu lösen. Autogenes Training hat sich seit langer Zeit bei chronischen und psychosomatischen Beschwerden als Therapieform sehr bewährt.

Progressive Muskelentspannung

Wie das Autogene Training wird auch die Methode der Progressiven Muskelentspannung unter Anleitung in Gruppen erlernt, bevor man sie alleine anwendet. Bei diesem Verfahren wird eine Entspannung dadurch erzielt, daß bestimmte Muskeln (Hand-, Arm-, Oberkörper-, Fuß-, Bein-, Bauch-, Gesichts- und Augenmuskeln) nacheinander angespannt und dann entspannt werden.

Die Übung dauert etwa eine halbe Stunde. Während der Ausübung in der Gruppe gibt der Kursleiter die Anspannungs- und Entspannungsanleitungen. Führt man die Übung dann alleine durch, kann man sich die Anleitung in Gedanken vorsagen oder vorher auf eine Tonkassette aufsprechen lassen oder selbst aufsprechen. Man braucht die Kassette dann nur abzuspielen – das erleichtert die Entspannung, da man nicht denken muß.

Die Übung findet ebenfalls im Liegen statt. Die erste Übung wird nur mit den Hand-, Bein- und Fußmuskeln durchgeführt.

Übungsbeispiel:

– Sie sind ruhig und entspannt. Nichts stört mehr, Sie haben nichts zu tun. Sie atmen ganz ruhig – ein – aus – ein – aus –.

– Wenn Sie das nächste Mal einatmen, machen Sie mit Ihrer rechten Hand eine Faust. Fest – fester – so fest Sie können!

– Atmen Sie wieder aus, und entspannen Sie sich. Entspannen Sie Ihre Hand – sie wird locker – ganz locker und entspannt.

– Sie atmen ganz ruhig – ein – aus – ein – aus –.

– Wenn Sie das nächste Mal einatmen, machen Sie mit Ihrer linken Hand eine Faust. Fest – fester – so fest Sie können!

– Atmen Sie jetzt wieder aus, und entspannen Sie sich. Entspannen Sie Ihre Hand – sie wird locker – ganz locker und entspannt.

– Atmen Sie ruhig ein – aus – ein – aus –.

– Wenn Sie jetzt einatmen, ballen Sie beide Hände zu Fäusten. Pressen Sie die Fäuste fest – fester – so fest Sie können!

– Atmen Sie nun wieder aus, entspannen Sie sich. Die Hände liegen entspannt und locker neben ihrem Körper.

– Atmen Sie ruhig und gleichmäßig – ein – aus – ein – aus –.

– Spannen Sie bei der nächsten Einatmung Ihr rechtes Bein an. Fest – fester – so fest Sie können!

– Atmen Sie wieder aus, entspannen Sie Ihr Bein. Es liegt entspannt auf der Unterlage.

– Atmen Sie ruhig und gleichmäßig – ein – aus – ein – aus –.

– Bei der nächsten Einatmung spannen Sie Ihr rechtes Bein an. Fest – fester – so fest Sie können!

– Atmen Sie wieder aus, entspannen Sie Ihr Bein. Es liegt entspannt auf der Unterlage.

– Atmen Sie ruhig und gleichmäßig – ein – aus – ein – aus –.

– Wenn Sie das nächste Mal einatmen, spannen Sie beide Beine und Füße an – fest – fester – so fest Sie können!

– Atmen Sie jetzt aus. Entspannen Sie beide Beine und beide Füße. Beine und Füße liegen locker und entspannt auf der Unterlage.

– Atmen Sie ruhig und gleichmäßig – ein – aus – ein – aus –.

– Machen Sie nun schnell und kurz mit beiden Händen feste Fäuste. Öffnen Sie Ihre Augen, atmen Sie tief, und strecken Sie sich ausgiebig.

Übungsresultate:

Durch das Anspannen der Muskeln wird die darauf folgende Entspannung sehr bewußt erlebt. Die Wahrnehmung des Körpers wird gesteigert, man bekommt ein gutes Gefühl für seinen Körper und seine Bedürfnisse. Je mehr Anspannungs- und Entspannungsschritte folgen, desto intensiver erlebt man die Lockerung, desto mehr geht die körperliche Ruhe auch auf die Psyche über.

Besonders empfohlen wird die Progressive Muskelentspannung für Menschen, die unter Angstzuständen leiden. Die intensive Entspannung der einzelnen Muskelpartien hilft, die Angst loszulassen. Bei Streß, Nervosität, anhaltenden Verspannungen, Schlafstörungen und Kopfschmerzen hat sich dieses Entspannungsverfahren ebenfalls bewährt.

Feldenkrais

Je angespannter man ist und je mehr man streßreichen Situationen ausgesetzt ist, desto mehr wirkt sich das auf die Körperhaltung und -bewegung aus. In angespanntem Zustand reduziert der Körper die nötigen Bewegungen, wird unbeweglich und steif. Die Körperhaltung ist nicht mehr gerade, sondern krumm und verkrampft.

Bei der Feldenkrais-Methode gibt es die Möglichkeit der Gruppenarbeit und der Einzelarbeit. Die Einzelarbeit wird als „Funktionale Integration" bezeichnet. Der Feldenkrais-Trainer lenkt hierbei die Bewegungen des Übenden, wobei er andere Bewegungen erzielt als die, die er sich über lange Zeit antrainiert hat. Er bewegt Arme und Beine in ihren Gelenken sowie einzelne Muskelpartien. Man lernt dabei neue Bewegungs- und Verhaltensmuster und lockert auf diese Weise Verspannungen des Körpers und der Seele.

Die Gruppenarbeit wird „Bewußtheit durch Bewegung" genannt. Im Gegensatz zur Einzelarbeit gibt der Lehrer einer Gruppe von Übenden Anweisungen in Worten. Er sagt ihnen, wie sie sich bewegen und worauf sie bei der Bewegung ihre Aufmerksamkeit lenken sollen. Auch hier wird gelernt, wie man alte Bewegungsmuster durch neue, entspanntere ersetzen kann. Nach und nach werden alle Bewegung, die man ausübt, mit einbezogen.

Nachdem man sich unter Anleitung das Prinzip dieses Verfahrens angeeignet hat, kann man das Üben alleine fortsetzen.

Übungsbeispiel:

– Legen Sie sich auf einer festen Unterlage auf den Rücken. Strecken Sie nun Ihre Arme nach oben, ganz locker. Achten Sie dabei genau auf die Art Ihrer Bewegungen. Dann legen Sie Ihre Arme wieder ab.

– Versuchen Sie nun, Ihre Arme in einer anderen Weise nach oben zu strecken. Wie fühlt sich der Unterschied an? Legen Sie Ihre Arme wieder ab.

– Ziehen Sie nun die Beine zum Bauch heran. Achten Sie auch hier genau auf die Art Ihrer Bewegungen. Dann strecken Sie Ihre Beine wieder auf dem Boden aus.

– Ziehen Sie Ihre Beine noch einmal zum Bauch heran, aber versuchen Sie, es diesmal auf eine andere Art zu tun. Wie fühlt sich diese andere Art der Bewegung an?

Übungsresultate:

Durch die Feldenkrais-Übungen werden der Körper und seine Bewegungen intensiver und bewußter wahrgenommen. Man lernt neue Möglichkeiten der Bewegung und Körperhaltung und erfährt, daß man Gewohnheiten aufgeben und Alternativen finden kann. Das überträgt sich auf die Psyche: Ändert sich die Körperhaltung, kann sich auch die psychische Verfassung ändern. Angespannte Zustände können auf diese Weise aufgelockert und verändert werden.

Empfehlenswert ist die Feldenkrais-Methode besonders für Menschen mit starken Verspannungen, Haltungsfehlern, chronischen Schmerzen, Lähmungen und unfall- oder operationsbedingten Bewegungsstörungen.

Biofeedback

Im Rahmen des Biofeedbacks werden mit Hilfe technischer Geräte Körperzustände wie Anspannung und Entspannung erfahren. Die Übungsstunden finden in einer psychotherapeutischen Praxis in Anwesenheit eines Psychotherapeuten statt.

Auf bestimmte Körperteile werden elektronische Sensoren auf die Haut gelegt. Die Sensoren messen Muskelspannung, Körpertemperatur, Hautwiderstand, Atmung, Herzfrequenz, Blutdruck und Gehirnströme. Bei jeder ausgeübten Bewegung zeigt das Gerät an, welcher Grad von Anspannung und Entspannung gerade besteht. Auf einem Bildschirm läßt sich zeitgleich die Meßkurve der Bewegungen verfolgen.

Übungen:

Nacheinander werden alle Körperteile angespannt und entspannt. Hände, Arme, Beine, Füße, Bauch, Brust, Schultern, Rücken, Gesicht. Während Sie die Bewegungen vollziehen, achten Sie genau auf die Meßergebnisse auf dem Bildschirm.

Übungsresultate:

Schon die kleinste Anspannung und jeder Grad der Entspannung werden auf dem Bildschirm mitverfolgt. Dadurch erhält der Übende eine direkte Rückmeldung über die Auswirkungen seiner Körperbewegungen. Er bekommt ein feines Gefühl dafür, wie sich die Veränderungen seines Körpers anfühlen, und er lernt, auf sie Einfluß zu nehmen und sie zu steuern. Angespannten Zuständen kann er nun willentlich entgegenwirken und rasch eine Entspannung herbeiführen. Das Biofeedback-Verfahren kann man vor allem dann anwenden, wenn man an Schlafstörungen, anhaltenden Verspannungen, großen Ängsten und übermäßiger Nervosität leidet.

Meditation

Das Wort „Medizin" und das Wort „Meditation" haben beide dieselbe sprachliche Wurzel. Medizin betrifft die körperliche und Meditiation die spirituelle Heilung. Beide sind heilende Kräfte. Die Meditation gibt es bereits seit etwa sechstausend Jahren. Die ersten Formen wurden im alten Indien praktiziert. In der Meditation geschieht eine tiefe Versenkung des Übenden in sich selbst. Durch die Entspannung des Geistes findet auch eine Entspannung des Körpers statt. Der Atem wird bewußt wahrgenommen und stellt damit eine Verbindung zwischen Geist und Körper her.

Die Meditation kann man in der Gruppe oder allein ausüben. Regelmäßige Übungen sind auch bei diesem Entspannungsverfahren notwendig. Fünfzehn bis zwanzig Minuten täglich genügen für den Anfang.

Bei den Übungen sollte man entspannt, aber mit geradem Rücken, auf einem Stuhl sitzen. Man kann sich auch im Schneidersitz auf den Boden setzen; das Becken sollte höher gelagert sein, deshalb sollten ein Meditationskissen oder eine eingerollte Decke als Sitzunterlage dienen. Die Hände werden in entspannter Haltung mit den Handinnenflächen nach oben auf die Knie gelegt.

Als Übungserleichterung kann während des Übens leise Meditationsmusik (im Handel erhältlich) abgespielt werden.

Übungsbeispiele:

Meditation über einen gedachten Gegenstand:

– Schließen Sie Ihre Augen. Entspannen Sie sich. Atmen Sie ruhig und gleichmäßig. Achten Sie auf einen geraden Rücken.

– Stellen Sie sich nun vor Ihrem geistigen Auge einen Gegenstand Ihrer Wahl vor. Betrachten Sie ihn innerlich von allen Seiten. Konzentrieren Sie sich darauf.

– Wenn andere Gedanken kommen, lassen Sie sie ruhig vorbeiziehen, schieben Sie sie nicht willentlich weg.

– Wenden Sie sich nach einem Abschweifen wieder dem Gegenstand vor Ihrem inneren Auge zu.

– Atmen Sie ruhig und gleichmäßig. Achten Sie auf einen geraden Rücken.

– Nach etwa 5 Minuten lassen Sie den Gegenstand langsam verblassen. Er verschwimmt vor Ihrem inneren Auge, bis er ganz verschwunden ist.

– Bleiben Sie noch etwa zwei Minuten in Ihrer Haltung sitzen, und kehren Sie mit Ihrer Aufmerksamkeit in Ihr wirkliches Umfeld zurück. Öffnen Sie Ihre Augen und machen Sie zwei bis drei tiefe Atemzüge.

Freie Meditation:

– Schließen Sie Ihre Augen. Entspannen Sie sich. Atmen Sie ruhig und gleichmäßig. Achten Sie auf einen geraden Rücken.

– Spüren Sie Ihren Atem, nichts als Ihren Atem. Er geht ein und aus und ein und aus.

– Wenn Gedanken kommen, schieben Sie sie nicht weg. Lassen Sie sie einfach vorbeiziehen wie Wolken am Himmel.

– Kommen Sie mit Ihrer Aufmerksamkeit immer wieder zu Ihrem Atem zurück. Atmen Sie nicht willentlich. Lassen Sie sich atmen.

– Es ist nichts zu tun. Die Gedanken ziehen vorbei wie Wolken oder wie fließendes Wasser. Sie sind ruhig und entspannt.

– Nach etwa fünf Minuten kehren Sie mit Ihrer Aufmerksamkeit langsam wieder in Ihre Wirklichkeit und Ihren Alltag zurück.

– Bleiben Sie noch etwa zwei Minuten entspannt sitzen, dann öffnen Sie Ihre Augen und machen zwei bis drei tiefe Atemzüge.

Übungsresultate:

Manchmal sind nicht nur der Körper, sondern auch der Geist angespannt. Bei der Meditation läßt der Geist seine Spannung los, und damit entspannt sich auch der Körper. Man fühlt sich leicht und zufrieden. Durch die entspannte Atmung wird der Organismus mit reichlich Sauerstoff versorgt, das wirkt erfrischend und gibt neue Kraft.

Empfehlenswert ist die Meditation bei Nervosität, Unruhe, Schlaflosigkeit, häufigen Kopfschmerzen und psychosomatischen Krankheiten.

Yoga

Yoga entstammt ebenfalls einer sehr alten indischen Tradition. Yoga bedeutet übersetzt „Sammlung des Geistes". In den Übungen sollen Körper, Seele und Geist harmonieren und zu einer Einheit werden.

Es gibt mehrere Arten des Yoga; die bei uns bekannteste ist das „Hatha-Yoga". Die Körperstellungen des Hatha-Yoga, die „Asanas", werden konzentriert und langsam ausgeführt. Der Übende bleibt währenddessen bewußt in Verbindung mit seinem Atem.

Yoga sollte anfangs im Rahmen eines Kurses unter Anleitung betrieben werden. Erst wenn das Wesen des Yoga erfaßt und die verschiedenen Übungen ausreichend erlernt wurden, kann man alleine weiterüben. Damit sich Erfolg einstellt, sollte regelmäßig jeden Tag geübt werden. Als Unterlage dient eine Decke oder eine flache Matte.

Übungsbeispiele:

Kopf-Knie-Stellung:

– Legen Sie sich flach auf den Rücken auf die Unterlage. Strecken Sie die Arme aus, und legen Sie sie hinter den Kopf auf den Boden. Füße und Oberschenkel liegen fest auf dem Boden. Atmen Sie ruhig und gleichmäßig.

– Atmen Sie ein, und heben Sie dabei langsam Ihren Kopf und Ihre Brust, bis Sie zum Sitzen kommen.

– Atmen Sie aus, und beugen Sie sich so weit vor, bis Sie Ihre Zehen fassen können.

– Bleiben Sie fünf Sekunden in dieser Stellung.

– Atmen Sie ein, und heben Sie dabei Ihren Oberkörper langsam in die sitzende Stellung zurück. Wiederholen Sie die Übung drei- bis sechsmal.

Dreieck-Stellung:

– Stehen Sie aufrecht, spreizen Sie Ihre Beine etwa einen Meter auseinander, und heben Sie die Arme in Schulterhöhe, die Handflächen zeigen nach unten.

– Beugen Sie sich langsam nach links, bis die Finger der linken Hand den linken Fuß berühren. Der rechte Arm bleibt als Verlängerung des Oberkörpers nach links in die Luft gestreckt.

– Bleiben Sie fünf Sekunden in dieser Stellung.

–Richten Sie sich langsam wieder auf, ohne die Beine und Arme einzuknicken.

–Nun beugen Sie sich langsam nach rechts, bis die Finger der rechten Hand den rechten Fuß berühren. Der linke Arm bleibt als Verlängerung des Oberkörpers nach rechts in die Luft gestreckt.

–Bleiben Sie abermals fünf Sekunden in dieser Stellung.

–Richten Sie sich langsam auf. Wiederholen Sie die Übung viermal.

Entspannungsmethoden:

Atemtraining: Es wird zunächst unter Anleitung die volle, entspannte Zwerchfellatmung eingeübt, die man auch in Streßsituationen einsetzen kann.

Autogenes Training: Durch Autosuggestion, die man mit Hilfe eines Therapeuten erlernt, bringt man sich durch gedachte Formeln in einen entspannten Zustand.

Progressive Muskelentspannung: Bestimmte Muskelpartien werden angespannt und dann wieder entspannt.

Feldenkrais: Der Therapeut lenkt die Bewegungen des Übenden, wobei er untypische Bewegungsabläufe verlangt.

Biofeedback: Elektronische Sensoren messen den Grad der An- und Entspannung in einzelnen Körperpartien und erhöhen so die Wahrnehmung des Körpers.

Meditation: Bei dieser uralten Methode werden Gegenstände visualisiert, und durch tiefe Konzentration wird ein entspannterer Zustand erreicht.

Yoga: Durch körperliche Übungen unter Anleitung werden Körper, Geist und Seele harmonisiert.

Qigong: Form der Meditation, bei der auch Atem- und Bewegungsübungen ausgeführt werden.

Tai Chi Chuan: Die fließenden Bewegungen des „Schattenboxens" verbinden Körper und Geist zu einer harmonischen Einheit.

Übungsresultate:

Zwar trainiert jede Yoga-Körperstellung bestimmte Muskeln und sorgt für mehr Beweglichkeit, doch das Hauptziel des Yoga ist, daß eine möglichst große Entspannung des Körpers einsetzt. Das wird dadurch erreicht, daß die Körperhaltungen mit großer Konzentration und langsam ausgeführt werden und eine tiefe Atmung sie begleitet. Während der Übungen versenkt man sich in sich selbst und gelangt so in einen Zustand der intensiven Ruhe und Gelassenheit.

Durch regelmäßiges Üben können Verspannungen dauerhaft gelöst werden. Das Ziel von Yoga sind die Beherrschung des Körpers, des Geistes und die Befreiung der Seele. Auch bei psychosomatischen Beschwerden hat sich Yoga als sehr hilfreich und erwiesen. Die Gedanken lassen sich durch Yoga besser steuern.

Qigong

Qigong stammt aus der chinesischen Medizin und ist mehrere tausend Jahre alt. „Qi" bedeutet „Lebenskraft", und „Gong" steht für „beharrliche Arbeit". Durch beharrliches Üben soll die Lebenskraft des Lernenden geweckt und stabilisiert werden.

Es ist eine Form der Meditation, in der bestimmte Atem- und Bewegungsübungen verbunden werden. Es wird unter Anleitung in Gruppenkursen erlernt und kann dann alleine ausgeübt werden.

Übungen:

Sie erlernen schrittweise sechzehn Bewegungsabläufe. Die Bewegungen symbolisieren bestimmte Tiere und werden langsam und konzentriert ausgeführt. Sie werden mit speziellen Atemübungen kombiniert.

Übungsresultate:

Qigong hat eine heilende Wirkung auf Körper, Seele und Geist. Die Konzentration, die nötig ist, um die Bewegungen zu vollziehen, steigert das Bewußtsein für den eigenen Körper und weckt Energie.

Geeignet ist Qigong bei Unruhe, anhaltenden Verspannungen, psychosomatischen Beschwerden, Unsicherheit und Angstzuständen.

Tai Chi Chuan

Auch das Tai Chi Chuan stammt aus der Jahrtausende alten chinesischen Heilkunde. Es stellt eine Art Tanz dar, in dem Bewegungen fließend und auf meditative Weise ausgeführt werden. Körper, Geist und Seele sollen zu einer harmonischen Einheit verbunden werden.

Übungen:

Sie erlernen Bewegungsabläufe, die wie „Schattenboxen" aussehen. Die Bewegungen symbolisieren einen Kampf gegen Angreifer. Wie im Qigong führen Sie die Bewegungen langsam, konzentriert und geschmeidig aus.

Übungsresultate:

Durch die Konzentration und Hingabe an die Bewegungsabläufe nimmt man seinen Körper mit seinen Funktionen bewußter wahr. Man lernt, ihn zu kontrollieren und zu steuern. Durch den gleichmäßigen Fluß der Bewegungen können Spannungen auf körperlicher und seelischer Ebene aufgelöst und neue Kraft geschöpft werden.

Ebenso wie das Qigong ist Tai Chi Chuan bei Verspannungen, Unruhe und psychosomatischen Störungen zu empfehlen.

Richtige Kleidung

Materialien:

Die Sorge um Wohlbefinden und Gesundheit umfaßt auch die richtige Kleidung. Die Kleidung sollte jahreszeitlich angepaßt sein, der Mensch sollte bei kühlen Temperaturen nicht unnötig frieren, bei Wärme nicht schwitzen.

Einen guten Temperaturausgleich schaffen Naturmaterialien. Kleidung aus Baumwolle sorgt für Luftdurchlässigkeit; so können keine Hitzestaus entstehen. Baumwolle saugt Schweiß auf und läßt ihn schnell verdunsten. Baumwollkleidung kann das ganze Jahr über getragen werden. Im Herbst und im Winter wird sie mit Wolle kombiniert. Wolle wärmt auf natürliche und effektive Weise und ist ebenfalls luftdurchlässig. Pullover und Strümpfe aus Schurwolle machen kalte Temperaturen gut erträglich.

Kleidung aus Kunstfasern ist zu vermeiden, da sie nicht atmungsaktiv sind. Bei warmen Außentemperaturen staut sich leicht die Wärme und kann nicht nach außen abgegeben werden; der Körper hat zuwenig Abkühlungsmöglichkeiten. Es kommt zu übermäßigem Schwitzen. Kunstfasern können Feuchtigkeit nicht aufsaugen. Feuchte Kleidung verursacht Gefühle von Unbehagen und kann leicht zu Erkältungen führen.

Bei kalten Außentemperaturen wärmen Pullover und Socken aus Kunstfasern nicht ausreichend, oft kommt es zu kalten, aber feuchten Füßen. Einzig bei Regenkleidung, Herbst- und Winterjacken sind Kunstfasern angebracht, da sie die Außenfeuchtigkeit wirksam abwehren.

Bequemlichkeit:

Damit sich der Mensch wohl fühlt, braucht er bequeme Kleidung. Hosen und Röcke sollten locker und nicht zu eng sitzen. Zu eng geschnittene Hosen schränken die Bewegungsfreiheit ein und engen den Bauch ein; der Darm hat zuwenig Platz und spannt sich an. Der Verdauungsvorgang wird gehemmt, Schmerzen können auftreten.

Bequeme, lockere Kleidung ermöglicht, daß sich bei kühlem Wetter warme Luft zwischen Haut und Kleidungsstoff hält, die den Körper ausreichend wärmt. Enge Kleidung schafft hierfür keinen Platz, man friert leichter.

Auch Unterwäsche sollte bequem sein und nicht zu eng sitzen. Zu enge BHs schränken den Brustkorb ein und führen leicht zu einer flachen Atmung. Zu enge Slips vermindern beim Sitzen die Blutzufuhr in die Beine.

Kleidung sollte den Körper bedecken, ohne ihn in seinen Bewegungen zu hemmen. Man sollte sich in ihr entspannt und frei fühlen. Auch schicke Kleidung kann bequem und muß keine Qual sein.

Schuhe:

Man sollte Schuhe in einer Form und Größe kaufen, die den Zehen Bewegungsmöglichkeiten läßt. Zu spitze Schuhe pressen die Zehen aneinander, die Haut scheuert dabei auf, und man friert leichter. Werden spitze Schuhe über eine längere Dauer getragen, kann das zu einer drastischen Verformung der Füße führen, denn die Füße passen sich der Schuhform an.

Schuhabsätze sollten nicht höher als vier Zentimeter sein. Bei zu hohen Absätzen verkürzen sich die Sehnen im hinteren Bereich der Füße; das führt zu Schmerzen beim Barfußgehen. Das Tragen von hohen Absätzen kann zudem zu Verspannungen im Rücken und zu Schädigungen der Wirbelsäule führen: Der Rücken vollzieht eine ausgleichende Bewegung, die seinem Aufbau eigentlich entgegensteht. Ein Gehen in aufrechter Haltung ist in hohen Schuhen nicht möglich.

Bei Kinderschuhen sollte man darauf achten, daß sie immer anderthalb Zentimeter größer gekauft werden, als der Kinderfuß gerade ist. Kinderfüße brauchen Platz zum Wachsen.

Farbstoffe:

Neu gekaufte Kleidung, die man direkt am Körper trägt – Unterwäsche, T-Shirts, Hemden, Hosen, Strümpfe –, sollte man erst waschen, bevor man sie anzieht. Sie enthalten Farbstoffe, die Hautreizungen und Allergien hervorrufen können.

Beim Waschen werden sie fixiert, und die löslichen Teilchen werden herausgeschwemmt. Besonders Kinderhaut ist für Farbstoffe empfindlich.

Ausreichende Bewegung

Der Organismus braucht ausreichende Bewegung, um funktionsfähig zu bleiben. Der Körper ist zur Benutzung geschaffen. Wenn man seine Bewegungsfunktionen vernachlässigt, verkümmert er. Für Muskulatur, Sehnen, Bänder, Knochen und Gelenke muß gesorgt werden, das bedeutet, daß ihnen Phasen der Bewegung und der Ruhe verschafft werden müssen. Gelenke bleiben nur dann beweglich, wenn man sie ausreichend benutzt, Sehnen und Bänder erhalten ihre Elastizität nur, wenn sie bewegt werden. Muskeln und Herz bleiben kräftig, wenn man sie trainiert.

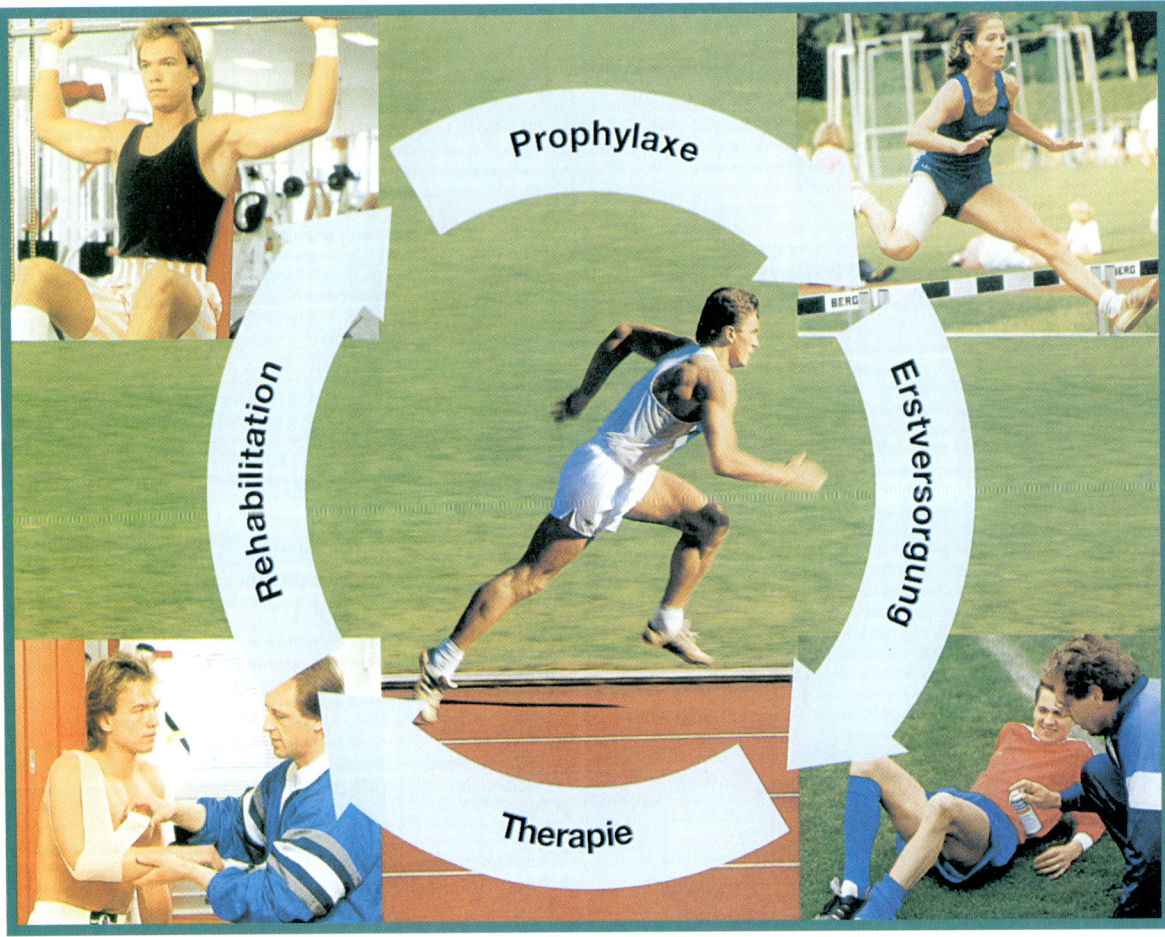

Sportliche Höchstleistung birgt immer das Risiko von Verletzungen. Jeder Sportler bewegt sich im Belastungskreislauf.

Der Alltag bringt nur selten Bewegung mit sich. Fast jeder benutzt heutzutage sein Auto oder ein öffentliches Verkehrsmittel, um zur Arbeit zu gelangen. Am Arbeitsplatz wird zu einem großen Teil im Sitzen die Zeit verbracht oder aber mit einseitigen Bewegungen. Wenn immer nur ein Teil der Muskeln und Kochen beansprucht wird, wird er überbelastet, während der unbenutzte Teil lahmliegt. Steifheit und Muskelverspannungen sind die Folge sowie Knochen- und Gelenkschädigungen und Herz-Kreislauf-Beschwerden.

Regelmäßige, ausgewogene Bewegung erhält gesund. Untersuchungen haben erwiesen, daß Menschen, die ihren Körper ausreichend bewegen, weitaus weniger anfällig für Krankheiten sind. Sie können sich leichter entspannen und damit besser mit Streßsituationen umgehen. Nach der Anspannung bei einer umfassenden, intensiven Bewegung setzt natürlicherweise eine Phase der Entspannung ein, in der sich der Körper wieder regenerieren und neue Kraft schöpfen kann.

Muß es unbedingt Sport sein?

Viele Menschen finden keinen Spaß an sportlicher Betätigung. Es gibt Möglichkeiten, für ausreichende Bewegung zu sorgen, ohne eine Sportart zu praktizieren. Wichtig ist, daß es sich um eine Form der Bewegung handelt, die nicht einseitig, sondern vielfältig ist und regelmäßig, das heißt täglich, ausgeübt wird.

Man kann körperliche Bewegung so in den Tagesplan einfügen, daß sie bald selbstverständlich dazugehört. Man kann den Weg zur Arbeit statt mit dem Auto oder öffentlichen Verkehrsmitteln mit dem Fahrrad zurücklegen. Ist der Anfahrtsweg zu weit, kann man ein Stück davon motorisiert zurücklegen und den Rest mit dem Fahrrad, das in vielen öffentlichen Verkejrsmitteln mitgenommen und im Auto verstaut werden kann.

Ein halb- bis einstündiger Spaziergang, nicht zu langsam, ersetzt die sportliche Betätigung ebenso. Die Umkehr zu mehr Bewegung setzt ein Umdenken bei den alltäglichen Lebensvorgängen voraus: Man sollte einmal darauf achten, welche Strecken man fährt, die man genausogut auch zu Fuß oder mit dem Fahrrad zurücklegen könnte, beispielsweise der Weg zum Einkaufen, zur Post und ähnliches. Statt des Fahrstuhls kann man die Treppen

benutzen, das „Gassi-Gehen" mit dem Hund sollte in flotterem Tempo erfolgen.

Wenn man sein tägliches Bewegungsfeld erweitert, wird man bald spüren, daß man beweglicher wird und mehr Energie zur Verfügung hat.

Sport

Um den Körper gesund zu erhalten, muß man keinen Hochleistungssport betreiben, sondern eine moderate Sportart, die einem entspricht. Die ausgeübte Sportart sollte in richtigem Maße die Beweglichkeit, die Kraft und die Ausdauer trainieren. Das garantiert, daß für Herz, Kreislauf und Bewegungsapparat bestens gesorgt ist.

Sport sollte eine angenehme Freizeitbeschäftigung sein. Setzt man sich unter Druck, und erwartet man große Leistungen von sich selbst, besteht die Gefahr, daß man der Gesundheit eher schadet als nützt. Sport ist nur dann sinnvoll, wenn man Spaß und Freude daran hat.

Gibt es Gründe, die gegen eine Ausübung von Sport sprechen?

Nur bei akuten und schweren Krankheiten darf Sport nicht ausgeübt werden. Ein fortgeschrittenes Alter ist grundsätzlich kein Hinderungsgrund. Sport erhält jung. Viele Arten der sportlichen Betätigungen können bis in ein fortgeschrittenes Alter hinein ausgeübt werden. Ein trainierter Körper altert nicht so schnell und erhält auch den Geist jung. Der Organismus baut viel langsamer ab, wenn der Körper regelmäßig und intensiv bewegt wird.

Es kann durchaus erst im höheren Alter mit einer Sportart begonnen werden. Man sollte bei der Auswahl lediglich darauf achten, daß es ein Sport ist, bei dem man sich nicht so leicht verletzen kann. Auch sollte man eine fachgerechte Einführung in den Sport erfahren, bevor man damit beginnt. Für ältere Menschen sind vor allem Sportarten wie Radfahren, Schwimmen, Wandern, Walking, Skilanglauf und Tennis zu empfehlen. Um sicher zu gehen, daß man die richtige Auswahl getroffen hat, kann man einen Arzt zu Rate ziehen.

Liegen – unabhängig vom Alter – gesundheitliche Störungen vor, die eine freie Wahl der Sport-

Die Impfung gegen Diphterie erfolgt meist gleichzeitig mit Keuchhusten, Tetanus und Haemophilus influenza b als Vierfachimpfung. Die Standardimpfung schützt etwa 7, die Auffrischimpfung ungefähr 10 Jahre.

Tetanus (Wundstarrkrampf):

Tetanus wird durch Bakterien ausgelöst, die vor allem im Erdreich verbreitet sind. Bei Wunden, z.B. durch rostige Nägel, besteht Infektionsgefahr. Tetanus kann im schlimmsten Fall zum Tod führen. Der Impfschutz dauert etwa 10 Jahre.

Keuchhusten (Pertussis):

Wenn Säuglinge oder Kinder an Keuchhusten erkranken, kann das sehr quälend für sie sein, auch können während der Krankheit schwere Komplikationen wie Erstickungsanfälle und Lungenentzündung auftreten. Die Impfung schützt etwa 85% der geimpften Kinder.

Haemophilus influenza b (Hib):

Vor allem Kleinkinder können von diesem Erreger befallen werden. Die Krankheit ist lebensgefährlich; sie kann sich in einer Rachenentzündung oder einer Gehirnhautentzündung äußern.
Die Impfung schützt für etwa 3 Jahre ungefähr 85% der Kinder.

Masern:

Bei einer Erkrankung an Masern kann es in manchen Fällen zu schweren Komplikationen kommen, da diese Krankheit den Körper und seine Abwehrmechanismen außerordentlich schwächt. Geimpft wird meist als Dreifachimpfung gleichzeitig auch gegen Masern und Röteln. Der Schutz währt fast immer lebenslang.

Mumps:

Im Verlauf dieser Krankheit können in seltenen Fällen Komplikationen auftreten. Die Dauer des Impfschutzes ist noch nicht genau erfaßt. Wer einmal an Mumps erkrankt ist, kann in manchen Fällen ein zweites Mal erkranken.

Röteln:

Besonders für Mädchen ist diese Impfung anzuraten, da eine Erkrankung der Frau während der Schwangerschaft zu Mißbildungen des Kindes im Mutterleib führen kann. Die Impfung schützt etwa 50% der Geimpften etwa 15 Jahre lang.

Frühsommer-Meningoenzephalitis (FSME):

Das Frühsommer-Meningoenzephalitis-Virus wird durch Zeckenbisse übertragen. Es kann eine Gehirnhautentzündung verursachen, die schwerwiegende Schäden hinterlassen kann. Das Virus ist in Europa unterschiedlich häufig verbreitet, über das genaue Vorkommen sollte man sich in Gesundheitszentren oder bei Ärzten informieren.
Die Impfung schützt zu etwa 70% für die Dauer von ungefähr 4 Jahren. Bis zu 4 Tagen nach einem Zeckenbiß ist eine Impfung zu empfehlen.

Hepatitis A:

Hepatitis-A-Viren können eine Leberentzündung verursachen. Die Krankheit ist vor allem in Gebieten verbreitet, in denen ungenügende Hygienemaßnahmen getroffen werden.
Die Passivimpfung schützt nur einige Monate, während die dreimal erfolgte Aktivimpfung etwa 10 Jahre Schutz bietet.

Hepatitis-B:

Die Krankheit wird ausschließlich über Blutkontakt übertragen. Sie kann einen schweren Verlauf nehmen und bis zum Tod führen. Die Impfung wird besonders für medizinisches Personal und Drogenabhängige empfohlen.
Der Impfschutz ist bei jüngeren Menschen besser als bei älteren. Seine Wirkung kann man mit einem Antikörpertest überprüfen lassen.

Grippe (Influenza):

Influenza wird durch Viren übertragen und stellt eine schwere Form eines grippalen Infekts dar. Besonders alte und kranke Menschen sind durch sie gefährdet.
Da die Viren sich von Jahr zu Jahr verändern, wird der Impfstoff immer wieder neu angepaßt. Die Impfung schützt ungefähr 60% der Geimpften.

Tuberkulose:

In den letzten Jahren ist die Zahl der an Tuberkulose erkrankten Menschen wieder etwas angestiegen, nachdem die Krankheit in den letzten Jahrzehnten im Abnehmen begriffen war. Tuber-

kulose ist eine lebensgefährliche Krankheit. Zu empfehlen ist eine Impfung besonders für Säuglinge und Kinder, in deren Umgebung es Tuberkulose gibt, und medizinisches Personal, das oft Kontakt mit Tuberkulosekranken hat.
Der Impfschutz währt etwa 5 Jahre.

Tollwut:

Tollwut führt unbehandelt in jedem Fall zum Tod. Zu empfehlen ist eine Impfung für Personen, die beruflich mit Wildtieren zu tun haben. Nach einem Biß durch ein streunendes und damit tollwutverdächtiges Tier muß so schnell wie möglich eine Impfung erfolgen. Die Impfung erfolgt sechsmal: Die erste folgt gleich dem Biß, die zweite nach 3 Tagen, die dritte nach weiteren 7, die vierte nach 14, die fünfte nach 30 und die letzte nach 90 Tagen.

Gelbfieber:

Gelbfieber kommt in den tropischen Ländern Südamerikas und Afrikas vor. Bevor man in ein Land dieser Kontinente reist, sollte man sich über ein Vorkommen von Gelbfieber informieren. Man kann das in Tropeninstituten (Deutschland) oder Gesundheitsämtern (Österreich) tun, wo die Impfung auch vorgenommen wird. Die Krankheit läßt sich nicht wirkungsvoll therapieren, daher ist die Impfung zu empfehlen.
Der Impfschutz währt mindestens 10 Jahre und muß danach alle 10 Jahre aufgefrischt werden.

Typhus:

Typhus kommt vor allem in Teilen Afrikas, Südamerikas und Asiens vor. Auskünfte geben hierzu Tropeninstitute und Gesundheitsämter. Typhus wird durch Salmonellen ausgelöst und ist eine schwer verlaufende Krankheit, die bei 1% der erkrankten Menschen zum Tod führt.
Der Impfschutz währt bei 60% der Geimpften bei der oral verabreichten Impfung etwa ein Jahr, bei der injizierten Impfung ungefähr 3 Jahre.

Cholera:

Cholera ist eine Durchfallerkrankung, an der man sterben kann, wenn man nicht für eine rasche

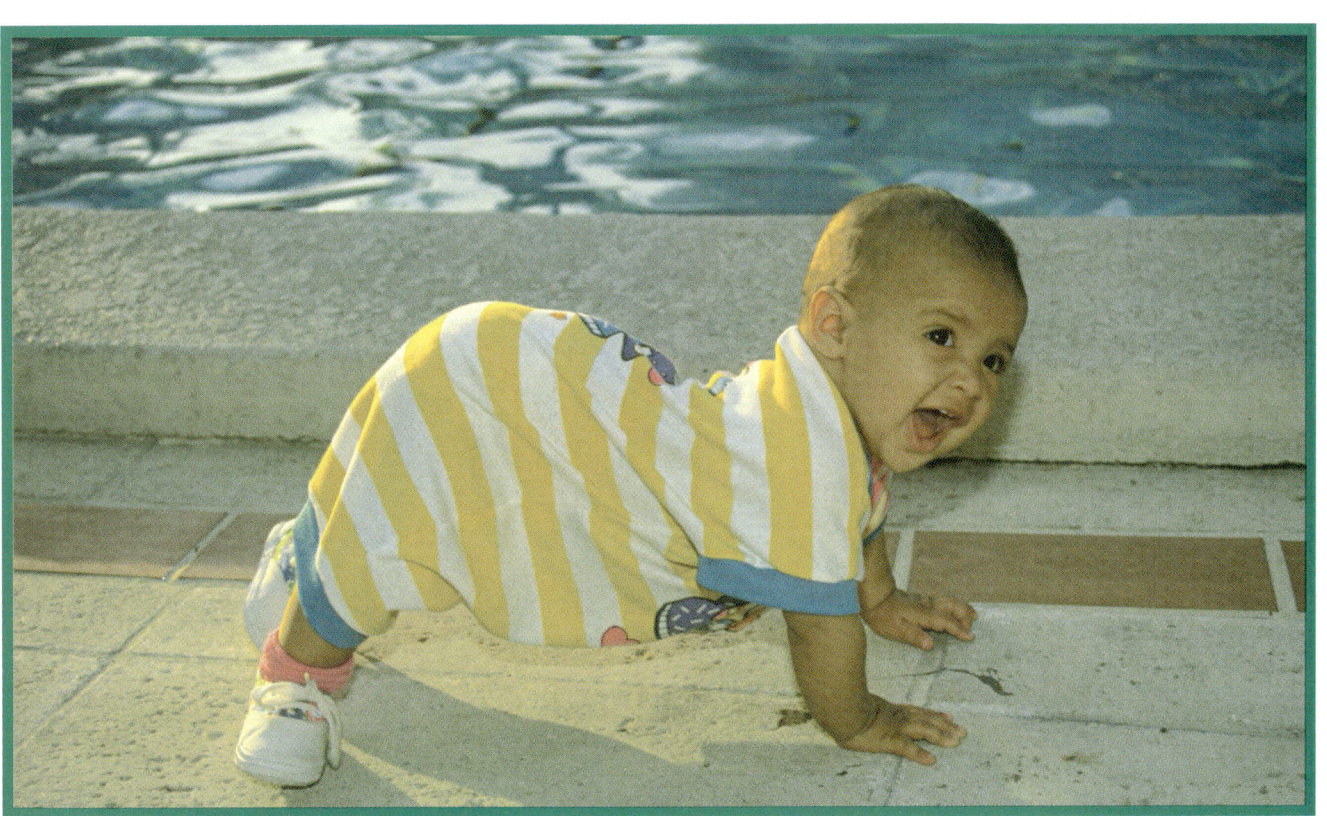

Gesund und fröhlich

Wiederaufnahme von Wasser und Salzen sorgt. Die Choleraimpfung wird zwar nicht mehr empfohlen, doch ist sie in manchen Reiseländern für Reisende vorgeschrieben, die aus Epidemiegebieten kommen. Bei dieser Impfung kommt es in den meisten Fällen zu Nebenwirkungen wie Fieber und Schwellung der Impfstelle. Der Impfschutz ist nicht immer gewährleistet. Er wirkt nur etwa 3 bis 6 Monate.

Vorsorge

Kinder

Vom Säuglings- bis zum Kindesalter sind eine Reihe von Vorsorgeuntersuchungen vorgesehen, um mögliche Entwicklungsstörungen und Krankheiten früh zu erkennen und damit erfolgreich zu behandeln. Insgesamt sind zehn Untersuchungstermine angesetzt. Die Eltern sollten die Termine in jedem Fall wahrnehmen.

U1:

Die erste Früherkennungsuntersuchung findet gleich nach der Geburt im Krankenhaus statt. Bei einer Hausgeburt führt die Hebamme die Untersuchung durch. Es wird festgestellt, ob das Kind Fehlbildungen aufweist und ob es durch die Geburt einen Schaden erlitten hat. Außerdem werden Körpermaß und Körpergewicht überprüft.

U2:

Die U2 ist zwischen dem 3. und 10. Tag nach der Geburt angesetzt und findet ebenfalls im Krankenhaus statt, wenn Mutter und Kind sich auf der Wöchnerinnenstation befinden. Sind sie bereits zu Hause, wird die Untersuchung in der Kinderarztpraxis durchgeführt. Bei der U2 werden – wie bei anderen Früherkennungsuntersuchungen auch – die Größe und das Gewicht des Kindes gemessen. Es wird ein zweites Mal nachgeprüft, ob Geburtsschäden oder Mißbildungen vorliegen. Weiterhin wird untersucht, ob Herz und Lunge richtig funktionieren und ob alle notwendigen Reflexe vorhanden sind. Die Wirbelsäule und die Gelenke werden abgetastet, und es werden Blutproben entnommen, wodurch um eine Stoffwechselkrankheit ausgeschlossen werden soll. Bei den Jungen wird außerdem untersucht, ob ein Hodenhochstand vorliegt.

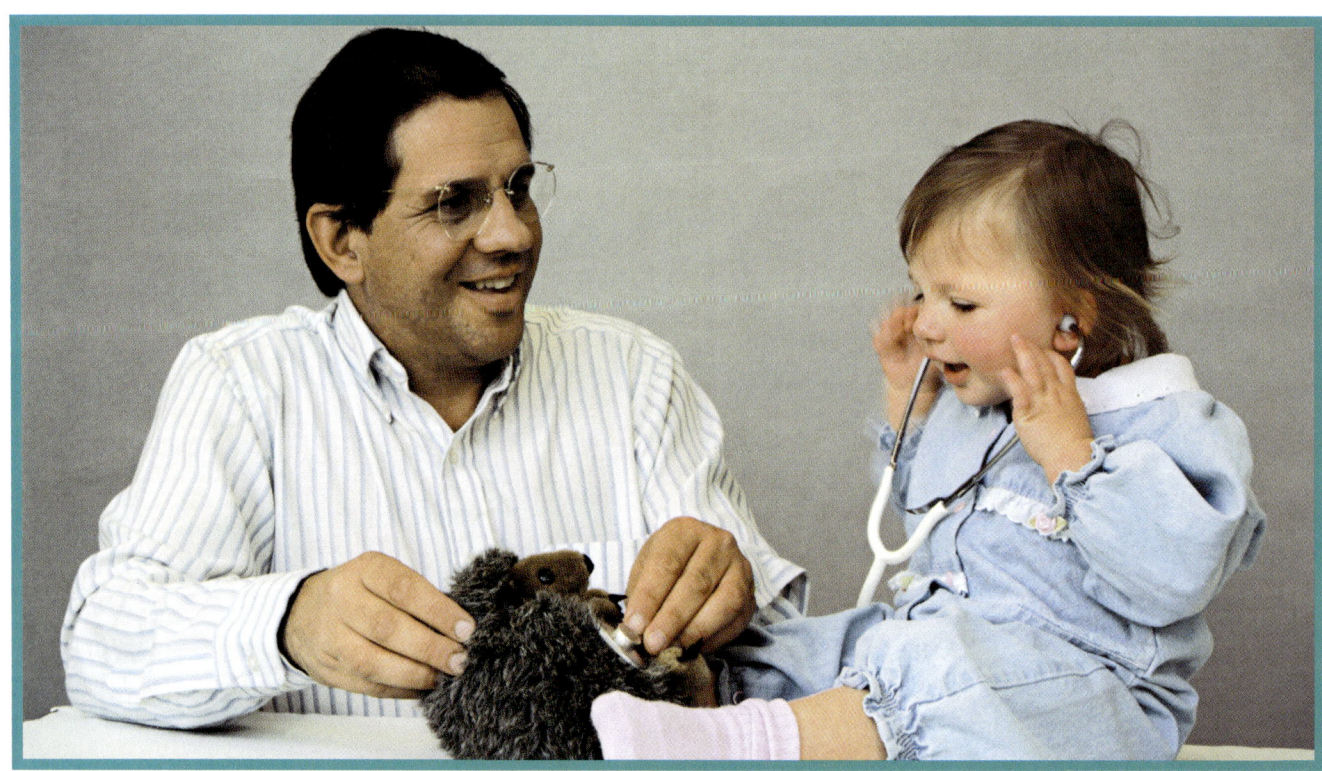

Regelmäßige Vorsorge ist wichtig für die gesunde Entwicklung eines Kindes

U3:

Die U3 findet zwischen der 4. und 6. Lebenswoche statt. Herzschlag, Atmung und Reflexe werden untersucht. Auch das Gehör des Kindes wird geprüft.

U4:

Zwischen dem 3. und dem 4. Lebensmonat ist die U4 angesetzt. Neben der Untersuchung der Körperfunktionen prüft der Arzt Gehör und Sehvermögen. Er stellt fest, ob das Baby seinen Kopf schon kontrollieren und seine Hände vor den Augen zusammenführen kann. Im Rahmen der Untersuchung werden die empfohlenen Impfungen mit den Eltern besprochen.

U5:

Auch während der U5, im 6. bis 7. Lebensmonat, werden zunächst die Funktionen des Körpers und der Sinnesorgane untersucht. Danach wird überprüft, ob das Baby schon mit der ganzen Hand greifen, sich in der Bauchlage aufstützen und sich von der Rücken- in die Bauchlage drehen kann. Außerdem prüft der Arzt das Interesse des Babys an angebotenem Spielzeug.

U6:

Zwischen dem 10. und 12. Lebensmonat ist die U6 vorgesehen. Hier wird wiederum die Funktion der Organe untersucht. Der Arzt stellt außerdem fest, ob das Kind bereits krabbeln, sich zum Stehen hochziehen, mit Daumen und Zeigefinger greifen kann und zu Silbenverdoppelungen wie „da-da" fähig ist.

U7:

Die U7 findet zwischen dem 21. und 24. Lebensmonat statt. Der Arzt prüft zunächst, ob der Körperbau unauffällig ist und ob die Körperfunktionen normal sind. Dann stellt er fest, ob das Kind bereits Zweiwortsätze bilden und einfachen Aufforderungen folgen kann.

U8:

Die U8 erfolgt zwischen dem 43. und 48. Lebensmonat. Neben der Überprüfung der körperlichen Funktionen, der Sprachentwicklung und Motorik informiert sich der Arzt über das soziale Verhalten des Kindes und erkundigt sich nach Verhaltensauffälligkeiten.

U9:

Im Alter von fünf Jahren sollte die 9. Früherkennungsuntersuchung stattfinden. Es werden die Körperfunktionen und der Körperbau überprüft. Verstärkte Aufmerksamkeit des Arztes gilt der Körperbeherrschung des Kindes. Es wird festgestellt, ob das Kind bereits auf einem Bein hüpfen und auf einer Linie balancieren kann. Die Feinmotorik wird überprüft, indem der Arzt das Kind eine Zeichnung anfertigen läßt.

J1:

Diese Vorsorgeuntersuchung ist für das 12. Lebensjahr vorgesehen. Sie umfaßt zum einen eine körperliche Untersuchung und zum anderen ein Beratungsgespräch mit dem Arzt über sportliche Betätigung, Sexualität, Drogen.

Erwachsene

Zu den Vorsorgeuntersuchungen, auf die jeder Krankenversicherte Anspruch hat, gehören Krebsvorsorgeuntersuchungen und sogenannte „Checkups". Je früher man eine Krankheit erkennt, desto besser sind die Chancen einer Heilung. Deshalb sollte man die empfohlenen Untersuchungen auch wirklich nutzen.

Krebsvorsorge

Viele Krebsarten können durch gezielte Therapie erfolgreich behandelt werden. Voraussetzung ist die Früherkennung der Geschwülste. Um das zu gewährleisten, sind ab einem bestimmten Alter Krebsvorsorgeuntersuchungen für männliche und weibliche Geschlechtsorgane, die weibliche Brust, den Dickdarm und die Haut unentbehrlich.

Geschlechtsorgane:

Bei den Männern werden Penis, Hoden und Prostata auf Auffälligkeiten geprüft. Der Arzt tastet die Geschlechtsorgane und die Lymphknoten in der Leistengegend ab. Er untersucht die Größe der Prostata, indem er einen Finger in den Mastdarm einführt und von dort die Prostata abtastet. Die Untersuchung wird vom Urologen oder vom Hausarzt durchgeführt. Bereits junge Männer sollten regelmäßige Vorsorgetermine wahrnehmen.

Die Geschlechtsorgane der Frau werden vom Gynäkologen untersucht. Die äußeren Geschlechtsorgane und der Muttermund werden auf Auffälligkeiten hin geprüft. Gebärmutter und Eierstöcke werden von der Scheide her abgetastet. Aus dem Gebärmutterhals wird ein Abstrich entnommen, der im Labor auf das Vorkommen von Krebszellen untersucht wird.

Weibliche Brust:

Im Rahmen der Vorsorgeuntersuchung beim Frauenarzt wird auch die weibliche Brust untersucht. Die Haut der Brust wird auf Veränderungen hin angesehen, dann werden Brust und Lymphknoten abgetastet, wodurch möglicherweise vorhandene Knoten aufgespürt werden können. Um genauere Untersuchungsergebnisse zu erzielen, kann man auch Ultraschalluntersuchungen der Brust oder Mammographien (Röntgenuntersuchungen) vornehmen. Regelmäßige Mammographien werden für Frauen ab dem 35. Lebensjahr und für Frauen mit großen Brüsten empfohlen. Die Selbstuntersuchung der Frau ist hier ebenso wichtig.

Dickdarm:

Zur Untersuchung des Dickdarms führt der Arzt einen Finger in den Darm ein und tastet nach Veränderungen. Außerdem wird eine Stuhlprobe entnommen und auf okkultes (nicht sichtbares) Blut geprüft.

Wichtiges über Vorsorge

Die erforderlichen Krebsvorsorgeuntersuchungen betreffen die folgenden Organe:

- die Geschlechtsorgane
- die weibliche Brust
- der Dickdarm
- die Haut

Selbstbeobachtung ist sehr wichtig bei:

- den Hoden
- der weiblicher Brust

Die Kosten dieser Untersuchungen werden von allen Krankenkassen übernommen.

Haut:

Eine regelmäßige Untersuchung der Haut kann das unerkannte Wachstum von Hautkrebszellen verhindern. Der Hautarzt betrachtet die Körperhaut und vor allem Muttermale und Pigmentflecken, um Auffälligkeiten aufzuspüren.

Selbstbeobachtung als Vorsorge

Man selbst kann zur frühzeitigen Erkennung von Krebsgeschwülsten beitragen, indem man seinen Körper genau beobachtet und regelmäßig kleine Untersuchungen durchführt. Das gilt für die Haut, beim Mann für den Hoden und bei der Frau für die Brust.

Hoden:

An Hodenkrebs erkranken am häufigsten jüngere Männer. Wird Hodenkrebs früh entdeckt, gibt es gute Heilungsmöglichkeiten. Neben der Vorsorgeuntersuchung durch den Arzt ist es deshalb sinnvoll, die eigenen Hoden etwa alle ein bis zwei Monate selbst zu untersuchen.

Wie man die Hoden untersucht:

Der Hodensack sollte sich bei der Untersuchung in entspanntem Zustand befinden, dazu muß es warm genug sein. Die Hoden werden einzeln abgetastet. Nehmen Sie zunächst einen Hoden in die eine Hand, und tasten Sie ihn behutsam mit der anderen Hand ab. Sie sollten beim Tasten nicht zu fest drücken, da sich so die Hodenoberfläche nicht so gut erfassen läßt. Danach kommt der andere Hoden an die Reihe. Je öfter man seine Hoden abgetastet hat, desto besser kennt man sie und desto leichter kann man Veränderungen feststellen.
Wenn man bei der Selbstuntersuchung Veränderungen, Auffälligkeiten wie harte Stellen, Knoten oder eine Vergrößerung bemerkt, sollte man so bald wie möglich einen Arzt aufsuchen.

Brust:

Brustvorsorgeuntersuchungen beim Arzt finden einmal jährlich statt. Um Veränderungen an der Brust so bald wie möglich zu erkennen, sollte man sie jeden Monat abtasten, am besten etwa eine Woche nach Einsetzen der Menstruationsblutung. Zwischen Eisprung und Menstruationsbeginn füllen sich die Brustdrüsen mit Flüssigkeit, so daß sich die Brust zu dieser Zeit manchmal hart anfühlt. In den ersten Tagen der Menstruation leeren sich die Drüsen wieder und werden weich. Auch nach den Wechseljahren sollten sich Frauen regelmäßig alle vier Wochen untersuchen; sie bestimmen dafür einfach ein festes Datum im Monat.

Wie man die Brust untersucht:

1. Schritt:

Stellen Sie sich vor einen Spiegel, in dem Ihre Brust gut zu sehen ist. Lassen Sie die Arme entspannt. Sehen Sie sich Ihre Brust nun genau an, erst die eine und dann die andere. Stellen Sie fest, ob sich die Form, die Größe oder die Hautoberfläche verändert haben. Achten Sie auch darauf, welche Form und Farbe die Brustwarzen haben und ob eine von ihnen eingezogen ist.

2. Schritt:

Betrachten Sie nun Ihre Brust bei gehobenen Armen. Achten Sie auf Schwellungen und Größenunterschiede. Sehen Sie sich Ihre Brust auch von der Seite an.

3. Schritt:

Jetzt erfolgt das Abtasten der Brust: Stützen Sie zuerst eine Brust mit der einen Hand von unten, während Sie mit der gegenüberliegenden Hand die Innenseite der Brust abtasten. Das gleiche machen Sie mit der anderen Brust. Achten Sie auf Knoten und harte Stellen.

4. Schritt:

Heben Sie nun wieder den Arm, um mit der gegenüberliegenden Hand die Außenseite der Brust abzutasten. Untersuchen Sie danach die andere Brust.

5. Schritt:

Tasten Sie nun von der Außenseite der Brust bis zur Achselhöhle, wo sich die Lymphknoten befinden. Achten Sie auf Schwellungen und schmerzende Stellen.

6. Schritt:

Drücken Sie beide Brustwarzen vorsichtig zwischen Daumen und Zeigefinger. Achten Sie darauf, ob eine Brustwarze Flüssigkeit absondert.

7. Schritt:

Legen Sie sich hin und tasten Sie Ihre Brust nochmals ab. Beim Abtasten der linken Brust wird der linke Arm hinter den Kopf gelegt, beim Abtasten der rechten Brust der rechte.

Je häufiger man die Brust untersucht hat, desto genauer erkennt man Auffälligkeiten. Suchen Sie sofort einen Arzt auf, wenn Sie eines der folgenden Symptome bemerken:
– Knoten, auch kleine,
– Schwellungen,
– harte Stellen,
– Veränderungen in Form und Größe,
– Hautveränderungen,
– Flüssigkeitsabsonderungen der Brustwarze,
– eingezogene Brustwarze,
– Schwellung der Lymphknoten in der Achselhöhle.

Gehen Sie auch zum Arzt, wenn die Veränderungen nicht eindeutig sind, und quälen Sie sich nicht mit Unsicherheiten. Eine Untersuchung mit harmlosem Ergebnis zuviel ist immer besser als eine verspätete Krankheitserkennung.

Haut:

Auch bei der Haut gilt: Je öfter man sie untersucht, desto eher können gefährliche Veränderungen entdeckt werden, die Symptome für Hautkrebs sein könnten. Ungefähr einmal pro Monat sollte man sich seine Haut näher betrachten. Sehen Sie sich Ihre Körperhaut genau an. Überprüfen Sie Pigmentflecken und Muttermale auf Veränderungen, und lassen Sie die Haut des Rückens von Ihrem Partner untersuchen
Ein Arzt ist bei folgenden Beobachtungen schnellstens aufzusuchen:
– Das Muttermal ist im Durchmesser größer als ein halber Zentimeter.
– Das Muttermal ist nicht rund, sondern unregelmäßig geformt.
– Das Muttermal hat eine undeutliche Begrenzung.
– Das Muttermal hat einen auffällig dunkel gefärbten Fleck, dunkelbraun oder schwarz.

Check-up

Frauen und Männer können auf Kosten der Krankenkasse ab dem 35. Lebensjahr regelmäßig eine Vorsorgeuntersuchung durchführen lassen, die sich Gesundheits-Check-up nennt. Im Rahmen dieser Untersuchung erfolgt eine genaue körperliche Untersuchung. Zudem werden Blut und Urin getestet, und es findet eine Beratung über eine persönliche Gesundheitsvorsorge und Gesundheitsrisiken durch den Arzt statt. Vorsorgeuntersuchungensollte man regelmäßig in Anspruch nehmen.

Bei Check-ups wird man auf folgende Erkrankungen geprüft:
– Krankheiten des Herz-Kreislauf-Bereichs,
– rheumatische Erkrankungen,
– Nierenkrankheiten,
– Diabetes (Zuckerkrankheit).

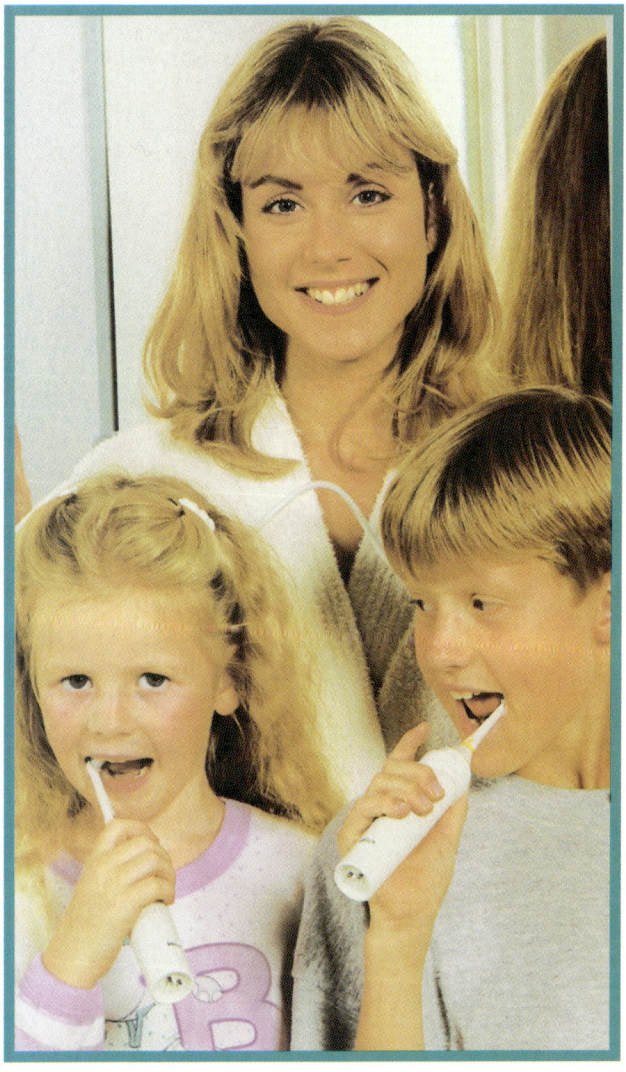

Zähneputzen sollte man nach jeder Mahlzeit

Zahnvorsorge

Erwachsene und Kinder sollten gleichermaßen die Möglichkeit der Zahnvorsorge durch den Zahnarzt nutzen. Um kranken Zähnen und krankem Zahnfleisch vorzubeugen, ist ein Besuch beim Zahnarzt alle sechs Monate zu empfehlen. Damit kann schon ab dem dritten Lebensjahr begonnen werden.

Kinder:
Zu einer wirkungsvollen Zahnvorsorge gehört natürlich auch das regelmäßige Putzen der Zähne nach den Mahlzeiten. Bereits bei Kleinkindern sollte damit begonnen werden. Auch wenn noch nicht alle Zähne gewachsen sind, sollte man mit speziellen – extra weichen und kleinen – Babyzahnbürsten die Zähne des Kindes reinigen. Das Kind sollte sich von Anfang an daran gewöhnen, daß regelmäßige Zahnpflege zum Leben gehört. Gesunde Milchzähne sind eine gute Voraussetzung für gesunde zweite Zähne.

Zahnpflege:
Die Zähne sollten morgens nach dem Frühstück und abends vor dem Schlafengehen geputzt werden; wenn man die Möglichkeit hat, sollte man sie auch nach der Mittagsmahlzeit reinigen.
Zur Zahnpflege gehören eine Zahnbürste von mittlerem Weichheitsgrad, deren Borsten rechteckig angeordnet sind. Die Spitzen der Borsten sollten abgerundet sein und sich alle in gleicher Ebene befinden. Der Kopf sollte nicht zu lang sein, ideal sind zwei bis zweieinhalb Zentimeter. Bevor man eine elektrische Zahnbürste kauft, sollte man sich vom Zahnarzt beraten lassen, denn es gibt bei diesen Artikeln große Unterschiede in der Reinigungsqualität.
Die Zahncreme, die man benutzt, sollte nicht schäumen und nicht zu intensiv schmecken, da dies ein Zeichen für einen hohen Gehalt an chemischen Zusatzstoffen darstellt. Diese Stoffe können den Zähnen eher schaden denn nutzen. Eine milde Zahncreme, in kleiner Menge auf die Zahnbürste aufgetragen, ist gesünder und wesentlich wirkungsvoller. Mundwasser sind keine Reinigungsmittel. Sie erhöhen zwar das Frischegefühl im Mund, haben aber keinerlei Einfluß auf vorhandenen Zahnbelag.

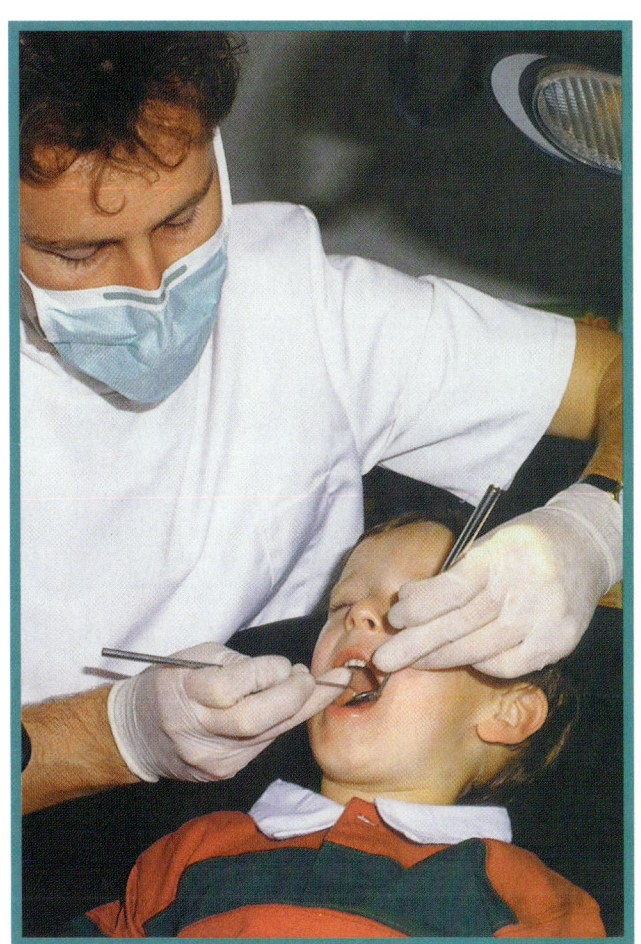

Alle sechs Monate zum Zahnarzt

Zusätzlich zur Zahnbürste sollte man einmal täglich, am besten vor dem Schlafengehen, Zahnseide benutzen, um die Zwischenräume der Zähne sauberzuhalten. Dazu spannt man die Zahnseide zwischen Daumen und Zeigefinger der beiden Hände, führt sie vorsichtig in den Zahnzwischenraum ein und „fegt" Zahnbeläge nach unten. Das Zähneputzen sollte behutsam und ohne großen Druck erfolgen, um den Zahnschmelz und das Zahnfleisch nicht zu verletzen. Um auch die Zahnbeläge zu entfernen, die sich am Übergang von Zahn und Zahnfleisch befinden, setzt man die Zahnbürste im 45°-Winkel an der Zahnfleischkante an, vollzieht mit den Borsten kreisende Bewegungen und fegt dann mit ihnen am Zahn entlang nach unten. Das macht man bei jedem Zahn innen und außen, dann reinigt man die Kauflächen. Das Putzen sollte etwa drei Minuten dauern.

Zur Zahnpflege gehört auch eine Ernährung, die den Zähnen nicht schadet. Auf zuckerhaltige Nahrung sollte weitestgehend verzichtet werden. Nicht nur Süßigkeiten, auch Lebensmittel wie Honig, Marmelade, Fruchtquarks, Fruchtjoghurts und Senf greifen die Zähne an. Nach ihrem Genuß sollten die Zähne gründlich gereinigt werden. Obst enthält sehr viel Säure, die die Zähne ebenfalls angreift, auch nach Obstgenuß sollten diese folglich geputzt werden.

Erkrankungen des Verdauungstrakts

Mundschleimhautentzündung (Stomatitis)

Symptome:
Geschwollene und gerötete Mundschleimhaut, Schmerzen und Brennen der Mundhöhle, Bläschenbildung, Mundgeruch, manchmal leichtes Fieber.

Ursachen:
Viren, Bakterien oder Pilze, schadhafte Zähne, Vergiftungen durch Schwermetalle, Reizungen durch Kälte oder Wärme, Tabakrauch, Chemikalien oder Zahnfüllungen und Zahnersatz. Krankheitsbegünstigend wirken Medikamente wie Immunsupressiva oder Antibiotika, Rauchen, mangelhafte Mundhygiene und ein Mangel an den Vitaminen B und C.

Therapie:
Tägliche Zahnreinigung und Mundspülung mit Desinfektionsmittel oder Kamillelösung, Behandlung von kranken Zähnen, bei einer bakteriellen Infektion Antibiotika. Ein Arztbesuch sollte erfolgen, wenn die Symptome der Entzündung sehr stark sind oder mehrere Tage andauern.

Selbsthilfe:
Gründliche Zahnreinigung nach jeder Mahlzeit, dazu Spülungen mit Kamillen- und Salbeitee oder einer Wasserstoffperoxid-Lösung.

Mundsoor (Candidiasis)

Symptome:
Schmerzen und Brennen im gesamten Mundraum, weiße Flecken, die bluten, wenn man daran reibt, Schluckbeschwerden.

Ursachen:
Infektion mit dem Pilz Candida albicans. Tritt häufig auf, wenn die Mundflora nicht intakt und das Immunsystem geschwächt ist, z.B. nach Einnahme von Antibiotika, Inhalation von Cortison bei Asthma oder bei AIDS.

Komplikationen:
Die Pilze können auf Magen und Darm übergreifen, selten auf Herz, Leber oder Lunge.

Therapie:
Die Diagnose erfolgt durch eine Laboruntersuchung. Ist nur der Mund betroffen, wird der Pilz durch regelmäßige Spülungen mit einem Pilzmittel bekämpft, bei einem Befall von Magen und Darm müssen pilzvernichtende Medikamente eingenommen werden.

Selbsthilfe:
Ausreichende Mundhygiene und Stabilisierung des Immunsystems, ausgewogene Ernährung. Wenn Cortison genommen wird, sollte man nach dem Einsprühen etwas trockenes Brot essen.

Mundhöhlenkrebs

Symptome:
Blut im Speichel, Brennen und Schmerzen im Mund, weiße Flecken, nicht verheilende, wunde Stellen auf der Zunge, verhärtete Stellen, Knötchen oder Geschwüre.

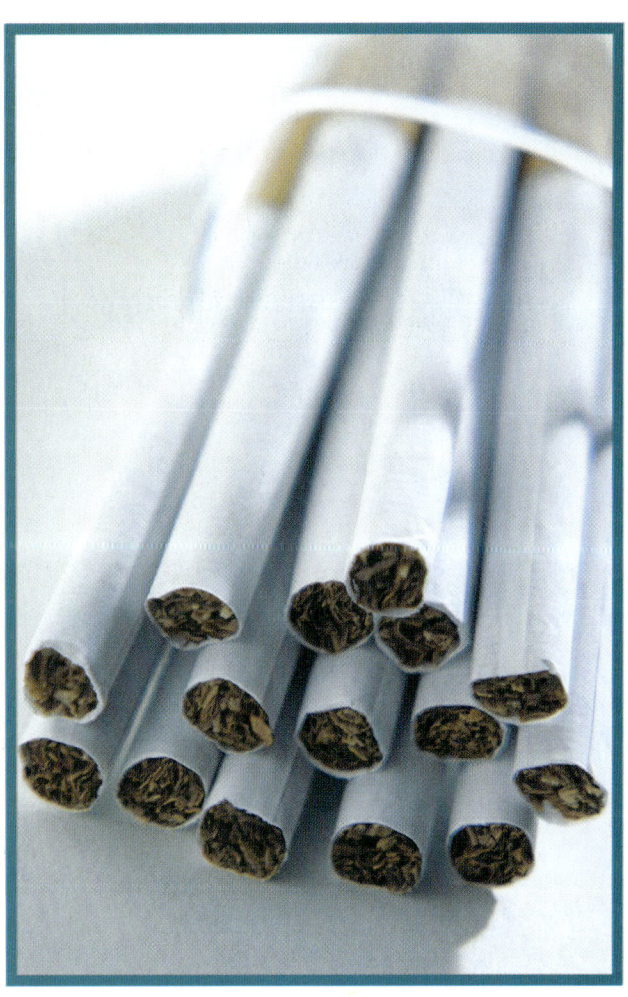

Rauchen begünstigt Krebs

Ursachen:

Ursachen sind nicht genau auszumachen. Krankheitsbegünstigend wirken Rauchen, Kauen von Tabak sowie übermäßiger Alkoholgenuß.

Therapie:

Durch einen Abstrich werden Krebszellen erkannt. Krebsgeschwüre werden möglichst schnell operativ entfernt. Die Nachbehandlung besteht aus Bestrahlungen oder einer Einnahme von Medikamenten, die das Zellwachstum stoppen (Zytostatika). Eine zusätzliche Psychotherapie wirkt günstig auf den Heilungsprozeß.

Selbsthilfe:

Eine harmonische, gesunde Lebensweise und seelische Unterstützung durch nahestehende Menschen können die Wirksamkeit der ärztlichen Behandlung erhöhen und den Krankheitsverlauf günstig beeinflussen.

Zungenentzündung (Glossitis)

Symptome:

Rote, glatte Zungenoberfläche, manchmal Schmerzen und Anschwellen der Zunge.

Ursachen:

Unpassende Prothesen, scharfkantige Zähne, Alkohol, Nikotin, scharfe Speisen. Begünstigend wirken ein Mangel an Eisen oder Vitamin B_{12}, Infektionserkrankungen und Immunschwäche.

Therapie:

Untersuchung und Behandlung der Ursachen.

Selbsthilfe:

Ausreichende Mundhygiene, Mundspülungen mit dreiprozentiger Wasserstoffperoxid-Lösung, Salbei- oder Kamillentee oder ein Auftragen von Lavendel- oder Teebaumöl mit Pipette oder Wattestäbchen.

Karies (Zahnfäule)

Symptome:

Gelbe oder bräunliche Flecken auf dem Zahn, Empfindlichkeit beim Kontakt mit heißen oder kalten, süßen oder sauren Speisen, andauernde Zahnschmerzen.

Ursachen:

Bakterien, die sich im Zahnbelag (Plaque) vermehren. Zahnbelag besteht vorwiegend aus Speiseresten und Abbauprodukten von Speichel und wird gefördert durch jede Art von Zucker und Stärke (Obst, Brot, Süßigkeiten) sowie schlechte Zahnhygiene. Bakterien vergären mit Zucker zu Säure, entziehen dem Zahn Mineralstoffe, erweichen und zerstören ihn.

Therapie:

Ausbohrung von Karies und die Füllung des Loches.

Selbsthilfe:

Bei Schmerzen kommt Selbsthilfe zu spät. Als Vorbeugung sollte ausreichende Zahnpflege erfolgen.

Zahnwurzelentzündungen

Symptome:

Druckempfindlichkeit des Zahnes, Schmerzen im Takt des Herzschlags, Schwellungen am Mundboden oder Kiefer durch Abszesse, manchmal eiternde Fistel am Kiefer.

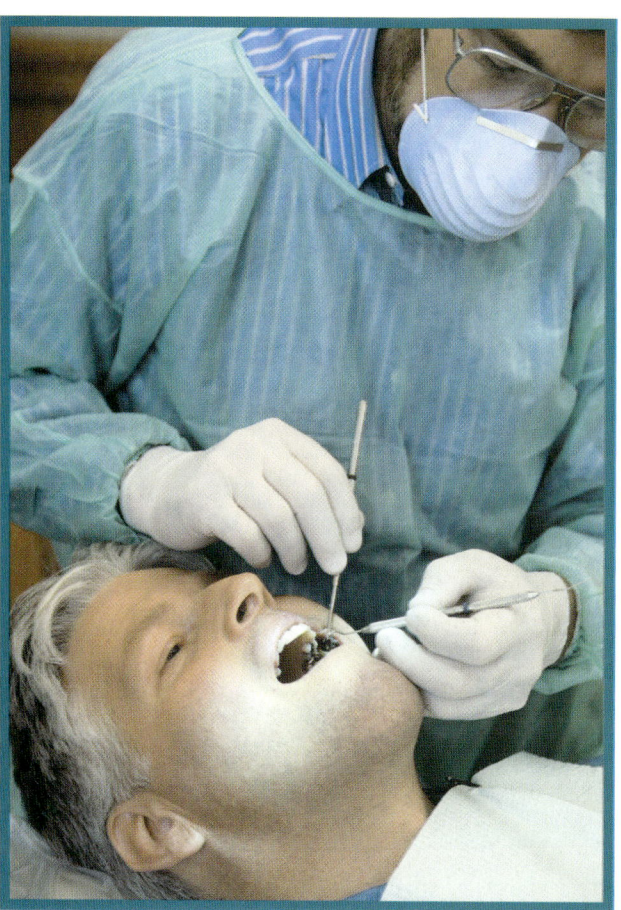

Regelmäßige Zahnarztbesuche beugen Zahnerkrankungen vor

Ursachen:

Nicht behandelter Karies.

Therapie:

Diagnoseerstellung durch Röntgenaufnahmen, operative Öffnung des Abszesses (Wurzelbehandlung). Heilt die Entzündung dann nicht ab, wird die Wurzelspitze entfernt (Wurzelresektion).

Selbsthilfe:

Gründliche Mundhygiene begleitend zur ärztlichen Behandlung ist nötig.

Zahnbetterkrankungen: Parodontitis, Parodontose

Symptome:

Parodontitis: Rotes, geschwollenes Zahnfleisch, Bildung von eitrigen Zahnfleischtaschen, Druckempfindlichkeit und Lockerung der Zähne.

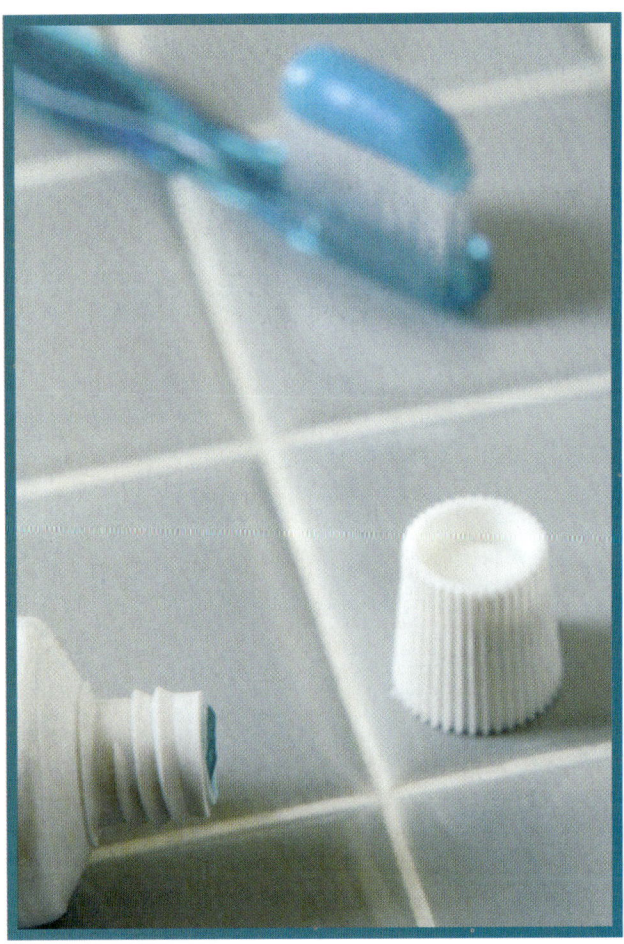

Gründliche Zahnreinigung für gesunde Zähne

Parodontose: Zurückbildung von Zahnfleisch und Knochen.

Ursachen:

Parodontitis: Eine unbehandelte Zahnfleischentzündung.

Parodontose: Die Ursachen sind ungeklärt. Begünstigend wirken schlechte Zahnhygiene, durch Rauchen verschlechterte Durchblutung und Zahnstein.

Therapie:

Parodontitis: Zahnbelag und Zahnstein werden entfernt sowie das entzündete und abgestorbene Zahnfleisch.

Parodontose: Es ist keine wirksame Therapie möglich.

Selbsthilfe:

Eine gründliche Zahnhygiene begleitend zur Arztbehandlung sollte erfolgen.

Zahnfleischentzündung (Gingivitis)

Symptome:

Anschwellen des Zahnfleisches zwischen den Zähnen, Schmerzen und leichte Blutungen.

Ursachen:

Zahnbelag, Zahnstein und schlechtsitzende Prothesen. Begünstigend wirken Vitaminmangel, Allergien und Diabetes.

Therapie:

Entfernung von Zahnbelag und Zahnstein sowie Desinfektion der Mundhöhle.

Selbsthilfe:

Gründliche Zahnpflege ist notwendig. Spülungen mit Salbeitee wirken blutungsstillend, Kamillentee lindert die Entzündung.

Sodbrennen (Reflux)

Symptome:

Aufstoßen von Speisebrei und Magensaft, Schluckbeschwerden, brennende Schmerzen hinter dem Brustbein, Magenschmerzen nach dem Essen.

Ursachen:

Schwächung des Schließmuskels am unteren Ende der Speiseröhre. Dadurch fließt der mit Magensaft angereicherte Speisebrei zurück in die Speiseröhre und reizt die Schleimhaut. Auslöser können Übergewicht, Schwangerschaft, Asthma oder ein Zwerchfellbruch (Hiatusgleithernie) sein.

Komplikationen:

Unbehandelt kann es in manchen Fällen zu einer Entzündung der Speiseröhre kommen. Mit der Zeit kann die Speiseröhrenschleimhaut teilweise zerstört werden. Es können sich Geschwüre am Mageneingang bilden.

Therapie:

Spiegelung der Speiseröhre und eine Gewebeentnahme. Behandlung mit säurebindenden Medikamenten wie Antazida oder Säurebildungsblockern wie H_2-Blocker.

Selbsthilfe:

Zur Vorbeugung und zur Linderung der Beschwerden sollte man nicht rauchen, Übergewicht abbauen, kleine Portionen zu sich nehmen, fette Nahrung, zu heiße Speisen, Alkohol, Kaffee und Fruchtsäfte meiden. Beruhigende Tees können die schlimmsten Beschwerden lindern. Auch sollte man zum Schlafen den Kopfteil des Bettes hochstellen, sich möglichst nicht bücken und keine den Bauch einengende Kleidung tragen. Nach dem Essen sollte man sich nicht hinlegen.

Speiseröhrenentzündung (Ösophagitis)

Symptome:

Brennender Schmerz hinter dem Brustbein, Aufstoßen von Magensäure und Speisebrei, Schluckbeschwerden.

Ursachen:

Pilzinfektion der Speiseröhre, Reflux (d.h. der Rückfluß von Nahrungsbrei aus dem Magen in die Speiseröhre), ein Zwerchfellbruch, die Reizung durch Medikamente (beispielsweise Betablocker oder Tetrazykline), übermäßiger Nikotin- und Alkoholgenuß sowie zu scharfe Speisen und zuviel Kaffee.

Therapie:

Bei Pilzinfektionen werden Pilzmittel eingesetzt, ansonsten säurebindende (Antazida) oder säurestoppende Medikamente (zum Beispiel H_2-Blocker).

Selbsthilfe:

Zur Vorbeugung und zur Linderung der Beschwerden: Übergewicht abbauen, kleine Portionen zu sich nehmen, auf fette Nahrung, zu heiße und zu scharfe Speisen, Alkohol, Kaffee und citrushaltige Fruchtsäfte sowie auf das Rauchen verzichten.

Ausbuchtungen der Speiseröhre (Ösophagus-Divertikel)

Symptome:

Schluckbeschwerden, Druckgefühl in der Speiseröhre, Rückfluß von unverdautem Speisebrei, Glucksen beim Sprechen.

Ursachen:

In der Wand der Speiseröhre bilden sich Ausstülpungen, in denen Speisereste hängenbleiben können. Kleine Divertikel verursachen keine Beschwerden und sind auch nicht behandlungsbedürftig.

Komplikationen:

In großen Divertikeln können Entzündungen entstehen, bei denen sich eitrige Kanäle zur Luftröhre bilden, die zu einer Lungenentzündung führen können.

Therapie:

Die Diagnostik erfolgt durch eine Speiseröhrenspiegelung. Große Aussackungen werden chirurgisch entfernt.

Selbsthilfe:

Vor dem nötigen operativen Eingriff sollten zur Linderung der Beschwerden pro Mahlzeit nur kleine Portionen zugeführt werden.

Zwerchfellbruch (Hiatushernie)

Symptome:

Sodbrennen mit Aufstoßen und Schmerzen hinter dem Brustbein, manchmal Druckgefühl in der Herzgegend.

Ursachen:

Das Zwerchfell trennt den Brust- vom Bauchbereich. An der Verbindungsstelle von Speiseröhre und Magen gibt es eine kleine Öffnung. Im Falle eines Zwerchfellbruchs vergrößert sich die Öffnung, und der Magen stülpt sich in den Brustbereich („Upside-down-Stomach"). Im Normalfall ist der Bruch beschwerdefrei.

Komplikationen:

Die Folgen einer Magenverlagerung können Sodbrennen und eine Entzündung der Speiseröhre sein.

Therapie:

Die Diagnostik erfolgt durch eine Röntgenaufnahme mit Kontrastmittel und eine Endoskopie. In Ausnahmefällen ist eine Operation notwendig.

Selbsthilfe:

Die Selbsthilfemaßnahmen zur Linderung entsprechen den Maßnahmen im Falle von Sodbrennen und einer Speiseröhrenentzündung.

Entleerungsstörung der Speiseröhre (Ösophagus-Achalasie)

Symptome:

Starke Schluckbeschwerden, Völlegefühl, vor allem hinter dem Brustbein, Aufstoßen von Speisebrei und Magensäure.

Ursachen:

Die Nahrung kann nicht in den Magen geleitet werden und sammelt sich in der Speiseröhre an, da sich der Schließmuskel am unteren Ende der Speiseröhre nicht öffnet. Der Grund dafür ist eine Degeneration der Nerven in der Wand der unteren Speiseröhre.

Therapie:

Die Diagnose wird durch Röntgenaufnahmen mit Kontrastmittel erstellt. Der Schließmuskel wird zunächst medikamentös, bei Mißerfolg operativ weitgestellt. Herrscht in der Speiseröhre ein übergroßer Druck – was durch Messungen festgestellt wird –, erfolgt zur Drucksenkung und Beschwerdenlinderung eine Behandlung mit Medikamenten.

Selbsthilfe:

Es sind keine wirksamen Selbsthilfemaßnahmen möglich.

Speiseröhrenverengung (Ösophagus-Stenose)

Symptome:

Krampfartige Schluckbeschwerden, Würgereiz, Schmerzen beim Atmen, manchmal Atembehinderung.

Ursachen:

Verengung der Speiseröhre durch Narben, die durch Geschwüre, Tumoren oder durch das Veröden von Krampfadern entstanden sind.

Therapie:

Dehnung der verengten Speiseröhre mit Hilfe spezieller Werkzeuge, Entfernung des vernarbten Gewebes, indem der betroffene Teil der Speiseröhre abgetrennt und durch einen Teil des Dickdarms ersetzt wird.

Selbsthilfe:

Es sind keine wirksamen Selbsthilfemaßnahmen möglich.

Speiseröhrenkrebs

Symptome:

Siehe Speiseröhrenentzündung, im späteren Stadium zusätzlich Übelkeit, Erbrechen, schwere Schluckbehinderungen und Gewichtsverlust.

Ursachen:

Die Ursachen sind ungeklärt. Begünstigend wirken Rauchen und übermäßiger Alkoholgenuß sowie zu heiße und zu scharfe Speisen.

Komplikationen:

In vielen Fällen wird Speiseröhrenkrebs erst sehr spät festgestellt, zudem bildet er rasch Metastasen (Tochtergeschwüre). Daher sind die Chancen auf eine Heilung klein.

Therapie:

Ist das obere Drittel der Speiseröhre betroffen, können nur Chemotherapie oder Bestrahlung als Behandlung eingesetzt werden. Im mittleren und unteren Drittel kann eine Operation erfolgen, bei der das erkrankte Stück der Speiseröhre entfernt wird. Zusätzlich kann auch hier bestrahlt oder eine Chemotherapie eingesetzt werden. Begleitend zu den medizinischen Maßnahmen sollte zur Förderung des Heilungsprozesses eine Psychotherapie erfolgen.

Selbsthilfe:

Eine harmonische, gesunde Lebensweise und seelische Unterstützung durch nahestehende Menschen können den Erfolg der ärztlichen Behandlung positiv beeinflussen.

Nervöser Magen (Reizmagen)

Symptome:

Aufstoßen, Sodbrennen, Völle- und Druckgefühl, Blähungen, Übelkeit, Erbrechen, Appetitlosigkeit, krampfartige Schmerzen in der Magengegend.

Ursachen:

Übermäßige Produktion von Magensäften und eine gesteigerte Magentätigkeit, beispielsweise ausgelöst durch Hetze und Streßsituationen im Alltag, angstbeladene Situationen, Belastungen am Arbeitsplatz, seelische Belastungen, Partnerschaftskonflikte.

Therapie:

Sind organische Ursachen durch eine ärztliche Untersuchung ausgeschlossen, helfen vor allem beruhigende und lockernde Maßnahmen, wie zum Beispiel Entspannungstraining oder Massagen. Zur Linderung der Symptome können Medikamente gegen Völlegefühl, Blähungen und überschüssige Magensäure eingesetzt werden sowie leichte Beruhigungsmittel.

Selbsthilfe:

Auf lange Sicht sollte man die Ursachen für den nervösen Magen angehen und belastende Situationen aufzulösen versuchen. Eine Wärmflasche, warme Bäder, warme Wickel auf den schmerzenden Bauch gelegt, können Beschwerden lindern. Heiße und sehr kalte Getränke sollte man meiden, ebenso schwer verdauliche Speisen. Tees aus Schafgarbenkraut, Süßholzwurzel, Melisse, Kamille, Fenchel, Wermut und Pfefferminze wirken magenberuhigend.

Akute Magenschleimhautentzündung (Akute Gastritis)

Symptome:

Übelkeit, Erbrechen, Aufstoßen, starke Schmerzen in der Magengegend, Schwächegefühl.

Ursachen:

Meist Vergiftung durch z.B. Giftpilze, Alkohol, Medikamente (beispielsweise Zytostatika, Cortison, Antibiotika) oder verdorbene Lebensmittel. In manchen Fällen können auch Verätzungen, Röntgenstrahlen bei einer Bestrahlungstherapie, ein Schock oder eine Virusinfektion zu einer akuten Magenschleimhautentzündung führen.

Komplikationen:

Die Entzündung kann so weit voranschreiten, daß Blut erbrochen oder mit Stuhl ausgeschieden wird.

Therapie:

Normalerweise ist keine medikamentöse Behandlung notwendig. Der Arzt muß jedoch umgehend aufgesucht werden, wenn Verdacht auf eine Pilz- oder Lebensmittelvergiftung besteht oder Blut erbrochen oder ausgeschieden wird. Zur Diagnosestellung erfolgt eine Endoskopie.

Selbsthilfe:

Bei schweren Fällen ist keine wirksame Selbsthilfe möglich, in leichten Fällen können warme Wickel, eine Wärmflasche und Tees aus Kräutern wie z.B.

Kamille, Schafgarbenkraut, Süßholzwurzel, Pfefferminze, Wermut und Melisse lindern.

Chronische Magenschleimhautentzündung (Chronische Gastritis)

Symptome:

In vielen Fällen keine Symptome, manchmal Druck- und Völlegefühle oder Schmerzen nach dem Essen.

Ursachen:

Rückbildung der Magenschleimhaut, meistens verursacht durch eine Infektion mit dem Bakterium Helicobacter pylori. Auch Schmerzmitteleinnahme und Alkoholmißbrauch können die Ursache sein.

Komplikationen:

Fortgeschrittenes Stadium der Erkrankung: Es kann zu einem Mangel an Eisen und an Vitamin B_{12} kommen (Perniziöse Anämie), der das Risiko, an Magenkrebs zu erkranken, erhöht. Eine Infektion mit Helicobacter pylori kann zu Magen- und Zwölffingerdarmgeschwüren und zu Magenkrebs führen.

Therapie:

Aufgrund einer Schleimhautprobe wird die Diagnose erstellt. Bei einer Infektion mit Helicobacter pylori werden Antibiotika und H_2-Blocker (sog. HP-Therapie) verabreicht. Ist die Magenschleimhaut zurückgebildet, sollte sie regelmäßig untersucht werden, um einen möglichen Magenkrebs frühzeitig zu erkennen.

Selbsthilfe:

Es sind keine wirksamen Selbsthilfemaßnahmen möglich.

Magen- und Zwölffingerdarmgeschwür (Ulkus)

Symptome:

Magengeschwür: Völlegefühl und Schmerzen in der Magengegend direkt nach den Mahlzeiten, manchmal Bluterbrechen oder schwarzer, blutiger Stuhl.
Zwölffingerdarmgeschwür: bohrende Schmerzen zwischen Nabel und der Mitte des Rippenbogens bei leerem Magen, die in den Rücken ausstrahlen, Schmerzlinderung kurz nach der Mahlzeit, Erbrechen.

Ursachen:

Infektion mit Helicobacter pylori, erbliche Veranlagung, Hektik und Alltagsstreß, Nikotin und Medikamente (zum Beispiel Cortison in Kombination mit einigen Schmerzmitteln, Asthmamittel oder Antibiotika). Nach schweren Unfällen oder Operationen kann sich innerhalb weniger Stunden ein Geschwür bilden (Streßulkus). Auch durch Alkoholmißbrauch kann sich ein Magen- oder Zwölffingerdarmgeschwür bilden.

Komplikationen:

Durch Geschwürnarben kann sich der Magenausgang verengen, was zu Völlegefühl und Gewichtsabnahme führen kann. Unbehandelte Geschwüre können bluten, die Magenwand durchbrechen und damit eine Bauchfellentzündung herbeiführen. Einige Magengeschwüre können auch bösartige Tumoren sein.

Therapie:

Diagnoseerstellung mit Hilfe einer Magenspiegelung und einer Gewebeprobe. Bei vorhandenen Helicobacter-Bakterien werden Antibiotika und H_2-Blocker (HP-Therapie) eingesetzt, zur Behandlung der Geschwüre werden magensäurebindende oder säurehemmende Medikamente verabreicht. Geschwüre, die immer wieder neu entstehen, bluten oder durchgebrochen sind, werden operativ entfernt.

Selbsthilfe:

Vorbeugend sollte auf magenschädigende Medikamente, Nikotin und Alkohol verzichtet werden. Bei Schmerzen helfen warme Wickel oder ein Kräutertee aus Melisse, Kamille, Salbei oder Pfefferminze. Bei Zwölffingerdarmgeschwüren sollten die Mahlzeiten auf kleine Portionen verteilt werden.

Magenkrebs (Magenkarzinom)

Symptome:

Siehe nervöser Magen, des weiteren Appetitlosigkeit, Gewichtsabnahme, Widerwille gegen Fleisch, manchmal Erbrechen von Blut oder Blut im Stuhl.

Ursachen:

Die Ursachen sind ungeklärt. Krankheitsbegünstigend: Eine chronische Infektion mit Helicobacter pyroli, Rauchen, übermäßiger Alkoholgenuß, nitrathaltige Lebensmittel und Schimmelgifte auf Lebensmitteln.

Therapie:

Zur Stellung der Diagnose erfolgt eine Endoskopie und die Entnahme von Gewebeproben. Es muß so bald wie möglich operiert werden. Entsprechend der Größe des Karzinoms wird ein Teil des Magens oder der gesamte Magen eventuell mit umliegenden Strukturen entfernt. Eine begleitende Psychotherapie kann den Krankheitsverlauf positiv beeinflussen.

Selbsthilfe:

Eine harmonische, gesunde Lebensweise und seelische Unterstützung durch nahestehende Menschen können die Wirksamkeit der ärztlichen Behandlung erhöhen und den Krankheitsverlauf begünstigen.

Durchfall (Diarrhoe)

Symptome:

Breiiger bis flüssiger Stuhl, mindestens drei Stuhlgänge am Tag.

Ursachen:

Chronisch entzündliche Darmerkrankungen, wie Morbus Crohn, Colitis Ulcerosa, etc., Viren, Bakterien, Parasiten (zum Beispiel Amöben), Antibiotikaeinnahme und seelische Faktoren wie Konflikte oder Angst.

Komplikationen:

Bei Durchfall kommt es ziemlich rasch zu einem großen Flüssigkeits- und Mineralstoffverlust, der unbehandelt lebensgefährlich sein kann.

Therapie:

Dauert der Durchfall länger als drei Tage oder enthält der Stuhl Blut, Eiter oder Schleim, sollte der Arzt aufgesucht werden. Die Ursache wird durch Stuhluntersuchung oder Darmspiegelung festgestellt und entsprechend behandelt. Dem Körper werden ausreichend Flüssigkeit und Mineralien zugeführt, was vor allem bei Kindern und älteren Menschen wichtig ist.

Selbsthilfe:

Während der Durchfall anhält, sollte man auf ausreichende Flüssigkeitszufuhr achten. Am besten sind gesüßter und gesalzener schwarzer Tee (ein Teelöffel Salz pro Liter) oder warme Cola. Auch Kohletabletten können helfen. Wenn der Durchfall vorüber ist, sollte man in den ersten zwei Tagen als Mahlzeiten nur Zwieback, Äpfel, Salzstangen und Brühe zu sich nehmen.

Verstopfung (Obstipation)

Symptome:

Drei Tage ohne Stuhlentleerung, Völlegefühl, harter Stuhl.

Ursachen:

Falsche Ernährung, wenig Bewegung, oft unterdrückter Stuhlgang, unter Streß angespannter Bauch, Ängste, Darmerkrankungen und die Einnahme von Medikamenten wie beispielsweise Schlaf-, Schmerz- oder Beruhigungsmitteln.

Therapie:

Bei langanhaltender Verstopfung sollte der Arzt aufgesucht werden. Tritt die Verstopfung häufig und phasenweise auf, wird der Arzt die Ursache feststellen. Bei besonders hartnäckiger Verstopfung erfolgt ein Einlauf.

Selbsthilfe:

Bei Verstopfung sollte man viel Flüssigkeit zu sich nehmen, reichlich Obst, Gemüse und Vollkornprodukte. Sauerkraut, Feigen, Pflaumen, Rhabarber und Tees aus Hopfen, Brennessel und Bärlauch fördern die Darmentleerung. Auf Abführmittel sollte verzichtet werden, da sie den Darm auf Dauer noch träger machen.

Blähungen (Flatulenz)

Symptome:

Schmerzen im Darmbereich, häufiges Abgehen von Winden.

Ursachen:

Meistens geschluckte Luft, unterdrückter Stuhlgang und Gasbildung aus der Nahrung. Bei der Verdauung von Kohlgemüse, Zwiebeln, Knoblauch und Hülsenfrüchten werden besonders viele Gase gebildet. Manchmal gehen Blähungen mit Darmerkrankungen einher, wie zum Beispiel der Infektion mit Helicobacter pylori.

Therapie:

Nehmen die Blähungen unabhängig von der Art der Speisen zu und werden schmerzhafter, sollte ein Arzt aufgesucht werden, um mögliche Darmerkrankungen auszuschließen.

Selbsthilfe:

Warme Wickel, eine Wärmflasche, Tees aus Fenchel, Anis, Hopfen, Kamille und Kümmel und eine Bauchmassage mit einem Tropfen Kümmelöl wirken den Blähungen entgegen. Auf Hülsenfrüchte, Zwiebeln, Knoblauch und Kohlgemüse sollte verzichtet werden.

Nervöser Darm (Reizdarm)

Symptome:

Leichte Schmerzen im unteren Bauchbereich, Völlegefühl, Blähungen, manchmal Verstopfung und gleich darauf Durchfall, jedoch nie nachts bzw. im Schlaf.

Ursachen:

Psychische Faktoren wie beispielsweise Hektik und Alltagsstreß, Konflikte am Arbeitsplatz oder mit dem Partner.

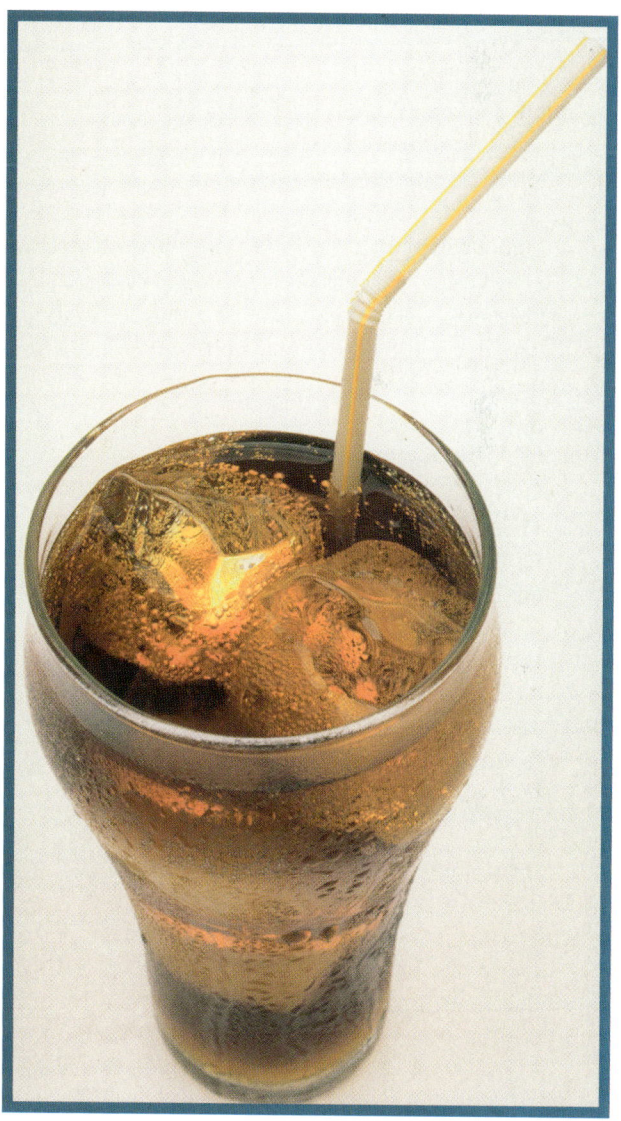

Cola hilft bei Durchfall, aber bitte warm!

Therapie:

Suchen Sie immer den Arzt auf, wenn die Beschwerden andauern oder sich verschlimmern. So kann eine mögliche Darmerkrankung erkannt werden.

Selbsthilfe:

Man sollte sämtliche Nahrungsmittel meiden, die Blähungen verursachen können, zum Beispiel Zwiebeln, Knoblauch, Kohlgemüse und Hülsenfrüchte. Zu empfehlen sind ebenfalls lindernde Tees aus Kümmel, Kamille, Fenchel, Hopfen und Anis.

Akute Blinddarmentzündung (Akute Appendizitis)

Symptome:

Übelkeit, Erbrechen, Fieber, starke Schmerzen im rechten unteren Bauchbereich sowie im Mittelbauch, gespannte Bauchdecke.

Ursachen:

Verstopfung des Ausgangs des Wurmfortsatzes zum Darm, beispielsweise verursacht durch ein Geschwür. Dabei kann sich ein eitriger Abszeß bilden, der in die Bauchhöhle aufbricht (Blinddarmdurchbruch).

Komplikationen:

Ein Blinddarmdurchbruch kann eine lebensgefährliche Bauchfellentzündung nach sich ziehen.

Therapie:

Der entzündete Wurmfortsatz wird so schnell wie möglich entfernt.

Selbsthilfe:

Bis zur Operation kann ein kalter Wickel (Eisbeutel) zur Schmerzlinderung aufgelegt werden.

Darmverschluß (Ileus)

Symptome:

Aufstoßen, starke Bauchkrämpfe, Erbrechen, aufgeblähter Bauch, kein Stuhlgang.

Ursachen

Darmverschlingung, Gallensteine, entzündliche Darmerkrankungen wie zum Beispiel Morbus Crohn, Bauchspeicheldrüsenentzündungen, Einklemmen des Darms in einem Bruch, Darmkrebs und Operationsnarben.

Komplikation:

Ein unbehandelter Darmverschluß führt zum Tod.

Therapie:

Mit Untersuchungen wie Endoskopien und Röntgenaufnahmen wird der genaue Ort des Verschlusses festgestellt, danach erfolgt schnellstens die operative Öffnung des Verschlusses.

Selbsthilfe:

Es sind keine Selbsthilfemaßnahmen möglich.

Divertikelentzündung (Divertikulitis)

Symptome:

Fieber, krampfartige Bauchschmerzen meist im linken unteren Bauchbereich, Verstopfung und Durchfall wechseln sich ab, manchmal Blut im Stuhl.

Ursachen:

Divertikel sind Aussackungen der Darmschleimhaut durch die äußere Muskelwand in den Bauchraum. In den Divertikeln staut sich Kot an, was zu Entzündungen führen kann.

Komplikationen:

Die Divertikel können sich entzünden und bluten, in den Bauchraum durchbrechen und eine lebensgefährliche Bauchfellentzündung herbeiführen.

Therapie:

Ein Arzt sollte aufgesucht werden, wenn die Beschwerden nicht besser werden oder sich Blut im Stuhl befindet. Durch eine Darmspiegelung oder Röntgenaufnahmen mit Kontrastmittel wird die Diagnose erstellt. Hilft eine Behandlung mit Antibiotika nicht, wird der entzündete Teil des Darms operativ entfernt.

Selbsthilfe:

Dem Ansammeln von Kot in den Divertikeln und Entzündungen kann mit ballaststoffreicher Ernährung und regelmäßiger sportlicher Betätigung vorgebeugt werden.

Bauchfellentzündung (Peritonitis)

Symptome:

Fieber, Erbrechen, Atemstörungen, starke Bauchschmerzen, harte Bauchdecke, fehlendes Abgehen von Stuhlgang und Winden, schneller Puls.

Ursachen:

Als Bauchfell wird die Haut bezeichnet, die die Organe umfaßt. Bei einer Entzündung kommt es zu einer Vereiterung des Bauchraumes, die lebensbedrohlich ist.

Therapie:

Antibiotika und eine rasche Operation können das Leben retten.

Selbsthilfe:

Selbsthilfemaßnahmen sind nicht möglich.

Geschwürige Dickdarmentzündung (Colitis ulcerosa)

Symptome:

Schleimige und blutige Durchfälle, starke, krampfartige Bauchschmerzen, manchmal Fieber.

Ursachen:

Die Ursachen sind ungeklärt. Krankheitsbegünstigend wirken psychische Faktoren und erbliche Veranlagung.

Therapie:

Die Diagnoseerstellung erfolgt durch Biopsie, d.h. durch eine Endoskopie. Die Entzündung wird mit immunsuppressiven bzw. entzündungshemmenden Medikamenten behandelt, bei heftigen Krankheitsschüben wird Cortison eingesetzt. Eine Operation erfolgt bei einer schweren Entzündung oder bei einem drohenden Durchbruch des Entzündungsherdes durch die Darmwand in den Bauchraum.

Selbsthilfe:

Begleitend zur ärztlichen Behandlung sollte eine ausgewogene, ballaststoffreiche Ernährung erfolgen. Um besser mit der chronischen Krankheit und dem möglichen Krebsrisiko umzugehen und um mögliche psychische Krankheitsursachen zu bearbeiten, kann man Unterstützung in einer psychotherapeutischen Behandlung oder im Austausch mit Betroffenen suchen.

Crohnsche Krankheit (Morbus Crohn)

Symptome:

Heftige, krampfartige Bauchschmerzen, Durchfälle, manchmal vermischt mit Blut, Fisteln und Einrisse am After, Gewichtsabnahme, Fieberschübe.

Ursachen:

Wahrscheinlich psychische Faktoren. Die Entzündung kann chronisch sowie in Schüben verlaufen und betrifft in den meisten Fällen den Dickdarm und Teile des Dünndarms, kann sich jedoch im gesamten Verdauungstrakt – Mund, Speiseröhre, Magen, Mastdarm, After – ausdehnen.

Komplikationen:

Bei starken und häufigen Blutungen im Darm kann es zu Blutarmut kommen.

Therapie:

Bei Afterfisteln oder blutig-schleimigen Durchfällen muß ein Arzt aufgesucht werden. Die Diagnose wird mit Hilfe von Röntgenaufnahmen mit Kontrastmitteln und Gewebeproben erstellt. Bei akuten Krankheitsschüben werden in der Regel lindernde Medikamente eingesetzt. Verengt sich der Darm oder bilden sich Fisteln, müssen die betroffenen Darmabschnitte durch eine Operation entfernt werden.

Selbsthilfe:

Diese Krankheit kann wegen ihres chronischen Verlaufs und des Krebsrisikos sehr belastend für die Psyche sein, daher sollte man sich einer Psychotherapie unterziehen, in deren Rahmen auch die möglichen psychischen Krankheitsursachen aufgedeckt werden können.

Dickdarmpolypen

Symptome:

Manchmal Blut und Schleim im Stuhl.

Ursachen:

Darmpolypen zählen zu den gutartigen Geschwüren ohne Beschwerden, manchmal jedoch bluten sie.

Komplikationen:

Manche Polypen können sich vergrößern und zum Darmverschluß führen. Eine bestimmte Polypenart (Adenom) kann sich schlimmstenfalls bösartig entwickeln.

Therapie:

Die Diagnose erfolgt endoskopisch. Harmlose Polypen werden mit einer Schlinge entfernt, Adenome wegen der Krebsgefahr ganz herausoperiert. Sind Adenome vorhanden, sollten zur frühzeitigen Krebserkennung regelmäßige Kontrolluntersuchungen erfolgen.

Selbsthilfe:

Es sind keine Selbsthilfemaßnahmen möglich.

Erweiterter Dickdarm (Megakolon)

Symptome:

Schmerzen beim Stuhlgang, Verstopfung, geblähter Bauch.

Ursachen:

Meist angeboren. Schon im Kindesalter tritt häufig eine Stauung des Darminhalts im Dickdarm auf und verursacht Beschwerden. Wenn die Kinder heranwachsen, kann sich ein erweiterter Dickdarm ganz herausbilden, beispielsweise wenn der Mastdarm durch einen angespannten Schließmuskel verengt ist.

Therapie:

Wird die Anlage schon im Kindesalter entdeckt, kann man den Darm so trainieren, daß eine normale Darmentleerung möglich wird. Manchmal müssen – in späteren Lebensjahren – geschädigte Darmabschnitte operativ entfernt werden. Zu enge Schließmuskeln können operativ erweitert werden.

Selbsthilfe:

Wichtig ist eine ballaststoffreiche Ernährung, die den Verdauungsvorgang erleichtert.

Dickdarmkrebs (Kolorektales Karzinom)

Symptome:

Änderung der gewohnten Art der Stuhlentleerung, Durchfälle oder Verstopfung, Schleim und Blut im Stuhl, Stuhlabgang bei Winden, später Müdigkeit, Gewichtsverlust.

Ursachen:

Fette, ballaststoffarme und schadstoffreiche Ernährung. Krankheitsbegünstigend sind erbliche Veranlagungen, eine Erkrankung an der geschwürigen Dickdarmentzündung oder große Darmpolypen (Adenome).

Therapie:

Die Diagnose wird durch eine Endoskopie erstellt. Die betroffenen Teile des Darms werden operativ entfernt, danach sind regelmäßige Kontrolluntersuchungen nötig, da oftmals neue Krebsgeschwülste wachsen. Wichtig ist die interdisziplinäre Behandlung durch Operation, Chemotherapie und psychische Hilfeleistung.

Selbsthilfe:

Eine Psychotherapie kann den Krankheitsverlauf günstig beeinflussen. Auch der Besuch einer Selbsthilfegruppe und der Austausch mit ebenfalls Betroffenen können helfen, die Krankheit mental richtig zu verarbeiten, und die Heilung positiv beeinflussen.

Hämorrhoiden

Symptome:

Juckreiz am After, Schmerzen bei der Darmentleerung, hellrotes Blut auf dem Stuhl, Brennen im Mastdarm.

Ursachen:

Innere Hämorrhoiden sind knotenförmige Ausdehnungen der Adern, die zwischen Mastdarm und After liegen; sie können nach außen gedrückt und vom Schließmuskel eingeklemmt werden. Wenn sie beim Stuhlgang aufplatzen, ist hellrotes Blut auf dem Stuhl zu sehen. Als äußere Hämorrhoiden bezeichnet man Blutergüsse um den Anus herum, die die Folge von Blutgerinnseln in den Gefäßen sind. Innere Hämorrhoiden entstehen beispielsweise durch anhaltende oder chronische Verstopfung und dem daraus folgenden hohen Druck bei der Darmentleerung, durch langes Sitzen, Schwangerschaft, Übergewicht, Leberzirrhose oder durch die häufige Einnahme von Abführmitteln, die eine Darmentleerung bei einem noch verschlossenen Schließmuskel herbeiführen. Äußere Hämorrhoiden sind auf Hautfalten zurückzuführen.

Therapie:

Innere Hämorrhoiden werden endoskopisch diagnostiziert. Halten die Beschwerden an, werden sie durch eine Kältebehandlung geschrumpft, verödet oder operativ entfernt.

Selbsthilfe:

Der Analbereich sollte nach jedem Stuhlgang besonders gründlich gesäubert werden. Man sollte auf eine ausgewogene, ballaststoffreiche Ernährung achten und langes Sitzen sowie starkes Pressen bei der Darmentleerung vermeiden.

Afterschrunden (Analfissuren)

Symptome:

Juckreiz am After, blutende und schmerzende Einrisse am After.

Ursachen:

Harte Stühle, starkes Pressen bei der Darmentleerung und anale Sexualpraktiken ohne geeignetes Gleitmittel.

Therapie:

Bei Schmerzen können lindernde Salben angewandt werden.

Selbsthilfe:

Mit richtiger Ernährung – ausreichend Flüssigkeit, viele Ballaststoffe – vermeidet man harten Stuhl.

Leberentzündung (Hepatitis)

Symptome:

Schmerzen unter dem rechten Rippenbogen, Kopfschmerzen, Müdigkeit, Gelenkschmerzen, Übelkeit, Widerwillen gegen Alkohol, Fleisch, Fett, manchmal Gelbfärbung von Haut, Augenbindehaut und Schleimhäuten, Dunkelfärbung des Urins.

Ursachen:

Viren, Bakterien, Parasiten, Alkohol und bestimmte Medikamente. Bei jungen Frauen kann es sich auch um eine Autoimmunreaktion handeln. Die Viren, die eine Erkrankung auslösen können, bezeichnet man mit den Buchstaben A bis E. Hepatitis-A (Reisehepatitis) wird durch verunreinigtes Wasser oder verunreinigte Lebensmittel übertragen. Ausbruch der Krankheit nach 10 bis 50 Tagen. Hepatitis-B wird über den Blutweg übertragen. Der Ausbruch der Krankheit kann bis zu einem halben Jahr dauern. Hepatitis-C wird ebenfalls über den Blutweg übertragen. Ausbruch nach 6 bis 12 Wochen. Hepatitis-D tritt nur in Kombination mit Hepatitis-B auf. Hepatitis-E gelangt über verunreinigte Lebensmittel in Ländern mit schlechten Hygieneverhältnissen in den Körper.

Die Gefahr einer Infektion besteht bei Hepatitis-A, -D und -E während Reisen in Länder mit niedrigem Hygienestandard, von Hepatitis-B und -C sind vor allem Pflegepersonal, Drogenabhängige und Dialysepatienten betroffen.

Komplikationen:

Die akute Hepatitis kann sehr selten den Tod herbeiführen. Eine chronische Hepatitis (außer Hepatitis-A, die nicht chronisch wird) kann sich zu Leberkrebs und Leberzirrhose entwickeln.

Therapie:

Zur Diagnosestellung erfolgt eine Blutuntersuchung. Die akute Hepatitis heilt bei Bettruhe und Verzicht auf Alkohol gut aus. Hepatitis-A hinterläßt keine Langzeitfolgen, 90% der Hepatitis-B- und 50% der Hepatitis-C-Erkrankungen ebenfalls nicht. Hepatitis-B und -C kann medikamentös behandelt werden.

Selbsthilfe:

Um einer Infektion mit dem A-, B- und D-Virus vorzubeugen, kann man sich impfen lassen.

Fettleber

Symptome:

Manchmal Völlegefühl, Übelkeit, Appetitlosigkeit, selten Schmerzen unter dem rechten Rippenbogen.

Ursachen:

Hoher Alkoholkonsum, Medikamente, Chemikalien, Diabetes, Übergewicht sowie eine mögliche Hyperlipidanämie.

Komplikationen:

Werden die vergiftenden Ursachen nicht beseitigt, kann eine Leberzirrhose entstehen. Eine akute Vergiftung ist lebensbedrohlich.

Therapie:

Es existieren keine Medikamente gegen die Erkrankung. Eine Heilung kann nur erfolgen, wenn die auslösenden Faktoren ausgeschaltet werden.

Selbsthilfe:

Man sollte Alkohol ganz meiden. Tees aus Wermut und Schafgarbe wirken auf die Leber wohltuend, ebenso warme Wickel und warme Bäder. Massagen und Entspannungsmaßnahmen fördern den Gesundungsprozeß.

Lebervergiftung (Gelbsucht)

Symptome:

Nach einiger Zeit Juckreiz und eine Gelbfärbung der Haut, der Augenbindehaut und der Schleimhäute.

Ursachen:

Hoher Alkoholgenuß, die Einnahme von Medikamenten in hohen Dosen, unter anderem einige Narkosemittel, Schmerz- und Rheumamittel sowie Giftpilze.

Therapie:

Sobald nach der Einnahme oben genannter Stoffe Vergiftungserscheinungen auftreten, sofort den Rettungswagen rufen.

Selbsthilfe:

Im akuten Fall sind keine Selbsthilfemaßnahmen möglich. Vorbeugend sollte man eine hohe Dosierung von Medikamenten und übermäßigen Alkoholgenuß vermeiden.

Leberzirrhose (Leberschrumpfung)

Symptome:

Manchmal Kribbeln in den Füßen und Fingern, kleine, spinnenförmige Blutgefäße unter der Haut, Rötungen der Haut an Füßen und Händen, Appetitlosigkeit, Gewichtsverlust, Hodenrückbildung, Potenzstörungen und Verlust der Scham- und Achselhaare bei Männern, bei Frauen Menstruationsstörungen.

Ursachen:

Zerstörung von Leberzellen und Narbenbildung durch Entzündungen. Die Leber verkleinert sich und büßt an Funktionsfähigkeit ein. Zugrunde liegen meist überhöhter, langjähriger Alkoholgenuß, Medikamente oder Hepatitis-B und -C.

Komplikationen:

Durch die Leberschrumpfung kann es zu einer Verengung der Pfortader kommen, über die die Nährstoffe vom Darm zur Leber geleitet werden. Dadurch entsteht ein hoher Blutdruck in der Pfortader, der zu einer Bildung von Krampfadern führt. Eine Blutung der Krampfadern kann lebensbedrohlich sein. Zudem kann es zu Leberkrebs und Gehirnschädigungen kommen, da die Leber die Entgiftungsfunktion nicht mehr ausüben kann und die Giftstoffe ins Gehirn gelangen.

Therapie:

Die Diagnose wird anhand einer Biopsie und einer Laparoskopie sowie Blut-, Gewebe- und Ultraschalluntersuchungen erstellt. Im frühen Krankheitsstadium kann sich die Leber durch Beseitigung der Entzündungsursachen regenerieren. Hepatitis wird mit Medikamenten behandelt, Krampfadern in der Speiseröhre werden verödet oder operativ entfernt. Im fortgeschrittenen Stadium ist die Leberzirrhose lebensgefährlich, manchmal kann eine Lebertransplantation erfolgen.

Selbsthilfe:

Unterstützend zur ärztlichen Behandlung sollte auf eine fettarme und ausgewogene Ernährung geachtet werden. Auf Alkohol ist ganz zu verzichten.

Leberkrebs

Symptome:

Im späteren Krankheitsstadium Appetitlosigkeit, Gewichtsverlust und Druckschmerzen im rechten Oberbauch.

Ursachen:

Leberzirrhose, Hepatitis-B oder -C oder Schimmelpilzgifte auf Lebensmitteln (Aflatoxine).

Therapie:

Die Diagnose erfolgt durch Ultraschalluntersuchungen und Gewebeproben. Da Leberkrebs meistens erst spät festgestellt wird, kommt es nur selten zu einer Heilung. Wird der Krebs frühzeitig entdeckt, kann der betroffene Teil der Leber operativ entfernt werden.

Selbsthilfe:

Um mit dieser schweren Krankheit fertigzuwerden, braucht man Unterstützung. Zu empfehlen sind Psychotherapie und/oder Selbsthilfegruppen. Das kann helfen, Ängste und Verzweiflung zu verarbeiten.

Gallenblasenentzündung (Cholezystitis)

Symptome:

Krampfartige Schmerzen unterhalb des rechten Rippenbogens, Erbrechen, Fieber, vorübergehende Gelbfärbung der Haut, harter Bauch.

Ursachen:

Gallensteine, Darmentzündungen, selten Leberentzündungen.

Komplikationen:

Immer wiederkehrende Entzündungen können zu Gallenblasenkrebs führen.

Therapie:

Die Diagnose erfolgt über eine Ultraschalluntersuchung. Eine Entzündung klingt in der Regel nach einigen Tagen von selbst ab. Liegen Infektionen vor, werden Antibiotika verabreicht. Bei immer wiederkehrenden Entzündungen wird die Gallenblase operativ entfernt.

Selbsthilfe:

Es sind keine Selbsthilfemaßnahmen möglich.

Gallensteine

Symptome:

Druckschmerz unterhalb des rechten Rippenbogens, Blähungen, Übelkeit nach fetten Speisen, manchmal kolikartige Schmerzen, bis in den Rücken ausstrahlend, Fieber.

Ursachen:

Stoffwechselstörungen der Leber durch Cholesterinüberschuß. Begünstigend sind Diabetes, die

„Pille", mehrere Schwangerschaften, Morbus Crohn. Auch die „Fünf Fs" gelten bei Medizinern als risikoreich: Female (weiblich), Fat (stark übergewichtig), Fertile (fruchtbar), Fair (heller Typ), Forty (um die vierzig Jahre alt).

Komplikationen:
Gallensteine erhöhen das Risiko eines Gallenblasen- oder Gallenblasengangkrebses.

Therapie:
Die Diagnose erfolgt mit Hilfe einer Ultraschalluntersuchung. Bei ständig wiederkehrenden Beschwerden werden die Gallensteine zertrümmert, aufgelöst oder herausoperiert.

Selbsthilfe:
Schmerzlindernd sind Tees aus Schafgarbenkraut oder Wermut, warme Wickel oder Wärmflaschen.

Akute Bauchspeicheldrüsenentzündung (Akute Pankreatitis)

Symptome:
Starke Bauchschmerzen, bis in die Brust abstrahlend, Fieber, schneller Herzschlag, Erbrechen von Magensaft.

Ursachen:
Hoher Alkoholkonsum, Gallensteine, Verschluß der Mündung des Gallengangs in den Zwölffingerdarm, Zwölffingerdarmentzündung.

Komplikationen:
Unbehandelt kann die Erkrankung den Tod herbeiführen.

Therapie:
Sofort zum Arzt oder in die Notaufnahme eines Krankenhauses. Die Diagnoseerstellung erfolgt im Labor sowie zusätzlich über eine Ultraschall- oder Röntgenuntersuchung. Die Behandlung kann auf der Intensivstation erfolgen und besteht aus künstlicher Ernährung und, wenn nötig, der Öffnung des verschlossenen Gallenganges.

Selbsthilfe:
Es sind keine Selbsthilfemaßnahmen möglich.

Chronische Bauchspeicheldrüsenentzündung (Chronische Pankreatitis)

Symptome:
Übelkeit, Erbrechen nach fetten Speisen, oft wiederkehrende Bauchschmerzen, bis in den Rücken abstrahlend, Verdauungsstörungen.

Ursachen:
Alkoholmißbrauch, Überfunktion der Schilddrüse, Autoimmunerkrankung.

Therapie:
Die Diagnose erfolgt durch Blut- Ultraschall- oder Röntgenuntersuchung. Es wird mit Medikamenten behandelt, die die durch die Erkrankung zerstörten Pankreasenzyme ersetzen. Bei häufig wiederkehrenden Entzündungen wird die Bauchspeicheldrüse operativ entfernt.

Selbsthilfe:
Völliger Verzicht auf Alkohol und fette Speisen.

Bauchspeicheldrüsenkrebs (Pankreaskarzinom)

Symptome:
Appetitlosigkeit, Übelkeit, Erbrechen, Schmerzen im Oberbauch, bis in den Rücken abstrahlend, evtl. ein Darmverschluß.

Ursachen:
Die Ursachen sind unbekannt. Krankheitsbegünstigend wirkt eine chronische Bauchspeicheldrüsenentzündung.

Therapie:
Die Diagnose wird durch eine Ultraschalluntersuchung und eine Computertomographie erstellt. Die einzig mögliche Behandlung ist die operative Entfernung der Bauchspeicheldrüse, manchmal müssen auch angrenzende Lymphknoten und der Zwölffingerdarm herausoperiert werden. Nachbehandelt wird mit Chemotherapie.

Selbsthilfe:
Eine harmonische Lebensweise und seelische Unterstützung durch nahestehende Menschen oder eine Psychotherapie können Heilungschancen verbessern.

Erkrankungen der Nieren und der Harnwege

Nierenbeckenentzündung (Pyelonephritis)

Symptome:

Schmerzen beim Harnlassen, Schmerzen im Nierenbereich, Fieber, Schüttelfrost, Kopfschmerzen, Erbrechen.

Ursachen:

Über die Harnröhre und die Blase eingedrungene Bakterien. Krankheitsbegünstigend sind Nierensteine, häufige Blasenentzündungen und Prostatavergrößerungen.

Therapie:

Die Art der Bakterien wird durch eine Urinuntersuchung ermittelt. Zur Behandlung werden Antibiotika eingesetzt. Es erfolgt eine Ultraschalluntersuchung der Nieren.

Selbsthilfe:

Begleitend zur notwendigen Antibiotikabehandlung muß reichlich getrunken werden, damit die Bakterien hinausgespült werden.

Nierensteine

Symptome:

Plötzlich auftretende stechende, kolikartige Schmerzen, die unterhalb der Rippen am Rücken beginnen und zur Leiste wandern, manchmal Übelkeit und Blut im Urin.

Ursachen:

Erhöhung der Harnsäurewerte und damit Veränderungen des pH-Wertes im Urin und erhöhte Kalziumausscheidung. Krankheitsbegünstigend wirken chronische Harnwegsinfekte, chronische Darmentzündungen, Harnstauungen, geringe Flüssigkeitszufuhr, Überfunktion der Nebenschilddrüse.

Therapie:

Die Erstellung der Diagnose erfolgt durch Blut- und Urinuntersuchungen. Wandernde Steine werden durch Ultraschalluntersuchungen ermittelt. Befinden sich der Stein bereits in der Harnblase, kann er schmerzlos hinausgeschwemmt werden. Steine in Nieren und Harnröhre werden medikamentös aufgelöst oder mit Hilfe krampflösender und entzündungshemmender Medikamente bei

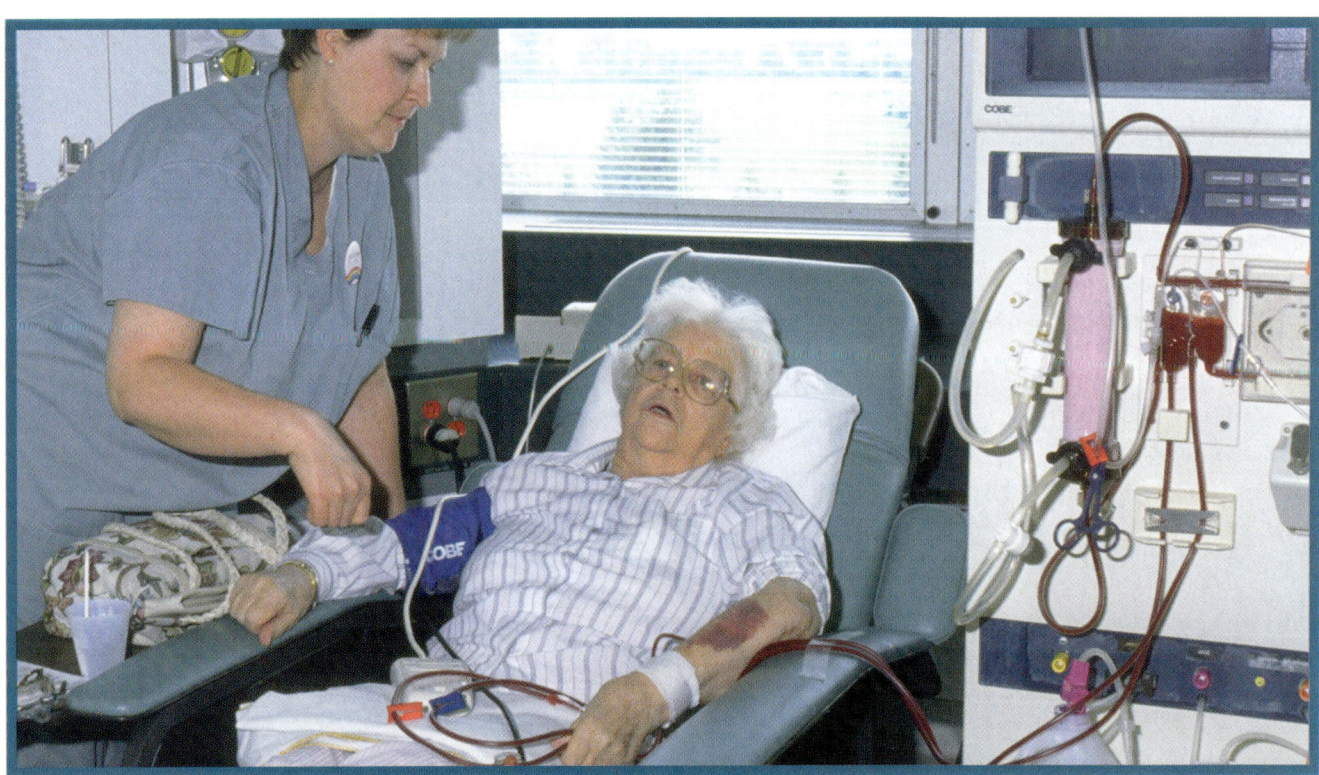

Dialyse

der Ausschwemmung unterstützt. Es erfolgt eine Analyse der herausgeschwemmten Steine zur Festlegung einer entsprechenden Diät.

Selbsthilfe:

Die Zufuhr von reichlichen Flüssigkeitsmengen verhindert die Steinbildung und hilft beim Ausschwemmen vorhandener Steine.

Entzündung der Filterzellen der Nieren (Glomerulonephritis)

Symptome:

Blut im Urin, manchmal Wasseransammlung im Gewebe, hoher Blutdruck, Ödeme.

Ursachen:

Eiweißbausteine bleiben in den Filterzellen der Niere stecken und versperren den roten Blutkörperchen und den Eiweißen den Weg zurück ins Blut. Diese werden mit dem Harn ausgeschieden, wohingegen auszuscheidende Abfallprodukte in der Niere verbleiben und ihr schaden. Es gibt verschiedenartige Verlaufsformen. Die bekanntesten: Die rapid progressive Glomerulonephritis tritt im Rahmen von Autoimmunerkrankungen auf. Im Rahmen einer Infektion mit Streptokokken kann ebenfalls eine Glomerulonephritis auftreten (vor allem bei Kindern). Diese verläuft jedoch meist gutartig, bedarf jedoch trotzdem ärztlicher Kontrolle.

Therapie:

Diagnoseerstellung durch Blut-, Harn- und Ultraschalluntersuchungen. Bei Streptokokken werden Antibiotika gegeben. In chronischen Fällen können nur Begleiterscheinungen wie Ödeme und Bluthochdruck medikamentös behandelt werden, letztendlich muß meistens die Dialyse angewendet werden. Generell richtet sich die Behandlung nach Art der Entzündung.

Selbsthilfe:

Begleitend zur ärztlichen Behandlung sollte man überwiegend eiweißarme Nahrung zu sich nehmen.

Nierenversagen (Niereninsuffizienz, akut und chronisch)

Symptome:

Kurzatmigkeit, Müdigkeit, Übelkeit, Erbrechen, Juckreiz, Graufärbung der Haut, Bluthochdruck.

Komplikationen:

Überwässerung, Harnvergiftung, dadurch Lähmungen, Impotenz, Wasserlunge, Osteoporose, Immunschwäche.

Ursachen:

Die Nieren sind weniger durchblutet, können keinen Urin bilden, Schadstoffe verbleiben im Körper. Auslöser sind meist Entzündungen der Niere wie zum Beispiel Glomerulonephritis. Krankheitsbegünstigend sind Diabetes und langjährige Medikamenteneinnahme in hohen Dosen.

Therapie:

Diagnoseerstellung durch Blut-, Harn- und Ultraschalluntersuchungen. Behandlung des Bluthochdrucks, Verordnung einer verminderten Aufnahme von Flüssigkeit und strenger eiweißarmer Diät. Bei einer Harnvergiftung Hämodialyse (Blutwäsche) oder Nierentransplantation.

Selbsthilfe:

Strenge Eigenkontrolle auf erhöhte Trinkmenge und Diät.

Tumoren der Niere und Blase

Symptome:

Blut im Harn, manchmal starke Schmerzen im Rückenbereich.

Ursachen:

Nicht bekannt. Begünstigend wirken Rauchen und Medikamentenmißbrauch.

Therapie:

Diagnoseerstellung durch Ultraschall, Computertomographie und Blasenspiegelung. Operative Entfernung der Tumoren, eventuell mit Harnblase oder Niere und zugehörigen Lymphknoten, zusätzlich Bestrahlungen und Chemotherapie. Bei einer frühzeitigen Erkennung gibt es gute Heilungschancen.

Selbsthilfe:

Wichtig für die Heilung ist auch die Pflege der Psyche. Unterstützend wirken Psychotherapie und Selbsthilfegruppen.

Blasenentzündung (Zystitis)

Symptome:

Stechende Schmerzen, Brennen und Krämpfe beim Harnlassen, bohrende Schmerzen im Blasenbereich, gehäufter Harndrang.

Ursachen:

Von außen eingedrungene Viren, Bakterien, Pilze oder absteigende Nierenentzündungen. Begünstigend sind Prostatavergrößerungen, zu geringe Flüssigkeitszufuhr, Lageveränderungen der Blase, Diabetes. Frauen bekommen häufiger eine Blasenentzündung als Männer, weil die Harnröhre und damit der Weg zur Blase kürzer ist und Erregern das Eindringen erleichtert.

Therapie:

Diagnose wird über Harnuntersuchungen erstellt. Bei Bakterien Antibiotikagabe, im Falle von Pilzbefall die Verordnung von Pilzmitteln.

Selbsthilfe:

Zusätzlich zur medikamentösen Behandlung sollte viel getrunken werden. Tees aus Frauenmantelkraut, Baldrian, Brennesseln oder Birkenkraut und Schachtelhalmbäder unterstützen die Heilung.

Blasenschwäche (Harninkontinenz)

Symptome:

Unkontrollierbarer Harnabgang, auch beim Pressen, Husten, Niesen.

Ursachen:

Schwäche des Schließmuskels der Harnröhre (Streß-/Belastungsinkontinenz), Schwäche der Blasenmuskulatur (Dranginkontinenz), Vergrößerung der Prostata, angeborene Fehlbildungen der Harnröhre, Blasensteine (Überlaufinkontinenz).

Therapie:

Die Ursachen werden durch Ultraschall- oder Röntgenuntersuchungen festgestellt. Behandlung der Überlaufinkontinenz durch Medikamente oder operative Korrekturen, bei Dranginkontinenz erfolgt eine medikamentöse Therapie, Streßinkontinenz läßt sich durch Beckenmuskulatur-Training beheben (erlernbar in Kursen bei Krankengymnasten).

Selbsthilfe:

Regelmäßige Blasenentleerung, Beckenbodenmuskulatur-Training, harnaufsaugende Einlagen.

Erkrankungen des Bewegungsapparates

Knochenbruch (Fraktur)

Symptome:

Schmerzen, Schwellung im Bruchbereich, Fehlstellung des betroffenen Körperteils, Bewegungsunfähigkeit des Körperteils.

Ursachen:

Plötzliche übergroße Belastungen des Knochens, beispielsweise durch Sturz oder Unfall. Begünstigend wirkt Osteoporose.

Therapie:

Sofort ins Krankenhaus bringen lassen. Diagnoseerstellung durch Röntgenaufnahmen, Behand-

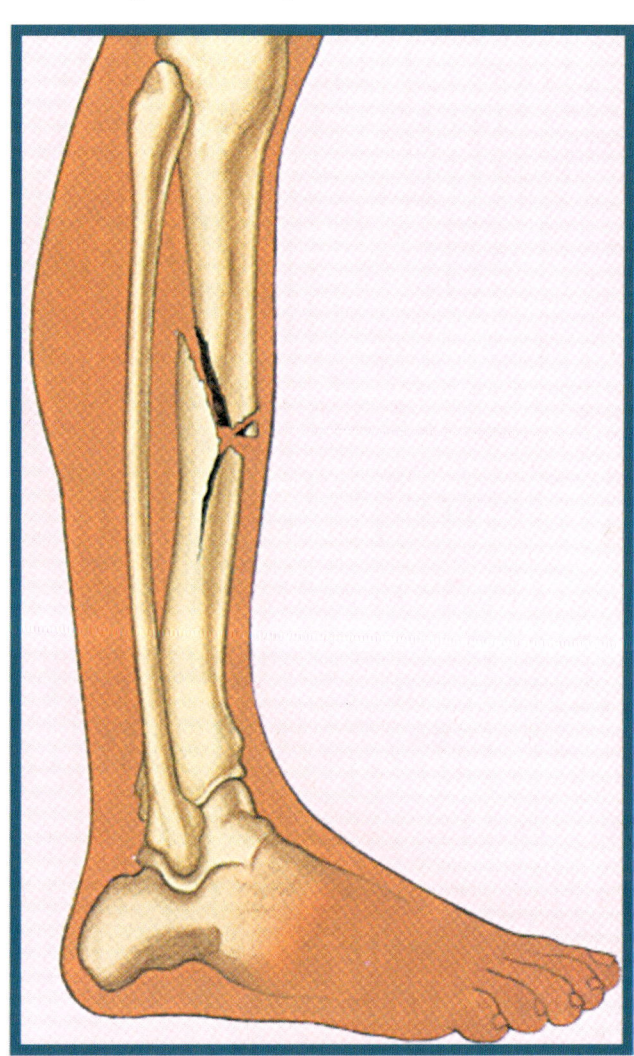

Schienbeinbruch

lung durch Einrichtung des Knochens und Stabilisierung des Körperteils mit Gips. In schwierigen Fällen erfolgt ein operatives Zusammenfügen des Knochens durch Platten, Drähte oder Nägel.

Selbsthilfe:
Bis zur Ankunft im Krankenhaus muß der Körperteil ruhig gelagert und eventuell mit einem Tuch fixiert werden.

Knochenschwund (Osteoporose)

Symptome:
Verstärkte Neigung zu Knochenbrüchen, Rückenschmerzen, Verlust an Körpergröße.

Ursachen:
Alter, beschleunigter Knochenabbau durch Mangel an Geschlechtshormonen bei Frauen nach den Wechseljahren, unzureichende Kalziumaufnahme bei Nierenschwäche oder Darmerkrankungen, langjährige Einnahme von Cortison.

Therapie:
Die Diagnoseerstellung erfolgt durch Computertomographie/Röntgen und Knochendichtemessung. Verordnung von Kalzium, Vitamin D, Fluorid, Biphosphonaten, Hormonen wie Östrogen und Kalzitonin und Krankengymnastik.

Selbsthilfe:
Vorbeugung durch kalziumreiche Kost. Unterstützende Maßnahmen während der Erkrankung sind Gymnastik, Schwimmen und eine kalzium- und vitaminreiche Ernährung.

Knochenerweichung (Osteomalazie)

Symptome:
Knochenschmerzen, vor allem im Becken, im Brustkorb und in der Wirbelsäule.

Ursachen:
Zu geringer Kalziumgehalt in den Knochen durch erhöhte Kalziumausscheidung der Nieren bei Nieren-, Darm- und Lebererkrankungen, Vitamin-D-Mangel, überhöhte Einnahme von Abführmitteln.

Therapie:
Feststellung der Ursachen durch den Arzt. Verordnung von Vitamin-D-Präparaten.

Selbsthilfe:
Behandlungsbegleitend sollte eine kalzium- und Vitamin-D-reiche Ernährung erfolgen.

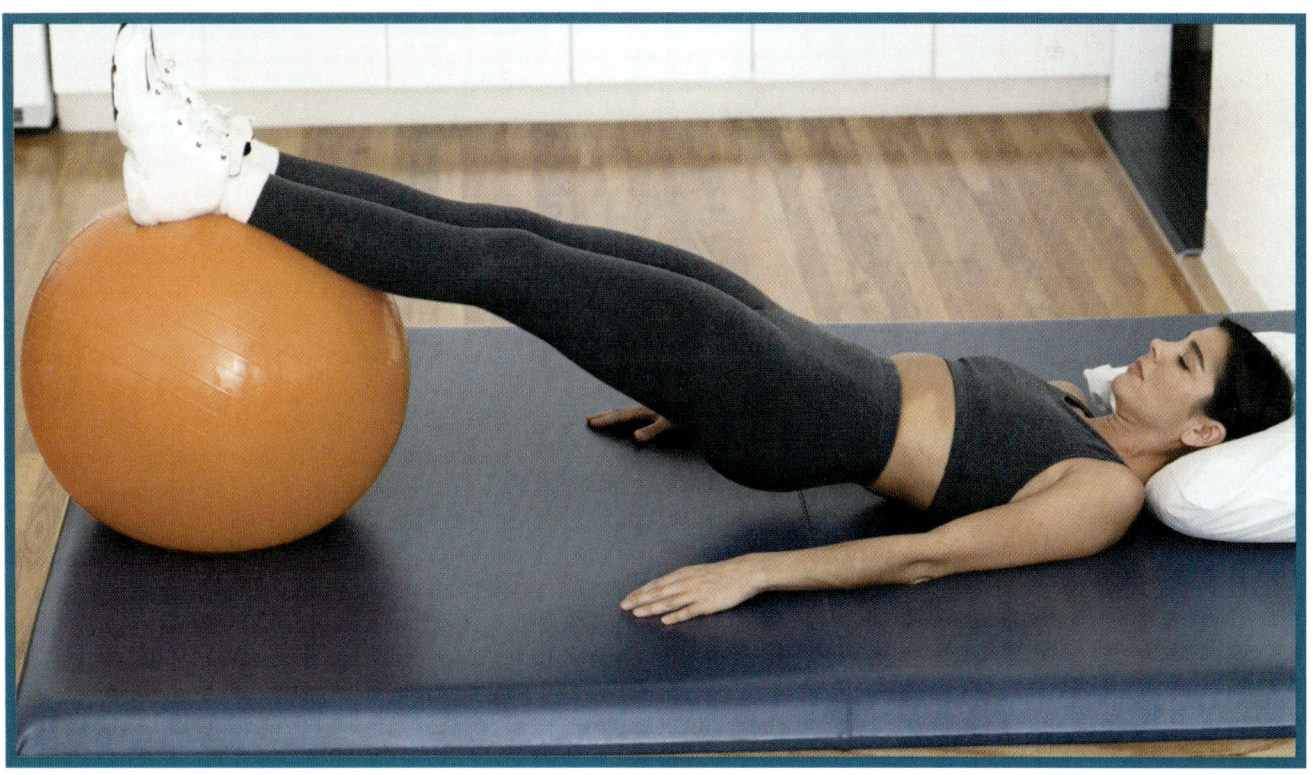

Gymnastik beugt Osteoporose vor

Knochentumor

Symptome:

Schwellungen, Knochenschmerzen, Knochenbrüche.

Ursachen:

Primäre Knochentumoren entstehen aus veränderten Knochenzellen. Sekundäre Knochentumoren sind häufig Metastasen von Lungen-, Schilddrüsen-, Brust- und Prostatakrebs.

Therapie:

Diagnoseerstellung durch Röntgenaufnahmen. Operative Entfernung der Tumoren, manchmal verbunden mit der Amputation des betroffenen Körperteils sowie Chemotherapie. In jedem Fall sollte man sich von einem Spezialisten behandeln lassen.

Selbsthilfe:

Es sind keine Selbsthilfemaßnahmen möglich.

Verrenkung (Luxation)

Symptome:

Starke Schmerzen im verletzten Gelenk, Fehlstellung des Gelenks, Schwellung.

Ursachen:

Auskugelung eines Gelenks durch eine ungeeignete starke Bewegung, meist in ungewöhnliche Richtungen. Begünstigend sind schwache Muskeln und ausgeleierte Bänder.

Therapie:

Einrenken des Gelenks erfolgt durch den Arzt, meist unter Narkose. Sind bei der Verrenkung Sehnen oder Bänder gerissen, werden sie genäht, ausgeleierte Bänder werden operativ gestrafft. Ruhigstellung, später krankengymnastische Stärkung des Gelenks.

Selbsthilfe:

Gelenk bis zur Einrenkung durch den Arzt ruhigstellen.

Meniskusverletzungen

Symptome:

Schmerzen beim Strecken des Knies und beim Auftreten, Schonhaltung, Bluterguß.

Ursachen:

Zerrung oder Reißen des Gelenkbands bei Verletzungen.

Therapie:

Behandlung kleiner Risse durch Schonung und Kühlung des Gelenks sowie durch eine Arthroskopie. Bei tiefen Rissen wird der geschädigte Teil des Meniskus operativ entfernt. Verordnung von Krankengymnastik.

Selbsthilfe:

Bei einer Verletzung Ruhigstellung des Kniegelenks und Kühlung (Kühlkissen).

Arthrose

Symptome:

Gelenkschmerzen bei Belastung und Druck, Schwellung der Gelenke. Außerdem zunehmende Steifheit in den Gelenken, später kommt es zu Dauerschmerz.

Ursachen:

Gelenkverschleiß, der zu Gelenkentzündungen führt. Begünstigend wirken Übergewicht, Leistungssport, unbehandelte Meniskusverletzungen, Bänderrisse, Fehlstellungen der Beine oder der Hüfte.

Therapie:

Behandlung mit entzündungshemmenden und schmerzlindernden Medikamenten oder Salben, physikalische Therapie wie Krankengymnastik, Massage, Wärmebehandlung. Operative Korrektur bei Fehlstellungen.

Selbsthilfe:

Regelmäßige krankengymnastische Übungen, Abbauen von Übergewicht, regelmäßige sportliche Übungen wie Schwimmen oder Radfahren, Vermeidung von einseitigen Gelenkbelastungen, ruhiger Tagesablauf. Bei Auftreten einer Depression aufgrund der Bewegungsunfähigkeit Psychotherapie.

Chronischer Gelenkrheumatismus (Polyarthritis)

Symptome:

Schmerzen der Gelenke der kleineren Finger und Zehen sowie der Halswirbelsäule. Sie können aber auch in anderen Gelenken auftreten. Schubweise Schmerzen in den Gliedmaßen sowie Morgensteifigkeit und Gelenkschwellungen, Müdigkeit, Fieber, Deformationen an den Gelenken und Bewegungseinschränkung.

Ursachen:

Entzündungen der Gelenke führen zu Verformungen und Unbeweglichkeit. Auslöser für die Entzündungen ist die Bildung von Antikörpern gegen körpereigene Bestandteile durch das Immunsystem (Autoimmunkrankheit).

Therapie:

Erstellung der genauen Diagnose erfolgt durch Blut- und Röntgenuntersuchungen. Gabe von stark entzündungshemmenden Medikamenten während der Entzündungsschübe, langfristig nur entzündungs- und schmerzlindernde Mittel. Krankengymnastik und Ergodynamik erhalten die Beweglichkeit und lehren schonende Alltagsbewegungen.

Selbsthilfe:

Bei Schmerzen helfen Umschläge mit aufgekochten Brennesseln und Eukalyptus- und Meersalzbäder. Vollwertige Ernährung ohne Schweinefleisch wirkt auf Dauer lindernd, ebenso der Aufenthalt in wärmeren Klimagebieten, Wärmebehandlungen, Kuraufenthalte. Bei Selbsthilfeorganisationen (Deutsche Rheumaliga) kann Unterstützung und Rat eingeholt werden, eine Psychotherapie kann beim Umgang mit der Krankheit helfen.

Gicht

Symptome:

Schwellung und Rotfärbung des Gelenks, meist Fuß, große Zehe, Daumen, Knie, heftige Schmerzen.

Ursachen:

Erhöhter Harnsäurespiegel, dadurch Ablagerung von Harnsäurekristallen in den Gelenken, ausgelöst durch eine vererbte oder ernährungsbedingte Stoffwechselerkrankung. Begünstigend für Gichtanfälle sind fette und eiweißreiche Nahrung und übermäßiger Alkoholgenuß.

Komplikationen:

Zerstörung der Gelenke, Nierenschäden, Bluthochdruck, Arteriosklerose.

Therapie:

Die Diagnose wird durch Blut- und Röntgenuntersuchungen erstellt. Behandlung während eines Schubs mit entzündungshemmenden Mitteln, auf Dauer mit Medikamenten, die die Harnsäureproduktion hemmen und die Harnsäureausscheidung fördern.

Selbsthilfe:

Schmerzlindernd während eines Gichtanfalls wirken kühle Umschläge oder Quarkwickel. Auf Dauer sollte man auf fettes Fleisch (besonders Schweinefleisch), Innereien, Süßigkeiten, Hülsenfrüchte, und Alkohol verzichten.

Gelenkentzündungen bei Infektionskrankheiten (Rheumatisches Fieber, Reaktive Arthritiden)

Symptome:

Schwellung und Schmerzen der Gelenke, Fieber, entweder Hals-, Blasen-, Darm-, Genitalinfekt, Scharlach, Bindehautentzündung oder Geschlechtskrankheiten.

Ursachen:

Folge einer Infektion mit Bakterien oder Viren, die oben genannte Krankheiten hervorgerufen haben. Rheumatisches Fieber ist eine Immunkomplexerkrankung nach einer Infektion mit Streptokokken-Bakterien und betrifft Herz, Hirn, Gelenke, Nieren usw.

Komplikationen:

Eine Streptokokken-Infektion beim rheumatischen Fieber, die Scharlach und Angina verursacht, kann einen Herzschaden zur Folge haben.

Therapie:

Die Bakterien lassen sich durch eine Blutuntersuchung nachweisen und werden mit Antibiotika bekämpft. Gegen Gelenkbeschwerden werden entzündungshemmende Mittel verabreicht. Rheumatisches Fieber wird bis zum 20. Lebensjahr mit Antibiotika behandelt.

Selbsthilfe:

Begleitend zur medikamentösen Behandlung können Gelenkschmerzen mit kühlen Umschlägen gelindert werden.

Skoliose (krankhafte)

Symptome:

Schiefe Körperhaltung, krumme Wirbelsäule.

Ursachen:

Schiefes Wachstum der Knochen durch eine ungleichgewichtige Muskelbeanspruchung oder ungleiche Beinlänge.

Komplikationen:

Schmerzen im Rücken, Wirbelgelenksarthrose.

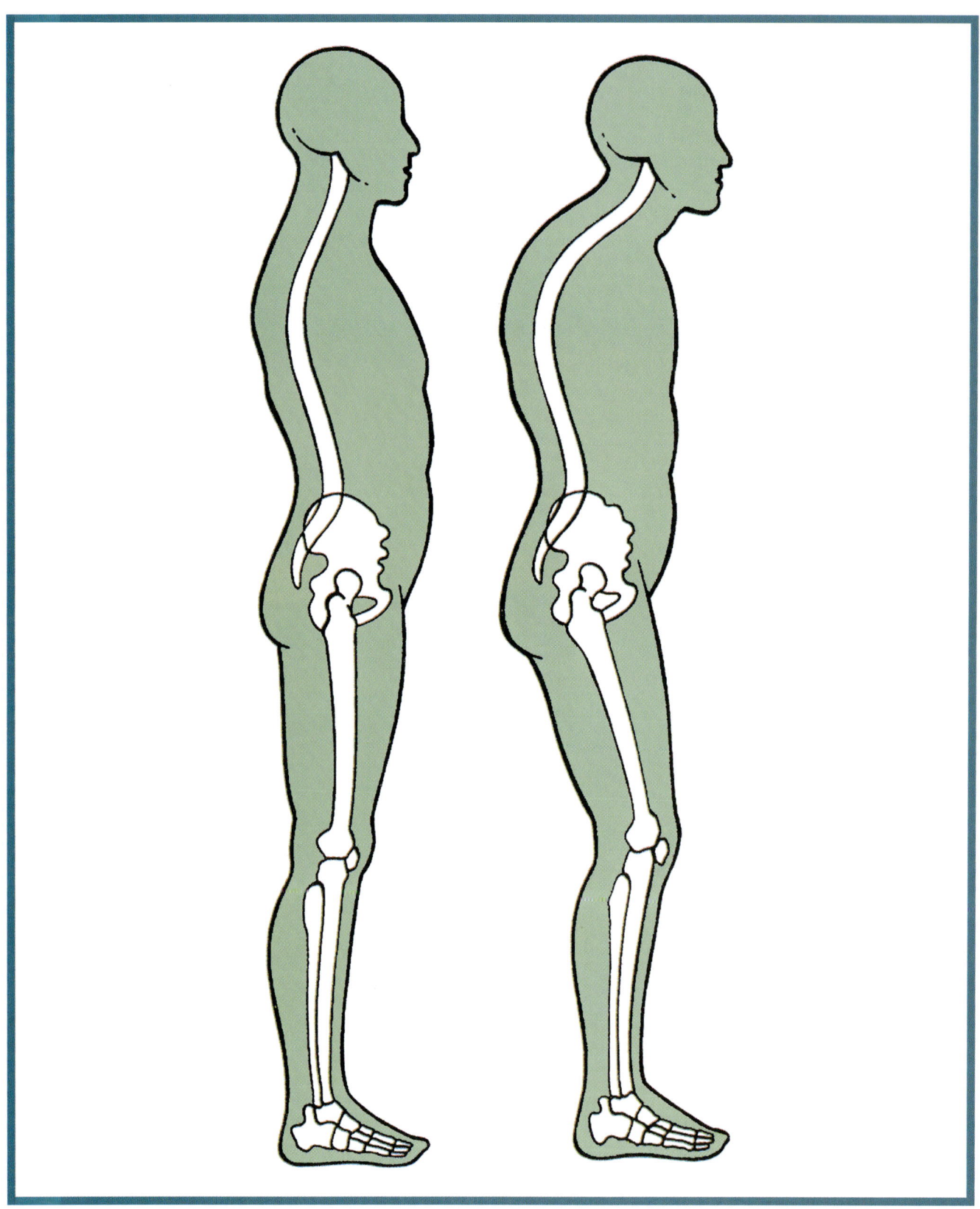

Normale und gekrümmte Wirbelsäule

Therapie:

Krankengymnastische Übungen schon im Jugend-alter. Bei Erwachsenen kann die Wirbelsäule durch operatives Einsetzen von Metallstützen aufgerichtet werden.

Selbsthilfe:

Ausgleichende Muskelbeanspruchung vom Kindesalter an beugt einer Skoliose vor. Ungleiche Beinlänge kann durch Schuheinlagen ausgeglichen werden.

Bandscheibenvorfall

Symptome:

Plötzliche starke Rückenschmerzen, verspannte Rückenmuskeln, Lähmungen und Taubheitsgefühle.

Ursachen:

Einreißen des Bandscheibenrings aufgrund zu großer Belastung und Vorwölbung des gallertartigen Kerns. Schmerzen und eventuelle Lähmungen werden verursacht durch Druckausübung des Kerns auf Rückenmark und Nerven.

Therapie:

Diagnoseerstellung durch Kernspintomographie oder Computertomographie. Zunächst wird mit schmerzlindernden und entspannenden Medikamenten behandelt. Bandscheibenvorfälle, die sich nicht von alleine zurückbilden, können operativ behoben werden.

Selbsthilfe:

Vorbeugend wirkt die Vermeidung von Muskelverspannungen im Rücken durch Entspannungsmaßnahmen. Schmerzlindernd wirken Heublumenbäder.

Scheuermannsche Krankheit

Symptome:

Verspannte Rückenmuskeln, oft Schmerzen.

Ursachen:

Durch Absterben von Teilen der Wirbelknochen kommt es bei Jugendlichen zu einer Formveränderung der Wirbelkörper und zu einem Einsinken der Bandscheibe in die Wirbel.

Therapie:

Bei starken Schmerzen werden Schmerzmittel verabreicht. Der Rücken kann durch Krankengymnastik stabilisiert werden.

Selbsthilfe:

Schmerzlindernd wirken wärmende Salben oder warme Wickel. Das Tragen von schweren Lasten sollte vermieden werden. Vorbeugend wirken kräftige Rückenmuskeln und den Kindern angepaßte Sitzmöbel.

Bechterew-Krankheit

Symptome:

Schmerzen in Kreuzbein und Rücken, Schmerzen in Knie und Ferse, später Versteifung der Wirbelsäule in runder Haltung.

Ursachen:

Gelenkzerstörung durch eine Entzündung der Wirbelgelenke und des Kreuzbeins aus unbekannten Gründen.

Therapie:

Zur Schmerzlinderung werden Schmerzmittel eingesetzt. Krankengymnastik erhält die Beweglichkeit der Gelenke.

Selbsthilfe:

Krankengymnastische Übungen, Schwimmen, Radfahren, Schlafen auf festen Matratzen, häufige Bauchlage wirken der Wirbelsäulenkrümmung entgegen.

Muskelfaserriß, Muskelriß und Muskelzerrung

Symptome:

Plötzlicher stechender Schmerz im Muskel, Schwellung, Delle, manchmal Bluterguß.

Ursachen und begünstigende Faktoren:

Tritt oder Schlag auf einen angespannten Muskel, starkes Anspannen oder Überbeanspruchung eines Muskels.

Therapie:

Die Diagnose wird durch Ultraschalluntersuchungen erstellt. Gegen die Schmerzen werden Schmerzmittel verabreicht, und der Körperteil wird gekühlt. Krankengymnastik verhindert bleibende Schäden.

Selbsthilfe:

Hochlagern und 24stündiges Kühlen des betroffenen Körperteils. Arnikaumschläge dazu lassen die Schwellung zurückgehen. Danach können Quarkwickel, Moorpackungen oder ein warmes Bad gegen den Bluterguß angewandt werden.

Muskelprellung

Symptome:
Schmerz bei Druck, Bluterguß.
Ursachen:
Schlag, Tritt oder starker Druck auf den Muskel.
Therapie:
Mit Salben wird ein schnellerer Rückgang des Blutergusses herbeigeführt.
Selbsthilfe:
Der Bluterguß verschwindet rascher durch Hochlagern des betroffenen Körperteils, 24stündiges Auflegen von kühlen Umschlägen, z.B. Arnikaumschläge, danach Quarkwickel, Moorpackungen oder ein warmes Bad.

Muskelentzündung (Myositis)

Symptome:
Schmerzen im Muskel, Fieber, Appetitlosigkeit, Gewichtsverlust.
Ursachen:
Bildung von Antikörpern, die die körpereigene Muskulatur angreifen (Autoimmunkrankheit).
Komplikationen:
In seltenen Fällen kann die Atemmuskulatur betroffen werden. Unbehandelt kann die Entzündung einen Schock herbeiführen.
Therapie:
Die Behandlung mit Cortison hemmt die Antikörper-Produktion. Verordnung von Bettruhe, später Krankengymnastik.
Selbsthilfe:
Es sind keine Selbsthilfemaßnahmen möglich.

Myastenia gravis

Symptome:
Zu Beginn Bewegungseinschränkung des Mundes, der Augen und Augenlider, rasche Muskelermüdung bei Belastung.
Ursachen:
Bildung von Antikörpern gegen körpereigene Bestandteile durch das Immunsystem (Autoimmunerkrankung), dadurch Unfähigkeit der Muskeln zur Reaktion auf Nervenreize.
Therapie:
Durch eine operative Entfernung der Thymusdrüse, in der bei dieser Erkrankung die meisten Anti-

körper gebildet werden, kann eine Heilung eintreten. In späteren Stadien werden Medikamente eingesetzt, die die Antikörperproduktion hemmen und die Signalübertragung durch die Nerven verbessern.
Selbsthilfe:
Unterstützend können hier Selbsthilfegruppen sein, in denen man Rat einholen kann und wo auch das Gespräch mit anderen Betroffenen möglich ist.

Zerrung oder Riß der Sehnen

Symptome:
Starke Schmerzen im Gelenk, Bluterguß, Schwellung.
Ursachen:
Geringe Belastbarkeit der Sehne durch die mangelnde Durchblutung oder aber auch eine Überlastung durch Anstrengung.
Therapie:
Ruhigstellung des Gelenks. Die entstandenen Risse in großen Sehnen wie der Achillessehne werden operativ behoben. Die sich daran anschließende Krankengymnastik verhindert eine Steifheit im Gelenk.
Selbsthilfe:
Hochlagern und Ruhigstellung des betroffenen Körperteils, 24stündige Kühlung. Bei einer Zerrung können danach Wärmebehandlungen erfolgen.

Zerrung oder Riß der Bänder

Symptome:
Schwellung und Schmerzen im Gelenk, manchmal Bluterguß.
Ursachen:
Überdehnung des Gelenks, mit Schmerzen einhergehend.
Therapie:
Ruhigstellung des Gelenks bei einer Zerrung. Bänderrisse werden operativ behoben, danach wird das Gelenk vier bis sechs Wochen eingegipst.
Selbsthilfe:
Zunächst Hochlagern und Ruhigstellung des betroffenen Körperteils, 24stündige Kühlung. Bei einer Zerrung können dann Wärmebehandlungen erfolgen.

Sehnenscheidenentzündung (Tendovaginitis)

Symptome:
Schmerzen bei Bewegung

Ursachen:
Überbelastung, manchmal über Wunden eindringende Bakterien.

Komplikationen:
Bakterien können im fortgeschrittenen Stadium die Sehne und Sehnenscheide zerstören.

Therapie:
Bei einer Überlastung wird Ruhigstellung und Kühlung verordnet, eventuell entzündungshemmende Medikamente. Bei einer Infektion durch Bakterien wird die Entzündungsstelle während einer Operation gesäubert, danach werden Antibiotika gegeben. Auch Akupunktur hat sich als hilfreich erwiesen.

Selbsthilfe:
Überbelastete Hände und Unterarme müssen geschont und möglichst ruhiggehalten werden.

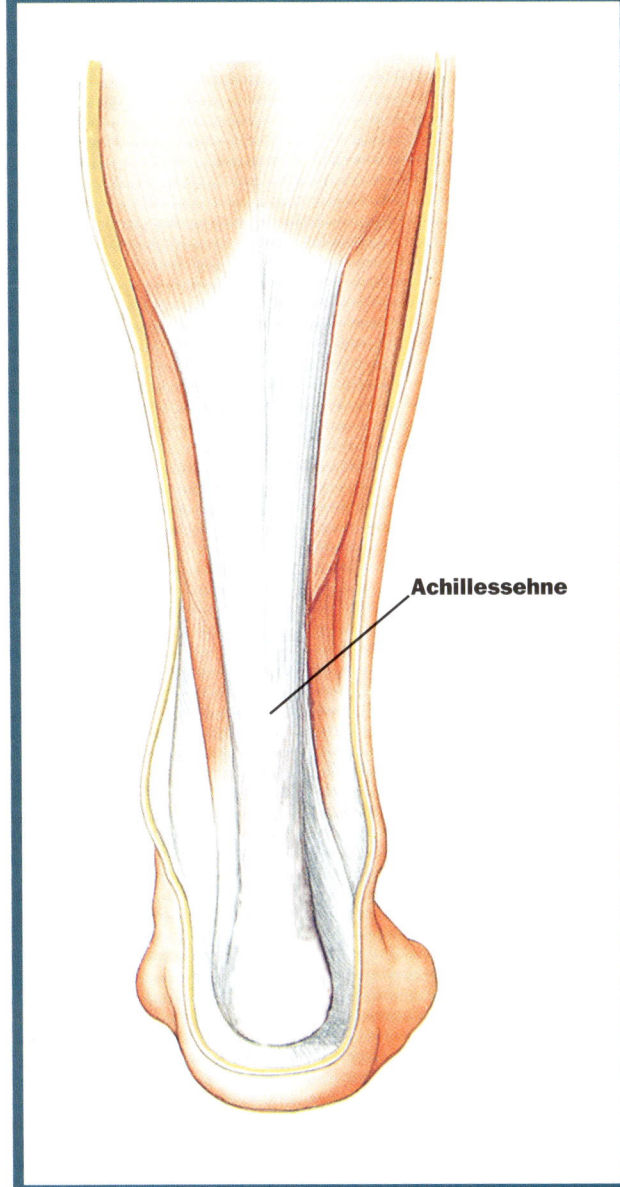

Achillessehne

Achillessehne

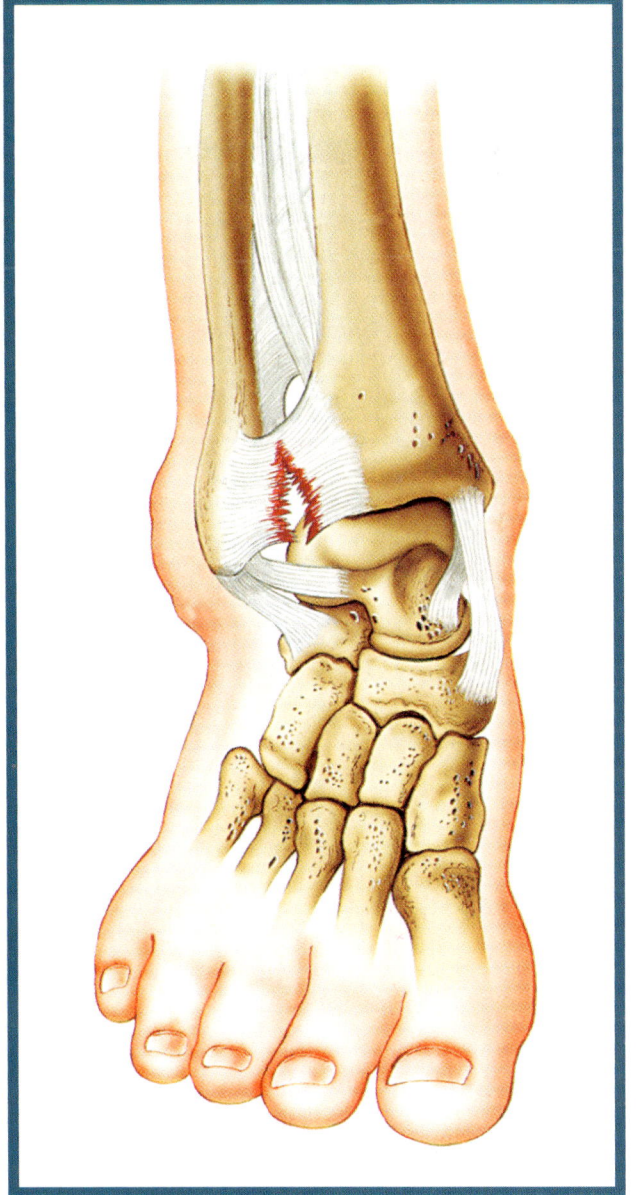

Bänderriß

Tennisarm (Epikondylitis)

Symptome:
Schmerzen am Ellenbogen bei Bewegung, Druck und Belastung, bis in Schulter und Handgelenk abstrahlend.

Ursachen:
Entzündungen der Sehnen am Unterarm, hervorgerufen durch Überbelastung.

Therapie:
In leichteren Fällen wird ein Verband angelegt und Schonung verordnet, bei großen Schmerzen bekommt man einen Gipsverband.

Selbsthilfe:
Überbelastungen sollten vermieden werden.

Erkrankungen der Atmungsorgane

Schnupfen (Rhinitis)

Symptome:
Schwellung der Nasenschleimhaut, erschwertes Atmen durch die Nase, Nasensekret weiß-flüssig bis grüngelb-dickflüssig.

Ursachen:
Viren, die sich auf der Nasenschleimhaut festsetzen. Später Bakterienvermehrung auf der Schleimhaut möglich.

Therapie:
Viren können nicht medikamentös behandelt werden. Abschwellende Nasentropfen erleichtern das Atmen, vor allem nachts, sollten nur etwa zwei Tage eingenommen werden, um ein späteres erneutes Anschwellen der Nasenschleimhaut zu vermeiden.

Selbsthilfe:
Erhöhte Flüssigkeitszufuhr gleicht die Verluste aus. Trockene Luft reizt die Schleimhäute. Schleimlösende Tees aus Anis und Fenchel wirken lindernd, ebenso Inhalationen mit ätherischen Ölen aus Thymian, Eukalyptus oder Lavendel sowie mit Teeaufgüssen aus Kamille, Brennessel oder Salbei.

Heuschnupfen

Symptome:
Tränende und juckende Augen, juckende Nase, häufiges Niesen, flüssiges Nasensekret, manchmal Atemnot.

Ursachen:
Allergische Reaktion auf Pollen von Gräsern, Bäumen, Sträuchern und Getreide, manchmal auch auf Nahrungsmittel, die zur gleichen Familie wie die allergieauslösenden Pollen gehören (Kreuzallergie). Der Grund ist eine Überempfindlichkeit der Schleimhäute.

Komplikationen:
Bei 30% der Erkrankten führt Heuschnupfen mit der Zeit zu allergischem Asthma.

Therapie:
Die Ermittlung der allergieauslösenden Pollenart erfolgt durch Hauttests. Zur Linderung werden Cortison und Antihistaminika eingesetzt oder ein Kuraufenthalt im Gebirge oder am Meer verordnet. Die wirksamste Therapie ist die Hyposensibilisierung, bei der der Patient innerhalb einer bestimmtem Zeitdauer mit abgeschwächten Pollen geimpft wird. Auch Akupunktur und eine homöopathische Behandlung können helfen.

Selbsthilfe:
Das Schlafen bei geschlossenem Fenster, das Tragen einer Sonnenbrille und der Verzicht auf das Rauchen verhindern allzu schwere allergische Reaktionen. Auch sollte man sich täglich über den Pollengehalt der Luft informieren, bevor man längere Zeit im Freien verbringt.

Nebenhöhlenentzündung (Sinusitis)

Symptome:
Mattigkeit, Kopfschmerzen, Druckgefühl im Backen- und Stirnbereich, Fieber, klopfende Schmerzen beim Bücken.

Ursachen:
Bei einem Schnupfen vermehrte Bakterien wandern in die Nebenhöhlen, die Verbindungskanäle schwellen an, so daß das Sekret aus den Nebenhöhlen nicht abfließen kann.

Therapie:
Inhalationen, Rotlichtbestrahlung. Nasentropfen bringen die Schleimhäute der Verbindungskanäle zum Abschwellen, die Bakterien werden mit Antibiotika bekämpft.

Selbsthilfe:
Siehe unter Schnupfen. Desweiteren können Nasenspülungen mit einer Kochsalzlösung gemacht werden. Auf ausreichende Flüssigkeitszufuhr achten.

Angina (Tonsillaris)

Symptome:

Geschwollene Mandeln oder gerötete hintere Rachenwand, Halsschmerzen, Schluckbeschwerden, Fieber, Abgeschlagenheit.

Ursachen:

Bakterieninfektion (Streptokokken), manchmal Virusinfektion oder Infektion durch Pilze.

Therapie:

Die Bakterien werden mit Antibiotika bekämpft. Bei hohem Fieber werden Fiebermittel verabreicht.

Selbsthilfe:

Bettruhe, Wärme, reichlich Flüssigkeitszufuhr. Bei Virusinfektionen empfiehlt sich das Gurgeln mit einer Kochsalzlösung, mit Salbei-, Anis- oder Kamillentee, das Lutschen von Salbeitabletten und das Auflegen warmer Halswickel.

Rachenentzündung

Symptome:

Kratzen und Brennen im Hals, Halsschmerzen, Schluckbeschwerden, manchmal Fieber.

Ursachen:

Viren oder Bakterien (Seitenstrang-Angina).

Therapie:

Viren können nicht medikamentös behandelt werden, Bakterien werden mit Antibiotika bekämpft.

Selbsthilfe:

Bettruhe, Wärme, reichlich Flüssigkeitszufuhr. Siehe Angina.

Kehlkopfentzündung (Laryngitis)

Symptome:

Heiserkeit, Husten, Brennen im Hals, Abgeschlagenheit.

Ursachen:

Ausgelöst durch Viren, Bakterien, Überbeanspruchung des Kehlkopfes, Reizung durch Rauch oder Staub.

Therapie:

Virusverursachte Entzündungen heilen meist von selbst ab, Bakterien werden mit Antibiotika bekämpft.

Selbsthilfe:

Ausreichend feuchte Luft (Luftbefeuchter oder Wasserbehälter auf Heizkörpern), warme Halswickel und Inhalationen mit Teeaufgüssen aus Arnika, Kamille oder Salbei wirken lindernd.

Kehlkopftumor

Symptome:

Andauernde Heiserkeit, Reizhusten, manchmal Schluckbeschwerden, Stimmveränderungen.

Ursachen:

Gutartige Tumoren (= Polypen) werden durch Überbeanspruchung der Stimmbänder hervorgerufen. Bösartige Tumoren können durch die im Zigarettenrauch und in Industrieabgasen enthaltenen Reizstoffe entstehen.

Therapie:

Die Diagnose erfolgt durch Kehlkopfspiegelung und Gewebeentnahme. Gutartige wie bösartige Tumoren werden operativ entfernt. In späteren Stadien muß oft der ganze Kehlkopf herausoperiert werden. Nach der Operation wird mit Bestrahlungen nachbehandelt.

Selbsthilfe:

Selbsthilfegruppen können psychischen Beistand und praktische Tips vermitteln. Das Sprechen kann nach einer Kehlkopfentfernung wieder neu erlernt werden.

Bronchitis

Symptome:

Akut: Schmerzhafter Husten mit gelblichem Auswurf, Fieber.

Chronisch: Husten mit Auswurf, Atembeschwerden (mindestens drei Monate lang).

Ursachen:

Bei der akuten Bronchitis lösen Viren, Bakterien, Reizstoffe eine Entzündung der Bronchien aus. Bei der chronischen Bronchitis kommt es durch Infektion zu einer Lähmung der Flimmerhärchen in den Bronchien, so daß der Schleim nicht mehr nach außen transportiert werden kann. Begünstigend wirken Rauchen und kaltes Klima.

Therapie:

Bei der akuten wie bei der chronischen Bronchitis wird mit schleimlösenden Medikamenten, im Falle von Bakterien mit Antibiotika behandelt.

Selbsthilfe:

Die akute Bronchitis kann mit Tees aus Thymian, Arnika, Anis oder Lindenblüten gelindert werden,

Beinvenenthrombosen

Symptome:

Schwellung des Beins am Oberschenkel oder Unterschenkel, rot-bläulicher Fleck und Schmerzen an der betroffenen Körperstelle.

Ursachen:

Die Ursachen sind Gerinnungsstörungen besonderer Art. Krankheitsbegünstigend wirken langes Sitzen, Bettlägrigkeit, heißes Klima, ungenügende Flüssigkeitszufuhr, Schwangerschaft, Kombination aus Rauchen und Einnahme der Antibabypille.

Komplikationen:

Lungenembolie durch Wanderung des Blutgerinnsels in die Lungenarterie.

Therapie:

Sofort ins Krankenhaus. Nicht mehr laufen! Operative oder medikamentöse Auflösung des Blutgerinnsels. Danach müssen über mehrere Monate gerinnungshemmende Mittel eingenommen werden.

Selbsthilfe:

Keine Selbsthilfemaßnahmen möglich. Vorbeugung siehe Krampfadern.

Durchblutungsstörungen, Arterielle Verschlußkrankheiten (Schaufensterkrankheit, Raucherbein)

Symptome:

Schmerzen in den Beinen beim Gehen, daher viele Gehpausen, auch bei Ruhe Schmerzen, Wadenkrämpfe, Gewebeschäden in Haut und Muskelgewebe, Schwarzfärbung.

Ursachen:

Zu geringe Blutversorgung der Beine durch verengte und verhärtete Arterien, ausgelöst durch eine fortgeschrittene Arteriosklerose. Krankheitsbegünstigend sind Bluthochdruck, Diabetes, Gicht, Übergewicht, hohe Cholesterinwerte, Rauchen.

Therapie:

Die Diagnose wird durch eine Doppler-Ultraschalluntersuchung erstellt. Bewegungsübungen erleichtern das Gehen, zusätzlich können gerinnungshemmende Medikamente eingenommen werden. In schweren Fällen können die Gefäße operativ gedehnt werden, schwarz verfärbte und abgestorbene Körperteile müssen amputiert und/oder per Bypass umgangen werden.

Selbsthilfe:

Regelmäßiges Bewegungstraining unter krankengymnastischer oder ärztlicher Anleitung, das Tragen bequemer Schuhe, tägliche lauwarme Fußbäder, Reduktion von Übergewicht, fettarme Ernährung, Verzicht auf Nikotin.

Erkrankungen des Blutes

Bluterkrankheit (Hämophilie A + B)

Symptome:

Neigung zu Blutergüssen, Blutungen in den Gelenken, häufiges Nasenbluten, langes Bluten nach Verletzungen.

Ursachen:

Fehlen von Blutfaktor VII, der für die Blutgerinnung nötig ist. Die Anlage zur Erkrankung wird von Frauen und Männern vererbt, doch erkranken ausschließlich Männer.

Therapie:

Die Diagnose wird durch die Bestimmung des Faktors VII im Blut erstellt. Bei schweren Blutungen muß Blutplasma mit einem Gerinnungsfaktor eingeleitet werden, kleinere blutende Wunden müssen fachgerecht versorgt werden. Vorsicht: Infektionsgefahr mit HIV, Hepatitis B + C.

Selbsthilfe:

Es sind keine Selbsthilfemaßnahmen möglich.

Eisenmangelanämie

Symptome:

Schnelle Ermüdung, Schwäche, Blässe, innere Unruhe, trockene Haut, brüchige Fingernägel, Schluckbeschwerden, Kopfschmerzen.

Ursachen:

Hier fehlt lebenswichtiges Eisen, hervorgerufen durch Blutverluste, beispielsweise starke Menstruationsblutungen, Magen- und Darmgeschwüre oder Hämorrhoiden, aber auch durch eisenarme Ernährung.

Therapie:

Die Diagnose wird durch einen Bluttest erstellt, Feststellung und Behandlung der Ursache, Verordnung von Eisenpräparaten.

Selbsthilfe:

Während einer Anämie sind keine Selbsthilfemaßnahmen möglich. Vorbeugend sollte ausreichend

Eisen über die Nahrung aufgenommen werden (Fleisch, Fisch, Vollkornprodukte, Milchprodukte, Eier).

Perniziöse Anämie

Symptome:
Blässe, Appetitlosigkeit, Schwäche, Zungenentzündungen, Gehbeschwerden, Kribbeln in Händen und Füßen.

Ursachen:
Meist Vitamin-B_{12}-Mangel, manchmal Folsäure-Mangel. Vitamin-B_{12}-Mangel entsteht, wenn der für die Vitamin-B_{12}-Verwertung notwendige sogenannte Intrinsic-Faktor fehlt, zum Beispiel bei einer Magenschleimhautentzündung. Folsäure-Mangel wird durch Fehlernährung oder chronischen Alkoholmißbrauch ausgelöst.

Therapie:
Die Diagnose erfolgt durch eine Untersuchung. des Blutes. Bei Vitamin-B_{12}-Mangel wird dann das Vitamin regelmäßig gespritzt, vorhandener Folsäure-Mangel wird mit Tabletten oder Spritzen behandelt.

Selbsthilfe:
Als Vorbeugung für einen Folsäure-Mangel sollte eine ausgewogene Ernährung erfolgen.

Hämolytische Anämie

Symptome:
Blässe, Müdigkeit und Herzklopfen bei körperlichen Anstrengungen, manchmal auch gelbliche Verfärbung der Haut.

Ursachen:
Ein Mangel an roten Blutkörperchen, ausgelöst durch Infektionskrankheiten, Medikamente, Schadstoffe, Bildung von Antikörpern gegen rote Blutkörperchen nach einer Bluttransfusion, Vererbung.

Therapie:
Eine Diagnose erfolgt durch Blutuntersuchung, Behandlung oder Beseitigung der auslösenden Ursachen. Gegen die Antikörperbildung wird Cortison verabreicht, bei einer Vererbung der Krankheit wird die Milz operativ entfernt, was die Krankheit deutlich bessert.

Selbsthilfe:
Es sind keine Selbsthilfemaßnahmen möglich.

Blutplättchen-Mangel (Thrombopenie)

Symptome:
Langanhaltende Blutungen nach Verletzungen, oftmals Nasenbluten, punktförmiger Hautausschlag, meist an den Beinen, Blutergüsse, Zahnfleischbluten.

Ursachen:
Mangel an Blutplättchen (Thrombozyten) und daher fehlende Gerinnungsfähigkeit des Blutes durch Blutbildungsstörungen des Knochenmarks, Medikamente.

Therapie:
Gegen eine Antikörperbildung wird Cortison verabreicht. Bei Blutbildungsstörungen werden Transfusionen mit Thrombozyten und Immunglobulinen durchgeführt.

Selbsthilfe:
Es sind keine Selbsthilfemaßnahmen möglich.

Akute myeloische Leukämie (Blutkrebs)

Symptome:
Schwäche, Müdigkeit, Fieber, Atemnot, Gewichtsverlust, häufige Infektionen, Lymphknotenschwellungen.

Ursachen:
Blasten (Vorstufen der weißen Blutkörperchen) vermehren sich im Knochenmark und verdrängen

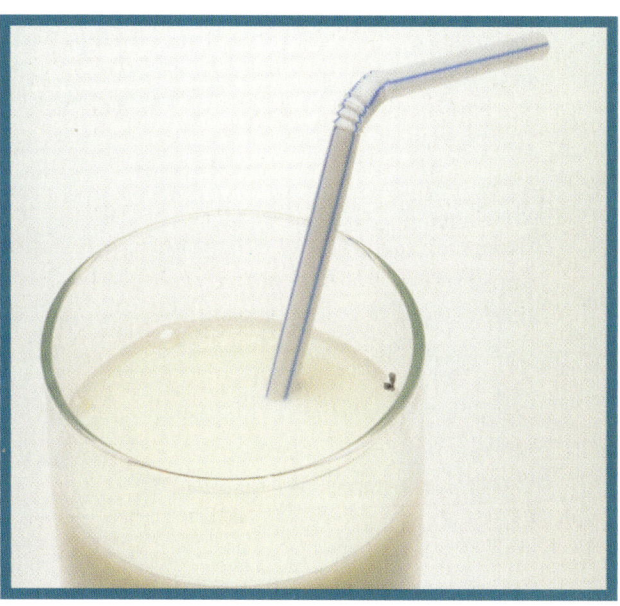

Milch beugt Eisenmangel vor

die anderen Blutbestandteile. Auslöser sind Erbgutveränderungen, zum Beispiel durch Strahlenbelastung.

Komplikationen:
Unbehandelt führt die Krankheit rasch zum Tod. Chemotherapie kann die Erkrankung eindämmen, eine Knochenmarkstransplantation bietet eine Genesungschance.

Therapie:
Diagnose durch Blut- und Knochenmarksuntersuchungen, Behandlung im Krankenhaus mit Chemotherapie zur Zerstörung der Krebszellen, Bluttransfusionen und eventuell Knochenmarkstransplantation.

Selbsthilfe:
Es sind keine Selbsthilfemaßnahmen möglich.

Chronisch-myeloische Leukämie

Symptome:
Appetitlosigkeit, Gewichtsverlust, Blässe, Schwellung im linken Oberbauch durch Milzvergrößerung.

Ursachen:
Langsame, dann rasche Vermehrung von Blasten (Vorstufen der weißen Blutkörperchen), die die anderen Blutbestandteile verdrängen. Auslöser sind Erbgutveränderungen, zum Beispiel durch Strahlenbelastung.

Komplikationen:
Unbehandelt führt die Krankheit zum Tod. Chemotherapie kann die Erkrankung eindämmen, eine Knochenmarkstransplantation bietet eine Genesungschance.

Therapie:
Eine Diagnose erfolgt nach Blut- und Knochenmarksuntersuchungen, Behandlung mit Chemotherapie zur Zerstörung der Krebszellen, Bluttransfusionen und eventuell Knochenmarkstransplantation.

Selbsthilfe:
Es sind keine Selbsthilfemaßnahmen möglich.

Akute lymphatische Leukämie

Symptome:
Appetitlosigkeit, Blässe, Schwäche, häufige Infektionen, Nasenbluten, Lymphknotenvergrößerung, manchmal Knochenschmerzen, Übelkeit.

Ursachen:
Vermehrung von Lymphoblasten (Vorstufen von Lymphozyten), die in Blutbahn, Milz und Leber eingeschwemmt werden. Tritt meist bei Kindern auf.

Komplikationen:
Unbehandelt führt die Krankheit zum Tod. Chemotherapie kann die Erkrankung eindämmen, eine eventuelle Knochenmarkstransplantation bietet eine Genesungschance.

Therapie:
Diagnose über Blut- und Knochenmarksuntersuchungen, Behandlung mit Chemotherapie (Zerstörung der Krebszellen) und Zytostatika (Hemmung des Krebswachstums). Etwa 70% der erkrankten Kinder können geheilt werden.

Selbsthilfe:
Selbsthilfegruppen von Eltern leukämiekranker Kinder können seelische Unterstützung und praktische Ratschläge bieten.

Chronisch-lymphatische Leukämie

Symptome:
Müdigkeit, häufige Infektionen, Lymphknotenvergrößerung, Juckreiz, manchmal Gürtelrose.

Ursachen:
Vermehrung von Lymphoblasten (Vorstufen von Lymphozyten), die in Blutbahn, Milz und Leber eingeschwemmt werden. Tritt meist bei Menschen über 50 auf.

Therapie:
Diagnose über Blut- und Knochenmarksuntersuchungen, leichte Erkrankungen müssen nicht behandelt werden, in schwereren Fällen werden Zytostatika (Hemmung des Krebswachstums) verabreicht, oder eine Knochenmarkstransplantation wird durchgeführt.

Selbsthilfe:
Es sind keine Selbsthilfemaßnahmen möglich.

Lymph- und Immunsystem

Erkrankungen des Lymph- und Immunsystems

Pfeiffersches Drüsenfieber (Infektiöse Mononukleose, Kußkrankheit)

Symptome:
Fieber, Halsschmerzen, Schnupfen, Schwellung der Lymphknoten im Hals, manchmal Hautausschlag, Hepatitis, Lebervergrößerung.

Ursachen:
Infektion mit dem Epstein-Barr-Virus.

Therapie:
Verordnung von Bettruhe, eventuell Gabe von fiebersenkenden Medikamenten.

Selbsthilfe:
Warme Halswickel und das Gurgeln mit Salbei-, Anis- oder Kamillentee lindern die Schmerzen.

Kahler-Krankheit (Plasmozytom)

Symptome:
Erschöpfung, Fieber, Gewichtsverlust, Knochenschmerzen, Niereninsuffizienz.

Ursachen:
Die bösartige Vermehrung einer Form der B-Lymphozyten, die die Blutbildung im Knochenmark hemmt.

Komplikationen:
Blutarmut, Knochenschäden. Eine Behandlung kann den Tod in den meisten Fällen nur einige Jahre hinausschieben.

Therapie:
Eine Diagnose erfolgt durch Blut- und Knochenmarksuntersuchungen sowie Röntgen. Danach Behandlung mit Zytostatika zur Hemmung des Krebswachstums, Hochdosischemotherapie und Bestrahlung.

Selbsthilfe:
Es sind keine Selbsthilfemaßnahmen möglich.

Hodgkinsche Krankheit (Lymphogranulomatose)

Symptome:
Nachtschweiß, Gewichtsverlust, Lymphknotenschwellungen am Hals, in den Leisten und Achselhöhlen, manchmal Hautjucken.

Ursachen:
Aus ungeklärter Ursache kommt es zum bösartigen Wachstum von Lymphzellen in den Lymphknoten oder der Milz.

Therapie:
Diagnose durch Gewebeprobe, Behandlung mit Chemotherapie und Bestrahlungen (Zerstörung der Krebszellen). Bei 60 bis 90 % der Erkrankten kommt es zur vollständigen Heilung.

Selbsthilfe:
Es sind keine Selbsthilfemaßnahmen möglich.

AIDS (Acquired Immunodeficiency Syndrome)

Symptome:
Die Erkrankung verläuft in mehreren Stadien:
1. Einige Tage bis Wochen nach der Infektion können grippeähnliche Symptome auftreten (Fieber, Abgeschlagenheit, Lymphknotenschwellungen).
2. Lymphadenopathiesyndrom (LAS): Ausgedehnte Lymphknotenschwellungen und/oder Milzvergrößerung, die 4–6 Monate anhalten. Dieses Stadium kann sich auch über Jahre erstrecken.
3. Ausbruch der AIDS-Krankheit. Es entwickeln sich schwere Allgemeinsymptome: Fieber, Durchfall, Appetitlosigkeit, Hauterscheinungen (Kaposi-Sarkom), Infektionen mit den sogenannten opportunistischen Erregern, die bei Gesunden keine Gefahr darstellen, z.B. ausgedehnte Pilzinfektionen, Gehirnentzündung durch Toxoplasmen oder Lungenentzündung durch Pneumocystis carinii.

Ursachen:
AIDS wurde Anfang der 80er Jahre bekannt. AIDS bedeutet übersetzt erworbenes Immundefekt-Syndrom oder auch erworbene Abwehrschwäche. Es wird durch das HI-Virus verursacht (Human Immunodeficiency Virus). Dieses Virus führt zu einer allgemeinen Abwehrschwäche des Körpers. Infektionen und bestimmten Tumorarten können nicht mehr wirksam bekämpft werden. HIV wird vor allem durch Blut oder Samenflüssigkeit von infizierten Menschen übertragen. Das Virus ist gegenüber Sauerstoff und Temperaturschwankungen empfindlich und stirbt außerhalb des Körpers schnell ab. Die intakte Haut stellt eine wirksame Barriere gegen eine Übertragung des Vi-

rus dar. Alle Kontakte, bei denen Blut, Samen- oder Scheidenflüssigkeit in die Blutbahn gelangen können, stellen hingegen ein hohes Ansteckungs- risiko dar: 1. Ungeschützter Geschlechtsverkehr zwischen Mann und Frau oder zwei Männern; die Übertragung von Frau zu Frau ist relativ selten. Generell kann bei allen Praktiken eine Ansteckung erfolgen, bei denen Körperflüssigkeiten, z.B. durch kleinste Hautrisse, in die Blutbahn gelangen kön- nen. Oraler Sex birgt ein mittleres Risiko. Unge- fährlich sind: Schwimmbäder, Husten, Niesen, aus demselben Glas trinken, Händeschütteln usw., also alltägliche soziale Kontakte. 2. Das Spritzen von Drogen mit gemeinsam benutztem Besteck stellt eine hohe Ansteckungsgefahr dar. 3. Die Übertragung durch Blutkonserven und Blutpro- dukte, z. B. bei Blutern, ist mittlerweile recht un- wahrscheinlich, da in der Regel alle Blutkonserven auf HIV untersucht werden.

Therapie:

Die Diagnose wird anhand eines positiven HIV- Antikörpertests gestellt. Ein negativer HIV-Test ist nur als sicher anzusehen, wenn die letzte An- steckungsmöglichkeit länger als drei Monate zurückliegt. Die Vermehrung der Viren kann durch eine Medikamenten-Kombination ver- langsamt werden, gegen die im Rahmen von AIDS auftretenden Erkrankungen werden Vorbeugungs- und Behandlungsmaßnahmen getroffen.

Selbsthilfe:

Bei einer HIV-Infektion kann man sich zunächst an eine HIV-Beratungsstelle wenden, die Infor- mationen und Unterstützung bietet. Eine Infek- tion mit HIV bedeutet nicht zwingend den baldigen Ausbruch des AIDS-Vollbilds. Es können Jahre vergehen, bevor die ersten Anzeichen einer Erkrankung auftreten. Etwa 2 % der HIV-Infi- zierten erkranken gar nicht. Dennoch stellt eine Infektion einen tiefen Einschnitt im Leben des Be- troffenen dar. Er benötigt nun die Unterstützung seiner Familie und seiner Freunde, um mit der Si- tuation angemessen umgehen zu können. Auch eine Psychotherapie und/oder Selbsthilfegruppen können helfen. Um andere nicht zu infizieren, sollte Geschlechtsverkehr unbedingt nur noch mit Kondomen stattfinden (Safer Sex), Drogenabhän- gige sollten Einmal-Spritzen verwenden und diese so entsorgen, daß sie z.B. nicht von spielenden Kindern gefunden werden können.

Hauterkrankungen

Verbrennungen

Symptome:

Verbrennung 1. Grades: Rötung der Haut, leichte Schwellung.
Verbrennung 2. Grades: Hautblasen.
Verbrennung 3. Grades: Gewebezerstörung.

Ursachen:

Wunden durch Feuer- oder Hitzeeinwirkung (Verbrennungen 1. bis 3. Grades), Sonnenbrand (Verbrennung 1. Grades).

Therapie:

Bei schweren oder großflächigen Verbrennungen muß sofort der Arzt aufgesucht werden. Die Be- handlung erfolgt durch Kühlung und Desinfekti- on, in besonders schweren Fällen hilft nur eine Hauttransplantation.

Selbsthilfe:

Verbrennungen 1. und 2. Grades, die nur kleine Hautstellen betreffen, kann man selbst behandeln, indem man die Haut unter fließendes kaltes Was- ser hält oder mit Umschlägen kühlt, bis sie nicht mehr schmerzt. Schmerzen, die durch Sonnen- brände auftreten, kann man mit Hilfe von Quark- wickeln lindern. Auch kühle Umschläge beruhigen die gereizte Haut.

Fußpilz

Symptome:

Rötung der Haut, nässende Stellen, Juckreiz, schmerzhafte Hauteinrisse.

Ursachen:

Leicht übertragbare Pilzinfektion. Ansteckung zum Beispiel in Schwimmbad und Sauna. Begün- stigend ist das Tragen von Socken und Schuhen aus Chemiefasern.

Therapie:

Behandlung mit Pilzsalben, in schweren Fällen mit Pilzmittel zum Einnehmen.

Selbsthilfe:

In leichten Fällen helfen hier desinfizierende Fußbäder mit Kaliumpermanganat. Vorbeugend sollten Socken und Schuhe aus Naturfasern getra- gen und die Füße nach dem Waschen gut abge- trocknet werden. Man sollte auf ausreichende Fußhygiene achten (regelmäßiges Waschen).

Körperpilz (Tinea corporis)

Symptome:
Rot geränderte Hautflecken, juckend, schuppend.

Ursachen:
Pilzinfektion, meist durch Tiere (Katzen und Hunde) übertragen.

Therapie:
Behandlung mit Pilzsalben, in schweren Fällen mit Pilzmittel zum Einnehmen.

Selbsthilfe:
Vorbeugend sollte luftdurchlässige Kleidung aus Naturfasern getragen werden. Man sollte keine fremden Tiere streicheln.

Gemeine Warzen

Symptome:
Gelb getönte Knötchen mit rauher Oberfläche an beliebigen Körperstellen.

Ursachen:
Infektion kleinster Hautverletzungen mit einem Warzenvirus durch direkten Hautkontakt oder beispielsweise in Schwimmbad oder Sauna. Begünstigend sind kalt-schwitzige Hände oder Füße.

Therapie:
Mittel zum Auftragen, Vereisung mit flüssigem Stickstoff, Verdampfung mit einem Kohlendioxid-Laser.

Selbsthilfe:
Man kann die Warzen mit Urtinktur bestreichen. Kalt-schwitzige Hände oder Füße können mit regelmäßigen Wechselbädern (abwechselnd etwa 2-minütige kalte und warme Hand- oder Fußbäder) auf Dauer erwärmt werden.

Feigwarzen

Symptome:
Hügelige, hautfarbene, blumenkohlförmige Erhebungen im Anal- und Genitalbereich.

Ursachen:
Infektion kleinster Hautverletzungen mit einem Warzenvirus. Meist wird dieses Virus beim Geschlechtsverkehr übertragen.

Therapie:
Die Behandlung erfolgt durch die Verabreichung eines Mittels zum Auftragen oder auch durch operative Entfernung.

Selbsthilfe:
Vorbeugend und behandlungsunterstützend sollten der Anal- und Genitalbereich sorgfältig gereinigt und danach gut abgetrocknet werden.

Dellwarzen

Symptome:
Hautfarbene Knötchen mit einer Delle in der Mitte, die einzeln oder gehäuft nebeneinander auftreten. Besonders Gesicht, Hals und Genitalbereich sind betroffen.

Ursachen:
Infektion mit einem Virus der Pockengruppe, begünstigend ist eine Immunschwäche oder eine Erkrankung an Neurodermitis.

Therapie:
Ärztliche Behandlung durch Ausdrücken des Warzeninhalts oder durch Ablösen der Dellwarzen.

Selbsthilfe:
Gründliches Abtrocknen nach der Körperreinigung. Vermeidung von Kratzen der Warzen, da sie sich dadurch vermehren.

Fieberblasen (Herpes simplex)

Symptome:
Bläschen auf geröteter Haut im Mund- oder Genitalbereich, Spannungsgefühl, Hautjucken.

Ursachen:
Zweitinfektion mit dem Herpes-simplex-Virus oder wiederaufflammende Erstinfektion, begünstigt durch Immunschwäche, Fieber oder Sonnenbestrahlung.

Therapie:
In schweren Fällen sollte der Arzt ausgesucht werden. Behandlung mit einem Mittel zum Auftragen.

Selbsthilfe:
Stärkung der körpereigenen Abwehr durch ausgewogene Ernährung, regelmäßige sportliche Betätigung, frische Luft.

Gürtelrose (Zoster, Herpes Zoster)

Symptome:
Brennende Schmerzen, Hautrötung und Bläschen am Rumpf oder im Gesicht, die meistens halbseitig auftreten.

Ursachen:

Zweitinfektion oder Wiederaufflackern der Erstinfektion mit dem Varizellen-Zoster-Virus (Erstinfektion verursacht Windpocken). Tritt meist bei Menschen über 50 auf. Begünstigend ist eine Immunschwäche.

Therapie:

In leichten Fällen helfen Salben, bei schweren Verläufen werden mildernde Medikamente (Virostatika) und Schmerzmittel verordnet.

Selbsthilfe:

Wärme hilft bei Schmerzen. Viel Ruhe hilft bei der Genesung, das Auftupfen von Franzbranntwein läßt die Bläschen schneller abheilen.

Abszeß

Symptome:

Schwellung, gerötete Haut, Erschöpfung, Fieber, Schmerzen.

Ursachen:

Bildung von Eiterherden im Gewebe durch Eindringen von Eitererregern.

Komplikationen:

Eitererreger können über die Blutbahn weiter in innere Organe wie Gehirn oder Lunge wandern.

Therapie:

Der Arzt sollte aufgesucht werden, wenn die Beschwerden stark sind oder der Abszeß im Nasen- und Oberlippenbereich liegt (von da aus können Eitererreger rasch ins Gehirn gelangen). Behandlung durch einen Abszeß-Einschnitt und Antibiotika.

Selbsthilfe:

In leichten Fällen können Kamille-Umschläge aufgelegt werden. Niemals versuchen, den Abszeß auszudrücken!

Eiterflechte (Impetigo)

Symptome:

Schnell eintrocknende Bläschen, honiggelbe Kruste, Juckreiz.

Ursachen:

Leicht übertragbare, bakterielle Infektion. Tritt vor allem bei Kindern auf.

Komplikationen:

In seltenen Fällen tritt als Folge eine Erkrankung der Nieren auf.

Therapie:

Ablösen der Krusten mit Salben. Bei ausgedehnter Bläschenbildung oder im Fall von Neurodermitis werden Antibiotika verabreicht. Um eine eventuelle Nierenerkrankung festzustellen, erfolgt nach der Heilung eine Urinkontrolle.

Selbsthilfe:

Häufiges Wechseln und separates Waschen der Wäsche (Kochen), gründliche Körperreinigung.

Furunkel, Karbunkel

Symptome:

Furunkel: Schmerzhafter, entzündeter, tiefsitzender Knoten.
Karbunkel: Verhärtetes, schmerzhaftes Hautgebiet, Schwellung der Lymphknoten, manchmal Fieber.

Ursachen:

Ein Furunkel ist eine tiefsitzende, eitrige Haarbalgentzündung. Bei einem Karbunkel sind mehrere beieinanderliegende Haarbälge entzündet. Begünstigend sind Immunschwäche, schlechte Körperhygiene und Diabetes.

Therapie:

Befindet sich das Furunkel oder Karbunkel im Nasen- und Oberlippenbereich, sollte ein Arzt aufgesucht werden, da die Eitererreger von dort aus rasch ins Gehirn gelangen können. Die Behandlung erfolgt dann mit Antibiotika.

Selbsthilfe:

In den meisten Fällen platzen Furunkel und Karbunkel nach ein bis zwei Wochen von selbst auf. Das Aufplatzen kann durch warme bis heiße Umschläge beschleunigt werden. Furunkel oder Karbunkel niemals ausdrücken!

Neurodermitis

Symptome:

Säuglinge: Rote, schuppende Haut an Gesicht und Kopfhaut.
Kinder und Jugendliche: Rote, trockene, schuppende, verdickte Haut an Ellenbogen, Gesicht, Nacken, Kniekehlen, starker Juckreiz.

Ursachen:

Genaue Ursachen sind ungeklärt, oft ererbte Überempfindlichkeit der Haut. Auslöser für Krankheitsschübe sind häufig seelisch belastende Situationen, Chemikalien in Wasch- und Pflegemitteln, Tierhaare, Nahrungsmittel. Tritt am häufigsten bei Kindern und Jugendlichen auf, bei Säuglingen beginnt sie mit Milchschorf.

Therapie:

Behandlung mit entzündungshemmenden Medikamenten, Mitteln gegen Juckreiz, fettspendenden Salben, Bestrahlungen mit UV-Licht, homöopathische Behandlungen, Diät.

Selbsthilfe:

Akute Krankheitsschübe können mit Wickeln aus Heilerde und warmen Bädern mit Rosmarinöl-, Kamillen- und Sojazusätzen gelindert werden. Grundsätzlich sollten Allergene (allergieauslösende Nahrungs-, Pflege- und Waschmittel) gemieden werden. Empfehlenswert: Tragen von Baumwollkleidung, Anwendung von Ölbädern und fettenden Cremes, Kuren in Meer- oder Gebirgsklima.

Akne

Symptome:

Mitesser (schwarze Punkte) im Gesicht, fettige Haut an Kinn, Nase und Stirn, entzündliche, eitrige Knoten in der Haut.

Ursachen:

In der Pubertät veranlassen Hormone eine vermehrte Talgbildung und eine gesteigerte Verhornung am Talgdrüsenausgang. Es kommt zu Pfröpfen aus Talg und Horn (Mitessern), die sich entzünden und Pickel oder eitrige Pusteln bilden.

Therapie:

Bei schwereren Fällen sollte ein Arzt aufgesucht werden. Die Behandlung erfolgt mit Salben oder Mitteln zum Einnehmen, z.B. Tetrazykline.

Selbsthilfe:

Das Ausdrücken von Pickeln vermeiden, da es die Entzündung verschlimmert und Narben hinterläßt. Die Haut sollte zweimal täglich mit sogenannten Syndets gereinigt werden, da diese stärker entfettend wirken als Seife. Zweimal wöchentlich sollte mit Schälmitteln (Peelings) behandelt werden. Es empfiehlt sich die Anwendung fettfreier Cremes.

Schuppenflechte (Psoriasis)

Symptome:

Rote Hautflecken mit weißen Schuppen z.B. im Bereich von Kopfhaut, Knien, Ellenbogen und Kreuzbein, Verdickung und gelbliche Verfärbung der Fingernägel.

Ursachen:

Eine Erbanlage, die eine vermehrte Verhornung der Haut hervorruft. Ihre Auslöser können Infektionskrankheiten, Medikamente, Alkohol, Übergewicht, Verletzungen der Haut und auch seelische Belastungen sein.

Therapie:

Eine Behandlung mit Salben, die die Schuppen ablösen und die vermehrte Verhornung hemmen, oder mit der PUVA-Therapie, bei der Medikamente und Bestrahlungen mit UV-A-Licht zusammenwirken.

Selbsthilfe:

Um Krankheitsschüben vorzubeugen, sollte man auf Alkohol verzichten, Übergewicht abbauen und seelische Belastungen wie Ängste und Streß bearbeiten, beispielsweise durch eine Psychotherapie. Die Haut muß regelmäßig mit fetthaltigen Cremes eingerieben werden. Auch Bäder mit Milch- und Olivenöl- oder Jojobaölzusätzen pflegen die belastete Haut.

Knötchenflechte (Lichen ruber)

Symptome:

Rot-bläuliche, leicht erhabene Knötchen mit spiegelnder Oberfläche vor allem an den Innenflächen der Handgelenke und Unterarme, an den Knöcheln und am Gesäß, Hautjucken.

Ursachen:

Die Ursachen sind unbekannt. Begünstigend wirken psychische Faktoren.

Therapie:

In schweren Fällen werden entzündungshemmende Medikamente verabreicht und die PUVA-Therapie angewandt, bei der die Kombination von Medikamenten und Bestrahlungen mit UV-A-Licht zusammenwirken.

Selbsthilfe:

Es sind keine Selbsthilfemaßnahmen möglich.

Übermäßige Schweißbildung (Hyperhidrosis)

Symptome:

Übermäßiges Schwitzen an Händen, Füßen und Achselhöhlen.

Ursachen:

Vermehrte Schweißbildung, ausgelöst durch Streß oder Angst, Hormonstörungen, Schilddrüsenüberfunktion, Medikamente.

Therapie:

Behandlung durch schweißbildungshemmende Medikamente, operative Entfernung von Schweißdrüsen oder Iontophorese. Bei der Iontophorese werden Hände und Füße in Wasserbäder gehalten, in denen ein schwacher Gleichstrom fließt.

Selbsthilfe:

Entspannungsmethoden helfen bei Streß- und Angstzuständen, zwei Tassen Salbeitee am Tag setzen die Schweißproduktion herab, gründliche Körperhygiene hilft gegen starken Schweißgeruch, und Baumwollkleidung läßt den Schweiß schnell trocknen.

Weißfleckenkrankheit (Vitiligo)

Symptome:

Scharf begrenzte, weiße Flecken auf der Haut.

Ursachen:

Absterben der Pigmentzellen der Haut aus ungeklärter Ursache. Begünstigend ist eine ererbte Veranlagung.

Therapie:

Nur eingeschränkte Behandlungsmöglichkeiten. Manchmal wird Cortison oder die PUVA-Therapie (siehe Schuppenflechte) eingesetzt.

Selbsthilfe:

Gegen Sonnenbrand an den pigmentlosen Hautstellen sollte ausreichender Sonnenschutz angewandt werden. Die weißen Flecken lassen sich mit Make-up oder Selbstbräunungscremes abdecken.

Blutschwämmchen (Hämangiome)

Symptome:

Rote oder violette schwammförmige Flecken unter der Haut, stecknadelkopf- bis faustgroß.

Ursachen:

Harmlose Fehlbildungen der Blutgefäße, meist schon im Säuglingsalter vorhanden.

Therapie:

Die Blutschwämme können sich rasch vergrößern. Man sollte sie vom Arzt entfernen lassen. Kleine entfernt man durch Verödung oder Vereisung mit flüssigem Stickstoff oder mit dem Laser.

Selbsthilfe:

Es sind keine Selbsthilfemaßnahmen möglich.

Muttermal (Naevus)

Symptome:

Hautfarbene bis dunkelbraune Flecken in verschiedener Größe, flach oder erhaben, glatt oder behaart.

Ursachen:

Gutartige Fehlbildungen der Haut.

Komplikationen:

In seltenen Fällen kann sich aus Muttermalen ein schwarzer Hautkrebs entwickeln. Er kann sich anzeigen durch eine Vergrößerung des Muttermals, Farbänderung, schuppige oder knotige Oberfläche, Juckreiz, Bluten, Schmerzen.

Therapie:

Aus kosmetischen Gründen oder auch bei Verdacht auf Krebs wird das Muttermal operativ entfernt.

Selbsthilfe:

Man sollte seine Muttermale regelmäßig ansehen und Vorsorgeuntersuchungen vom Hautarzt durchführen lassen.

Aktinische Keratosen

Symptome:

Gelbliche bis bräunliche Verhornungen der Haut.

Ursachen:

Veränderung von Hautzellen. Begünstigend ist stark sonnenempfindliche Haut.

Komplikationen:

Unbehandelt besteht die Gefahr, daß sich die Verhornungen zu Stachelzellenkrebs entwickeln.

Therapie:

Im frühen Stadium kann mit Salben behandelt werden, später muß die Hautstelle operativ entfernt oder mit flüssigem Stickstoff oder Kohlendioxid vereist werden.

Selbsthilfe:

Es sind keine Selbsthilfemaßnahmen möglich. Vorbeugend hilft ausreichender Sonnenschutz.

Basalzellenkrebs (Basaliom)

Symptome:

Geschwulst, die von Blutgefäßen durchzogen und von kleinen Knötchen umgeben ist.

Ursachen:

Ein semimaligner Tumor, der gewebezerstörend wächst, jedoch keine Metastasen bildet. Begünstigend ist stark sonnenempfindliche Haut.

Therapie:

Behandlung durch operative Entfernung, Vereisung mit flüssigem Stickstoff oder Kohlendioxid.

Selbsthilfe:

Es sind keine Selbsthilfemaßnahmen möglich. Vorbeugend helfen ausreichender Sonnenschutz und regelmäßige Vorsorgeuntersuchungen der Haut.

Stachelzellenkrebs (Spinaliom)

Symptome:

Braune Hautkruste, Knoten, Geschwür, vor allem an Gesicht, Händen, Zunge, Vulva, Penis.

Ursachen:

Bösartige Veränderung von Hautzellen, manchmal Entwicklung aus arktinischen Keratosen. Begünstigend wirken Virusinfektionen, Rauchen, intensive Sonnenbestrahlung.

Therapie:

Operative Entfernung, Chemotherapie und Bestrahlungen (medikamentöse Zerstörung der Krebszellen).

Selbsthilfe:

Es sind keine Selbsthilfemaßnahmen möglich. Vorbeugend sollte auf das Rauchen und intensive Sonnenbestrahlung verzichtet werden. Regelmäßige Vorsorgeuntersuchungen der Haut sollten durchgeführt werden.

Schwarzer Hautkrebs (Melanom)

Symptome:

Leberfleckähnlicher, brauner oder schwarzer Hautfleck oder Knoten.

Ursachen:

Bösartige Veränderung von Hautzellen, manchmal Entwicklung aus einem Leberfleck. Krankheitsbegünstigend sind Sonnenempfindlichkeit, Sonnenbrände im Kindesalter.

Komplikationen:

Frühzeitige Bildung von Metastasen.

Therapie:

Bei früher Erkennung sind die Heilungschancen gut. Operative Entfernung des Tumors, eventuell der zugehörigen Lymphknoten und Lymphbahnen. Bei Metastasenbildung erfolgt eine Chemotherapie (medikamentöse Zerstörung von Krebszellen).

Selbsthilfe:

Es sind keine Selbsthilfemaßnahmen möglich. Vorbeugend sollte auf intensive Sonnenbestrahlung, vor allem im Kindesalter, verzichtet werden. Regelmäßige Eigenuntersuchungen und ärztliche Vorsorgeuntersuchungen der Haut helfen bei der Früherkennung.

Wundliegen (Dekubitus)

Symptome:

Zu Anfang Schwellung und Rötung der Haut, später dann Gelbfärbung der Hautstellen durch Zersetzung des Gewebes, besonders an Kreuzbein und Gesäß.

Ursachen:

Mangelnde Durchblutung durch langanhaltenden Druck, dadurch Zersetzung der Haut, der Muskeln und eventuell der Knochen. Kann auftreten bei langer Bettlägrigkeit.

Therapie:

Zur Vorbeugung permanenter Wechsel der Lagerung. Behandlung mit desinfizierenden und entzündungshemmenden Mitteln. Im fortgeschrittenen Stadium muß das zerstörte Gewebe operativ entfernt werden. Es werden aufblasbare Gummiringe oder Wasserkissen untergelegt.

Selbsthilfe:

Vorbeugend sind Lageveränderungen im Abstand von zwei Stunden, faltenfreie Unterlagen, Wassermatratzen, Einreiben der Haut mit Franzbranntwein zur Durchblutungsverbesserung, Massagen, Krankengymnastik.

Krätze (Scabies)

Symptome:

Heftiger Juckreiz, Entzündungsherde auf der Haut, linienförmige Knötchen.

Ursachen:

Ein Milbenbefall der Haut, vor allem an Handgelenken, Brustwarzen, Genitalbereich. Wird übertragen durch Körperkontakt. Die Milben graben sich kleine Gänge in die Haut, wo sie ihre Eier ablegen.

Therapie:

Der gesamte Körper wird mit einer Lösung eingerieben, die Milben abtötet.

Selbsthilfe:

Kleidung und Wäschestücke auskochen, nicht kochbare Wäsche in die Sonne legen.

Insektenstiche

Symptome:

Rote, geschwollene, juckende Quaddeln oder gerötete, schmerzhafte Schwellungen.

Ursachen:

Stiche durch Moskitos, Beißfliegen, Bremsen, Bienen, Wespen, Hummeln.

Komplikationen:

Bei einer Allergie gegen Insektenstiche kann es zu einer Verschlechterung des Allgemeinzustands oder sogar zu einem Schock kommen, der sofort behandelt werden muß. Lippen, Augenlider und Mund können anschwellen, Atemnot kann eintreten.

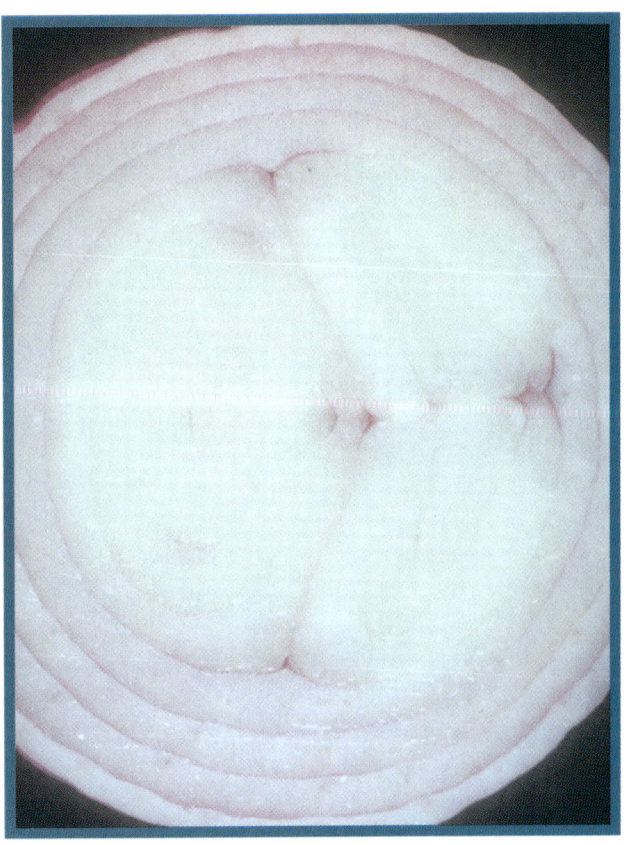

Rohe Zwiebelscheiben helfen bei Wespenstichen

Therapie:

Je nach Ausmaß der Allergie sollte man sofort den Arzt aufsuchen oder der Notruf veranlassen. Bei stark entzündeten Stichen sollte in jedem Fall eine entzündungshemmende Salbe aufgetragen werden.

Selbsthilfe:

Bei Stichen von Wespen oder Bienen sollten rohe Zwiebelscheiben aufgelegt werden, die die Schwellung zurückgehen lassen und schmerzlindernd wirken. Stiche von Moskitos, Bremsen oder Beißfliegen können mit kühlenden Umschlägen oder essigsaurer Tonerde versorgt werden.

Haarwachstumsstörungen

Kreisrunder Haarausfall (Alopecia areata)

Symptome:

Etwa münzgroßer, runder, vollständiger Haarausfall.

Ursachen:

Die Ursachen sind ungeklärt.

Therapie:

Man versucht, den Haarwuchs mit Cortisoninjektionen oder mit einem künstlich herbeigeführten Kontaktekzem wieder anzukurbeln.

Selbsthilfe:

Es sind keine Selbsthilfemaßnahmen möglich.

Haarausfall

Symptome:

Bei Männern ist dies der Verlust der Kopfhaare im Scheitelbereich, Geheimratsecken.
Bei Frauen ist es ebenfalls der Verlust der Kopfhaare im Scheitelbereich.

Ursachen:

Bei Männern ist Haarausfall meist ein natürlicher Alterungsvorgang, der erblich bedingt ist. Bei Frauen kann es nach der Geburt eines Kindes und nach den Wechseljahren zu verstärktem Haarausfall kommen. Vorübergehender Haarausfall kann durch bestimmte Medikamente, beispielsweise die „Pille", Erkrankungen, Operationen oder Streß ausgelöst werden. Auch Schilddrüsenerkrankungen, Mangelernährung und die Einnahme von Zytostatika können Ursachen sein.

Haare und Nägel

Therapie:

In ganz besonders schweren Fällen (Glatzenbildung bei Frauen) kann hier eine Haarwurzeltransplantation durchgeführt werden. In leichteren Fällen können bei Frauen Kuren mit Hefetabletten helfen. Bei Männern kann eine Therapie mit Finasterid (Propecia) versucht werden. Bei 80% der Testpersonen kam der Haarausfall nach einem Jahr zum Stillstand, bei 60% wuchs das Haar dichter. Finasterid hemmt das Enzym 5-Alpha-Reduktase.

Selbsthilfe:

Haarteile und Perücken decken die lichte Kopfhaut ab. Vorbeugend wirken auch Spülungen mit warmem Brennesseltee, die nach jeder Haarwäsche angewendet werden sollten.

Übermäßige Körperbehaarung bei Frauen (Hirsutismus)

Symptome:

Starker Haarwuchs an den Beinen, am Rumpf und im Gesicht.

Ursachen:

Hormonstörungen, die ausgelöst werden durch Eierstock-, Hirnanhangsdrüsen- oder Nebennierenerkrankungen oder aber auch durch die Einnahme bestimmter Medikamente.

Therapie:

Ursachenbehandlung.

Selbsthilfe:

Haarentfernung durch Zupfen, Cremes oder Rasur.

Nagelerkrankungen

Nagelbettentzündung (Paronychie)

Symptome:

Schwellung und Rötung im Nagelbereich, manchmal Schmerzen.

Ursachen:

Eingedrungene, eiterbildende Bakterien.

Therapie:

Bei starken Schmerzen sollte ein Arzt hinzugezogen werden. Behandlung mit Antibiotika.

Selbsthilfe:

Bei leichten Entzündungen helfen entzündungslindernde Salben, Quarkumschläge oder Fußbäder mit Kamillezusätzen.

Nagelpilz

Symptome:

Brüchige Nägel, gelblich-grüne Verfärbung.

Ursachen:

Infektion durch Hautpilze. Begünstigend wirken Immunschwäche und Diabetes.

Therapie:

Die Behandlung erfolgt durch aufgetragene Pilzmittel. In schweren Fällen werden Medikamente eingenommen.

Selbsthilfe:

Vorbeugung siehe Fußpilz.

Eingewachsener Nagel

Symptome:

Schmerzende, nässende Umgebung des Nagels.

Ursachen:

Wenn der Nagel an den Ecken zu stark ausgeschnitten wird oder durch das Tragen zu enger Schuhe gekrümmt ist, kann es zu Einwachsungen kommen.

Therapie:

Behandlung durch Auftragen von Desinfektionsmitteln, in schweren Fällen operative Entfernung des eingewachsene Nagelstücks mit einem Teil des Nagelbetts.

Selbsthilfe:

Die Nägel sollten nicht zu kurz abgeschnitten, und es sollten keine engen Schuhe getragen werden.

Erkrankungen der hormonproduzierenden Organe

Schilddrüsenentzündung

Symptome:

Erschöpfung, aber auch Gliederschmerzen, Fieber, Schmerzen und harte Stellen im Bereich der Schilddrüse.

Ursachen:

Folgeerkrankung einer Virusinfektion im Magen-Darm-Bereich oder in den Bronchien.

Therapie:

Die Behandlung erfolgt mit entzündungshemmenden Medikamenten.

Selbsthilfe:

Es sind keine Selbsthilfemaßnahmen möglich.

Schilddrüsenüberfunktion

Symptome:
Schneller Herzschlag, Herzjagen, Gewichtsverlust, Konzentrationsschwäche, Müdigkeit, Trägheit, Durchfälle, Nervosität, Hitzeempfindlichkeit, Gereiztheit.

Ursachen:
Vermehrte Bildung von Schilddrüsenhormonen, ausgelöst durch Schilddrüsenentzündungen, gutartige Geschwülste, Autoimmunerkrankung.

Komplikationen:
Eine Schilddrüsenüberfunktion kann zu lebensbedrohlichen Zuständen führen.

Therapie:
Behandlung erfolgt mit Medikamenten, die die Bildung von Schilddrüsenhormonen hemmen, durch die Gabe von radioaktivem Jod, das Teile der hormonproduzierenden Zellen vernichtet, oder durch operative Verkleinerung der Schilddrüse.

Selbsthilfe:
Neben der ärztlichen Behandlung sollte auf jodarme Ernährung geachtet werden. Streß und zuviel Hitze, beispielsweise durch direkte Sonneneinstrahlung oder Saunaaufenthalte, wirken sich negativ aus.

Schilddrüsenunterfunktion

Symptome:
Langsamer Herzschlag, Bluthochdruck, Appetitmangel, Gewichtszunahme, Konzentrationsschwäche, Erschöpfung.

Ursachen:
Die Produktion von Schilddrüsenhormonen ist herabgesetzt. Die Unterfunktion kann angeboren oder durch Schilddrüsenentzündungen oder die Gabe von radioaktivem Jod ausgelöst sein.

Therapie:
Es werden künstlich hergestellte Hormone verabreicht, die den Mangel ausgleichen.

Selbsthilfe:
Es sind keine Selbsthilfemaßnahmen möglich.

Kropf

Symptome:
Druckgefühl im Hals, Schluckbeschwerden, Atembeschwerden, verdickter Hals.

Ursachen:
Schilddrüsenvergrößerung, ausgelöst durch Jodmangel.

Therapie:
Ein dicker Kropf wird operativ entfernt, dann erfolgt die Gabe von Jodpräparaten und Schilddrüsenhormonen. In leichten Fällen wird mit Jodpräparaten behandelt. Hilft die Behandlung nicht, werden künstliche Schilddrüsenhormone verabreicht.

Selbsthilfe:
Um einem Kropf vorzubeugen, sollte auf jodreiche Ernährung geachtet werden. Jod ist vor allem in Salzwasserfischen, Milch und Milchprodukten enthalten. Empfehlenswert ist die Benutzung von Jodsalz.

Schilddrüsenkrebs

Symptome:
Schmerzloser Knoten am Hals, Schwellung der Lymphknoten, heisere Stimme.

Ursachen:
Die Ursachen sind ungeklärt.

Therapie:
Die Schilddrüse und die dazugehörigen Lymphknoten werden operativ entfernt. Danach erfolgt eine Strahlenbehandlung mit radioaktivem Jod.

Selbsthilfe:
Es sind keine Selbsthilfemaßnahmen möglich.

Nebenschilddrüsenüberfunktion

Symptome:
Appetitlosigkeit, Verstopfung, Blähungen, Gewichtsverlust, großer Durst, Übelkeit, Erbrechen, psychisches Unwohlsein.

Ursachen:
Eine Vergrößerung der Nebenschilddrüsen durch eine gutartige Wucherung des Gewebes. Dadurch kommt es zu einer erhöhten Produktion des Parathormons, die zu einer Entkalkung der Knochen, einer Kalziumvermehrung im Blut und dadurch zu Nierensteinen führt. Kommt auch häufiger bei einer Niereninsuffizienz vor.

Therapie:
Wucherndes Gewebe wird operativ entfernt.

Selbsthilfe:
Es sind keine Selbsthilfemaßnahmen möglich.

Nebenschilddrüsenunterfunktion

Symptome:

„Tetanischer Anfall": Kribbeln an Füßen und Händen und um den Mund herum, Bauchschmerzen, Atemnot, Verkrampfung der Finger und Zehen, Schwindel.

Ursachen:

Meist die Folge einer Schilddrüsenoperation, bei der die Nebenschilddrüsen durch einen Fehler verletzt wurden.

Komplikationen:

Es kann zu einer lebensbedrohlichen Verkrampfung der Atemmuskulatur kommen.

Therapie:

Ein solcher Anfall muß rasch vom Arzt behandelt werden. Es erfolgt eine Kalziumgabe, auf Dauer werden dann Vitamin-D- und Kalziumpräparate verordnet.

Selbsthilfe:

Es sind keine Selbsthilfemaßnahmen möglich.

Adrogenitales Syndrom

Symptome:

Jungen: Vorgezogene Pubertät.
Mädchen: Das Wachstum männlicher Körperbehaarung, eine tiefere Stimme sowie das Fehlen der Menstruation.

Ursachen:

Hemmung der Kortisol-Bildung durch einen vererbten Enzymschaden, stattdessen vermehrte Bildung der männlichen Geschlechtshormone.

Therapie:

Die Behandlung erfolgt durch das lebenslange, regelmäßige Verabreichen von Kortisol. Gibt es genügend Kortisol im Organismus, normalisiert sich die Produktion der männlichen Geschlechtshormone.

Selbsthilfe:

Es sind keine Selbsthilfemaßnahmen möglich.

Unterfunktion der Nebennierenrinde (Morbus Addison)

Symptome:

Appetitverlust, Übelkeit, Gewichtsabnahme, Müdigkeit, Erschöpfung, niedriger Blutdruck, Dunkelfärbung der Haut.

Ursachen:

Die fehlenden Hormone der Nebennierenrinde, ausgelöst durch eine Zerstörung der Nebennierenrinde durch körpereigene Abwehrstoffe (Autoimmunerkrankung) oder eine langandauernde Behandlung mit Cortison.

Therapie:

Durch eine regelmäßige, lebenslange Gabe von künstlich hergestellten Hormonen der Nebennierenrinde können die Symptome zum Verschwinden gebracht werden.

Selbsthilfe:

Es sind keine Selbsthilfemaßnahmen möglich.

Akute Unterfunktion der Nebennierenrinde (Addison-Krise)

Symptome:

Erbrechen, Durchfall, Blutdruckabfall, gestörte Bewußtseinszustände, manchmal lebensgefährlicher Schock.

Ursachen:

Eine plötzlich auftretende Unterfunktion der Nebennierenrinde, die verursacht wird durch Nebennieren-Thrombosen, Infektionen, mangelnden Hormonersatz während einer Addison-Erkrankung oder auch nach einer operativen Entfernung eines Tumors aus Nebennierenrinde oder Hirnanhangsdrüse.

Therapie:

Beim Eintreten oben genannter Symptome sofort den Rettungswagen rufen. Die Behandlung erfolgt durch Injektion der fehlenden Hormone.

Selbsthilfe:

Es sind keine Selbsthilfemaßnahmen möglich.

Cushing-Erkrankung

Symptome:

Appetitsteigerung, Gewichtszunahme, Fettpolster an Gesicht („Mondgesicht") und Rumpf, Menstruationsstörungen, hoher Blutdruck, „Schwangerschaftsstreifen" an Bauch und Gesäß.

Ursachen:

Eine erhöhte Produktion von Kortikosteroiden, ausgelöst durch Tumoren der Nebennierenrinde oder der Hirnanhangsdrüse oder durch die Einnahme von Medikamenten wie Cortison in hohen Dosen.

Therapie:

Die Behandlung erfolgt durch die operative Entfernung der Tumoren oder das Absetzen des auslösenden Medikaments.

Selbsthilfe:

Es sind keine Selbsthilfemaßnahmen möglich.

Diabetes mellitus Typ I ("Jugenddiabetes", Insulinpflichtiger Diabetes mellitus)

Symptome:

Gesteigerter Durst, gehäuftes Wasserlassen, ständige Müdigkeit, Mattigkeit, Gewichtsreduktion, Juckreiz, häufige Hautinfektionen, schlecht heilende Wunden und Infekte, Durchblutungsstörungen in Beinen und Füßen, Übelkeit, Erbrechen, Bauchkrämpfe, Sehstörungen, Bluthochdruck, Nierenerkrankungen, Fettleber, Bewußtseinsstörungen.

Ursachen:

Zerstörung der insulinbildenden Zellen durch das körpereigene Immunsystem aus unbekannten Gründen. Das fehlende Insulin führt zu einem erhöhten Blutzuckerspiegel.

Komplikationen:

Auf Dauer kann es zu schweren Augen-, Gefäß-, Nieren- und Nervenschäden kommen. Ein gestei-

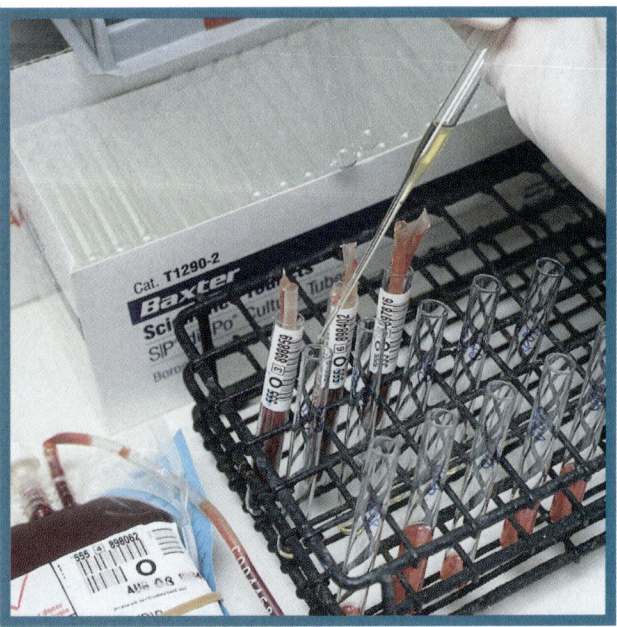

Diagnose durch Bluttests

gerter Insulinmangel kann zu einem lebensbedrohlichen Koma führen.

Therapie:

Durch das regelmäßige Spritzen von Insulin und das Einhalten einer dem Diabetes angepaßten Diät (Ernährungsberatungen erfolgen in Krankenhäusern oder Arztpraxen) kann der Blutzuckerspiegel gleichmäßig hoch gehalten werden.

Selbsthilfe:

Auf zahlreichen Informationsveranstaltungen oder in Selbsthilfegruppen kann man sich bezüglich des richtigen Umgangs mit der Erkrankung beraten lassen und psychische Unterstützung erhalten. Die regelmäßige Kontrolle des Blutzuckerspiegels und die strenge Einhaltung der Diät, die eine genau berechnete Menge von Kohlenhydraten und das Verteilen der Nahrung auf viele kleine Mahlzeiten verlangt, ist notwendig.

Diabetes mellitus Typ II ("Altersdiabetes", Nicht-insulinpflichtiger Diabetes mellitus)

Symptome:

Übergewicht, manchmal großer Durst und häufiges Wasserlassen, Mattigkeit, Juckreiz am ganzen Körper, schlecht heilende Wunden und Infekte, Durchblutungsstörungen in Beinen und Füßen, Sehstörungen, Bluthochdruck, Nierenerkrankungen, Fettleber.

Ursachen:

Meist hat ein Übergewicht zur Folge, daß die Empfindlichkeit der Zellen gegen Insulin sinkt, die Bauchspeicheldrüse vermehrt Insulin produzieren muß, bald erschöpft ist und nicht mehr so viel leisten kann.

Komplikationen:

Auf Dauer kann es zu schweren Augen-, Gefäß-, Nieren- und Nervenschäden kommen.

Therapie:

Eine Diät wird verordnet, ebenso ausreichende körperliche Betätigung sowie wenn nötig Gewichtsverlust.

Selbsthilfe:

Informationsveranstaltungen über Diabetes bieten Tips zum richtigen Umgang mit der Erkrankung. Notwendig sind die regelmäßige Kontrolle des Blutzuckerspiegels und eine strenge Einhaltung der Diät.

Riesenwuchs

Symptome:

Kinder und Jugendliche: Überdurchschnittlich schnelles und langes Körperwachstum.
Erwachsene: Starkes Schwitzen, Sehstörungen, tiefe Stimme, Vergrößerung von Nase, Ohren, Zunge, das Wachstum der Hände, der Füße, des Kopfes.

Ursachen:

Gesteigerte Bildung von Wachstumshormonen, ausgelöst durch gutartige Geschwulste der Hirnanhangsdrüse.

Komplikationen:

Bei Kindern und Jugendlichen: Schwächung des Immunsystems.
Bei Erwachsenen: Neigung zu Kropfbildung, Arthrose, Diabetes, Bluthochdruck.

Therapie:

Nach Möglichkeit wird die Geschwulst operativ entfernt. Künstlich hergestellte Hypophysenhormone werden gegeben. Nach der Operation sind regelmäßige Kontrolluntersuchungen der Hirnanhangsdrüse erforderlich.

Selbsthilfe:

Es sind keine Selbsthilfemaßnahmen möglich.

Stoffwechselerkrankungen

Vergleichen Sie hierzu auch Erkrankungen des Lymph- und Immunsystems.

Gauchersche Krankheit

Symptome:

Schwellung und Schmerzen in den Gelenken, Schmerzen in den Knochen, hellbraune Verfärbung der Haut.

Ursachen:

Durch eine vererbte Enzymstörung kommt es zu einer Ansammlung des Fettes Kerasin in Lymphknoten, Knochenmark, Leber und Milz.

Komplikationen:

Es kann zu Milz- und Lebervergrößerungen kommen.

Therapie:

Synthetischer Enzymersatz. Unter Umständen muß eine vergrößerte Milz herausoperiert werden.

Selbsthilfe:

Es sind keine Selbsthilfemaßnahmen möglich.

Phenylketonurie

Symptome:

Krämpfe, Störungen in der geistigen Entwicklung.

Ursachen:

Das Enzym Phenylalanin-Hydroxylase baut normalerweise die Aminosäure Phenylalanin in die Aminosäure Tyrosin um. Im Falle der Erkrankung fehlt das Enzym, was zur Entstehung der giftigen Phenylbrenztraubensäure führt. Diese Säure zerstört Gehirnzellen.

Therapie:

Um die Erkrankung frühzeitig zu erkennen, wird innerhalb der ersten Lebenswoche ein Bluttest beim Säugling durchgeführt (Guthrie-Test), der eine erhöhte Phenylalanin-Konzentration anzeigt. Im Falle einer Erkrankung wird eine Diät verordnet, bei der auf eine Phenylalanin-Aufnahme verzichtet wird.

Selbsthilfe:

Es sind keine Selbsthilfemaßnahmen möglich.

Glykogenosen

Symptome:

Muskelschwäche, Kleinwüchsigkeit, Organvergrößerungen, bei Typ I (Gierke-Krankheit) haben die Kinder ein „Puppengesicht". Diese Krankheit wird auch Glykogenspeicherkrankheit genannt.

Ursachen:

Die Kohlenhydrate werden vom Organismus zu Glukose umgebaut, die überschüssige Glukose wird als Glykogen gespeichert. Bei Glykogenosen liegen aufgrund fehlender Enzyme Störungen des Glukoseaufbaus und -abbaus vor; in deren Verlauf kann es zu einer überhöhten Speicherung von Glykogen in Leber, Herz, Nieren und anderen Organen kommen, oder Glykogen wird unzureichend wieder in Glukose umgewandelt.

Therapie:

Die Diagnose wird hier durch eine Gewebeprobe erstellt. Die sich anschließende Behandlung richtet sich nach dem jeweils fehlenden Enzym. Sie kann beispielsweise eine Diät umfassen, bei der dem Körper über den Tag verteilt nur genau bestimmte Mengen von Kohlenhydraten zugeführt werden dürfen.

Selbsthilfe:

Es sind keine Selbsthilfemaßnahmen möglich.

Taubheit

Symptome:
Hören von Tönen und Geräuschen nicht möglich.

Ursachen:
Schäden an den Sinneszellen in der Hörschnecke, Schäden am Hörnerv. Taubheit ist meist angeboren, manchmal durch Gehirnhaut- oder Ohrentzündung ausgelöst.

Therapie:
Ist der Hörnerv funktionsfähig, kann operativ ein Kochlearimplantat eingesetzt werden, das eine Verbindung zwischen Außenohr und Hörnerv herstellt.

Selbsthilfe:
Selbsthilfegruppen Gehörloser können Ratschläge und Unterstützung bieten.

Akute Mittelohrentzündung (Akute Otitis media)

Symptome:
Pulsierende Schmerzen im Ohr, Fieber, Schwerhörigkeit, manchmal Übelkeit und Erbrechen.

Ursachen:
Bakterieninfektion als Folge eines Virusinfekts (Schnupfen, Masern). Steigender Druck im Mittelohr durch die Ansammlung von eitrigem Sekret, häufig Platzen des Trommelfells.

Therapie:
Treten die genannten Beschwerden auf, muß rasch ein Arzt aufgesucht werden. Die Behandlung erfolgt mit Antibiotika. Ist die Entzündung vorüber, wächst das geplatzte Trommelfell von selbst wieder zu.

Selbsthilfe:
Einhalten von Bettruhe, warme Umschläge auf das Ohr, Inhalationen mit Kamilleextrakt, Zwiebelsäckchen.

Chronische Mittelohrentzündung (Chronische Otitis media)

Symptome:
Eitriger Ohrausfluß, Schwerhörigkeit.

Ursachen:
Nicht heilendes Loch im Trommelfell oder Schäden der Gehörknöchelchen, meist durch eine verschleppte akute Mittelohrentzündung.

Therapie:
Die Behandlung erfolgt mit Antibiotikagabe oder durch eine Operation, bei der die geschädigten Gehörknöchelchen durch künstliche ersetzt werden.

Selbsthilfe:
Das entzündete Ohr sollte regelmäßig gesäubert und trockengehalten werden.

Hörsturz

Symptome:
Ein plötzlich auftretender Hörverlust, meist einseitig, Druckgefühl im Ohr, Schwindel, Ohrgeräusche.

Ursachen:
Durchblutungsstörung im Innenohr, Virusinfektionen, Autoimmunerkrankungen, psychische Belastungen.

Therapie:
Bei oben genannten Symptomen sollte sofort der Transport ins Krankenhaus veranlaßt werden. Nur wenn möglichst schnell eine Infusion mit durchblutungsfördernden Mittel erfolgt, kann das Hörvermögen wiedererlangt werden.

Selbsthilfe:
Nach einem Hörsturz empfiehlt es sich, Streßfaktoren zukünftig gering zu halten und auf ausreichende Entspannungsmöglichkeiten zu achten.

Ohrgeräusche (Tinnitus)

Symptome:
Summen, Zischen, Pfeifen, Brausen oder Brummen im Ohr, dauerhaft oder schubweise auftretend.

Ursachen:
Trommelfellverletzung, Ohrverkalkung, Schilddrüsenüberfunktion, Lärmschädigungen, Fremdkörper im äußeren Gehörgang, Menièrsche Krankheit, Streß.

Therapie:
Halten die Ohrgeräusche länger als einen Tag an, sollte ein Arzt aufgesucht werden. Akut auftretende Geräusche können meist mit durchblutungsfördernden Medikamenten gestoppt werden. Chronische Beschwerden werden ebenfalls medikamentös behandelt, doch wird in vielen Fällen keine oder nur geringe Besserung erreicht.

Selbsthilfe:

Es empfiehlt sich die Teilnahme an einer Gruppen- oder Einzeltherapie, in deren Rahmen durch Gespräche oder Entspannungstechniken wie beispielsweise Yoga oder Atemtraining ein Mildern der Beschwerden oder zumindest ein entspannteres Umgehen mit den Ohrgeräuschen erreicht werden kann. Akupunktur hat sich in einigen Fällen bewährt.

Menièrsche Krankheit

Symptome:

Anfallartig: Drehschwindel, Ohrensausen, Übelkeit, Erbrechen, Schweißausbruch, Hörverschlechterung.

Ursachen:

Gleichgewichtssinn ist aufgrund von Schädigungen an den Wänden im Innenohr-Labyrinth gestört. Ursache: zu hoher Druck, der durch eine Zunahme der Innenohr-Flüssigkeit entsteht.

Therapie:

Bei einem Anfall sofort einen Arzt rufen. Die Diagnose wird durch Hörtest, Nervenuntersuchungen und Röntgenaufnahmen erstellt. Bei einem Anfall werden Bettruhe verordnet und Medikamente gegen Schwindel und Übelkeit verabreicht. Außerdem wird eine salzarme Diät angesetzt.

Selbsthilfe:

Während eines Anfalls sollte man ruhig liegen. Meist kündigt sich dieser durch Druckerhöhung im Ohr an, in diesem Fall sollte sofort auf Flüssigkeits- und Salzaufnahme verzichtet werden.

Frauenerkrankungen

Menstruationsschmerzen (Dysmenorrhoe)

Symptome:

Ziehende, krampfartige Schmerzen im Unterleib, manchmal in Beine und Oberbauch abstrahlend, Schwindel, Schwäche.

Ursachen:

Schmerzhafte Menstruationsblutungen werden häufig verursacht durch psychische Belastungen, die den Hormonhaushalt aus dem Gleichgewicht bringen. Auch eine Spirale kann zu Schmerzen während der Blutungen führen.

Therapie:

Um organische Ursachen auszuschließen, sollte bei Beschwerden der Arzt aufgesucht werden. Bei besonders starken Beschwerden werden Schmerzmittel verabreicht.

Selbsthilfe:

Gerade bei Menstruationsschmerzen können Selbsthilfemaßnahmen zu einer Besserung führen. Regelmäßige Bewegung, beispielsweise Schwimmen oder Radfahren, kann den Unterbauch auf Dauer entspannen, ebenso regelmäßige Ruhezeiten und Entspannungstechniken. Warme Bäder oder eine Wärmflasche auf dem Bauch wirken schmerzlindernd und entspannend, Tees aus Melisse, Kamille, Baldrian, Borretsch, Schafgarbe und Frauenmantel sind ebenfalls sehr hilfreich.

Scheidenentzündung (Kolpitis)

Symptome:

Verstärkter, gelblicher oder stark riechender Ausfluß, manchmal Juckreiz.

Ursachen:

Infektion durch Viren, Pilze, Bakterien (Darmbakterien, Streptokokken, Chlamydien). Die Übertragung erfolgt meist auf öffentlichen Toiletten oder durch Geschlechtsverkehr, Darmbakterien können aus dem Stuhl in die Scheide gelangen.

Therapie:

Die Diagnose wird mit Hilfe eines Abstrichs erstellt. Gegen eine Pilzinfektion werden Pilzmittel eingesetzt, bei Bakterien werden Antibiotika verordnet, beides in Form von Scheidenzäpfchen.

Selbsthilfe:

Nach Abschluß der medikamentösen Behandlung sollten einige Tage lang über Nacht Milchsäurebakterien eingeführt werden (Scheidenzäpfchen aus der Apotheke oder ein in Joghurt getauchter Tampon). Dadurch wird die Scheidenflora wiederaufgebaut.

Scheidenkrämpfe (Vaginismus)

Symptome:

Verkrampfte Scheidenmuskeln und Unterleibskrämpfe beim Geschlechtsverkehr.

Ursachen:

Die Scheidenmuskeln verkrampfen sich, der Penis kann nicht eindringen. Gründe sind meist Angst vor Sexualität, ausgelöst durch Mißbrauch, Vergewaltigung oder bestehende Partnerschaftskonflikte.

Therapie:

Ein Arzt sollte aufgesucht werden, um organische Ursachen wie beispielsweise Infektionen auszuschließen.

Selbsthilfe:

Da die Ursachen in den häufigsten Fällen psychischer Art sind, kann eine Psychotherapie sehr hilfreich sein, bei der Ängste bearbeitet werden können. Auch Selbsthilfegruppen können seelische Unterstützung bieten.

Eierstock- und Eileiterentzündung (Salpingitis)

Symptome:

Unterbauchschmerzen, meist einseitig, bis in Rücken und Leistengegend abstrahlend, Mattigkeit, Fieber.

Ursachen:

„Aufsteigende" Bakterieninfektion der Scheide.

Komplikationen:

Unbehandelt kann es zu Eierstockverwachsungen und Unfruchtbarkeit kommen.

Therapie:

Die Behandlung erfolgt durch Antibiotikagabe und Verordnung von Bettruhe bis zur Gesundung.

Selbsthilfe:

Scheideninfekte sollten immer bis zur völligen Ausheilung behandelt werden.

Funktionsstörung der Eierstöcke

Symptome:

Unregelmäßige oder ausfallende Menstruationsblutungen, männliche Körperbehaarung, unerfüllter Kinderwunsch.

Ursachen:

Eine mangelnde Produktion von Eizellen, meist verursacht durch Schilddrüsenerkrankungen, Erkrankungen der Hypophyse und seelische Belastungen.

Therapie:

Die Diagnoseerstellung erfolgt durch Hormonuntersuchung. Behandelt wird entsprechend der Ursache entweder mit hormonbildungshemmenden Medikamenten, Hormonen oder Mitteln, die das Hormongleichgewicht fördern.

Selbsthilfe:

Liegen keine organischen Ursachen für die Funktionsstörung vor, empfiehlt sich eine Psychotherapie.

Gebärmutterhalskrebs (Zervixkarzinom)

Symptome:

Blutungen beim Geschlechtsverkehr, unregelmäßige und lange Menstruationsblutungen, Blutungen nach den Wechseljahren.

Ursachen:

Meist Viren (Papillomaviren), wahrscheinlich auch Talgabsonderungen aus der männlichen Vorhaut. Begünstigt wird die Erkrankung durch häufig wechselnde Geschlechtspartner und mangelnde Hygiene der männlichen Partner.

Therapie:

Die Diagnose wird durch eine Gewebeprobe erstellt. Im Frühstadium genügt eine operative Entfernung des erkrankten Gewebestücks. Im späteren Stadium müssen die gesamte Gebärmutter und die zugehörigen Lymphknoten herausoperiert werden.

Selbsthilfe:

Die regelmäßigen Krebsvorsorgetermine sollten zuverlässig eingehalten werden.

Brustentzündung (Mastitis)

Symptome:

Rötung und Schwellung der Brust, Schmerzen, angeschwollene Lymphknoten in der benachbarten Achselhöhle, Flüssigkeitsabsonderung aus der Brustwarze, Fieber.

Ursachen:

Brustentzündungen treten meist in der Stillzeit auf. Bakterien gelangen über kleine Hautrisse in der Brustwarze in die Brust und lösen eine Infektion aus. Krankheitsbegünstigend sind Milchstaus.

Therapie:

Bei großen Beschwerden erfolgt eine Behandlung mit Antibiotika. Wenn während der Entzündung eine Abszeßhöhle entsteht, wird diese nach Abklingen der Infektion operativ geöffnet.

Selbsthilfe:

Zu Beginn der Entzündungen helfen Selbsthilfemaßnahmen: Siehe Seite 97, „Milchstau".

Brustschwellungen (Mastopathie)

Symptome:

Einige Tage vor Menstruationsbeginn Spannungsgefühl oder Schmerzen in der Brust, Anschwellen, harte oder weiche Knoten, Berührungsempfindlichkeit.

Ursachen:

Gutartige Veränderung des Brustgewebes, ausgelöst durch Östrogen-Gestagen-Ungleichgewicht.

Therapie:

Um andere Ursachen für die Beschwerden auszuschließen, sollte der Arzt aufgesucht und eine Ultraschalluntersuchung gemacht werden. In unklaren Fällen entnimmt man eine Gewebeprobe. Bei starken Beschwerden können ausgleichende Hormonpräparate verabreicht werden.

Selbsthilfe:

Die Termine zur Krebsvorsorgeuntersuchung beim Arzt sollten immer eingehalten werden. Zusätzlich sollte die Frau nach jeder Menstruation ihre Brüste abtasten.

Brustkrebs (Mammakarzinom)

Symptome:

Harte, schmerzlose Knoten, Veränderung der Brustform, eingezogene Brustwarze, Absonderungen aus der Brustwarze, Hautveränderungen, Schwellung der Lymphknoten in der Achselhöhle.

Ursachen:

Die Ursachen sind ungeklärt. Begünstigend wirken Erbanlagen, langandauernde Überbelastung des Körpers, Übergewicht, fettreiche Ernährung, psychische Belastungen.

Therapie:

Die Diagnose wird durch Röntgenaufnahmen und Gewebeprobe erstellt. Kleine Knoten werden herausoperiert, ob gut- oder bösartig; bei Veränderungen der Achsellymphknoten werden auch diese entfernt. Bei bösartigen Tumoren muß die gesamte Brust operativ entfernt werden, dann wird mit Bestrahlung und krebshemmenden Medikamenten nachbehandelt. Es kann eine Brustprothese eingesetzt werden.

Selbsthilfe:

Die Brust sollte regelmäßig abgetastet und die Termine zur Krebsvorsorgeuntersuchung eingehalten werden. Bei eine Erkrankung an Brustkrebs empfiehlt sich der Besuch einer Selbsthilfegruppe. Diese oder eine Psychotherapie können helfen, mit der Krankheit umzugehen. Regelmäßiger Sport senkt das Risiko einer Erkrankung.

Männererkrankungen

Erektionsstörungen

Symptome:

Trotz sexueller Erregung keine Erektion.

Ursachen:

Meist psychische Faktoren, manchmal hormonelles Ungleichgewicht, in fortgeschrittenem Alter Durchblutungsstörungen.

Therapie:

Die Behandlung erfolgt medikamentös oder durch einen operativen Eingriff. Es kann auch eine Penisprothese eingesetzt werden.

Selbsthilfe:

Bei psychischen Ursachen empfiehlt sich eine Psychotherapie, bei der die Gründe herausgefunden und bearbeitet werden können.

Penisentzündung (Balanitis)

Symptome:

Rötung und Schwellung von Vorhaut und Eichel, Schmerzen, Bläschen oder weiße Flecken.

Ursachen:

Eine Infektion durch Pilze, Bakterien, Herpes-Viren.

Therapie:

Eine Herpes-Infektion heilt in der Regel nach einigen Tagen von selbst ab. Pilze werden mit Pilzmitteln bekämpft, Bakterien mit Antibiotika .

Selbsthilfe:

Es sind keine Selbsthilfemaßnahmen möglich.

Hodenentzündung (Orchitis)

Symptome:

Schwellung eines oder beider Hoden, Schmerzen, gespannte und gerötete Haut des Hodensacks, Schwäche, Fieber.

Ursachen:

Infektion mit Bakterien über die Blutbahn, Nebenhodenentzündungen, bei Jugendlichen Folgeerscheinung von Mumps.

Komplikationen:

Es kann zu rheumatischem Fieber, Mittelohrentzündungen oder Nierenentzündungen kommen.

Therapie:

Die Behandlung erfolgt mit Antibiotika.

Selbsthilfe:

Zusätzlich zur medikamentöse Behandlung: Bettruhe, Gurgeln mit Kamillentee und warme Halswickel zur Schmerzlinderung.

Diphtherie

Symptome:

Geschwollene Mandeln, weißer Belag am Rachen, Schluckbeschwerden, bellender Husten, geschwollene Lymphknoten am Hals, Erbrechen, Atembeschwerden, fauliger Mundgeruch.

Ursachen:

Infektion mit Diphteriebakterien, Übertragung durch Tröpfcheninfektion oder direkten Kontakt.

Komplikationen:

Unbehandelt kann es zu Atemnot und Herzmuskelentzündungen kommen.

Therapie:

Bei Halsentzündungen immer schnell den Arzt aufsuchen. Behandlung erfolgt mit Antibiotika und Medikamenten, die den Bakteriengiften entgegenwirken.

Selbsthilfe:

Vorbeugend kann eine Impfung erfolgen.

Keuchhusten (Pertussis)

Symptome:

Zunächst trockener Husten, dann Hustenanfälle mit Keuchen und Atemnot, Erbrechen.

Ursachen:

Infektion mit dem Bakterium Bordetella pertussis, Übertragung durch Tröpfcheninfektion.

Komplikationen:

Es kann zu Erstickungsanfällen und Lungenentzündung kommen.

Therapie:

Es sollte in jedem Fall ein Arzt aufgesucht werden. Nur bei Kindern unter einem Jahr wird mit Antibiotika behandelt, ansonsten wird frische Luft und vermehrte Flüssigkeitszufuhr verordnet.

Selbsthilfe:

Vorbeugend kann eine Impfung erfolgen.

Pseudokrupp

Symptome:

Kopf- und Gliederschmerzen, Fieber, pfeifendes Einatmen, bellender Husten.

Ursachen:

Entzündung des Kehlkopfs durch Virusinfektion.

Therapie:

Auf jeden Fall muß ein Arzt aufgesucht werden. Bei schlimmen Hustenanfällen helfen hier Cortisonzäpfchen.

Selbsthilfe:

Viel frische Luft, Inhalationen mit Kamillentee und Luftbefeuchter an den Heizkörpern lindern die Beschwerden.

Allergien

Anaphylaktischer Schock

Symptome:

Schneller Herzschlag, Atemnot, Asthma-Anfall, Erbrechen, Harnlassen, Bewußtlosigkeit.

Ursachen:

Dieser Schock ist eine starke allergische Reaktion, meist ausgelöst durch Medikamente, die intravenös oder intramuskulär gespritzt wurden, oder durch Insektenstiche.

Komplikationen:

Ein anaphylaktischer Schock kann innerhalb von kurzer Zeit zum Tod führen.

Therapie:

Es muß sofort Adrenalin oder Cortison gespritzt werden.

Selbsthilfe:

Es sind keine Selbsthilfemaßnahmen möglich.

Allergisches Kontaktekzem

Symptome:

Gerötete Haut, Hautschwellungen, Schuppen, Bläschen, Juckreiz.

Ursachen:

Immunreaktion auf einen Kontakt mit einem allergieverursachenden Stoff, wie Pflanzen, Chemikalien, Wasch- und Pflegemitteln, Metallen.

Therapie:

Die Behandlung erfolgt durch entzündungshemmende Salben und Mittel gegen Juckreiz.

Selbsthilfe:

Umschläge mit Kamillentee, kühle Wickel oder Meersalzbäder. Hausmittel oder Medikamente können zwar ein Kontaktekzem vorübergehend abheilen, langfristig hilft aber nur die Vermeidung des Kontakts mit dem Allergen.

Allergisches Asthma

Symptome:

Kurzatmigkeit, Erstickungsangst, Atemnot, Aushusten von Schleim, pfeifende Ausatmung.

Ursachen:

Behinderung des Ausatmens durch Atemwegsverengung, verursacht durch Einatmung oder Schlucken eines allergieauslösenden Stoffes, wie zum Beispiel Hausstaub, Katzen- oder Hundehaare, Medikamente, Pollen, Nahrungsmittel.

Komplikationen:

Schwere Asthmaanfälle können lebensbedrohlich sein.

Therapie:

Die Behandlung erfolgt prophylaktisch und während eines Anfalls mit Medikamenten, die die Bronchien erweitern und die Entzündung hemmen.

Selbsthilfe:

Für den Fall eines Asthmaanfalls sollte man die nötigen Medikamente immer bei sich haben. Sämtliche allergieauslösenden Stoffe, verrauchte Räume, feucht-kalte Luft und Staub sollten gemieden werden. Atemübungen, Tees aus Lavendel oder Anis, Thymianbäder und Entspannungsmethoden wie das Autogene Training wirken sich günstig aus.

Nesselfieber (Urtikaria)

Symptome:

Quaddeln, Rötung der Haut, Juckreiz.

Ursachen:

Allergische Reaktion der Haut, ausgelöst durch den Kontakt mit Brennesseln oder durch die Berührung oder Einnahme eines allergieauslösenden Stoffes, wie zum Beispiel bestimmter Medikamente, Pollen, Lebensmittel.

Therapie:

Die Behandlung erfolgt mit entzündungs- und juckreizhemmenden Mitteln. Bei allergischen Reaktionen, die nach der Einatmung bestimmter Stoffe erfolgen, hilft oft eine Hyposensibilisierung, bei der der Patient innerhalb einer bestimmtem Zeitdauer mit abgeschwächten Pollen geimpft wird.

Selbsthilfe:

Bei Allergien gegen bestimmte Lebensmittel hilft nur der Verzicht. Entspannungstechniken und warme Bäder mit Kamille oder Meersalz können helfen, die Beschwerden einer Nesselsucht zu lindern.

Erkrankungen der Psyche

Akute Psychose

Symptome:

Unruhe, Schlaflosigkeit, Denkstörungen, Wahnvorstellungen, aufgeregtes, überaktives, überdrehtes Verhalten, Selbstmordgedanken.

Ursachen:

Gehirnentzündungen, Unterzuckerung, Depressionen, Schizophrenie.

Therapie:

Es sollte sofort ein Arzt aufgesucht werden. Es erfolgt eine Ursachen-Behandlung.

Selbsthilfe:

Der Betroffene sollte keinesfalls allein gelassen werden.

Angstneurose

Symptome:

Anhaltende Angst ohne ersichtlichen Grund, Durchfall, Schweißausbrüche, Kreisen der Gedanken um die Angst, Vermeidung von Kontakt mit anderen.

Ursachen:

Meist werden Angstneurosen durch verdrängte Konflikte ausgelöst.

Therapie:

In schlimmen Fällen kann ein beruhigendes und angstlösendes Medikament helfen. Um eine Angstneurose zu überwinden, sollte eine Psychotherapie, zum Beispiel eine Verhaltenstherapie, erfolgen.

Selbsthilfe:

Entspannungstechniken wirken behandlungsunterstützend.

Zwangsneurose

Symptome:

Immer wieder und auf zwanghafte Weise auftretende Gedanken oder Handlungen, die man selbst kritisiert, aber nicht vermeiden kann.

Ursachen:

Den Zwangsneurosen liegen oftmals die Angst vor persönlichem Kontrollverlust, Selbstzweifel oder eine unsichere Persönlichkeit zugrunde. Die Gründe dafür sind in der Kindheit zu finden; sie betreffen meist zu strenge Erziehungsmaßnahmen (Sauberkeitserziehung) oder schmerzvolle Erfahrungen.

Therapie:

Kann nicht medikamentös behandelt werden. Eine Psychotherapie sollte erfolgen, bei der die Gründe für die Zwangsgedanken und -handlungen gefunden und bearbeitet werden können.

Selbsthilfe:

Klärende Gespräche mit Familienangehörigen können zeitweilige Erleichterung verschaffen.

Magersucht (Anorexia nervosa)

Symptome:

Zwanghafte Fixierung auf kaloriensparende Maßnahmen, gestörte Eigenwahrnehmung (Dünne empfinden sich als zu dick), Untergewicht, Abmagerung, Ausbleiben der Menstruationsblutung bei jungen Mädchen und Frauen, Blässe, krankes Aussehen.

Ursachen:

Gestörtes Verhältnis zum Körper, beginnend in der Pubertät, meist bei Mädchen. Weibliche Körperformen werden abgelehnt, es erfolgt eine Essensverweigerung, die von der Betroffenen als Akt der Selbständigkeit und Autonomie verstanden wird. Bei magersüchtigen Jungen stellt die Verweigerung ebenfalls eine autonome, befriedigende Handlung dar.

Therapie:

Liegt eine starke Abmagerung vor, erfolgt eine Klinikeinweisung. Die Betroffenen werden intravenös ernährt, ihr Gesundheitszustand und ihr Gewicht werden stabilisiert. Um von der Magersucht geheilt zu werden, ist therapeutische Hilfe notwendig, die man in Spezialkliniken oder bei Psychotherapeuten erhalten kann.

Selbsthilfe:

Selbsthilfegruppen können Ratschläge und Unterstützung bieten.

Eß-Brech-Sucht (Bulimie)

Symptome:

Anfallartiges Essen ohne jegliche Kontrolle, Gedanken kreisen permanent um das Essen, nach dem Essensanfall wird das Essen wieder erbrochen, Schuldgefühle.

Ursachen:

Die Sucht entsteht durch ein gestörtes Selbstbewußtsein und der krampfhaften Suche nach eigener Identität. Betroffen sind Mädchen und junge Frauen.

Therapie:

Ein Arzt sollte dann aufgesucht werden, wenn auch ein Untergewicht vorliegt. Das Suchtverhalten kann durch Psychotherapien mit der Zeit gestoppt werden.

Selbsthilfe:

Es können Selbsthilfegruppen besucht werden, in denen erleichternde Gespräche mit anderen Betroffenen möglich sind.

Depression

Symptome:

Schwermut, sozialer Rückzug, Selbstzweifel, Schuldgefühle, Selbstanklagen, Antriebslosigkeit, Schlaflosigkeit, Angst, Verlust der Lebensfreude, manchmal Selbstmordgedanken.

Ursachen:

Depressive Menschen haben oftmals schon in der Kindheit gelernt, negative Gefühle wie Wut, Verzweiflung, Ärger und Aggression zu unterdrücken. Irgendwann beginnen sich diese Gefühle gegen sie selbst zu richten. Manchmal werden Depressionen auch durch Stoffwechselerkrankungen ausgelöst.

Therapie:

In schweren Fällen erfolgt eine Behandlung mit Medikamenten, die die Schwermut lindern, mit Lichttherapie, mit Schlafentzug oder mit Psychotherapie. Bei Selbstmordgefahr wird der Erkrankte in die Klinik eingewiesen.

Selbsthilfe:

In leichten Fällen sollte ebenfalls eine Psychotherapie erfolgen.

Paranoide Schizophrenie

Symptome:

Gleichzeitige Existenz von realer Welt und Wahnwelt, Hören von Stimmen, Gewißheit, daß man z.B. abgehört oder verfolgt wird oder daß Handlungen und Äußerungen anderer Personen in Wahrheit gegen den Betroffenen persönlich gerichtet sind, gestörtes Erleben der eigenen Person, Kontaktunfähigkeit, übersteigerte Angst vor z.B. schädlichen Strahlen.

Ursachen:

Meist sind Enzymschäden oder Störungen des Gehirnstoffwechsels die Ursache für Schizophrenie.

Auch Erbanlagen, bestimmte Medikamente oder Drogen können zu schizophrenen Schüben führen.

Therapie:

Die Kranken werden in psychiatrische Kliniken eingewiesen, in denen eine medikamentöse Therapie erfolgt sowie eine Arbeits- oder Beschäftigungstherapie.

Selbsthilfe:

Es sind keine Selbsthilfemaßnahmen möglich. Angehörige können Unterstützung bei Selbsthilfegruppen erhalten.

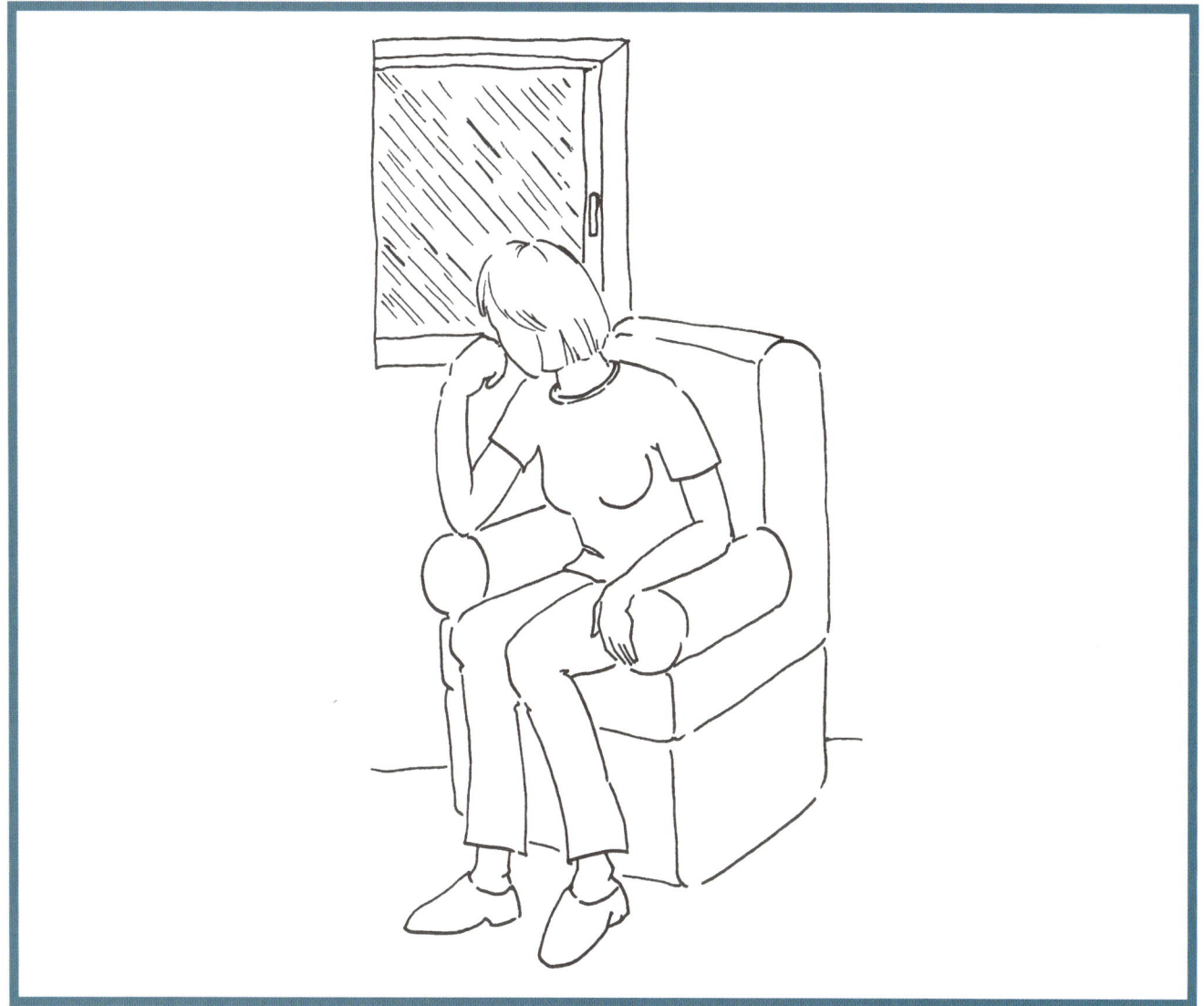

Depressionen müssen nicht sein ...

Schulmedizin

Als „Schulmedizin" bezeichnet man die naturwissenschaftlich begründete Medizin, die an den medizinischen Fakultäten gelehrt wird und allgemeine Anerkennung genießt.

Anamnese

Der erste Schritt im Rahmen einer schulmedizinischen Behandlung ist die Erstellung der Diagnose durch Anamnese und Untersuchung. Unter Anamnese versteht man die Befragung des Patienten über den bisherigen Verlauf der Erkrankung, den allgemeinen Gesundheitszustand und sonstige Beschwerden. Dann erst kann entschieden werden, welche Art Untersuchung durchgeführt wird.

Ärztliche Untersuchungsmethoden

Körperliche Untersuchung

Die körperliche Untersuchung umfaßt eine allgemeine Untersuchung der verschiedenen Körperteile. Sie erfolgt in drei Schritten: Betrachtung, Abtasten und Abhören.

Haut:
Die Haut wird auf Entzündungen oder krankhafte Veränderungen geprüft, wie beispielsweise Schwellungen, Farbveränderungen, auffällige Muttermale, Verletzungen.

Nase, Mundhöhle, Hals:
Die Nasengänge, die Mundschleimhaut, die Zunge und das Zahnfleisch werden auf Oberflächenveränderungen untersucht, bei den Man-

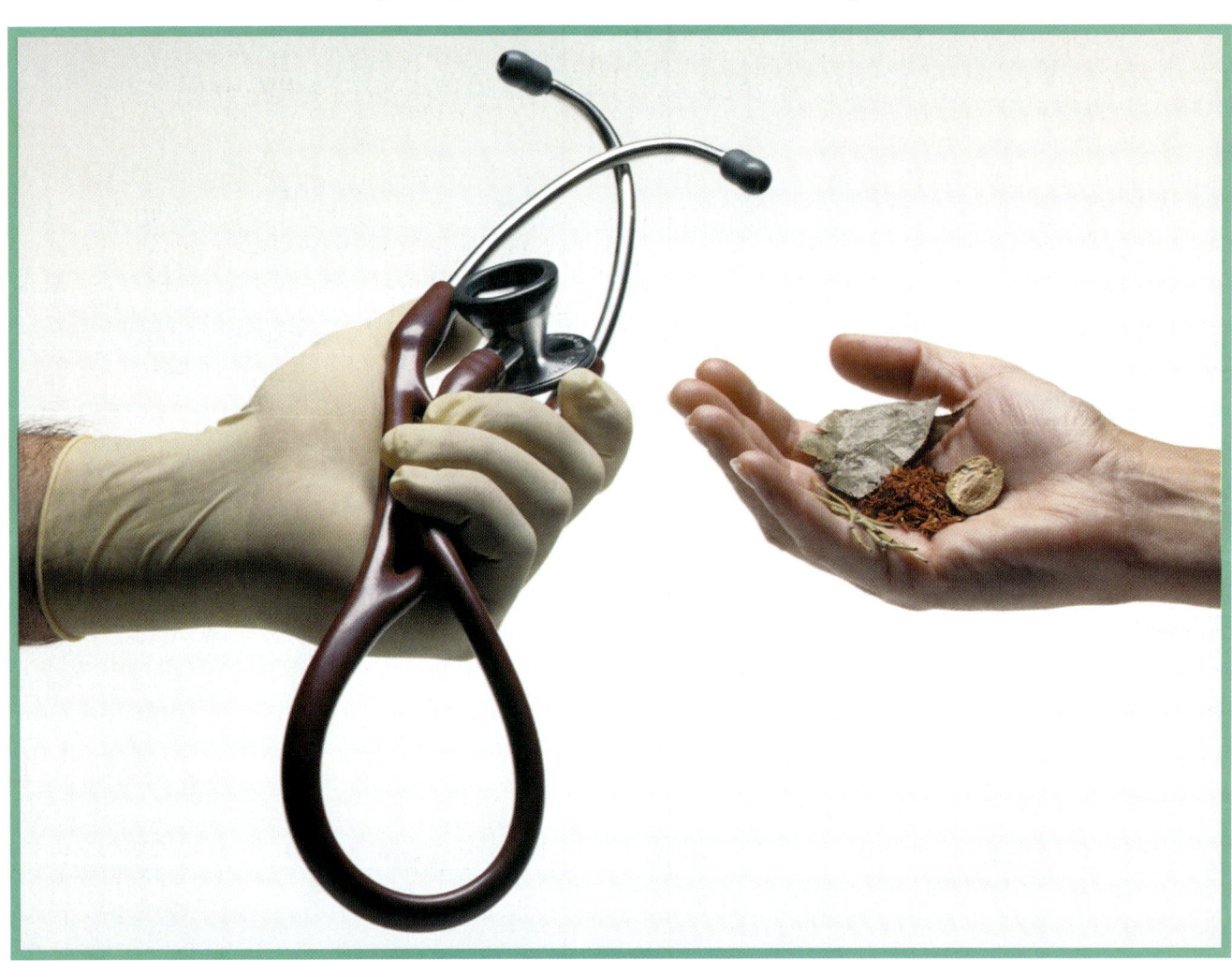

Schulmedizin und alternative Heilverfahren

deln wird auf Rötungen, Schwellungen und Beläge (Mandelentzündung) geachtet.

Lymphknoten:

Die Lymphknoten am Hals und hinter den Ohren werden auf Verdickungen und Schmerzen abgetastet. Geschwollene Lymphknoten sind ein Krankheitszeichen.

Ohren:

Mit Hilfe eines Lämpchens und einer Lupe werden die Gehörgänge und das Trommelfell auf Entzündungen begutachtet.

Augen:

Lider, Augenweiß und Pupille werden auf Entzündungen und andere Krankheiten untersucht.

Schilddrüse:

Die Größe der Schilddrüse und ihre normale Bewegung beim Schlucken wird ertastet.

Herz und Lunge:

Mit dem Stethoskop hört der Arzt den Herzrhythmus ab und stellt eventuelle auffällige Nebengeräusche fest. Die Atemgeräusche werden ebenfalls auf Störungen abgehorcht.

Bauch:

Durch Abtasten prüft der Arzt Magen, Darm, Bauchspeicheldrüse, Milz, Leber und Gallenblase. Auf diese Weise können Vergrößerungen oder Entzündungen der Organe festgestellt werden. Durch Abklopfen und Abhören mit dem Stethoskop werden Gasgehalt und Verdauungsvorgänge des Darms geprüft. Der Mastdarm wird abgetastet, um Oberflächenveränderungen, Prostatagröße und Hämorrhoiden festzustellen. Die Nieren werden auf Schmerzen und Entzündungen abgeklopft.

Arme, Beine, Wirbelsäule:

Der Arzt prüft die Beweglichkeit und Durchblutung der Arme und Beine und den Zustand der Gelenke und der Wirbelsäule.

Neurologische Untersuchung

Zu der neurologischen Untersuchung gehört die Prüfung der Reflexe, Nerven, Empfindungsfähigkeit und Motorik sowie des Bewußtseinszustandes.

Reflexe:

Durch leichtes Klopfen mit einem Hämmerchen auf Ellenbogen, Kniescheibe und Achillesferse kann der Arzt feststellen, ob die Nerven in gesunder Weise funktionieren. Bei normalen Reflexen streckt sich der Arm, bewegt sich der Unterschenkel nach vorne und senkt sich der Fuß.

Nerven:

Die Gesichtsnerven werden getestet, indem der Patient verschiedene Bewegungen der Gesichtsmuskeln vollziehen muß. Außerdem werden die Reaktion der Pupillen auf Licht und die Beweglichkeit der Augäpfel geprüft.

Empfindungsfähigkeit:

Indem der Arzt den Patienten auf bestimmte Weise berührt, beispielsweise mit leichtem oder starkem Druck, mit einer Nadel oder einem kalten

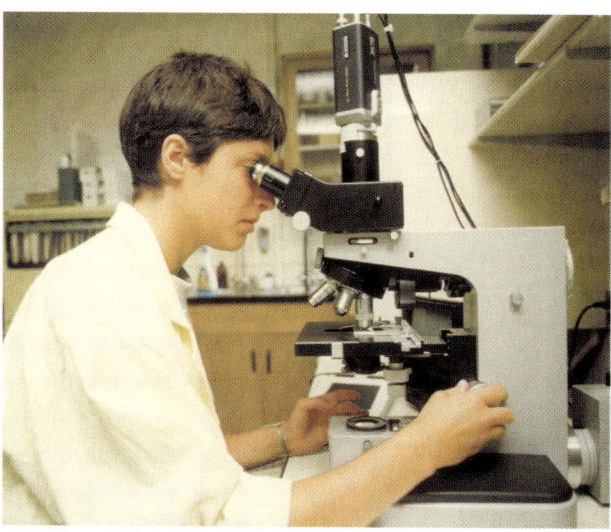

Laboruntersuchung

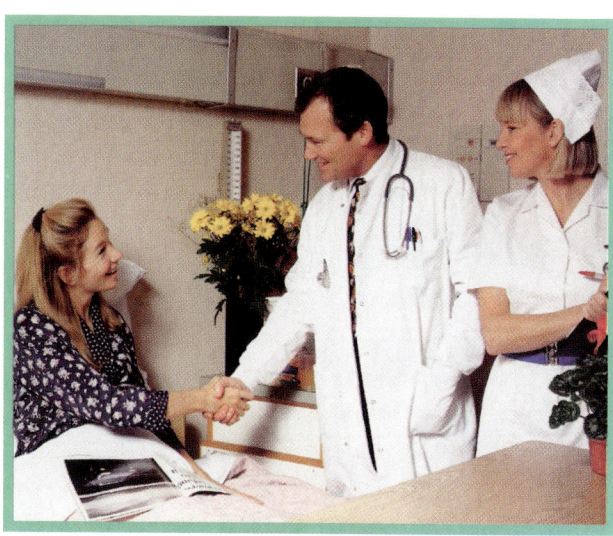

Arztvisite

lastungs-EKG, bei dem man auf einem Trainings-rad vor und während der Messung in die Pedale tritt, und das Langzeit-EKG, das die Herzströme 24 Stunden lang mißt und aufzeichnet.

EEG

Wie beim EKG werden beim EEG (Elektroen-zephalogramm) elektrische Ströme gemessen, in diesem Fall die des Gehirns. Am Kopf des Patienten werden zahlreiche Elektroden angebracht, die die verschiedenen Hirnstromwellen messen. Man unterscheidet die Alphawellen (bei Entspannung mit geschlossenen Augen), die Deltawellen (während des Schlafes) und die Betawellen (Aufnahme von äußeren Reizen). Die Hirnstromwellen verändern sich, wenn eine Erkrankung des Gehirns vorliegt, beispielsweise bei Hirntumoren.

Endoskopische Untersuchung

Bei dieser Untersuchung wird ein dünner Schlauch (Endoskop) in das Körperinnere geschoben, an dessen Ende eine Kamera befestigt ist, die das Aufgenommene auf einen Monitor überträgt. Im Schlauch befindet sich außerdem ein Lämpchen, das das Sehen im Körperinneren erst möglich macht, und ein Hohlgang, durch den man Pinzetten, Spritzen oder andere Werkzeuge einführen kann. Mit dem Endoskop können Spei-seröhre, Magen, Darm, Harnwege, Bronchien, Gelenke etc. von innen betrachtet werden. Außerdem kann man damit Gewebeproben entnehmen oder operative Eingriffe, „minimalinvasive Chirurgie", durchführen (beispielsweise Entfernung des Wurmfortsatzes).

Computertomographie (CT)

Bei dieser Untersuchung werden vom betreffenden Körperteil Röntgenbilder aus unterschiedlichen Blickwinkeln aufgenommen. Diese Röntgenbilder werden dann vom Computer zu einem Querschnittsbild zusammengefaßt, auf dem minimale Auffälligkeiten und Veränderungen zu erkennen sind. Das Untersuchungsverfahren wird vor allem bei Schlaganfall, Tumorverdacht und Bandscheibenvorfall angewendet.

Kernspintomographie

Anders als bei der Computertomographie werden bei der Kernspintomographie (Magnetreso-nanztomographie) keine Röntgenstrahlen benutzt. Bei dieser Untersuchung wird die Dichte der sich im Körper befindenden Wasserstoffatome gemessen. Der Körper wird elektromagnetischen Feldern ausgesetzt und reagiert darauf mit elektromagneti-schen Signalen, die von einem Computer gescannt und zu einem Bild umgerechnet werden.

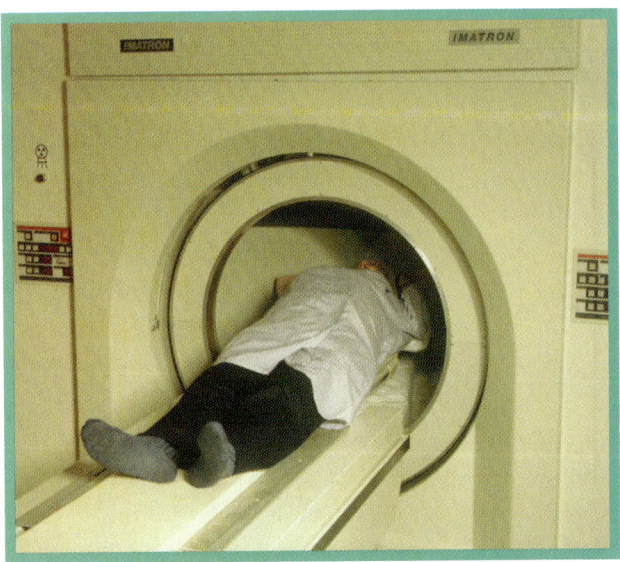

Computertomograph

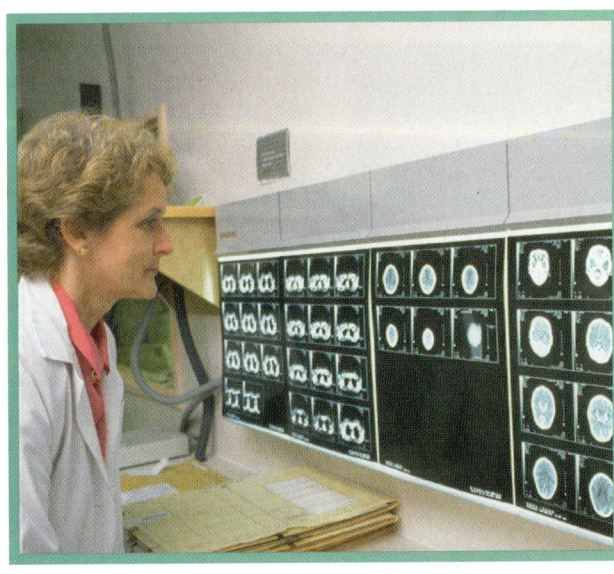

Auswertung der CT-Scans

Szintigraphie

Bei der Szintigraphie werden radioaktive Stoffe geschluckt oder gespritzt. Mit einer speziellen Kamera kann die radioaktive Strahlung zu einem Bild umgearbeitet werden, auf dem Funktionsveränderungen der betreffenden Organe zu erkennen sind. Angewandt wird die Szintigraphie vor allem bei Herz-, Lungen- und Schilddrüsenuntersuchungen. Der radioaktive Stoff wird mit Harn und Stuhl wieder aus dem Körper ausgeschieden.

Behandlungsmöglichkeiten

Innerhalb der Schulmedizin unterscheidet man zwischen konservativer Behandlung – einer Behandlung von außen – und der Operation, bei der ins Körperinnere eingegriffen wird. Beide Wege dienen der Heilung oder Linderung einer Erkrankung. Die Operation wird dann angewandt, wenn das konservative Verfahren keine Hilfe bringt.

Konservative Behandlung

Die konservative Behandlungsmethode umfaßt eine Therapie mit chemisch wirksamen Medikamenten und orthopädische Hilfen wie Gips, Krücken und Rollstühlen. Auch einige Verfahren aus der Naturheilkunde werden eingesetzt: Chiropraktik, Hydrotherapie, Inhalations- und Sauerstoffbehandlung, Lymphdrainage, Massagen sowie Wärmepackungen und Badekuren. Im Rahmen der konservativen Behandlungen findet auch immer öfter die Anwendung von Akupunktur statt.

Die wichtigsten Medikamente

Analgetika (Schmerzmittel)

Bei leichten bis mittelstarken Schmerzen werden Tabletten mit Azetylsalizylsäure (Aspirin, ASS) und Paracetamol verordnet. Azetylsalizylsäure sollte nicht eingenommen werden, wenn Magen- oder Darmgeschwüre vorliegen oder eine Neigung zu Magenbluten besteht. Ibuprofen ist magenverträglicher. Bei sehr starken und häufig wiederkehrenden Schmerzen gibt man Morphin o.ä. Bei Morphinunverträglichkeit kann es zu Übelkeit mit Erbrechen kommen, außerdem zu Störungen beim Harnlassen und beim Stuhlgang.

Antibiotika

Antibiotika werden gegen bakterielle Infektionen eingesetzt. Bakterizide Antibiotika vernichten Bakterien, bakteriostatische Antibiotika hemmen lediglich deren Wachstum. Nach einer Antibiotika-Behandlung muß sich die Darmflora wieder neu aufbauen, da die Medikamente auch körpereigene Bakterien vernichten. Verdauungsstörungen können die Folge sein.

Antihistaminika

Antihistaminika werden bei Allergien oder Entzündungen angewandt. Da diese Mittel Müdigkeit verursachen, sollten sie nie vor dem Autofahren eingenommen werden.

Antitussiva

Antitussiva sind hustenreizunterdrückende Medikamente, die Noskapin oder Kodein enthalten. Sie dürfen nicht angewandt werden, wenn den Husten ein Auswurf begleitet, der abgehustet werden muß! Sie lähmen den Hustenreflex im Gehirn und sollten lediglich bei trockenem Husten eingenommen werden.

Diuretika (Mittel zur Entwässerung)

Diuretika werden bei Nierenfunktionsstörungen, Wasseransammlung im Gewebe und bei Herzinsuffizienz angewandt, da sie harntreibend wirken und Wasser aus dem Gewebe schwemmen. Während ihrer Einnahme sollte auf Salzzufuhr geachtet werden, da durch die Wasserausschwemmung Salz verlorengeht. Als Nebenwirkungen können Blutgerinnsel und ein Kreislaufkollaps auftreten.

Fiebermittel

Gegen Fieber wirken Azetylsalizylsäure (Aspirin, ASS) und Paracetamol. Bei Kindern darf allerdings Azetylsalizylsäure nur in begrenzten Mengen angewandt werden, da sie bei ihnen Gehirnschäden verursachen könnte.

Herzmedikamente

Zu den häufigsten Herzmitteln zählen Nitrate, Betablocker, Kalziumantagonisten und ACE-Hemmer. Nitrate wirken durchblutungsfördernd und werden bei Angina pectoris eingesetzt, als Dauerbehandlung und bei Anfällen. Betablocker wendet man bei hohem Blutdruck, Herzrhythmusstörungen, nach Herzinfarkten und bei Erkrankungen der Herzkranzgefäße an. Sie verringern den Sauerstoffbedarf des Herzens und senken den Blutdruck. Anfangs können sie Durchfall, Übelkeit und Schlafstörungen verursachen. Kalziumantagonisten senken ebenfalls den Blutdruck und den Sauerstoffbedarf des Herzens. Als Nebenwirkungen können Kopfschmerzen, Schwindel und Flüssigkeitsansammlung im Gewebe auftreten. ACE-Hemmer senken den Blutdruck. Nach der Einnahme kann es zu Kopfschmerzen und Schwindel kommen.

Cortison

Cortison wirkt entzündungshemmend, da es die Abwehrreaktionen des Organismus hemmt. Es wird bei Rheuma und allergischen Reaktionen eingesetzt, aber auch bei Autoimmunerkrankungen. Wird es über längere Zeit angewandt, kann dies das Immunsystem schwächen.

Psychopharmaka

Zu den wichtigsten Psychopharmaka zählen Antidepressiva und Beruhigungsmittel. Antidepressiva werden bei Depressionen eingesetzt. Sie normalisieren das Befinden, indem sie die Stimmung verbessern und den Antrieb steigern. Zu den Nebenwirkungen zählen Verstopfung und schneller Herzschlag. Beruhigungsmittel sollten nur sehr kurzfristig eingesetzt werden, da sie zu Abhängigkeiten führen. Ein schnelles Absetzen bringt Ängste und starke Unruhezustände mit sich.

Zytostatika

Zytostatika hemmen das Wachstum von Zellen, besonders das der Krebszellen. Sie werden bei Krebserkrankungen eingesetzt (Chemotherapie) sowie nach Transplantationen, um Abstoßungsreaktionen des eingesetzten Organs zu unterdrükken. Die Nebenwirkungen dieser Medikamente sind beträchtlich, z.B. schwere Übelkeit.

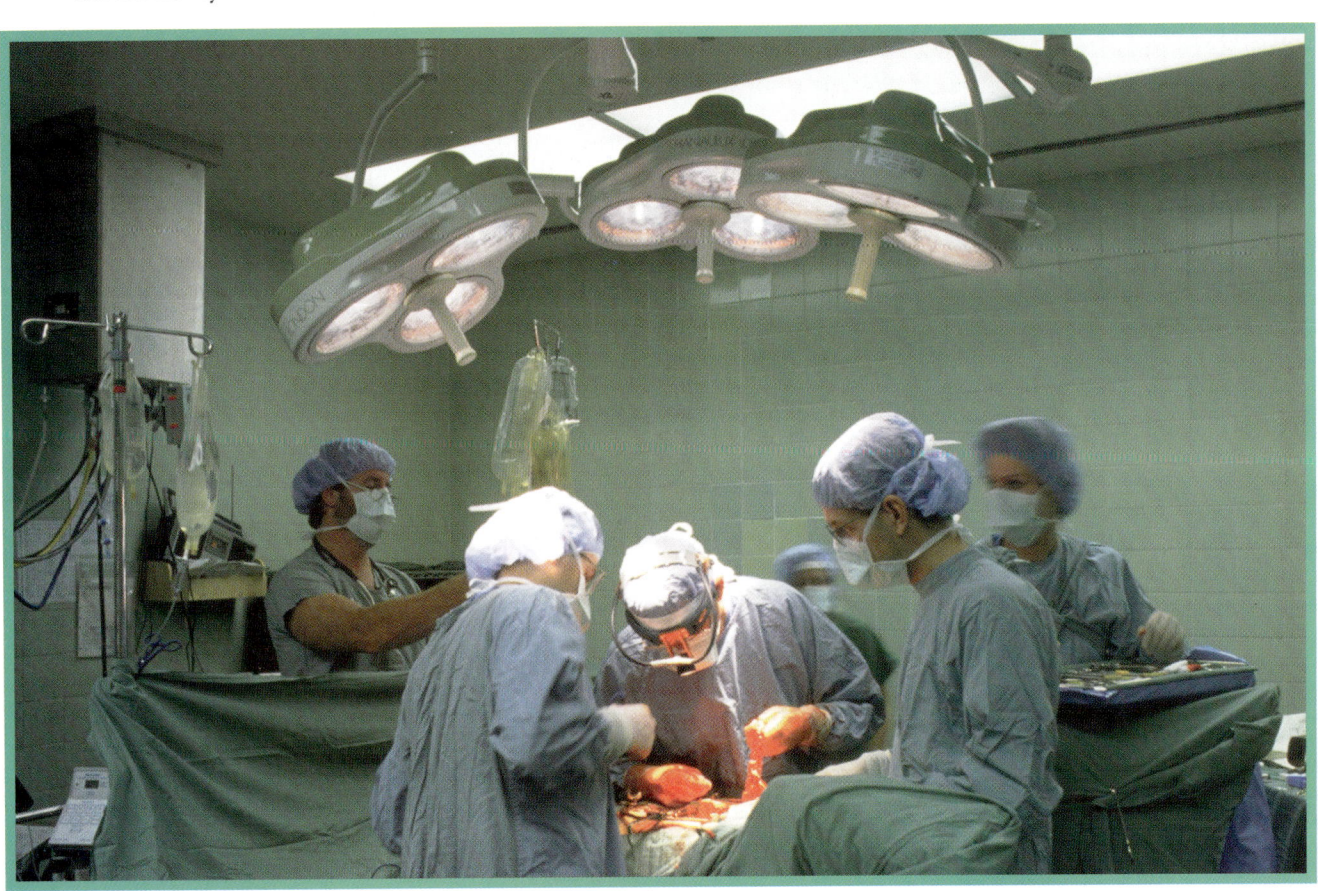

Im Operationssaal

Operation

Operationen können eventuell dann helfen, wenn konservative Behandlungen keine Chancen auf Heilung oder Linderung bieten. Doch kann in jedem Fall der Patient entscheiden, ob er operiert werden möchte oder nicht. Jeder operative Eingriff birgt Risiken in sich; so ist vor einer Entscheidung immer abzuwägen, ob das Risiko einer Operation oder der Schweregrad der Krankheit überwiegt. Vor jedem Eingriff hat der Arzt die Pflicht, den Patienten auf die möglichen Folgen hinzuweisen und alle Fragen zu beantworten. Auch über die Krankheit und ihre Heilungschancen mit und ohne Operation muß der Patient aufgeklärt werden.

Die meisten Operationen sind heute Routineeingriffe, die tagtäglich durchgeführt werden. Es gibt die Möglichkeit des konventionellen Eingriffs und die der Endoskopie. Bei einer konventionellen Operation wird der Körper so weit geöffnet, daß das betreffende Gebiet vom Chirurgen von außen gut zu sehen und mit seinen Werkzeugen zu erreichen ist. Um das Endoskop einzuführen, ist nur eine minimale Öffnung des Körpers notwendig (minimal-invasive Operation). Welche Operationsmethode man anwendet, hängt von der Erreichbarkeit der betreffenden Körperregion, deren Größe und dem Ausmaß der Erkrankung ab.

Vor jeder Operation wird dem Patienten ein Narkosemittel verabreicht, um das Schmerzempfinden außer Kraft zu setzen. Ist der Eingriff klein, wird nur örtlich betäubt. Hierbei wird die Nervenleitung zwischen dem betreffenden Körperteil und Gehirn oder Rückenmark für die Dauer des Eingriffs „lahmgelegt". Bei der Vollnarkose dagegen werden sämtliche Schmerzempfindungen und Reflexe verhindert. Auch befinden sich die Muskeln in völliger Entspannung, was vor allem für große und tiefe Eingriffe von Bedeutung ist. Bei Operationen, die den Körperbereich unterhalb des Nabels betreffen, können die Periduralanästhesie oder die Spinalanästhesie angewandt werden. Bei beiden Verfahren werden lediglich Unterleib und Beine schmerzunempfindlich und bewegungslos gemacht. Für die Periduralanästhesie wird das betäubende Medikament zwischen Wirbel und äußere Rückenmarksschicht gespritzt, für die Spinalanästhesie wird es in den mit Nervenwasser gefüllten Bereich um das Rückenmark injiziert.

Naturheilverfahren und alternative Medizin

Aderlaß

Aderlaß wurde bereits im Altertum angewandt, als man glaubte, mit dieser Methode giftige, krankheitsverursachende Stoffe aus dem Körper leiten zu können. Heutzutage wird Aderlaß eingesetzt bei Durchblutungsstörungen, zu hohem Blutdruck, Übermaß an roten Blutkörperchen, Stoffwechselerkrankungen. Er wirkt blutverdünnend und fördert die Sauerstoffversorgung des Organismus.

Behandlung:

1 bis 2 mal pro Woche werden mit einer Kanüle 100 bis 150 Milliliter Blut abgenommen, danach wird eine Infusion mit einer Kochsalzlösung verabreicht.

Gegenanzeigen:

Aderlaß darf nicht angewendet werden bei Herzrhythmusstörungen, niedrigem Blutdruck, Blutarmut, Durchfall und Störungen der Blutgerinnung.

Akupunktur

Die Akupunktur ist ein Bestandteil der traditionellen chinesischen Medizin. Bei dieser Heilmethode geht man davon aus, daß die Lebensenergie (Qi) auf bestimmten Bahnen durch den Körper fließt, den sogenannten Meridianen. Die Meridiane können nach der chinesischen Anschauung verstopft sein; indem man bestimmte Meridianpunkte ansticht, soll die Energie wieder zum Fließen gebracht werden. Nachweislich können durch die Akupunkturbehandlung körperliche Schmerzen gelindert, vegetative Störungen behoben und psychosomatische Beschwerden aufgehoben werden.

Behandlung:

Die unterschiedlichen Akupunkturpunkte werden bestimmten Organen zugeordnet; je nach Beschwerden werden die anzustechenden Punkte ausgewählt. Die Behandlung beinhaltet 10 bis 20 Termine, die Dauer pro Behandlung beträgt 20 bis 30 Minuten. Bei uns gibt es die
–Nadelakupunktur, bei der 1 bis 10 cm lange Nadeln unterschiedlich tief eingestochen werden,

–Laserakupunktur, bei der ein Laserstrahl auf die Meridianpunkte gerichtet wird,

–Moxibustion, bei der Beifuß-Zigarren auf der Haut abgebrannt werden, wodurch eine starke Erwärmung der Punkte entsteht,

–Elektroakupunktur, bei der Elektroden mit den Nadeln verbunden werden, die leichte elektrische Ströme zum Körper leiten.

Gegenanzeigen:

Bei Blutgerinnungsstörungen und einigen Nervenerkrankungen sollte keine, bei Schwangerschaften eine eingeschränkte Akupunktur erfolgen. Elektroakupunktur darf nicht angewendet werden, wenn Herzrhythmusstörungen oder Epilepsie vorliegen sowie bei Herzschrittmachern.

Akupressur

Akupressur stammt ebenfalls aus der chinesischen Medizin und beruht auf der gleichen Auffassung von den Energieströmen wie die Akupunktur; allerdings werden hier keine Nadeln eingestochen, sondern es erfolgt eine Druckmassage der Meridianpunkte, um die Lebensenergie wieder in Fluß zu bringen. Akupressur wird eingesetzt bei Schlafstörungen, Nervosität, Schmerzen. Sie wirkt entspannend und durchblutungsfördernd.

Behandlung:

Auf die einzelnen Meridianpunkte wird nacheinander Reibung und Druck mit Fingern, Ellenbogen und Füßen ausgeübt.

Gegenanzeigen:

Akupressur darf nicht angewendet werden bei Herz-Kreislauf-Erkrankungen und Hautentzündungen.

Anthroposophische Medizin

Rudolf Steiner (1861-1925) ist der Begründer der Anthroposophie und der damit verbundenen

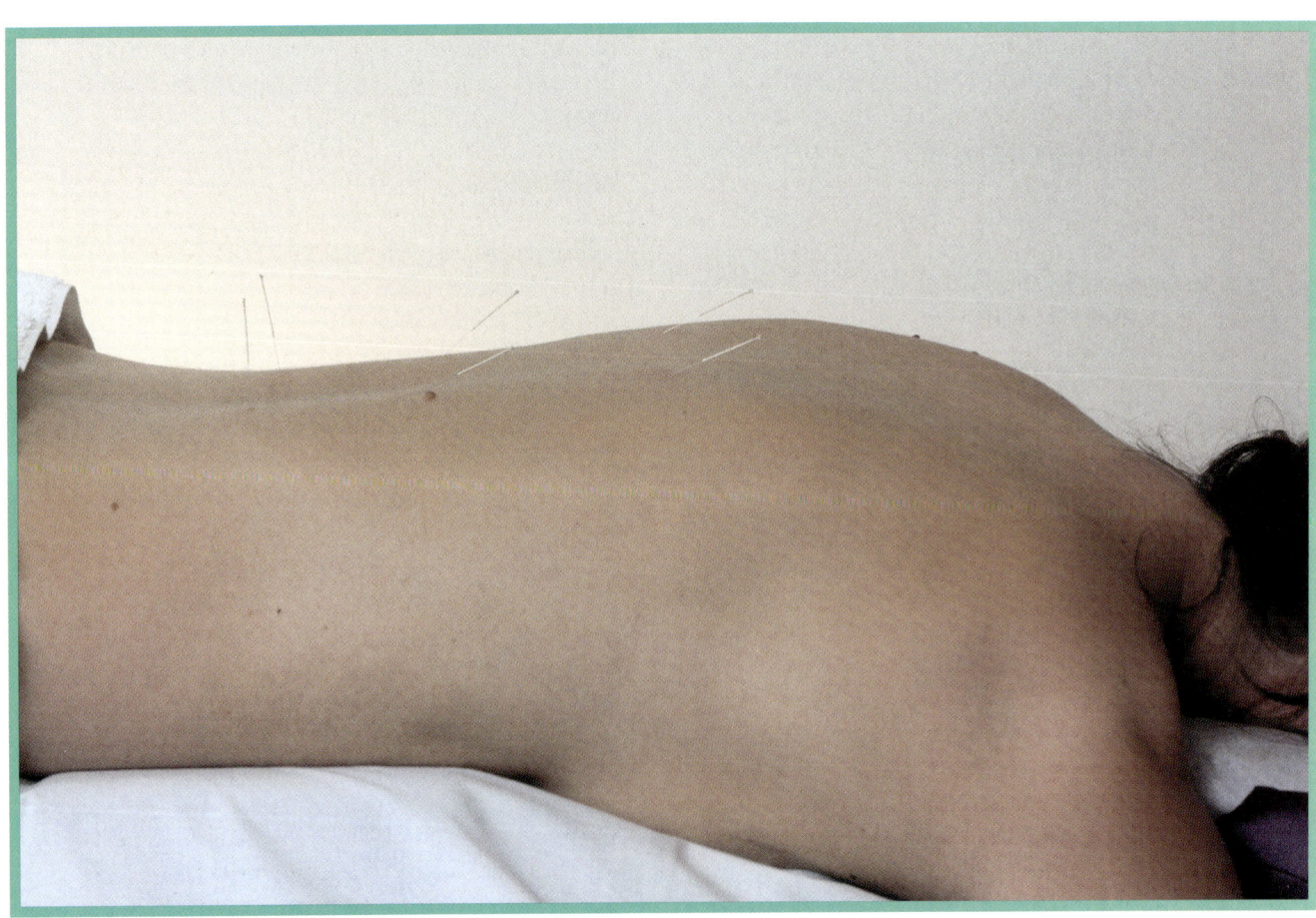

Nadelakupunktur

anthroposophischen Medizin. Diese gilt als eine Erweiterung der Schulmedizin. In ihr wird der Mensch in vier „Wesensglieder" unterteilt: in den „physischen Leib" (Körper), den „Astralleib" (Seele), den „Ätherleib" (Lebenskraft) und in das „Ich" (Geist). Eine Erkrankung wird dadurch verursacht, daß die vier Wesensglieder in Ungleichgewicht zueinander geraten sind. Genesung ist nur dann möglich, wenn wieder die Harmonie wiederhergestellt wird. Eine anthroposophische Behandlung hat sich vor allem in Fällen von Rheuma, Allergien, Hautkrankheiten und Krebs bewährt.

Behandlung:

Die Behandlung erfolgt bei anthroposophischen Ärzten in Praxen oder in anthroposophischen Krankenhäusern. Als Heilmittel werden mineralische, tierische und pflanzliche Bestandteile verwendet, die auf spezielle und umweltschonende Weise hergestellt werden. Daneben erfolgen verschiedene Arten der Therapie wie Kunsttherapie (Malen, Musik), Sprachtherapie (anthroposophisch ausgerichtete Psychotherapie) und Eurythmie (Körpertherapie: Tanz und Bewegung nach bestimmten Lauten und Melodien).

Ayurveda

Ayurveda stellt ein spirituelles Lebenskonzept dar, das aus Indien stammt und über 3.000 Jahre alt ist. Wörtlich übersetzt bedeutet Ayurveda „Wissen vom gesunden Leben". Sein vorrangiges Ziel ist es, Gesundheit zu erhalten durch eine Pflege von Seele, Geist und Körper. In der ayurvedischen Lehre gibt es drei Lebensenergien, drei „Doshas": „Vata", „Pitta" und „Kapha". Geraten die Doshas in Ungleichgewicht, treten Krankheiten auf. Ayurvedische Behandlungen sind langfristiger Art und werden bei chronischen Beschwerden, psychosomatischen Erkrankungen, Magen-Darm-, Herz-Kreislauf- und Stoffwechselstörungen angewandt.

Behandlung:

Die Behandlung findet in Form einer Kur in den ayurvedischen Gesundheitszentren statt. Die wichtigste Therapie ist das „Panchakarma", eine Reinigungstherapie, die Einläufe, Fasten, Massagen, Wärmebehandlungen und Aderlaß beinhaltet.

Gegenanzeigen:

Ayurveda sollte nicht bei akuten Erkrankungen, Schwächezuständen und Schwangerschaften angewandt werden.

Bach-Blüten-Therapie

Die Bach-Blüten-Therapie wurde zu Beginn des 20. Jahrhunderts vom englischen Arzt Edward Bach entwickelt. Nach Bachs Anschauung steht der Mensch im normalen Zustand in Harmonie mit Gott und ist demzufolge glücklich und gesund. Wenn der Mensch die Verbindung zu Gott schwächt, gerät er in einen Konflikt und entwickelt ungünstige Charaktereigenschaften und negative Gemütszustände, die die Auslöser von Krankheiten darstellen. Negative Gemütszustände können zum Beispiel Verzweiflung, Angst, Unruhe oder Eifersucht sein. Bach fand 38 Pflanzen, die seiner Meinung nach negative Gemütszustände positiv beeinflussen können. Die Schwingungen der Pflanzen gehen auf den Menschen über. Noch heute werden nach einem von Bach entwickelten Verfahren diese Pflanzen gezogen und Konzentrate aus ihnen hergestellt. Bach-Blüten sind in jeder Apotheke erhältlich; sie werden zum psychischen Ausgleich, zur Gesundheitsvorsorge und als Begleitbehandlung von psychischen und physischen Erkrankungen eingesetzt.

Behandlung:

Die Bach-Blüten werden der seelischen Verfassung entsprechend ausgesucht. Sie werden von Ärzten und Heilpraktikern eingesetzt, können aber auch selbst ausgesucht und eingenommen werden. Voraussetzung ist, daß man sich ausreichend darüber informiert (Fachliteratur).

Gegenanzeigen:

Bach-Blüten können eine ärztliche Behandlung von körperlichen Symptomen nicht ersetzen! Sie sollten nicht gleichzeitig mit homöopathischen Medikamenten eingenommen werden.

Badekuren

Badekuren werden vom Arzt verordnet und in der Regel von den Krankenkassen bezahlt. Es gibt die Möglichkeit der Moorbäder, Schwefelbäder, Bewegungsbäder, Kohlensäurebäder, Radonbäder, Meerwasserbäder.

Moorbäder:

Moor und Schlamm wirken abwehrstärkend und sind außerdem sehr hilfreich bei Rheuma, Magen-Darm-Erkrankungen, Durchblutungsstörungen, Frauenkrankheiten und Nieren- und Blasenstörungen.

Behandlung:

Es werden Vollbäder aus Moorschlamm angewandt oder Packungen auf die betroffenen Körperstellen aufgelegt. Das Moor hat bei der Anwendung als Bad eine Temperatur von etwa 42 °C, als Packung ist es etwa 45 °C warm.

Gegenanzeigen:

Moorbäder dürfen nicht angewendet werden bei Fieber, Infektionen, großflächigen Hautentzündungen und Bluthochdruck.

Schwefelbäder:

Schwefel wirkt abwehrstärkend und durchblutungsfördernd. Sie helfen bei Gelenkleiden und Neurodermitis, Akne, Schuppenflechte und Entzündungen.

Behandlung:

Schwefelbäder sind etwa 30 bis 38 °C warm. Nach einem Bad von etwa 15 Minuten Dauer sollten eine halbe Stunde Ruhe und Entspannung folgen.

Gegenanzeigen:

Die Badezeit für Kinder sollte 5 Minuten nicht überschreiten.

Bewegungsbäder:

Heilgymnastik im Wasser lindert rheumatische Beschwerden, hilft bei Muskel- und Knochenerkrankungen und fördert die Beweglichkeit. Sie wird auch zur Rehabilitation nach verschiedenen Krankheiten und Operationen eingesetzt.

Gegenanzeigen:

Bei Herzschwäche sollten Bewegungsbäder nur unter ärztlicher Aufsicht erfolgen.

Kohlensäurebäder:

Kohlensäurebäder sind in besonderem Maße in Fällen von Bluthochdruck, Durchblutungsstörungen sowie bei Herz-Kreislauf-Beschwerden geeignet.

Behandlung:

Das Bad dauert etwa 30 Minuten und wird einmal täglich durchgeführt.

Radonbäder:

Radon ist ein radioaktives Gas, das in natürlichen Quellen enthalten ist. Es wirkt vor allem bei entzündlichen und degenerativen Gelenkerkrankungen.

Behandlung:

Eine Radonkur beinhaltet Bäder im radioaktiven Wasser, eine Trinkkur oder das Einatmen von radonhaltigen Dämpfen.

Gegenanzeigen:

Radioaktive Strahlen wirken in hohen Dosen krebserregend. Eine Kurdauer von zwei Wochen sollte deshalb nicht überschritten werden.

Meerwasserbäder:

Meerwasser besitzt wegen seines hohen Salzgehalts einen großen Heilwert. Es ist besonders bei Neurodermitis, Akne, Schuppenflechte, niedrigem Blutdruck und Bronchitis zu empfehlen.

Behandlung:

Die Behandlung wird im Rahmen einer Kur in warmen, sonnigen Küstengebieten durchgeführt. Die Dauer und Häufigkeit des Badens unterliegt keiner Begrenzung.

Bioresonanztherapie

Das Bioresonanz-Verfahren beruht auf der Annahme, daß Krankheiten von unharmonischen elektromagnetischen Schwingungen des Körpers ausgelöst werden. Mit Hilfe eines Spezialgeräts sollen diese Schwingen aufgefangen und in gesunde umgewandelt werden. Die Methode wird bei Allergien durchgeführt.

Behandlung:

Am Körper des Patienten werden Elektroden befestigt, die die elektromagnetischen Schwingungen aufnehmen und an ein Gerät weiterleiten. Von diesen werden die Schwingungen umgewandelt und zurückgesandt. Die Behandlung dauert etwa 20 Minuten und findet zehnmal statt.

Blutegel

Die Blutegeltherapie ist schon seit Jahrhunderten bekannt, heute wird sie von Ärzten wieder verstärkt angewendet. Diese Therapie ist geeignet für Gelenkentzündungen, Augenerkrankungen, Schwellungen und Venenerkrankungen. Blutegel geben beim Saugen Substanzen ab, die blutgerinnungs- und entzündungshemmend wirken.

Behandlung:

Die Blutegel werden auf die betroffenen Hautstellen gesetzt. Sie saugen sich mit etwa 10 Millilitern Blut voll und fallen nach 30 bis 45 Minuten von selbst ab. Das Saugen verursacht keine Schmerzen. Die Wunden bluten kurze Zeit nach.

Gegenanzeigen.

Blutegel dürfen nicht angesetzt werden bei Hauterkrankungen und mangelnder Blutgerinnung.

Cantharidinpflaster

Das Cantharidinpflaster war schon im Altertum als Therapieverfahren bekannt. Die Auflagefläche des Pflasters ist mit einem Extrakt der Spanischen Fliege versehen. Es wird bei Gelenkerkrankungen und chronischen Schmerzen angewandt.

Behandlung:

Das Pflaster wird auf die betroffene Körperstelle aufgelegt. An dieser Stelle bildet sich innerhalb von 12 Stunden eine Brandblase, die dann aufgeritzt wird. Bis zum Abheilen der Wunde dauert es etwa 4 Wochen; in dieser Zeit muß eine regelmäßige Wundversorgung stattfinden.

Gegenanzeigen:

Cantharidinpflaster darf nicht bei Allergien und Hautentzündungen aufgelegt werden. Als Nebenwirkungen können Schmerzen im Harnbereich auftreten.

Chiropraktik

Chiropraktik, auch manuelle Medizin genannt, wird bei Bewegungseinschränkungen von Gelenken angewandt. Vor der Behandlung erfolgt zunächst eine genaue Diagnoseerstellung, um festzustellen, ob es sich wirklich um eine Blockierung und nicht um Gelenk- oder andere Erkrankungen handelt. Die Behandlung wird vor allem bei Blockierungen der Wirbel und bei Gelenkschmerzen eingesetzt.

Behandlung:

Der Chiropraktiker (Arzt mit Zusatzausbildung) kann zwei verschiedene Verfahren anwenden: Manipulation und Mobilisierung. Bei der Manipulation wird eine rasche, kurze Bewegung ausgeführt, die einen Impuls an das blockierte Gelenk abgibt. Bei der Mobilisierung wird das betroffene Gelenk vorsichtig in die blockierte Bewegungsrichtung bewegt und damit langsam wieder beweglich gemacht.

Dampfbad

Dampfbäder wirken abwehrstärkend, durchblutungsfördernd und entspannend. Besonders bei chronischer Nasennebenhöhlenentzündungen und chronischer Bronchitis ist die Dampfkabine zu empfehlen. Die Temperatur beträgt 50 °C, die Luftfeuchtigkeit 50%.

Behandlung:

Der Aufenthalt in der Dampfkabine sollte so lange dauern, wie man sich wohl fühlt, etwa 15 bis 20 Minuten. Danach sollte man sich langsam abkühlen und etwa 20 Minuten ruhen.

Eigenblutbehandlung

Die Eigenblutbehandlung ist eine altbekannte Therapiemethode. Sie beruht auf der Annahme, daß das eingespritzte Blut vom Organismus als Fremdkörper angesehen wird, auf den er mit einer Ankurbelung der körpereigenen Abwehr reagiert. Die Behandlung wird besonders bei Allergien, Rheuma, Durchblutungsstörungen, Infektionen und chronischen Erkrankungen eingesetzt. Nur speziell für diese Behandlung ausgebildete Ärzte sollten sie durchführen.

Behandlung:

Der Arzt entnimmt 10 Milliliter Blut aus der Armvene und spritzt es anschließend unter die Haut oder in den Muskel. Das Blut kann vor dem Wiedereinspritzen mit homöopathischen Mitteln oder Ozon versetzt werden. Die Behandlung wird einige Male wiederholt.

Gegenanzeigen:

Als Nebenwirkungen können Schwindel, Kopfschmerzen, Übelkeit, Herzklopfen auftreten.

Eigenurinbehandlung

Das Trinken, Spritzen oder Einreiben des eigenen Urins kennt man seit Jahrhunderten. Es soll bei Infektionen und verschiedenen Hauterkrankungen wirken.

Behandlung:

Frischer Urin wird in kleinen Mengen getrunken oder vom Arzt gespritzt. Die Behandlung wird einige Tage lang durchgeführt.

Enzymtherapie

In der Medizin vieler alter Kulturen wurden bereits Enzyme als Heilmittel benutzt. Enzyme befinden sich in Pflanzen, Tieren und Pilzen. Heute werden Enzyme bei der Behandlung von Hauterkrankungen, Virusinfektionen, chronischen Schmerzen und Krebserkrankungen eingesetzt.

Behandlung:

Die Enzyme werden vom Arzt als Tabletten oder Kapseln verabreicht oder gespritzt. Sie werden in sehr hohen Dosen verabreicht. Die Behandlungsdauer hängt von der Schwere der Erkrankung ab.

Gegenanzeigen:

Die Enzymtherapie darf nicht angewandt werden bei Allergien, Lebererkrankungen und Nierenschäden. Als Nebenwirkungen können Kreislaufbeschwerden eintreten.

Fußreflexzonenmassage

Die Fußreflexzonenmassage geht davon aus, daß die inneren Organe mit bestimmten Gebieten auf den Fußsohlen energetisch verbunden sind. Bei Organerkrankungen soll durch eine Massage der zugehörigen Zone auf der Fußsohle eine Besserung eintreten. Durch die Massage tritt eine angenehme Entspannung und allgemeines Wohlbefinden ein.

Behandlung:

Mit speziellen Griffen werden die Fußsohlen und die Fersen massiert. Schmerzhafte Gebiete

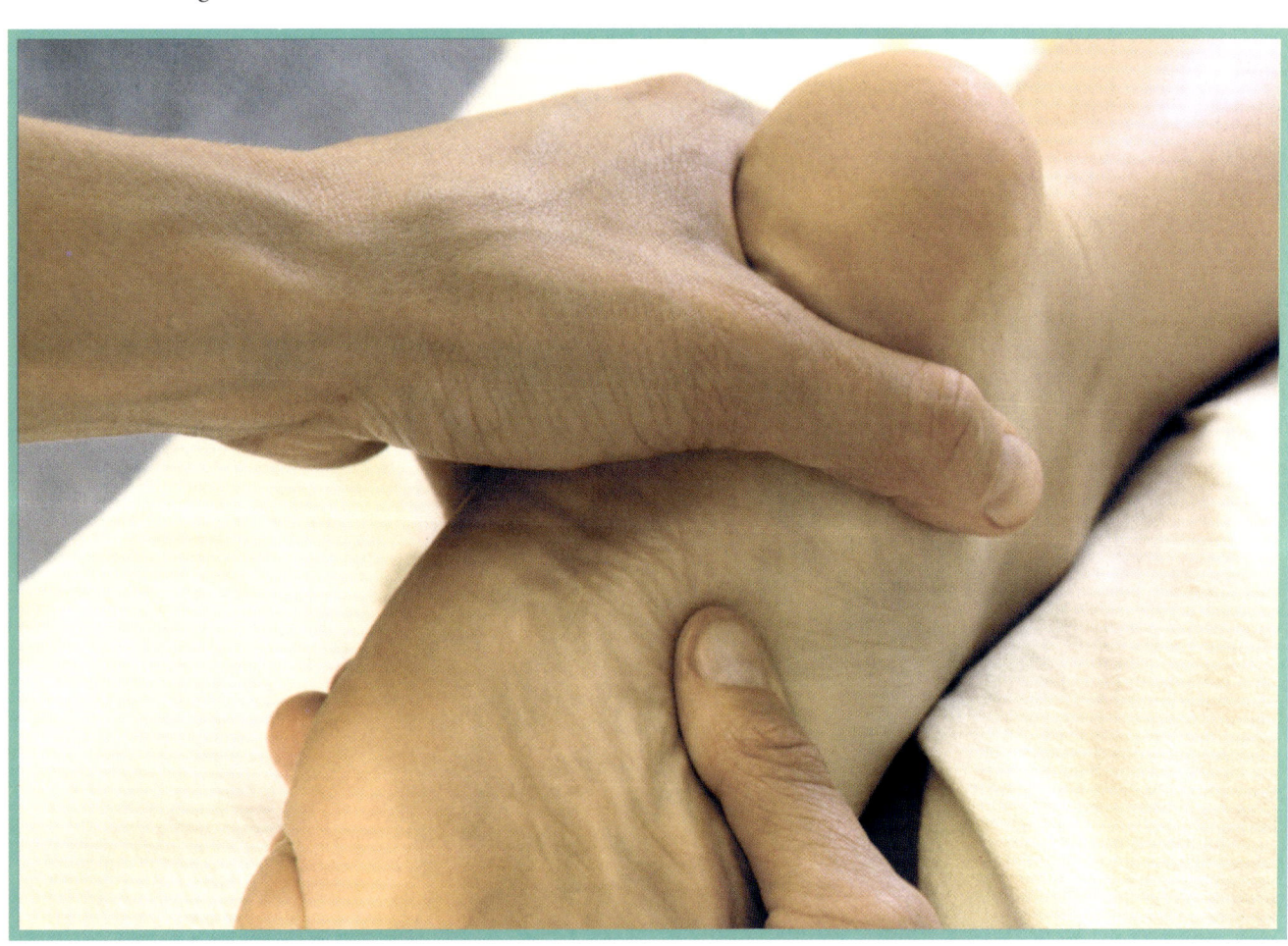

Fußreflexzonenmassage

werden besonders intensiv gedrückt, bis die Schmerzen nachlassen. Eine Sitzung dauert etwa 30 Minuten, insgesamt finden 6 bis 10 Sitzungen statt.

Hydrotherapie (Wasserbehandlung)

Die Hydrotherapie gehört neben dem Einsatz von Heilpflanzen, einer Diät und Bewegungsübungen zur Behandlungsmethode des Pfarrers Sebastian Kneipp (1821-1897). Die Wasserbehandlung wirkt kreislaufstärkend, durchblutungsfördernd und abwehrstärkend. Sie wird bei rheumatischen Beschwerden, Herzerkrankungen, Kreislaufbeschwerden, Atemwegserkrankungen, Krampfadern und Infekten eingesetzt.

Behandlung:

Zur Wasserbehandlung gehören Güsse, Waschungen, Bäder, Wickel, Packungen, Wassertre-

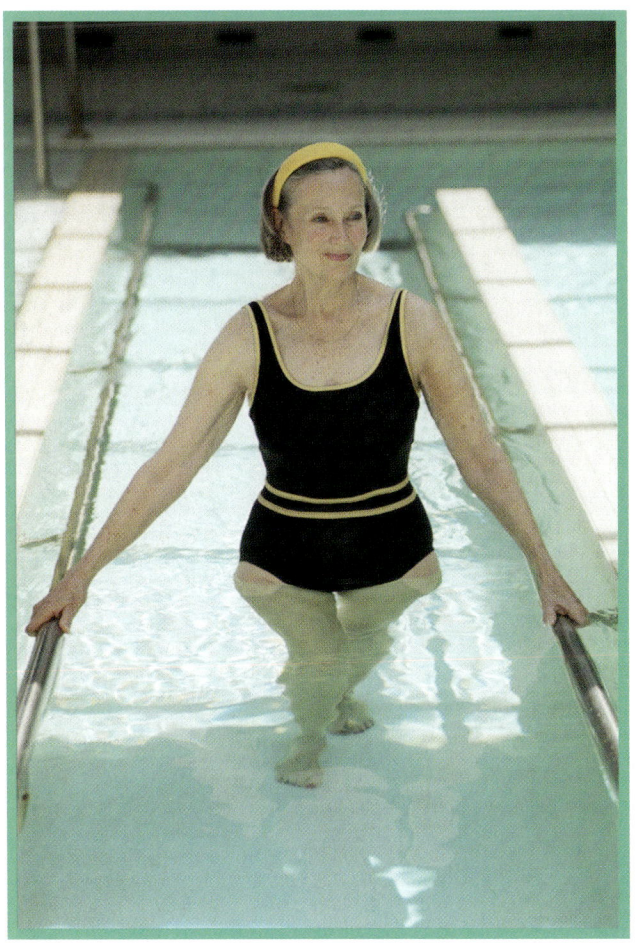

Wasserbehandlungen

ten etc. Welche Behandlung angewendet wird, hängt von der Art der Erkrankung ab. Die Hydrotherapie wird im Rahmen von Kuren angeboten, kann aber auch teilweise selbst angewandt werden (siehe Selbsthilfe und Hausmittel, ab S. 256).

Gegenanzeigen:

Siehe Selbsthilfe und Hausmittel, ab S. 256).

Inhalationsbehandlung

Bei der Inhalationsbehandlung werden heißem Wasser heilende Stoffe beigefügt, die mit dem Dampf eingeatmet werden. Der Dampf wirkt schleimlösend, entzündungshemmend und abschwellend. Inhalationen werden besonders bei Nasennebenhöhlenentzündungen, akuter und chronischer Bronchitis und asthmatischen Erkrankungen eingesetzt.

Behandlung:

Die Behandlung erfolgt mit verschiedenen Inhalationsgeräten. Die Art der beigefügten Substanzen (Medikamente, Kräuteressenzen) hängt von der jeweiligen Erkrankung ab. Eine Inhalationsbehandlung dauert etwa 15 Minuten und wird, je nach Schwere der Erkrankung, mehrere Tage oder Wochen durchgeführt.

Inhalationen können auch selbst zu Hause angewandt werden. Statt eines Inhalationsgerätes kann beispielsweise ein einfacher Kochtopf verwendet werden. Dazu legt man sich dann ein Handtuch über Kopf, Schultern und Topf, beugt sich vor und inhaliert den heißen Wasserdampf. (siehe Selbsthilfe und Hausmittel, ab S. 256.).

Infrarotbestrahlung

Infrarotlicht gibt Wärmestrahlung ab und entspannt den Organismus. Infrarotbehandlungen werden angewandt bei chronischen Entzündungen, Furunkeln und Störungen des Bewegungsapparates.

Behandlung:

Der betreffende Körperteil wird eine bestimmte Zeit dem Infrarotlicht ausgesetzt. Die Behandlung erfolgt einmal täglich mehrere Tage lang.

Gegenanzeigen:

Infrarotstrahlung sollte nicht eingesetzt werden bei lichtempfindlichen Hauterkrankungen und akuten Entzündungen.

Krankengymnastik

Krankengymnastik stärkt die Muskeln und entspannt sie, reguliert Haltungsschäden, lockert steife Gelenke. Sie wird eingesetzt bei Funktionsstörungen des Bewegungsapparates und zur Rehabilitation nach Unfällen, Operationen und Erkrankungen, wie zum Beispiel Schlaganfällen oder Multipler Sklerose.

Behandlung:
Bei der Krankengymnastik werden sowohl Übungen vom Patienten selbst ausgeführt als auch Bewegungen von den Krankengymnasten gelenkt, wobei der Patient entspannt und passiv bleibt. Die Art der Übungen ist abhängig von der Ursache der Funktionsstörung: Bewegungsübungen der Gelenke bei Gelenkerkrankungen, Kräftigung der Muskulatur, beispielsweise bei Haltungsschäden oder Muskelverspannungen, Erlernen neuer Bewegungsabläufe nach Lähmungen. Die krankengymnastische Behandlung wird über einen bestimmten Zeitraum regelmäßig durchgeführt.

Lymphdrainage

Bei der Lymphdrainage wird angestaute Flüssigkeit (Lymphe) aus den Lymphknoten massiert. Dadurch wird der Lymphfluß angekurbelt und die Weiterleitung der in der Lymphe enthaltenen Substanzen (Abfallstoffe des Stoffwechsels und Krankheitserreger) beschleunigt. Die Behandlung wird eingesetzt bei Immunschwäche, Hauterkrankungen und Rheuma.

Behandlung:
Mit sanften, kreisenden Bewegungen werden bestimmte der Erkrankung entsprechende Lymphknoten massiert. Im Rahmen einer Behandlung finden mehrere Sitzungen statt. Die Massage wird von eigens dafür ausgebildeten Physiotherapeuten durchgeführt.

Gegenanzeigen:
Die Lymphdrainage sollte nicht angewendet werden bei Thrombosen, Entzündungen, Asthma und Krebs.

Klassische Massage

Bei der klassischen Massage wird durch Druck, Zug, Kneten, Streichen, Reiben und Klopfen eine Entspannung der Muskulatur herbeigeführt. Massage wird vor allem angewandt bei Rückenbeschwerden, Muskelverspannungen, Rheuma und Lähmungen. Die Behandlung sollte nur von ausgebildeten Masseuren durchgeführt werden.

Behandlung:
Eine Massage dauert etwa 20 bis 30 Minuten und wird über einen längeren Zeitraum zweimal pro Woche durchgeführt.

Gegenanzeigen:
Massagen sollten nicht bei Entzündungen, Fieber, Thrombosen und Tumoren angewandt werden.

Neuraltherapie

Die Neuraltherapie geht davon aus, daß die inneren Organe über Nerven mit bestimmten Hautzonen verbunden sind. Durch das Spritzen eines lokalen Betäubungsmittels in eine bestimmte Körperstelle können demzufolge Schmerzen gelindert

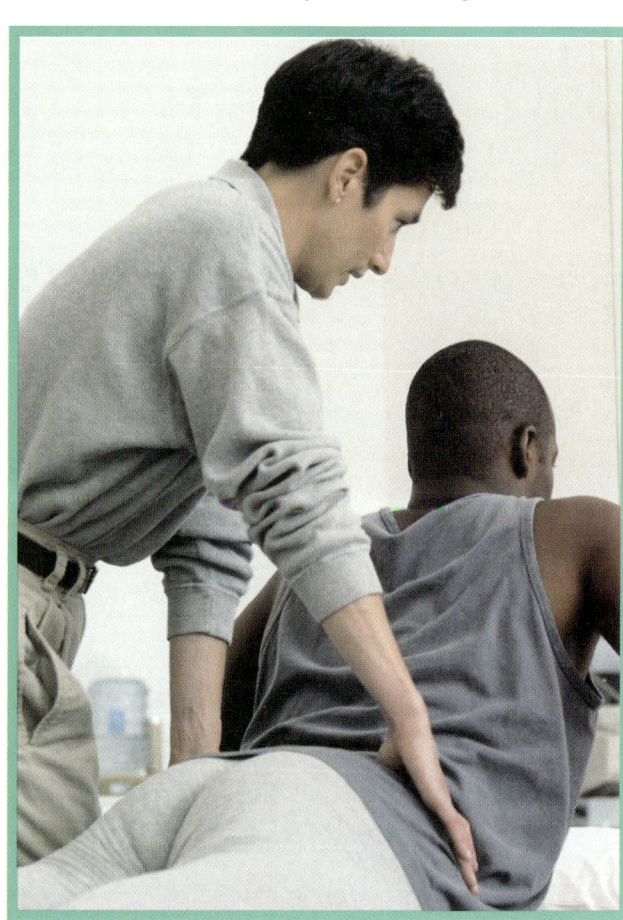

Krankengymnastik

werden (Segmenttherapie). Außerdem wird angenommen, daß alte Narben oder Entzündungen sogenannte Störfelder am Körper bilden, die chronische Erkrankungen verursachen. Durch das Spritzen von lokalen Betäubungsmitteln in diese Zonen soll chronischen Krankheiten entgegengewirkt werden (Störfeldtherapie). Die Behandlungen werden angewandt bei Schmerzen, Allergien, Entzündungen und chronischen Erkrankungen.

Behandlung:

Segmenttherapie: Lokale Betäubungsmittel wie Prokain oder Lidokain werden in die schmerzende Körperstelle oder die zugehörige Zone gespritzt, entweder unter die Haut oder in den Muskel.

Störfeldtherapie: In vernarbte oder entzündete Körperstellen wird ein Lokalanästetikum (örtlich wirkendes Betäubungsmittel) gespritzt, unter die Haut oder in den Muskel. Beide Arten der Behandlung werden mehrere Male durchgeführt.

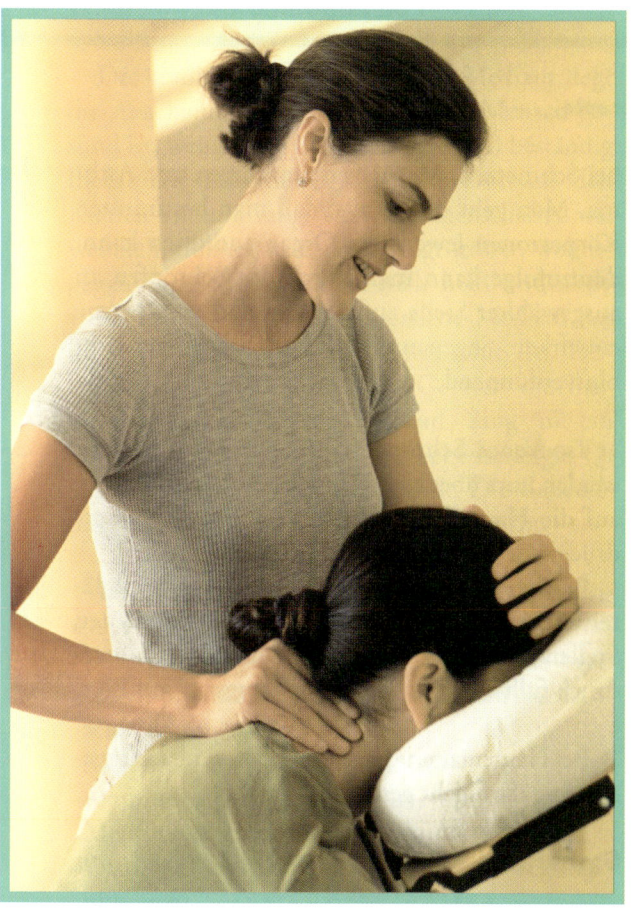

Klassische Massage

Gegenanzeigen:

Die Neuraltherapie darf nicht angewendet werden bei Magengeschwüren und schweren Infektionen. Als Nebenwirkungen können hier dann Kreislaufstörungen, Herzrhythmusstörungen und allergische Reaktionen auf die verwendeten Lokalanästhetika auftreten.

Pflanzenheilkunde (Phytotherapie)

Pflanzen werden bereits seit Jahrtausenden als Heilmittel verwendet. Sie finden heute in der Schulmedizin sowie im Rahmen alternativer Heilmethoden ihre Anwendung. Pflanzliche Heilmittel gibt es in Form von Tees und „Fertigmedikamenten."

Tees:

Siehe Hausmittel, ab Seite 256.

Fertigmedikamente:

Die Medikamente werden durch Auszug, Trocknung und Konzentration der Heilpflanzen hergestellt. Es gibt sie in der Form von Tabletten, Kapseln und Dragees.

Behandlung:

Pflanzliche Medikamente werden vor allem bei leichten Erkrankungen und begleitend zur Therapie von psychosomatischen und chronischen Krankheiten eingesetzt.

Gegenanzeigen:

Pflanzliche Heilmittel beinhalten pflanzliche Produkte in konzentrierter Form und können in einigen Fällen Nebenwirkungen verursachen. Sie sollten nicht eingenommen werden, bevor man den Beipackzettel gründlich gelesen und einen Arzt befragt hat.

Sauerstoffbehandlung

Eine zu geringe Versorgung mit Sauerstoff – ausgelöst beispielsweise durch falsche Atemtechnik oder mangelnde Bewegung – kann Krankheiten begünstigen. Bei der Sauerstofftherapie wird Sauerstoff verabreicht, um Durchblutungsstörungen, chronische Hauterkrankungen, Herz-Kreislauf-Beschwerden und Atemwegserkrankungen zu lindern.

Wichtig für die Gesundheit

Fragt man nach der Definition von Gesundheit, so wird normalerweise die Antwort sein: Gesundheit ist die Abwesenheit von Krankheit. Dies ist aber eine negative Definition. Es ist unglücklich, daß wir Gesundheit durch Krankheit definieren müssen. Gesundheit ist doch etwas Positives, während Krankheit negativ ist. Gesundheit ist unsere wahre Natur, Krankheit hingegen eine Beeinträchtigung der Natur.

Paracelsus, einer der Väter der Heilkunde, sagte, man müsse den Begriff der Gesundheit positiv definieren. Aber wie können wir zu einer positiven Definition gelangen, zu einer schöpferischen Interpretation des Begriffes „Gesundheit"? Paracelsus sagt: „Solange wir den Zustand innerer Harmonie nicht kennen, können wir Euch höchstens von Eurer Krankheit befreien – doch die Quelle Eurer Gesundheit ist innere Harmonie. Wenn wir Euch aber von der einen Krankheit befreit haben, werdet Ihr sogleich eine andere bekommen, denn in bezug auf Eure innere Harmonie ist nichts geschehen. Tatsächlich ist es notwendig, Eure innere Harmonie zu unterstützen."

Es gibt nur eine einzige Art von Gesundheit – man braucht sie nicht näher zu bezeichnen –, aber Tausende von Krankheiten, und jeden Tag tauchen neue Krankheiten auf. Es gibt unzählige Krankheiten, und es werden noch viele hinzukommen, weil der Mensch immer erfinderischer wird.

Im alten China gab es eine interessante Regelung

Vielleicht wird sie irgendwann in der Zukunft wieder einmal aufgegriffen. Die Regel wird Konfuzius zugeschrieben, dessen Einfluß in China sehr groß ist und dessen Ideen jahrhundertelang praktiziert und beibehalten wurden. Der Arzt wurde dafür bezahlt, daß er den Patienten gesund erhielt, und nicht dafür, daß er ihn kurierte.

Wenn der Arzt dafür bezahlt wird, daß er Sie kuriert, dann müßte er eigentlich daran interessiert sein, Sie krank zu erhalten. So entsteht im Denken des Arztes ein Zwiespalt. Auf der Universität lernt er, daß seine Arbeit darin besteht, die Menschen gesund zu erhalten, daß es seine Aufgabe ist, Leben zu erhalten und die Vitalität der Menschen zu stärken. Aber wenn alle gesund und jung bleiben und keiner je krank wird, wird der Arzt selbst Not leiden. Was soll er also tun? Das (wirtschaftliche) Hauptinteresse des Arztes widerspricht der medizinischen Ethik, also dem hypokratischen Eid, den er abgelegt hat.

Die Idee des Konfuzius ist phänomenal und wird auch in manchen medizinischen Zirkeln diskutiert. Er sagt, jeder sollte dem Arzt ein monatliches Einkommen bezahlen, solange dieser ihn bei Gesundheit hält. Bleibt der Patient den ganzen Monat gesund, dann erhält der Arzt einen bestimmten Betrag, wird der Patient krank, zahlt er entsprechend weniger. Jeder hat seine medizinische Versorgung und bezahlt dafür, daß er gesund bleibt, und nicht dafür, daß der Arzt ihn kuriert. Wird er krank, so trägt der Arzt die Kosten für die Medikamente und alle Ausgaben, und außerdem reduziert sich sein Einkommen, denn er hat sich nicht gut genug um seinen Patienten gekümmert. Auf der ganzen Welt machen wir es genau umgekehrt – aber es ist eine großartige Idee. Konfuzius war in vieler Hinsicht ein intelligenter und praktischer Mann.

In China wurde es so jahrhundertelang praktiziert und hat für die Ärzte wie für die Patienten hervorragend funktioniert. Die Ärzte waren nicht so stark überlastet, und die Patienten waren auch sehr zufrieden, denn ihr Arzt war wirklich für sie da und handelte in ihrem Sinne. Der Arzt (in diesem System) hatte überhaupt kein Interesse daran, daß jemand krank wurde und Medizin brauchte. Statt dessen verschrieb er Übungen zur Prophylaxe – QiGong, Gymnastik, Schwimmen, Sport – und gute Ernährung, damit seine Patienten gesund blieben. Und mehrere Jahrhunderte lang – solange der Einfluß des Konfuzius vorherrschte – scheinen die Chinesen das gesündeste Volk der Welt gewesen zu sein.

Die westliche Gesellschaft verfügt heute über das aufwendigste Gesundheitssystem aller Zeiten. Jährlich werden Milliarden dafür ausgegeben, und auf einigen Gebieten, wie zum Beispiel in der Chirurgie, in der Transplantationsmedizin und bei der Verhütung von Infektionskrankheiten, werden große Erfolge verzeichnet. Dennoch scheinen die Menschen angesichts der immensen Kosten so krank wie nie zuvor zu sein.

Vielleicht liegt es daran, daß wir verlernt haben, den Menschen als eine Einheit von Körper und Seele zu begreifen. Wir lassen nur das erkrankte Körperteil behandeln, aber kümmern uns nicht um unsere vielleicht ebenfalls kranke Seele.

Unser Körper und unsere Seele stehen jedoch in permanentem Austausch miteinander. Um im ganzheitlichen Sinne gesund zu bleiben, muß die Seele ebenso gepflegt werden wie der Körper. Sind beide gesund, ist ein Gleichgewicht und damit ein idealer Zustand erreicht.

Wiederherstellen des inneren Gleichgewichts

In vielen Fällen muß neben der Behandlung der körperlichen Beschwerden auch eine psychosomatische Behandlung erfolgen. Eine solche Behandlung beinhaltet eine Psychotherapie, in dessen Rahmen nach der seelischen Ursache für die Beschwerden gesucht und diese bearbeitet wird.

Doch bevor es soweit kommt, sollte man für sich sorgen. Das bedeutet, daß man ein Gleichgewicht zwischen Anspannung und Entspannung und zwischen Hektik und Ruhe schafft und Überbelastungen vermeidet. Neben körperlicher Gesundheitsvorsorge (siehe ab Seite 158) ist auch Seelenpflege notwendig. Psychische Faktoren wie immer wiederkehrende Frustrationen, Unterforderung, emotionale Probleme, Konflikte mit Kollegen oder dem Partner verursachen der Psyche Streß, können sich vehement auf das Befinden auswirken und auf Dauer körperliche Folgen nach sich ziehen.

Gute Voraussetzungen für die Erhaltung der psychischen Gesundheit sind das Geben und Nehmen emotionaler Zuwendung, Anerkennung, Unterstützung von anderen, Sexualität und Zärtlichkeit, Entspannungsmaßnahmen (siehe ab Seite 136), das aktive Austragen von Konflikten, gutes Arbeitsklima. Häufig fehlen einiger dieser Voraussetzungen im Leben, dann ist es sehr schwer, gute Lebensbedingungen zu schaffen. In diesem Fall ist die Teilnahme an einer Psychotherapie sehr zu empfehlen (siehe ab Seite 108). Mit der Hilfe eines Therapeuten kann im Bereich der positiven Lebensgestaltung vieles erreicht werden.

Weitere Streßfaktoren sind Überforderung, anstrengende Arbeit, zu hohe Anforderungen in Beruf und Familie, zu lange oder ständig wechselnde Arbeitszeiten (Schichtarbeit), das Tragen von großer Verantwortung, aufopfernde Pflege von kranken Angehörigen. Ist man diesen Faktoren ausgesetzt, muß man lernen, seine eigenen Belastungsgrenzen zu erkennen und einzuhalten. Durch die Anwendung von Entspannungsmethoden wie Autogenem Training, Yoga, Atemtraining u.a. (siehe ab Seite 136) können Seele und Körper entlastet und Anspannungen aufgelöst werden. Auch regelmäßige körperliche Bewegung schafft einen Ausgleich zu hohen Anforderungen und setzt auf natürliche Weise eine Entspannung in Gang.

Selbsthilfe und Hausmittel

Hausapotheke

Für kleine Notfälle und leichte Verletzungen und Beschwerden sollte man eine Hausapotheke haben, auf die man zurückgreifen kann. In ihr sollten Verbandsmaterial, Pinzette, ein funktionierendes Fieberthermometer und Medikamente enthalten sein. Doch ist darauf zu achten, daß die Medikamente nicht leichtfertig angewandt werden. Auch Medikamente, die man rezeptfrei in der Apotheke kaufen kann, sind nicht nebenwirkungsfrei und erfordern den richtigen Umgang. Es empfiehlt sich, den Beipackzettel der Medikamente genau zu lesen und bei Unsicherheiten den Hausarzt zu fragen. Es sollten nur unbedenkliche Mittel in den angegebenen Dosen eingenommen werden.

Ein Arztbesuch sollte unbedingt dann erfolgen, wenn starke Beschwerden auftreten, leichtere Beschwerden trotz Selbsthilfe nicht nachlassen oder schlimmer werden oder wenn Beschwerden sehr plötzlich einsetzen! In diesen Fällen muß durch eine ärztliche Untersuchung abgeklärt werden, um welche Art der Erkrankung es sich handelt und welcher Behandlung sie bedarf!

Die Hausapotheke sollte an einem kühlen, trockenen Ort aufbewahrt werden und abschließbar sein. Medikamente dürfen keinesfalls in die Hände von Kindern geraten! Auch sollte man bei Kindern mit der Selbstmedikation äußerst vorsichtig sein und ihnen niemals Medikamente verabreichen, ohne vorher den Arzt dazu befragt zu haben.

Jedes Medikament besitzt ein aufgedrucktes Verfallsdatum, darauf sollte unbedingt geachtet werden. Verfallene Medikamente dürfen nicht mehr angewendet werden. Es ist ratsam, die Hausapotheke regelmäßig durchzusehen und alte Medikamente auszusortieren. Verfallene Medikamente werden in einer Apotheke abgegeben, sie gehören nicht in den Mülleimer!

Verbandsmaterial:
- Mullbinden, 6 und 8 cm breit
- schmale und breite elastische Binden
- Wundschnellverband
- Brandwundenverband
- Verbandwatte
- Dreiecktuch
- Verbandklammern und Sicherheitsnadeln
- Verbandschere
- Heftpflaster
- Pflasterstreifen, verschieden groß

Medikamente gegen:
- Kopf- und Zahnschmerzen (Aspirin™)
- Fieber (Aspirin™, Paracetamol)
- Erkältung (Erkältungssäfte)
- Schnupfen (Nasentropfen)
- Halsschmerzen (Lutschtabletten)
- Übelkeit (Metoclopramid)
- Durchfall (Kohletabletten)
- Blähungen (Dimeticon)
- Schlafstörungen (Baldrian-Tabletten, Johanniskraut-Tabletten)
- Juckreiz (Gele)
- kleine Verbrennungen, Sonnenbrand (Gele)
- Mücken
- kleine Wunden (Desinfektionsspray)

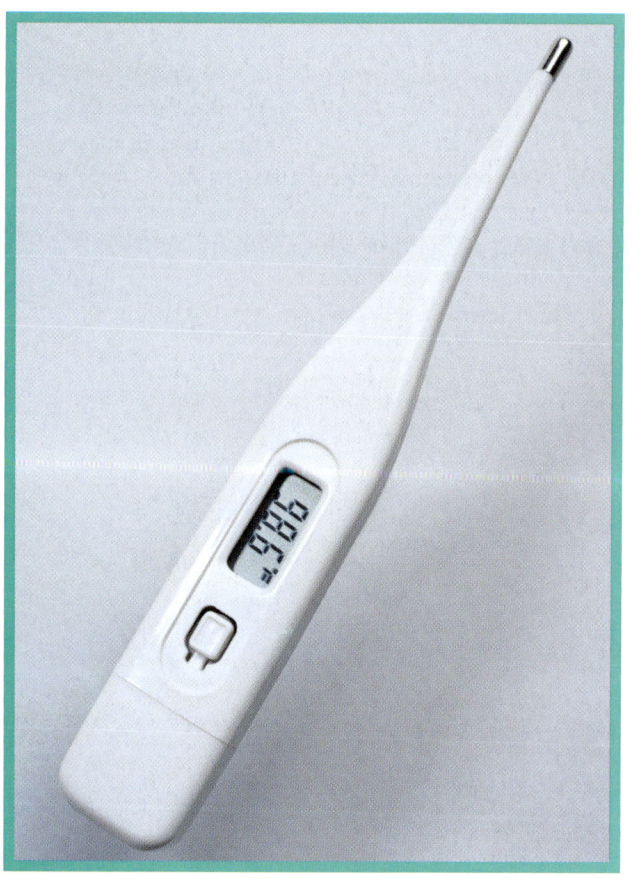

Ein Fieberthermometer sollte Bestandteil der Hausapotheke sein.

Hausmittel

Bei leichten Beschwerden oder zusätzlich zur ärztlichen Behandlung können Hausmittel vielerlei Arten angewendet werden, die auf sanfte Weise lindern oder heilen. Auch hier gilt: Ein Arzt sollte immer aufgesucht werden, wenn die Beschwerden stark oder langanhaltend sind, leichte Erkrankungen sich trotz der Anwendung von Hausmitteln nicht bessern oder gar verschlimmern oder Unsicherheiten und Zweifel bestehen.

Kräutertees

Tees aus Kräutern sind sehr einfach und schnell zubereitet: Man übergießt einen Teelöffel der getrockneten Kräuter mit einem Viertelliter kochendem Wasser und läßt den Tee etwa zehn Minuten ziehen; dann wird der Tee durch ein Sieb gegossen. Er sollte warm getrunken werden.

Die Kräuter sind in Apotheken erhältlich oder können – wenn man einen Garten oder einen Balkon besitzt – selbst gezogen und getrocknet werden.

Kräuterbäder

Heilende Kräuter können warmen Bäder zugesetzt werden. Da sich die Hautporen durch die Wärme des Wassers erweitern und auch der Dampf durch die Atmung aufgenommen wird, können die Inhaltsstoffe der Kräuter gut vom Körper aufgenommen werden und ihre Wirkung entfalten. Die Kräuter können dem Badewasser als Tee, als fertige Badezusätze oder in Form von Ölauszügen beigemischt werden. Öle vermischen sich nicht mit dem Badewasser, deshalb muß bei ihrer Anwendung zusätzlich Sahne, Milch oder Honig beigemengt werden (4 EL Sahne, 6 EL Milch oder 2 EL Honig).

Bäder gegen rheumatische Beschwerden oder Erkältungen sollten sehr warm sein (39 – 40 °C), bei allen anderen Bädern sollte die Wassertemperatur 38 °C nicht überschreiten. Ein heilendes Bad sollte etwa 15 Minuten dauern. Längere Badezeiten belasten den Kreislauf. Nach dem Bad sollte man sich gut abtrocknen, sich eine Weile hinlegen und warm halten.

Kräutertees und ihre Anwendungsgebiete

Anis:	Verdauungsprobleme, Blähungen, Husten
Arnika:	Husten, Bronchitis
Baldrian:	Schlafstörungen, Nervosität, Unruhe, Beschwerden in Nieren und Blase
Birke:	Verstopfung
Enzian:	Appetitlosigkeit, Störungen im Magen- und Darmbereich
Fenchel:	Blähungen, Menstruationsbeschwerden
Frauenmantel:	Menstruationsbeschwerden, Verdauungsstörungen, Erkältungen, Nierenbeschwerden
Holunder:	Fieber, Grippe, Nervosität, Schlafstörungen
Hopfen:	Magen- und Darmbeschwerden, Blähungen, Menstruationsbeschwerden
Huflattich:	Infektion der Atemwege, Bronchitis
Johanniskraut:	depressive Verstimmungen
Kamille:	Infektionen der Atemwege, Magen- und Darminfektionen, Entzündungen der Mundschleimhaut, Menstruationsbeschwerden
Löwenzahn:	Gallen- und Nierensteine
Pfefferminze:	Magen- und Darminfektionen, Entzündungen der Mundschleimhaut
Salbei:	Schweißausbrüche, Zahnfleischbluten, Husten, Bronchitis
Schachtelhalm:	Entzündungen der Harnwege, Husten
Schafgarbe:	Magenbeschwerden, Blasenentzündungen, Menstruationsbeschwerden
Thymian:	Erkältung, Husten, Bronchitis
Weißdorn:	Herz- und Kreislaufschwäche
Wermut:	Verdauungsstörungen

Wickel

Wickel wirken schnell, sind schmerzlindernd, entzündungshemmend, abschwellend und entspannend. Sie lassen sich bei vielen Arten von Beschwerden anwenden. Man braucht einige Leinentücher, Handtücher, Wolldecke oder Wollschal, warmes oder kaltes Wasser und verschiedene Zusätze.

Anwendungsgebiete

Kalte Wadenwickel:

Bei Fieber helfen Wickel, die um die Waden geschlungen werden. Man darf sie jedoch nur anwenden, wenn die Füße und Hände des Erkrankten warm oder heiß sind. Sinkt das Fieber trotz ihrer Anwendung nicht oder steigt es weiter, sollte ein Arzt hinzugezogen werden.

Zwei Leinentücher (zum Beispiel Küchentücher) werden in kaltes Wasser getaucht, dem ein Schuß Essig zugefügt wurde. Man wringt die Tücher gut aus und wickelt je eines bis zum Knöchel um die Waden. Danach wickelt man um jeden nassen Wickel ein dickes Handtuch und deckt die Beine und Füße mit einer Decke zu. Die Wickel sollten drei- bis viermal erneuert werden, und zwar dann, wenn sie sich erwärmt haben.

Werden kalte Wadenwickel bei Venenentzündungen eingesetzt, sollte man sie wie oben beschrieben etwa eine halbe Stunde einwirken lassen, bei Bedarf mehrmals täglich anwenden.

Kalte Brustwickel:

Man taucht ein Leinentuch (etwa 40 x 190 cm) in kaltes Wasser, wringt es gut aus, wickelt es sich um die Brust und befestigt es mit Sicherheitsnadeln. Darüber werden ein trockenes Leinentuch und ein großes Handtuch gewickelt. Die Tücher sollten nicht zu straff gewickelt sein, um den Oberkörper nicht einzuengen. Dann sollte man sich hinlegen und mit einer Wolldecke zudecken. Den kalten Wickel läßt man so lange aufliegen, bis er sich gut erwärmt hat (etwa 45 Minuten).

Kalte Brustwickel sollten niemals angewendet werden, wenn man friert oder hohes Fieber hat!

Kalter Halswickel:

Ein Leinentuch (etwa 10 x 70 cm) wird mit kaltem Wasser angefeuchtet, schmal zusammengefaltet und um den Hals gewickelt. Darüber kommen ein trockenes Leinentuch und ein Wollschal. Wenn der Wickel sich erwärmt hat, wird er erneuert. Die Anwendung sollte nicht länger als eine Stunde dauern.

Kalte Brustwickel mit Quark:

Man bestreicht ein Leinentuch (40 x 190 cm) mit 100 bis 200 g Quark, etwa einen Zentimeter dick. Das Tuch wird mit der bestrichenen Seite

Bäder, Dosierung pro Vollbad und Anwendungsgebiete

Baldrian (fertiger Badezusatz):	**Schlafstörungen, Unruhe**
Brennessel (fertiger Badezusatz/1 l Teeaufguß):	**Gicht, Rheuma**
Eukalyptus (fertiger Badezusatz/5 Tropfen Öl)	**Schnupfen, Husten, Rheuma**
Fichtennadel (fertiger Badezusatz):	**Bronchitis, Kreislaufbeschwerden**
Heublume (1 l Teeaufguß):	**Hautentzündungen, Rückenschmerzen, Hexenschuß, Rheuma**
Kamille (6 Tropfen Öl/1 l Teeaufguß):	**Hautentzündungen, Erkältung, Anspannung**
Lavendel (8 Tropfen Öl):	**Anspannung**
Melisse (8 Tropfen Öl/1 l Teeaufguß):	**Anspannung, Unruhe**
Meersalz (2 kg):	**Rheuma, Allergien, Hautprobleme**
Schachtelhalm (1 l Teeaufguß):	**Bindegewebsschwäche, Nieren- und Blasenbeschwerden**
Thymian (6 Tropfen Öl/ 1 l Teeaufguß):	**Husten, Bronchitis, Asthma**
Wacholder (1 l Teeaufguß):	**Rheuma**

aufgelegt und um die Brust gewickelt. Darüber kommen ein weiteres Leinentuch und ein Handtuch. Wenn der Quark trocken geworden ist (etwa nach 30 Minuten), nimmt man den Wickel ab und wäscht die Brust mit warmem Wasser ab. Kalte Brustwickel mit Quark sollte man niemals anwenden, wenn man friert oder hohes Fieber hat!

Quarkkompressen:

Ein Leinentuch wird so klein gefaltet, daß es auf das betreffende Körperteil paßt, und etwa einen Zentimeter dick mit Quark bestrichen. Man legt es mit der bestrichenen Seite auf den Körper und wickelt ein Leinentuch und ein Handtuch darum. Nach etwa 30 Minuten wird die Kompresse abgenommen, der Quark mit warmem Wasser abgespült.

Warmer Bauchwickel:

Ein etwa 40 x 190 cm großes Leinentuch wird in warmes Wasser getaucht, gut ausgewrungen und um den Bauch gewickelt. Darüber wickelt man ein trockenes Leinentuch und ein großes Handtuch. Während die Wickel aufgelegt ist, sollte man sich hinlegen und mit einer Wolldecke zudecken. Die Anwendungsdauer beträgt ungefähr 25 Minuten.

Heiße Brustwickel:

Wasser wird in einem Topf auf der Herdplatte erhitzt (nicht kochen!). Man legt ein Leinentuch hinein, holt es wieder heraus, am besten mit Handschuhen, und wringt es aus. Wenn die Temperatur für die Haut erträglich ist, wickelt man sich das Tuch um die Brust. Darüber kommen ein trockenes Leinentuch und ein Handtuch. Während der Anwendungszeit (etwa 45 Minuten.) sollte man ruhen und warm zugedeckt sein.

Warme Bauch- und Brustwickel mit Kartoffeln:

Man kocht etwa ein halbes Kilogramm Kartoffeln, zerdrückt diese mit einer Gabel und streicht sie dick auf ein Leinentuch (etwa 40 x 190 cm). Das Leinentuch wird so zusammengefaltet, daß die Kartoffeln nicht herausfallen, und um die Brust oder den Bauch gewickelt. Darüber kommen ein Leinentuch und ein Handtuch. Der Wickel sollte 20 bis 30 Minuten aufliegen.

Warme Halswickel mit Kartoffeln:

Für warme Kartoffelwickel für den Hals verfährt man genauso wie bei Kartoffelwickel für Bauch und Brust, nur benutzt man ein kleineres Leinentuch, etwa 10 x 70 cm.

Wickel und ihre Anwendungsgebiete

Wickel	Anwendungsgebiete
Kalte Wadenwickel:	Fieber, Schlafstörungen, Venenentzündungen
Kalte Brustwickel:	fieberhafte Lungenentzündung, Bronchitis, Halsentzündung
Kalter Halswickel:	Mundhöhlen-, Hals- und Rachenentzündung, Schnupfen, Nasennebenhöhlenentzündungen
Kalte Brustwickel mit Quark:	Husten, Bronchitis, Brustentzündung während der Stillzeit
Quarkkompressen:	Reizungen, Schwellungen, Entzündungen, Prellungen, Verbrennungen, rheumatische Beschwerden
Warmer Bauchwickel:	Blähungen, Magen-Darm-Beschwerden
Heiße Brustwickel:	Erkältung, Bronchitis, Keuchhusten, Asthma
Warme Bauchwickel mit Kartoffeln:	Blähungen, Magen-Darm-Krämpfe
Warme Brustwickel mit Kartoffeln:	Bronchitis
Warme Halswickel mit Kartoffeln:	Halsschmerzen, Heiserkeit
Warme Brustwickel mit Senf:	Husten, Bronchitis, Asthma
Zwiebelwickel:	Schwellungen, Entzündungen, Wespenstiche

Warme Brustwickel mit Senf:

Man besorgt sich Senfmehl in der Apotheke und verrührt es in warmem Wasser. Man taucht ein Leinentuch (etwa 40 x 190 cm) in das Senfwasser, wringt es gut aus und wickelt es sich um die Brust. Darüber werden ein trockenes Leinentuch und ein Handtuch gewickelt. Bei der Anwendung sollte man liegen und mit einer Wolldecke bedeckt sein.

Zwiebelwickel:

Man schneidet eine Zwiebel in dünne Scheiben und legt sie auf ein Leinentuch. Das Leinentuch wird so gefaltet, daß es auf das betroffene Körperteil paßt, und aufgelegt. Man legt ein weiteres Leinentuch und ein Handtuch darüber und läßt den Wickel etwa eine Stunde aufliegen.

Inhalationen

Inhalationen sind wirksame Hausmittel, die einfach und kurz in der Anwendung sind. Man benötigt dazu ein Handtuch, einen Topf, Wasser, Zusätze in Form von getrockneten Kräutern oder Kräuterölen.

Man füllt einen Liter Wasser in einen Topf, vermischt es mit den Zusätzen und bringt es zum Kochen. Dann stellt man den Topf auf den Tisch, beugt sich darüber und legt ein ausreichend großes Handtuch über Kopf, Schultern und Topf. Der Dampf wird 5 bis 10 Minuten lang eingeatmet, dann spült man sein Gesicht mit lauwarmem Wasser ab. Inhalationen können drei- bis viermal am Tag durchgeführt werden.

Heilkräuter zum Inhalieren

Bei Schnupfen und Entzündungen im Mundbereich sollte der Dampf durch den Mund, bei Nasennebenhöhlenentzündungen, Husten und Bronchitis durch die Nase eingeatmet werden. Nach der Inhalation sollte man Zugluft vermeiden und nicht gleich an die frische Luft gehen.

Duftlampe

Ätherische Öle in Duftlampen verbessern nicht nur die Raumluft. Mit der Atemluft aufgenommen, haben sie auf Körper und Psyche eine lindernde und heilende Wirkung. Ätherische Öle und Duftlampen sind in Apotheken, Reformhäusern und Bioläden erhältlich.

Man füllt die Schale der Duftlampe (auch Aromalampe genannt) mit Wasser, träufelt das Öl hinein und zündet das Teelicht unter der Wasserschale an. Nach und nach wird die Wohnung erfüllt mit den Düften, und die Wirkungen entfalten sich.

Öle für die Duftlampe

Die verwendeten Aromaöle sollten möglichst rein pflanzlich und nicht künstlich hergestellt sein. Synthetische Öle besitzen nicht die oben genannten Wirkungen.

Heilkräuter zum Inhalieren (für 1 l Wasser)

2 EL Kamillenblüten (2 Tropfen Kamillenöl):	Schnupfen, Mundhöhlenentzündungen, Nasennebenhöhlenentzündungen
2 EL Kamillenblüten (2 Tropfen Kamillenöl), 1 EL Tymiankraut (1 Tropfen Thymianöl):	Nasennebenhöhlenentzündungen
2 EL Kamillenblüten (2 Tropfen Kamillenöl):	unreine Haut, Hautentzündungen
2 Tropfen Eukalyptusöl, 1 Tropfen Kamillenöl (EL Kamillenöl):	Husten
2 Tropfen Eukalyptusöl, 1 Tropfen Lavendelöl:	Bronchitis
2 Tropfen Fichtennadelöl:	Bronchitis
2 Tropfen Eukalyptusöl, 2 Tropfen Anisöl (2 EL Anisfrüchte):	Nasennebenhöhlenentzündung

Wasseranwendungen

Wasseranwendungen

Schon in der Antike kannte man die heilende Wirkung des Wassers. Der Pfarrer Sebastian Kneipp entwickelte eine Kur, die neben Heilkräuterzubereitungen, Diäten und Gymnastik zahlreiche Wasseranwendungen umfaßt (Hydrotherapie). In vielen Kurbädern wird die Hydrotherapie seitdem praktiziert, und das mit großem Erfolg.

Viele dieser Wasseranwendungen kann man selbst durchführen. Sie sind einfach, aber wirksam. Man kann sie bei bestimmten Beschwerden einsetzen oder auch, um seinen Kreislauf und seine körpereigene Abwehrkraft zu stärken und seiner Seele wohlzutun; je nach Art der Anwendung wirkt Wasser beruhigend, entspannend oder anregend und erfrischend.

Anwendungsarten
Kalte Güsse:

Die kalten Güsse werden mit der Dusche durchgeführt. Wenn man möchte, besorgt man sich ein Kneipp-Gußrohr (in Geschäften für Orthopädie- und Sanitätsbedarf erhältlich) und

Öle für die Duftlampe

3 Tropfen Basilikum	
3 Tropfen Lavendel	
2 Tropfen Kamille:	Schlafstörungen
3 Tropfen Lavendel	
2 Tropfen Thymian	
3 Tropfen Melisse:	Unruhe
2 Tropfen Kamille	
1 Tropfen Rosenholz	
4 Tropfen Zedernholz:	Nervosität
3 Tropfen Geranium	
3 Tropfen Zedernholz	
1 Tropfen Rose:	Anspannung
3 Tropfen Rosmarin	
3 Tropfen Bergamotte:	Erschöpfung, Mattigkeit
3 Tropfen Sandelholz	
1 Tropfen Zedernholz:	Anspannung, Unruhe
4 Tropfen Eukalyptus	
3 Tropfen Latschenkiefer:	Husten

schraubt dieses anstelle des Brausekopfs an; mit dem normalen Brausekopf wird jedoch eine ähnliche Wirkung erzielt.

Man führt den Brausekopf am Körper entlang, im Abstand von etwa 10 Zentimetern, und bewegt ihn immer zum Herzen hin. Nach den Güssen trocknet man die nassen Körperteile nicht ab, sondern streift das Wasser nur mit den Händen ab und läßt den Rest von selbst trocknen. Wenn man nach Kniegüssen schnell kalte Füße bekommt, sollte man sich Socken anziehen. Nach ungefähr 15 Minuten kann man sich wieder vollständig anziehen. Beginnt man in dieser Zeit zu frieren, sollte man sich bewegen. Wenn das nicht hilft, sollte man sich rasch warm anziehen, um nicht auszukühlen. Wird einem während eines kalten Gusses schwindelig, sollte man sofort aufhören.

Wechselgüsse:

Wechselgüsse kann man an Armen, Knien oder Oberschenkeln durchführen. Man geht genauso vor wie bei den kalten Güssen, wechselt allerdings den warmen mit dem kalten Wasserstrahl ab. Das kalte Wasser sollte eine Temperatur von etwa 12 °C, das warme Wasser von etwa 38 °C haben.

Wechselgüsse werden mit warmem Wasser begonnen und mit kalten beendet. Man wechselt die Güsse so lange ab, bis der kalte Wasserstrahl als wohltuend erlebt wird.

Bei Krampfadern dürfen keine Wechselgüsse an Knien und Oberschenkeln erfolgen. Wenn man an Herzrhythmusstörungen leidet, dürfen keine Wechselgüsse an den Armen durchgeführt werden.

Kalte Kniegüsse:

Man richtet den Wasserstrahl auf die rechte Fußspitze, führt ihn über den Fußrücken und wieder zurück, etwa zwei- bis dreimal. Dann wird der Strahl außen am Unterschenkel entlang bis über das Knie geführt, so bleibt er ein paar Sekunden und wird über die Innenseite des Unterschenkels wieder zum Fußrücken geleitet. Danach führt man den Strahl innen am Unterschenkel entlang bis zur Kniekehle, wo man ein paar Sekunden verweilt, bis man ihn an der Außenseite des Unterschenkels wieder nach unten führt. Anschließend kommt der linke Fuß an die Reihe. Am Ende des Gusses begießt man beide Fußsohlen mit dem kalten Wasser.

Kalte Armgüsse:

Der Wasserstrahl wird auf den rechten Handrücken gerichtet und über die Außenseite des Armes zur Schulter geführt. Dort bleibt er einige Sekunden, danach führt man ihn in die Achselhöhle und von dort innen am Arm entlang zum Handrücken zurück. Der Guß wird wiederholt, dann erfolgt der Guß am anderen Arm.

Kalte Gesichtsgüsse:

Man beginnt mit der rechten Schläfe, führt den Wasserstrahl außen am Gesicht entlang zum Kinn und von dort aus zur linken Schläfe. Dann führt man den Strahl über die Stirn hin und her, etwa viermal, über die Nase nach unten und einige Male kreisförmig im Gesicht herum.

Waschungen:

Ganzwaschungen und Teilwaschungen werden mit kaltem Wasser durchgeführt. Kalte Waschungen sollten besser nicht durchgeführt werden, wenn man fröstelt, friert, Fieber oder kalte Hände oder Füße hat.

Ganzwaschung:

Man hält einen Waschlappen in kaltes Wasser, wringt ihn gut aus und nimmt ihn in die linke Hand. Man führt ihn fest vom rechten Handrücken über die Außenseite des Arms bis zur Schulter, zur Hand zurück, innen am Arm entlang zur Achselhöhle und wieder zurück. Danach kommt der linke Arm an die Reihe. Anschließend feuchtet man den Waschlappen ein zweites Mal an und führt ihn mit der linken Hand über den Hals, die rechte Schulter, am Rücken entlang bis zum Gesäß und von dort aus über die rechte Hälfte des Bauches bis zur rechten Brustseite. Nachdem auch die andere Körperhälfte gewaschen wurde, kommen die Beine an die Reihe. Man beginnt am rechten Fußrücken und führt den Waschlappen an der Außenseite des Beines bis zum Gesäß und an der Innenseite des Beines wieder zum Fuß zurück.

Wasseranwendungen

Güsse:	Verspannungen, Durchblutungsstörungen, Stoffwechselstörungen, Entzündungen, Erschöpfung
Kalte Kniegüsse:	Krampfadern, Kreislaufschwäche, Schlafstörungen, Kopfschmerzen, Verdauungsstörungen
Kalte Armgüsse:	Durchblutungsstörungen, niedriger Blutdruck, Erschöpfung
Kalte Gesichtsgüsse:	Erschöpfung, Müdigkeit, Kopfschmerzen, Sehstörungen, Hautprobleme
Waschungen:	Abwehr- oder Kreislaufschwäche, Durchblutungsstörungen, Fieber (nur Teilwaschungen!)
Trockenbürsten:	Kreislaufprobleme, Durchblutungsstörungen, Schlafstörungen, Erschöpfung
Kalte Fußbäder:	müde Beine und Füße, Krampfadern, Kopfschmerzen, Nasenbluten, Muskelzerrungen
Warme Fußbäder:	Schlafstörungen, Kreislaufstörungen, Nervosität, Anspannung, Blasenentzündungen
Ansteigende Fußbäder:	Erkältungen, Fieber
Warme Armbäder:	Bronchitis, Asthma, Arthritis
Ansteigende Armbäder:	Kopfschmerzen, Ohrenschmerzen, Erkältung, Bronchitis, Asthma, Kreislaufbeschwerden
Kalte Sitzbäder:	Verdauungsstörungen, Durchblutungsstörungen, Schlafstörungen, Hämorrhoiden, Unterleibsbeschwerden
Warme Sitzbäder:	Analfissuren, Afterjucken, Blasenentzündungen, Prostatabeschwerden, Ohrenschmerzen
Vollbäder:	Verspannungen, Streß, Unruhe
Sauna:	Abwehr- und Kreislaufschwäche, Durchblutungsstörungen

Als letzter Schritt werden nun die beiden Fußsohlen abgewaschen.

Teilwaschung:

Bei einer Teilwaschung werden entweder nur die Arme, der Oberkörper oder der Unterkörper abgewaschen. Bei Fieber ist sie zu empfehlen, allerdings nur, wenn Hände und Füße warm sind und man keinen Schüttelfrost hat.

Trockenbürsten:

Zum Trockenbürsten benötigt man eine Massagebürste aus Naturborsten (in Apotheken und Drogerien erhältlich). Man beginnt am rechten Fuß, bürstet über die Fußsohle und dann in Kreisen bis zum Gesäß. In gleicher Weise bürstet man das linke Bein. Dann wird der rechte Arm gebürstet, und zwar vom Handrücken aus über die Außenseite des Armes bis zur Schulter, danach an der Arminnenseite entlang bis zur Achselhöhle. Nachdem man den linken Arm ebenfalls gebürstet hat, führt man die Bürste im Uhrzeigersinn am Bauch entlang und über die Brust zum Brustbein. Anschließend bürstet man vom Nacken über die rechte Schulter bis zur rechten Rückenseite und zuletzt vom Nacken über die linke Schulter zur linken Rückenhälfte.

Das Trockenbürsten sollte nicht bei Krampfadern, bei Schuppenflechte und Entzündungen der Haut angewendet werden.

Kalte Fußbäder:

Für ein kaltes Fußbad benötigt man eine kleine Wanne oder einen Eimer. Man füllt Wanne oder Eimer mit kaltem Wasser und stellt seine Füße hinein. Das Wasser sollte zwei Drittel des Unterschenkels bedecken. Die Füße sollte so lange im Wasser bleiben, bis die Kälte unangenehm wird (nach etwa 30 bis 60 Sekunden). Danach wird die Haut nicht abgetrocknet, sondern das Wasser nur abgestreift. Socken anziehen, ruhen oder sich Bewegung verschaffen.

Kalte Fußbäder sollten nicht bei Krampfadern, Blasenentzündungen und Herz-Kreislauf-Beschwerden angewandt werden.

Warme Fußbäder:

Man füllt Wanne oder Eimer mit heißem Wasser (37 bis 39 °C) und stellt die Füße hinein.

Wenn das Wasser abkühlt, sollte das Fußbad beendet werden. Danach werden die Füße gut abgetrocknet und Socken angezogen.

Warme Fußbäder sollten nicht bei Krampfadern und Herz-Kreislauf-Beschwerden angewandt werden.

Ansteigende Fußbäder:

Der Behälter wird mit mäßig warmem Wasser gefüllt (etwa 33 °C). Während des Fußbades wird immer wieder heißes Wasser nachgegossen, bis es etwa 40 bis 42 °C heiß ist. Man läßt seine Füße ein paar Minuten bei dieser Temperatur im Wasser, trocknet sie gut ab und zieht warme Socken an. Das Bad sollte 15 bis 20 Minuten dauern.

Ansteigende Fußbäder sollte man nicht bei Krampfadern und Herz-Kreislauf-Beschwerden anwenden.

Warme Armbäder:

Man füllt eine kleine Wanne oder das Waschbecken mit warmem Wasser (etwa 38 °C). Man legt beide Arme hinein und läßt sie etwa 15 Minuten im Wasser. Danach trocknet man sie gut ab. Warme Armbäder sollten nicht bei hohem Blutdruck und Lymphödemen durchgeführt werden.

Ansteigende Armbäder:

Waschbecken oder kleine Wanne werden mit etwa 33 °C warmem Wasser gefüllt. Man legt beide Arme hinein und gießt immer wieder heißes Wasser nach, bis die Temperatur 40 bis 42 °C beträgt. Nach einigen Minuten nimmt man die Arme heraus und trocknet sie gut ab. Das Bad sollte etwa 15 Minuten dauern.

Ansteigende Armbäder sollten nicht bei hohem Blutdruck, Venenerkrankungen und Lymphödemen durchgeführt werden.

Kalte Sitzbäder:

Man benutzt für Sitzbäder eine Sitzbadewanne oder eine Duschwanne oder stellt einen Hocker in die Badewanne. Man füllt die Wanne mit kaltem Wasser (etwa 16 bis 18 °C) und setzt sich vorsichtig hinein. Das Wasser sollte bis knapp unter den Bauchnabel reichen. Die Dauer eines kalten Sitzbades sollte 10 Sekunden nicht überschreiten. Danach sollte man sich gründlich abtrocknen und eine Weile ruhen.

Bei Venenentzündungen, sonstigen Venenleiden und Blasenentzündungen dürfen keine kalten Sitzbäder genommen werden.

Warme Sitzbäder:

Die Wanne wird mit warmem Wasser gefüllt (etwa 37 °C). Man sollte so lange im Wasser bleiben, bis es beginnt abzukühlen. Danach gut abtrocknen und ausruhen.

Bei Venenentzündungen und sonstigen Venenleiden dürfen keine Sitzbäder gemacht werden.

Vollbäder:

Ein Bad sollte etwa 15 Minuten dauern. Nach dem Bad sollte man sich gut abtrocknen, sich eine Weile hinlegen und warm zudecken. Bäder gegen rheumatische Beschwerden oder Erkältungen sollten sehr warm sein (39 – 40 °C), bei allen anderen Bädern sollte die Wassertemperatur etwa 38 °C betragen.

Bei niedrigem und hohem Blutdruck, Krampfadern, Venenentzündungen, Fieber und Herz-Kreislauf-Beschwerden sollten Vollbäder nicht angewandt werden.
Siehe auch Kräuterbäder.

Sauna:

Bei Saunabädern kommt die heilende Kraft des Schwitzens zur Geltung. In der Heißluftkabine herrscht eine Temperatur zwischen 45 und 90 °C; je höher man sitzt oder liegt, desto heißer ist es. Nachdem man aufgeheizt wurde, kühlt man sich langsam wieder ab, bei normaler Raumtemperatur und an der frischen Luft, dann unter der kalten Dusche und im Tauchbecken.

Bei Herz-Kreislauf-Beschwerden, Rheuma, Arteriosklerose, Epilepsie und Schilddrüsenkrankheiten dürfen keine Saunabesuche erfolgen. Ins Tauchbad sollte man nur steigen, wenn man einen stabilen Kreislauf besitzt.

Ein Saunabesuch beginnt mit einem Aufenthalt in der Heißluftkabine. Man beginnt langsam mit dem Aufheizen, indem man sich während der ersten Minuten auf die untere, dann erst auf die mittlere und schließlich auf die oberste Stufe setzt. Die Aufenthaltsdauer in der Kabine beträgt etwa 5 bis 10 Minuten, je nachdem, wie lange man es aushält. In den letzten zwei Minuten sollte man sich wieder auf die unterste Stufe setzen.

Wenn man die Heißluftkabine verlassen hat, bewegt man sich einige Minuten im Raum und an der frischen Luft. Danach macht man einen kalten Schlauchguß, stellt sich unter die kalte Dusche und geht ins Tauchbad. Anschließend wärmt man seine Füße mit einem Fußbad auf und legt sich etwa 20 Minuten ausreichend zugedeckt hin.

Bei einem Saunabesuch können insgesamt zwei oder drei Gänge erfolgen. Nach dem Saunabesuch sollte man auf reichliche Flüssigkeitszufuhr achten und keine anstrengenden Tätigkeiten verrichten.

Adressen

von Selbsthilfeorganisationen und Beratungsstellen in Deutschland

AIDS

AIDS-Telefonberatung der Bundeszentrale für gesundheitliche Aufklärung
0221/892031 oder 19411

Deutsche AIDS-Hilfe
Dieffenbachstr. 33
10967 Berlin

CHRONISCHE ERKRANKUNGEN

Deutscher Diabetiker-Verband
Hahnbrunner Str. 46
67659 Kaiserslautern

Deutscher Diabetiker-Bund
Danziger Weg 1
58511 Lüdenscheid

Bund diabetischer Kinder und Jugendlicher
Hahnbrunner Str. 46
67659 Kaiserslautern

Deutsche Leberhilfe
Postfach 242
49303 Melle

**Deutsche Gesundheitshilfe
Magen und Darm**
Postfach 49 03 03
60461 Frankfurt am Main

Deutsche Schmerzliga
Roßmarkt 23
60311 Frankfurt am Main

Bundesverband Deutsche Schmerzhilfe
Sietwende 20
21720 Grünendeich

**Deutsche Morbus Crohn
Colitis ulcerosa Vereinigung**
Paracelsusstr. 15
51375 Leverkusen

Deutsche Tinnitus Liga
Am Lohsiepen 18
42369 Wuppertal

Forum Schilddrüse
Komturstr. 58–62
12099 Berlin

Rheuma-Hilfswerk Deutschland
Badstr. 46
79410 Badenweiler

Deutsche Rheumaliga – Bundesverband
Rheinallee 69
53173 Bonn

Deutsche Arthrosehilfe
Postfach 11 05 51
60040 Frankfurt am Main

Bundesselbsthilfeverband Osteoporose
Kirchfeldstr. 149
40215 Düsseldorf

Dialyse-Patienten Deutschlands e.V.
Weberstr. 2
55130 Mainz

HERZ- UND KREISLAUF-ERKRANKUNGEN

Deutsche Herzhilfe
Weißhausstr. 21
50939 Köln

Herz-Kreislauf-Telefon
06221/181088

Deutsche Hypertonie Gesellschaft
Berliner Str. 46
69120 Heidelberg

ALLERGIEN

Deutscher Allergie- und Asthmabund
Hindenburgstr. 110
41061 Mönchengladbach

Deutsche Allergie- und Asthmahilfe
Dorotheenstr. 174
22299 Hamburg

Stiftung Deutscher Polleninformationsdienst
Burgstr. 12
33175 Bad Lippspringe

Deutsche Haut- und Allergiehilfe
Fontanestr. 14
53173 Bonn

Deutscher Neurodermiker Bund
Spaldingstr. 210
20097 Hamburg

ESS-STÖRUNGEN

Aktionskreis Eß- und Magersucht Cinderella
Westendstr. 35
80339 München

**Beratungszentrum für Eßstörungen
Dick & Dünn**
Innsbrucker Str. 25
10825 Berlin

Selbsthilfe und Hausmittel

KREBS

Deutsche Krebshilfe
Thomas-Mann-Str. 40
53111 Bonn

Deutsche Krebsgesellschaft
Paul-Ehrlich-Str 41
60596 Frankfurt am Main

Förderkreis krebskranke Kinder
Büchsenstr. 22
70174 Stuttgart

Psychosoziale Beratung für Krebskranke und Angehörige
Albrecht-Achilles-Str. 65
10709 Berlin

Selbsthilfevereinigung zur Unterstützung erwachsener Leukämiepatienten
Münsterstr. 7
48167 Münster

Frauenselbsthilfe nach Krebs – Bundesverband
B 6, 10/11
68159 Mannheim

NERVENKRANKHEITEN

Deutsche Multiple Sklerose Gesellschaft
Vahrenwalder Str. 205-207
30165 Hannover

Deutsche Epilepsievereinigung
Mittelstr. 10
90596 Schwanstetten

Stiftung Deutsche Schlaganfall-Hilfe
Postfach 104
33311 Gütersloh

Deutsche Parkinsonvereinigung
Moselstr. 31
41464 Neuss

Deutsche Alzheimer Gesellschaft
Büchsenstr. 34/36
70174 Stuttgart

PSYCHISCHE UND PSYCHOSOMATISCHE ERKRANKUNGEN

Psychotherapie-Informationsdienst
Heilsbachstr. 22-24
53123 Bonn

Bundesverband der Angehörigen psychisch Kranker
Thomas-Mann-Str. 49a
53111 Bonn

Deutsches Zentrum für Psychosomatische Medizin
Friedrichstr. 36
35392 Gießen

BEHINDERUNGEN

Allgemeiner Behindertenverband in Deutschland
Am Köllnischen Park 6/7
10179 Berlin

Bundesgemeinschaft der Eltern und Freunde schwerhöriger Kinder
Pirolkamp 18
22397 Hamburg

Bundesverband Selbsthilfe Körperbehinderter
Alt-Krautheimer Str. 17
74238 Krautheim

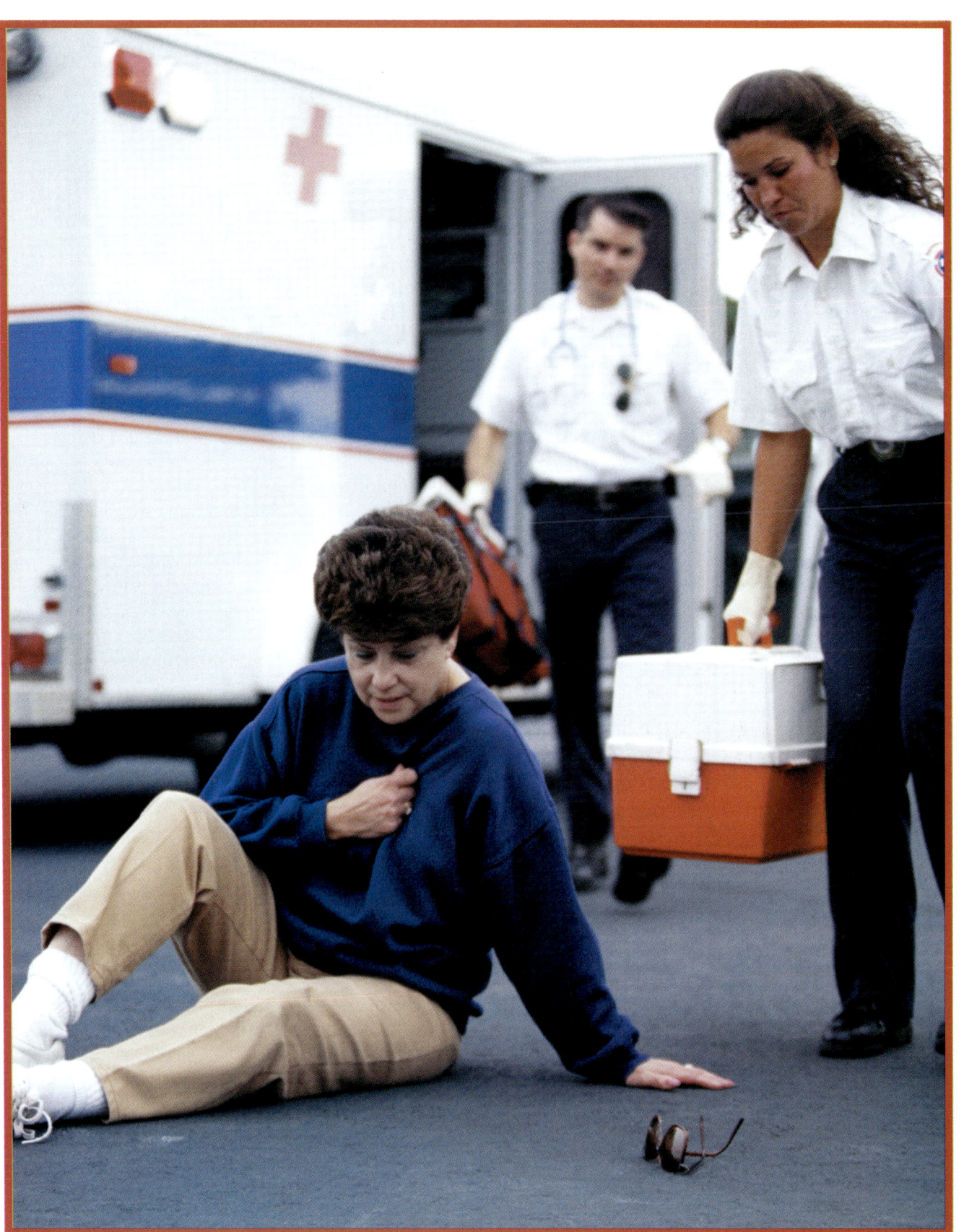

Erste Hilfe

Erste-Hilfe-Maßnahmen können in lebensgefährlichen Situationen Leben retten. Um im Notfall mit dem nötigen Wissen ausgerüstet zu sein und praktische Übung zu besitzen, sollte man Erste-Hilfe-Kurse besuchen, die beispielsweise von Wohlfahrts- und Rettungsverbänden angeboten werden (Deutsches Rotes Kreuz, Johanniter-Unfall-Hilfe, Malteser-Hilfsdienst, Arbeiter-Samariter-Bund etc.).

Um einen Überblick und eine Einführung in lebensrettende Maßnahmen zu geben, werden hier nachfolgend mögliche Notfälle aufgeführt und Handgriffe und Handlungsschritte beschrieben, die in solchen Situationen anzuwenden sind.

Lebensrettende Maßnahmen bis zum Eintreffen von Rettungsdiensten umfassen:

– Bei Verkehrsunfällen Unfallstellen absichern
– Sofortmaßnahmen (Bergung, Blutungsstillung, Wiederbelebung, Schockmaßnahmen)
– Notruf
– Fortsetzen der Erste-Hilfe-Maßnahmen

Maßnahmen zur Infektionsvermeidung

Um bei Erste-Hilfe-Maßnahmen Infektionen auf beiden Seiten zu vermeiden, sollte der Helfende Gummihandschuhe anlegen (in jedem Verbandkasten vorrätig), bevor er blutende Verletzungen versorgt oder Kontakt mit dem Speichel des Verletzten hat. Bei einer Beatmung sollte ein sauberes Taschentuch auf Mund und Nase des Verletzten gelegt werden.

Notruf

Die Polizei ist unter der Nummer 110 und die Feuerwehr unter 112 zu erreichen. Wird ein Rettungswagen benötigt, wird der Notruf von der Feuerwehr aus weitergeleitet. Auf Autobahnen benutzt man die Notrufsäulen am Straßenrand.

Wichtig bei Notrufen sind vollständige Angaben:
– Genaue Ortsangabe der Notfallstelle: Straße, Hausnummer, Gebäudeteil, Name, Stockwerk
– Genaue Beschreibung des Notfalls oder Unfalls, Art der Verletzungen
– Anzahl der Betroffenen oder Verunglückten
– Hinterlassen des eigenen Namens mit Telefonnummer. Der Anruf sollte erst beendet werden, wenn der Empfänger alles verstanden hat.

Erste-Hilfe-Maßnahmen

Bei sämtlichen unten beschriebenen Erst-Hilfe-Maßnahmen muß ein Notruf erfolgen.

Atemnot
Symptome:
Schnappendes Einatmen, Sprechunfähigkeit, Todesangst, blaue Verfärbung von Lippen und Schleimhäuten, rasselnder Atem, fehlende Atembewegungen.

Ursachen:
Einatmung von Giften, Verletzungen der Atemwege (Insektenstiche, Erbrochenes, Fremdkörper), Herz-Kreislauf-Erkrankungen, Lungenerkrankungen, Brustraumverletzungen.

Maßnahmen:
Bei allen Maßnahmen gilt, daß die Atemwege so schnell wie möglich freigelegt werden müssen.

Fremdkörper im Hals: Den Betroffenen auf die Seite legen, mit der flachen Hand zwischen die Schulterblätter schlagen und den Fremdkörper entfernen, indem man zum Öffnen des Mundes mit dem Daumen zwischen die Kiefer drückt und mit der anderen Hand in den Rachen nach dem Fremdkörper faßt und ihn herauszieht. Setzt die Atmung danach wieder ein, bringt man den Betroffenen in die stabile Seitenlage; setzt sie nicht ein, führt man eine Beatmung durch. Konnte nun der Fremdkörper auf diesem Weg nicht entfernt werden, wendet man den Heimlich-Griff an: Beim Liegenden drückt man jetzt mit der einen Faust fest gegen das Brustbein, während die andere Hand stützend das Handgelenk umfaßt. Steht der Betroffene, umgreift man seinen Brustkorb von hinten, legt die Hände unter das Brustbein und drückt fest.

Ist der Betroffene bewußtlos, wird er auf den Rücken gelegt, und sein Hals wird nach hinten überstreckt. Setzt die Atmung nicht ein, drückt man den Unterkiefer nach unten, indem man mit den Fingern beider Hände zwischen Ohrläppchen und Unterkiefer drückt. Dann sucht man nach dem Fremdkörper.

Kleine Kinder, die einen Fremdkörper verschluckt haben, faßt man an den Füßen, hebt sie kopfunters hoch und klopft ihnen zwischen die Schulterblätter. Sind die Kinder größer, beugt man sie über seinen Unterarm nach vorne und schlägt zwischen die Schulterblätter.

Rettung aus akuter Gefahr

Rautek-Handgriff

1. Der Helfer greift mit beiden Händen unter den Nacken des Verletzten und richtet ihn so auf, daß er vornüber gebeugt sitzt.
2. Der Helfer stützt den Verletzten mit seinen Knien ab.
3. Der Helfer faßt mit beiden Händen unter den Achseln hindurch und greift den abgewinkelten Arm des Verletzten mit allen Fingern. Hierbei bleibt der Daumen jeweils oben (linkes Bild).
4. Der Verletzte wird auf einen gebeugten Oberschenkel des Helfers gelegt und rückwärts aus der Gefahrenzone gezogen (rechtes Bild).

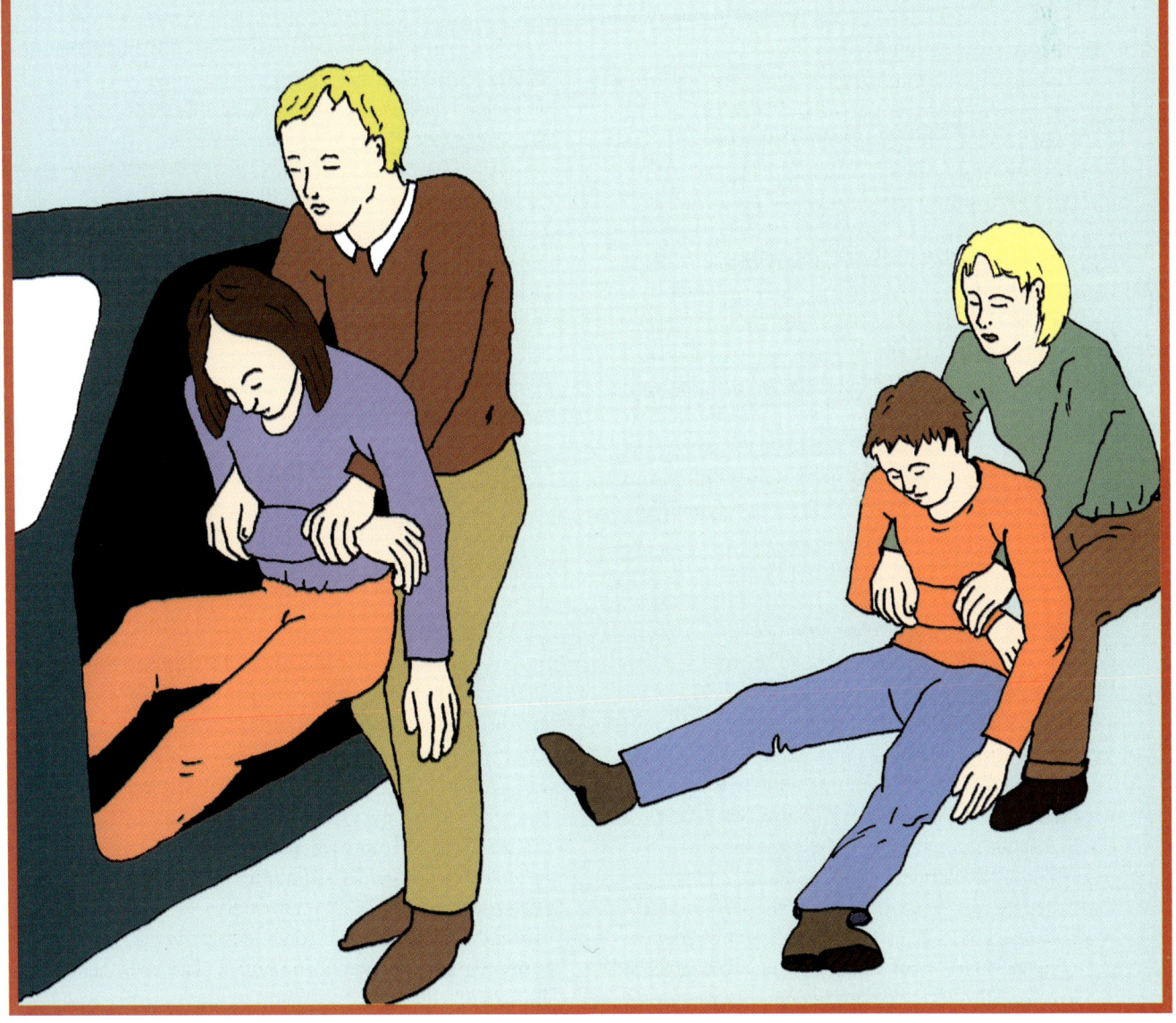

Insektenstiche, Herz-Kreislauf-Erkrankungen, Verletzungen des Brustraums: Der Betroffene wird hierbei halbsitzend gegen die Wand gelehnt, seine Arme stützt man hinten ab. Hört die Atmung auf, sofort Beatmung durchführen.

Autounfall

Jeder Bürger ist gesetzlich verpflichtet, bei Unfällen Hilfe zu leisten. Zunächst wird die Unfallstelle abgesichert: Beim Wahrnehmen der Unfallstelle Warnblinkanlage einschalten, in der Dunkelheit die Unfallstelle mit den eigenen Autoscheinwerfern beleuchten, ein Warndreieck (Entfernung etwa 100 m) aufstellen.

Bei Brandgefahr oder bereits brennenden Fahrzeugen werden die Insassen wenn möglich rasch geborgen. Danach den Brand mit Feuerlöschern oder mit Decken ersticken.

Bergung von Autoinsassen: Kann der Verletzte selbst gehen, führt man ihn aus der Gefahrenzone. Ist das Gehen schwierig, greift man ihm um die Hüfte und faßt seinen ferneren Unterarm. Den nahen Arm legt man sich um die Schulter. Schwerverletzte und Bewußtlose kann man mit dem Rautek-Griff bergen: Man faßt den Verletztenvon hinten unter den Nacken und zieht ihn zu sich. Einen Liegenden richtet man auf, indem man ihn mit beiden Händen an Nacken und Schultern greift (Bei möglichen Wirbelsäulenverletzungen darf nicht aufgerichtet werden.) Dann schiebt man beide Arme unter den Achseln des Verletzten hindurch, legt einen seiner Unterarme vor den Oberbauch und faßt ihn mit beiden Händen. Man zieht den Verletzten auf diese Weise rückwärts bis zur vorgesehenen Stelle.

Bergung aus dem Wasser

Der Helfer sollte immer zuerst versuchen, den Ertrinkenden vom Ufer aus zu retten. Schlägt der Versuch fehl, muß eine Rettung vom Wasser aus erfolgen.

Bei der Rettung vom Ufer aus wirft man dem Ertrinkenden einen Rettungsring mit Leine oder ein Seil zu oder hält ihm eine Stange hin, an der er sich festhalten kann. Sind keine Leinen oder Stangen griffbereit, muß man ins Wasser springen. Man nähert sich dem Ertrinkenden von hinten, greift unter seinen Achseln durch, hält seinen Kopf über Wasser und schwimmt rückwärts zum Ufer.

Bergung aus dem Eis

Ist jemand ins Eis eingebrochen, muß rasche Hilfe erfolgen, da höchste Gefahr des Ertrinkens und der Unterkühlung besteht.

Der Eingebrochene sollte versuchen, sich am Eisrand hochzuziehen und sich mit dem Oberkörper auf das Eis zu legen. Er kann versuchen, langsam auf dem Eis zum Ufer zu rutschen.

Ist dies nicht möglich, muß ihm geholfen werden. Man kann dem Eingebrochenen Seile oder zusammengebundene Kleidungsstücke hinwerfen oder eine Stange hinhalten, an der er sich herausziehen kann. Wenn das nicht gelingt, muß sich der Helfer vorsichtig auf das Eis begeben; vorher sollte er sich mit einem Seil abgesichert haben. Er sollte sich bäuchlings auf das Eis legen und sich langsam zur Einbruchsstelle voranbewegen. Dort kann er den Eingebrochenen herausziehen und mit ihm flach liegend zum Ufer kriechen.

Bewußtlosigkeit und Ohnmacht
Symptome:

Ohnmacht: Plötzliches Zu-Boden-Gehen, Blässe, schneller Pulsschlag, Dauer: Sekunden bis wenige Minuten.

Bewußtlosigkeit: Nichtansprechbarkeit, fehlende Reaktionen auf Schmerzreize, fehlende Reflexe der Augen bei Berührung des Augapfels, schwaches Atmen.

Ursachen:

Ohnmacht: Niedriger Blutdruck, Erschöpfung durch langes Stehen, schlechte Luft in Räumen, große Hitze.

Bewußtlosigkeit: Schock, Stromschlag, Blutzuckerentgleisung, Herzfunktionsstörungen, Vergiftung.

Maßnahmen:

Der Betroffene wird in die stabile Seitenlage gebracht, damit die Atemwege nicht durch Erbrochenes behindert werden können. Dazu legt man ihn auf den Rücken, stellt eines seiner Beine auf, schiebt eine Hand unter das Gesäß, rollt ihn auf die Seite des aufgestellten Beins, überstreckt seinen Kopf vorsichtig nach hinten und stützt den Körper mit dem oberen Arm auf.

Blutungen
Symptome:

Nasenbluten: Anhaltendes Bluten aus einem Nasenloch.

Maßnahmen bei Bewußtseinsverlust

1. Zuerst die Atemwege freimachen, d.h. den Mund von Erbrochenem, Gebißteilen und Blut befreien.
2. Dann die Hüfte des Verletzten anheben, den dem Helfer zugewandten Arm ausgestreckt an den Körper führen und unter das Gesäß schieben.
3. Das Bein derselben Seite abwinkeln und aufstellen.
4. Untenliegenden Arm unter dem Körper nach hinten herausziehen und abwinkeln.
5. Den Kopf des Verletzten im Nacken überstrecken; das Gesicht zum Boden drehen.

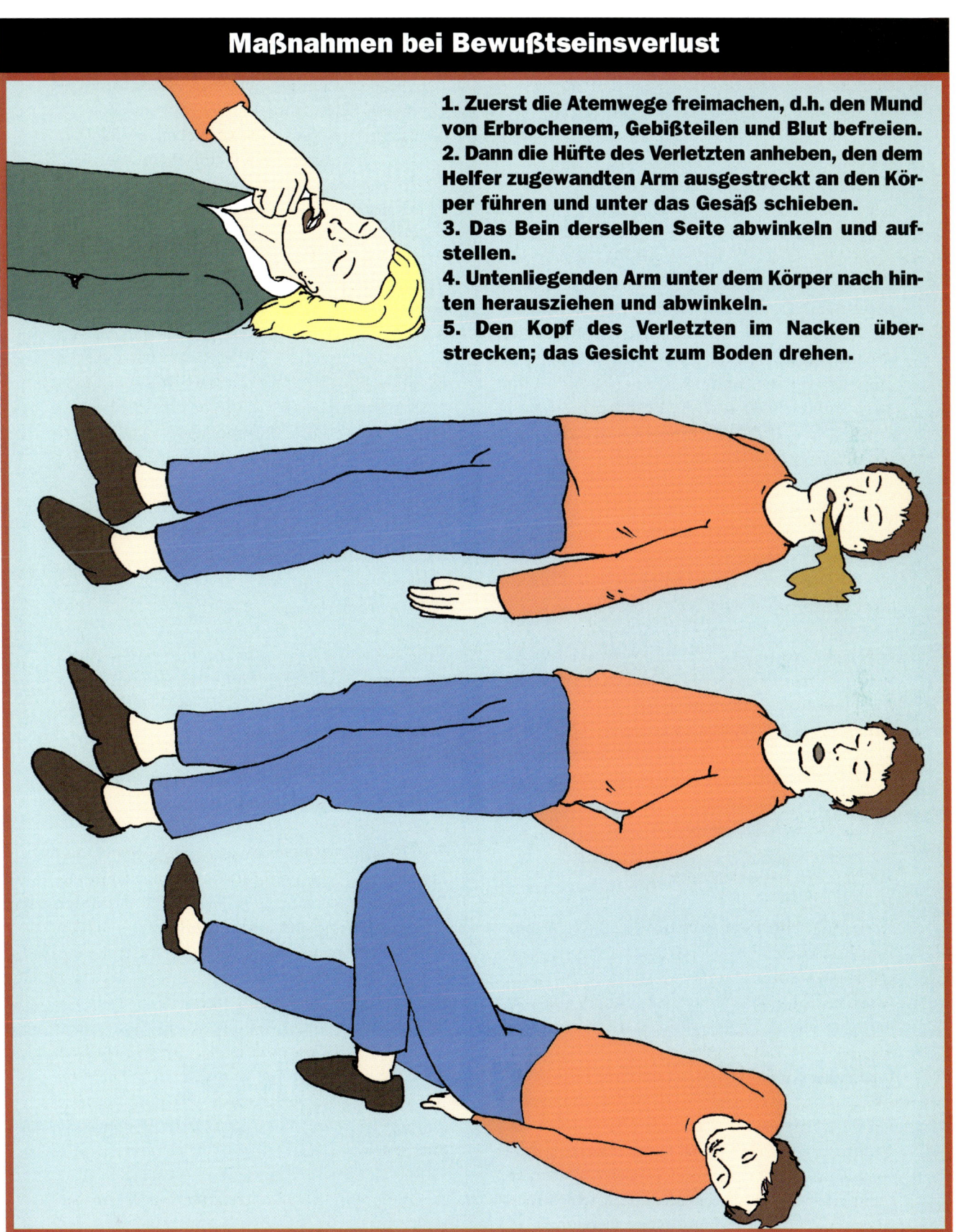

Venöse Blutungen: Dunkelrot blutende Wunden. Schlagaderblutungen: Hellrote, heftige, pulsierende Blutung.

Ursachen:

Nasenbluten: Verletzte Blutgefäße in den Nasenhöhlen.

Venöse Blutungen: Kleine und größere Verletzungen.

Schlagaderblutungen: Verletzungen durch Unfälle.

Maßnahmen:

Bei einem großen Blutverlust kann es zu einem lebensgefährlichen Schock kommen. Um das zu verhindern, müssen heftige Blutungen so schnell wie möglich gestoppt werden.

Nasenbluten: Nasenbluten ist meist harmlos und wird gestillt, indem man den Betroffenen mit nach vorne gebeugtem Kopf hinsetzt und kalte Umschläge in den Nacken und auf die Stirn legt. Hört die Blutung nicht auf, muß der Notruf erfolgen.

Venöse Blutungen: Auf die Wunde wird eine sterile Kompresse aufgelegt, die mit einem Verband befestigt wird. Eine Verbandrolle wird als Druckpolster über die verletzte Stelle gelegt und mit einem weiteren Verband oder einem Dreiecktuch befestigt.

Schlagaderblutungen: Bei Blutungen am Bein wird die Beinschlagader abgedrückt, indem man mit Faust oder Daumen in die Leiste drückt. Armschlagaderblutungen werden gestoppt, indem man Daumen oder Finger an der Arminnenseite zwischen die Muskeln direkt unterhalb der Achselhöhle preßt. Man drückt die Schlagader so lange ab, bis die Blutung aufhört.

Plötzliche Brustschmerzen

Symptome:

Klagen über Brustschmerzen, Atemnot, Schweiß, Angst, Übelkeit.

Ursachen:

Meist Herzinfarkt, aber auch Lungenarterienembolie, Angina Pectoris, etc.

Maßnahmen:

Obere Knöpfe von Hemden und Bluse öffnen, beruhigend auf den Betroffenen einreden, ihn in eine halbsitzende Lage bringen, wobei der Rücken abgestützt und die Beine hochgelagert werden (beispielsweise mit Decken oder Kissen). Wenn der Puls nicht mehr spürbar ist oder der Atem stillsteht, sofort Wiederbelebungsmaßnahmen ergreifen.

Erfrierungen

Symptome:

–Erfrierung 1. Grades: Gerötete, weiß-blau marmorierte Haut, Schwellungen, Schmerzen.

–Erfrierung 2. Grades: Violette Hautfarbe, Blasenbildung, Empfindungsstörungen.

–Erfrierung 3. Grades: Dunkelviolette oder weiße Hautfärbung, Gefühllosigkeit.

–Erfrierung 4. Grades: Völlige Vereisung der betroffenen Körperstelle. Gefahr des Abbrechens des Körperteils.

Ursachen:

Starke Einwirkung von Kälte, meist an Fingern und Zehen.

Maßnahmen:

Entfernung nasser Kleidungsstücke, Erwärmung durch passive oder aktive Bewegung der Gliedmaßen, bis das Gefühl zurückkehrt, Erwärmung durch Körperwärme des Helfers, rasches Aufsuchen von warmen Räumen. Die betroffenen Körperstellen sollten nicht gerieben werden, da sonst Verletzungen entstehen könnten.

Hitzschlag

Symptome:

Rote, heiße Gesichtshaut, beschleunigter Atem, schneller Pulsschlag, erhöhte Körpertemperatur, Kopfschmerzen, Übelkeit, Erbrechen, Benommenheit.

Ursachen:

Körperliche Anstrengung oder hohe Luftfeuchtigkeit bei hoher Außentemperatur.

Maßnahmen:

Den Betroffenen zu einem kühlen Ort führen und ihn sich mit erhöhtem Oberkörper hinlegen lassen, beengende Hemden- oder Blusenknöpfen öffnen, Kühlung durch kalte Umschläge oder Abreiben mit Eiswürfeln.

Gefährliche Insektenstiche

Symptome:

Stich in Mund oder Rachen: Schwellung des Rachenraums, Atemnot.

Allergische Schockreaktion: Benommenheit, schlecht spürbarer Puls, kalter Schweiß, Frösteln und Frieren.

Maßnahmen bei Bewußtseinsverlust und Atemstillstand

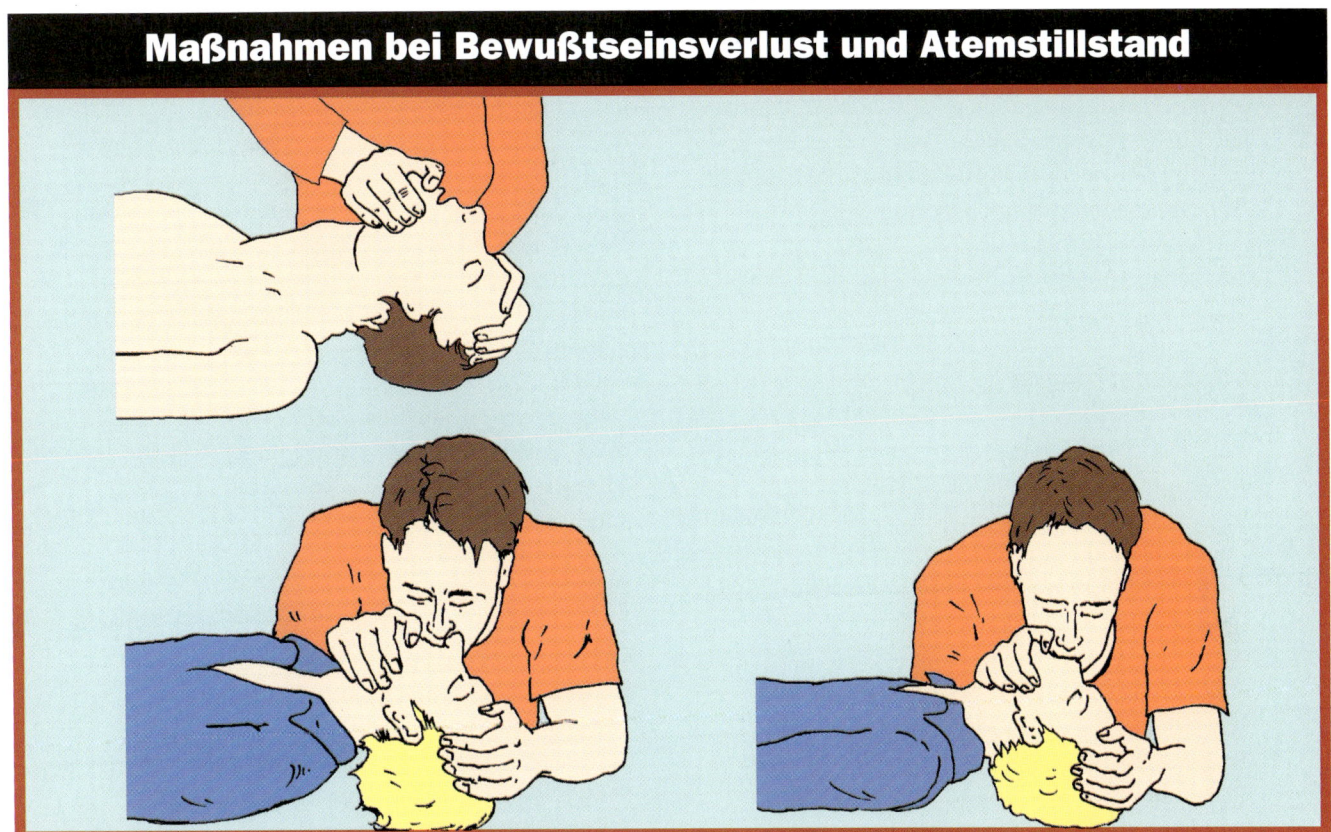

1. Mund-zu-Nase-Beatmung:

Hierbei werden die Lippen des Bewußtlosen mit dem Daumen einer Hand des Helfers verschlossen. Der Helfer atmet tief ein und bläst seine Atemluft in die Nase des Bewußtlosen, wobei die Lippen des Helfers die Nase des Bewußtlosen fest umschließen müssen. Nach jedem Atemstoß sieht der Helfer nach, ob der Brustkorb sich bewegt. Bei Erwachsenen sind pro Minute 15 Atemstöße einzublasen, bei Kindern 20–25 und bei Säuglingen 40.

2. Mund-zu-Mund-Beatmung:

Hier wird die Nase des Bewußtlosen mit Daumen und Zeigefinger fest umschlossen. Mit der anderen Hand wird der Mund des Bewußtlosen leicht geöffnet. Auch hier wird nach jedem Atemstoß kontrolliert, ob der Brustkorb sich bewegt.

Reihenfolge der Erste-Hilfe-Maßnahmen

1. Lebensrettende Sofortmaßnahmen ergreifen, die Unfallstelle absichern.
2. Notruf: Was ist geschehen? Wo ist es geschehen? Wieviele Verletzte? Welche Art der Verletzungen? Wer meldet den Unfall?
3. Erste Hilfe leisten.
4. Den Rettungsdienst rufen.

Maßnahmen:

Stich in Mund oder Rachen: Oberkörper hochlagern, den Hals von außen mit Eis kühlen, Eiswürfel lutschen oder kaltes Wasser trinken und gurgeln. Bei einem Atemstillstand muß sofort eine Beatmung durchgeführt werden.

Allergische Schockreaktion: Warmhalten und Schocklagerung (siehe Maßnahmen bei Schock), Stiche mit Eis kühlen.

Kopfverletzungen

Symptome:

Sichtbare Kopfverletzung: Öffnung der Schädeldecke und der Hirnhaut.

Schädelbasisbruch: leichte Blutungen aus Ohren, Nase und Mund.

Gehirnerschütterung: Benommenheit, kurze Bewußtlosigkeit, Übelkeit, Erbrechen.

Ursachen:

Gewalteinwirkung auf den Kopf bei Unfällen.

Maßnahmen:

Sichtbare Kopfverletzung: Der Betroffene wird in die stabile Seitenlage gebracht (auf die unverletzte Seite), unter den Kopf wird eine Unterlage gelegt. Die Wunde wird mit sterilen Kompressen bedeckt. Ist Hirnmasse ausgetreten, wird ein ringförmiges Polster aus Verbänden um sie herumgelegt. Die Auflagen werden mit einem Verband leicht befestigt.

Schädelbasisbruch: Den Oberkörper leicht erhöht lagern, auf das Eintreffen des Rettungswagens warten.

Gehirnerschütterung: Hinlegen mit leicht erhöhtem Oberkörper, warmes Zudecken.

Motorradunfall

Zuerst erfolgt das Absichern der Unfallstelle: Beim Wahrnehmen der Unfallstelle Warnblinkanlage einschalten, in der Dunkelheit die Unfallstelle mit den eigenen Autoscheinwerfern beleuchten, ein Warndreieck (Entfernung etwa 100 m) aufstellen. Bei Motorradunfällen kommt es häufig zu schweren Verletzungen der Wirbelsäule, daher sollte der Betroffene zur Vermeidung von bleibenden Rückenmarksschäden nicht bewegt werden. Bei Bewußtlosigkeit muß jedoch der Helm abgenommen werden: Zuerst wird das Visier geöffnet und eine vorhandene Brille entfernt. Dann hält einer der Helfer den Kopf und den Helm, ohne sie zu bewegen. Der zweite Helfer öffnet den Verschlußriemen und faßt mit beiden Händen von unten in den Helm hinein; die Daumen liegen dabei auf den Unterkieferknochen, die Finger und Handflächen halten den Hinterkopf. Der erste Helfer zieht den Helm behutsam ab, ohne den Kopf des Betroffenen dabei zu bewegen. Beachten Sie, daß es unterschiedliche Mechanismen zur Helmöffnung gibt, z.B. Klapphelme. Der Kopf wird vom zweiten Helfer vorsichtig auf einer Unterlage abgelegt. Bei Atem- oder Herzstillstand müssen Wiederbelebungsmaßnahmen erfolgen. Die Lagerung des Betroffenen sollte dabei wegen der Möglichkeit der Wirbelsäulenverletzung nicht verändert werden.

Schock

Ein Schock kann lebensgefährliche Folgen haben. Es müssen sofort Hilfsmaßnahmen durchgeführt werden.

Symptome:

Schwacher und schneller Pulsschlag, kalter Schweiß, Blässe oder Hautrötung, Zittern.

Ursachen:

Gehirnschädigungen, Funktionsstörungen von Herz und Kreislauf, psychische Aufregung, Blutverlust, allergische Reaktionen, Blutvergiftung.

Maßnahmen:

Schocklagerung: Der Betroffene wird vorsichtig flach auf den Rücken gelegt, die Beine werden erhöht gelagert (mit Kissen, Decken, Kleidung etc.). Es erfolgt eine Warmhaltung mit Decken. Beruhigendes, entspannendes Zureden hilft dem Betroffenen. Wenn Brustschmerzen vorliegen, muß neben den Beinen auch der Oberkörper erhöht gelagert werden.

Sonnenstich

Symptome:

Rote und heiße Gesichts- und Kopfhaut, Kopfschmerzen, Schwindel, Unruhe.

Ursachen:

Starke, direkte Sonneneinstrahlung auf den Kopf bei fehlende Kopfbedeckung.

Maßnahmen:

Aufsuchen eines kühleren Ortes, Lagerung des Betroffenen mit erhöhtem Oberkörper, Öffnen beengender Blusen- oder Hemdenknöpfe, kühlende Umschläge auf Kopf und Nacken.

Maßnahmen bei Herzstillstand

1. Den Bewußtlosen auf eine harte Unterlage bringen.

2. Hals überstrecken und nachsehen, ob Atmung und Herztätigkeit wieder einsetzen. Der Helfer kniet sich seitlich vor den Bewußtlosen. Die Atemspende wird mit 3–5 Atemstößen begonnen. Wenn der Puls nach der Atemspende immer noch nicht tastbar ist, sollte sofort mit der Herzmassage begonnen werden, sonst nur die Atemspende weiterführen. Die übereinandergelegten Hände werden auf das untere Drittel des Brustbeins gelegt. Die Ellenbogen sind gestreckt. Unter Ausnutzung des eigenen Körpergewichts drückt der Helfer das Brustbein etwa 4 cm gegen die Wirbelsäule. Nach 15 Herzmassagen werden jeweils 2 Beatmungen gegeben; es sollten etwa 80 Massagen pro Minute erfolgen. Die Wiederbelebung wird so lange fortgesetzt, bis die Atmung und der Herzschlag wieder einsetzen bzw. bis der Rettungsdienst eintrifft.

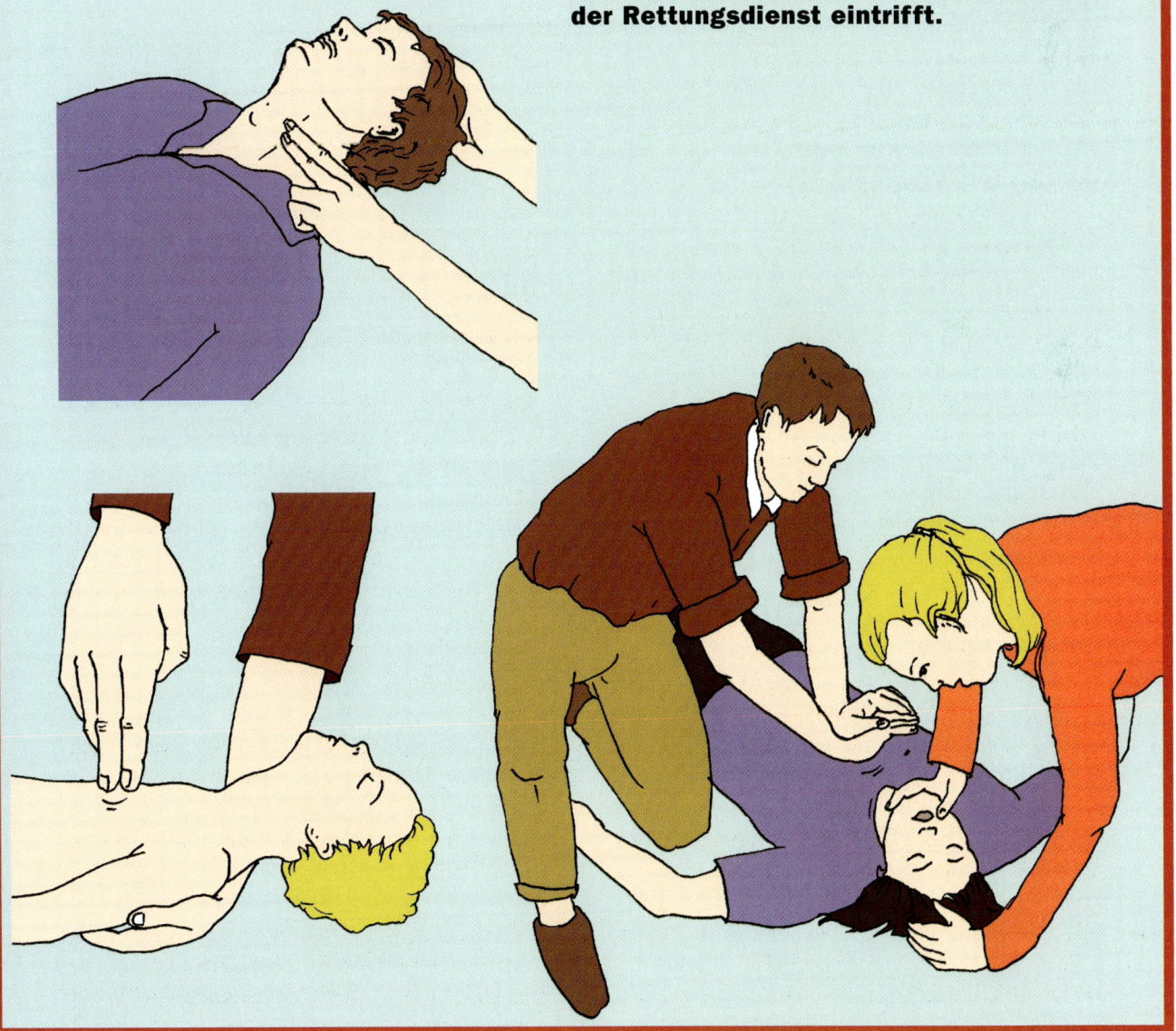

Stromschlag

Bei Stromschlägen kann es zu Verkrampfungen, äußeren und inneren Verbrennungen, Herzrhythmusstörungen oder Herzstillstand, Schädigungen des Nervensystems mit Bewußtlosigkeit, Krämpfen und nachfolgenden Lähmungen kommen.

Maßnahmen:

In der Wohnung: Zuerst Sicherung abschalten und den betreffenden Stecker aus der Steckdose ziehen. Ist dies nicht möglich, muß der Betroffene mit einem nichtleitenden Hilfsmittel (beispielsweise langem Plastik- oder Holzstiel) aus dem Stromfeld geschoben oder gezogen werden. Er darf nicht berührt werden. Danach erfolgen Erste-Hilfe-Maßnahmen (wenn nötig stabile Seitenlage, Wiederbelebungsmaßnahmen, Schocklagerung).
Bei Hochspannungsleitungen: Hier können Erste-Hilfe-Maßnahmen erst dann erfolgen, wenn die Leitung abgeschaltet ist (stabile Seitenlage, Wiederbelebungsmaßnahmen, Schocklagerung).
Blitzschlag: Stabile Seitenlage, Wiederbelebungsmaßnahmen, Schocklagerung.

Tierbiß

Nach einem Tierbiß muß geklärt werden, ob der Tetanusimpfschutz noch wirksam ist und Tollwutgefahr besteht. Gegebenenfalls müssen eine Tetanus-Auffrischimpfung und eine Tollwut-Impfung erfolgen.

Maßnahmen:

Die Wunde muß mit Wasser und Geschirrspülmittel gut ausgewaschen werden, danach wird ein Verband um die Wunde gewickelt. Nach der Wundversorgung sollte unverzüglich der Arzt aufgesucht werden.

Unterkühlung

Symptome:

1. Stadium: weiße, bläuliche Gesichtshaut, tiefe Atmung, Schmerzen in Händen und Knien, Zittern.
2. Stadium: Apathie, langsamer Pulsschlag, Bewußtseins- und Schmerzempfindungsstörungen, Verkrampfung der Körpermuskulatur.
3. Stadium: große Pupillen, kein fühlbarer Puls, unregelmäßige Atmung, Bewußtlosigkeit, Muskellähmungen.

Ursachen:

Auskühlung durch Kälte und Nässe.

Maßnahmen:

Während auf den Rettungswagen gewartet wird, muß der Betroffene mit Decken und der Körperwärme des Helfers aufgewärmt werden.

Verätzungen

Verätzungen können schwere Schäden nach sich ziehen und sogar lebensgefährlich sein.

Ursachen:

Berührung von Säuren, Laugen, Kalk, Einatmen von Säuredämpfen oder Schlucken ätzender Substanzen.

Maßnahmen:

Hautverätzungen:
Betroffene Stoffstücke ausziehen oder ausschneiden (mit geschützten Händen!), Hautstellen 20 bis 30 Minuten lang mit Wasser abspülen, Wundversorgung mit steriler Kompresse und Verband.
Verätzungen des Verdauungstrakts:
Viel Wasser langsam und vor allem in kleinen Schlucken trinken, bei Atemnot den Oberkörper erhöht lagern.
Verätzungen der Atemwege:
Sofort nach draußen an die frische Luft, erhöhte Lagerung des Oberkörpers.

Verbrennungen

Symptome:

Verbrennungen 1. Grades:
Schwellung und Rötung der Haut.
Verbrennungen 2. Grades:
Hautrötung, Schwellung, Blasen.
Verbrennungen 3. Grades:
Graue bis schwarze, lederne Hautoberfläche.
Verbrennungen 4. Grades:
Zerstörte Hautoberfläche und zerstörtes Muskel- und Knochengewebe.

Ursachen:

Feuer, heiße Herdplatten, Backöfen und andere heiße Gegenstände, Strom und Sonnenstrahlen.

Maßnahmen:

Eventuell Kleidung entfernen, die betroffene Körperstelle 15 bis 20 Minuten unter fließendes kaltes Wasser halten oder mit kalten nassen Baumwolltüchern belegen, die häufig gewechselt werden. Danach die Wunden mit Brandwundenverbänden umwickeln und reichlich Salzwasser trinken (1 TL Salz auf 1l Wasser). Bei Schock müssen Schocklagerung und Warmhalten erfolgen (siehe Schock).

Vergiftungen

Symptome:

Kreislaufstörungen, Atembeschwerden, Atemstillstand, Bewußtlosigkeit, Krämpfe, Verwirrtheit, rote oder violette Färbung der Haut, Übelkeit, Erbrechen.

Maßnahmen:

Berührung von Gift: Den Betroffenen nicht berühren! Auf den Rettungswagen warten.

Schlucken von Gift: Reichlich Flüssigkeitszufuhr, Auslösen von Erbrechen, Warmhalten. Bei Bedarf Wiederbelebungsmaßnahmen oder stabile Seitenlage.

Einatmen von Gift: Den Betroffenen nur dann bergen, wenn das giftige Gas sich verzogen hat, so daß eine eigene Gefährdung ausgeschlossen ist. Bei der Bergung ist der Rautek-Griff anzuwenden (siehe Autounfall). Nach einer Bergung müssen bei Bedarf Wiederbelebungsmaßnahmen durchgeführt werden, bei Bewußtlosigkeit muß der Betroffene in die stabile Seitenlage gebracht werden.

Wichtige Telefonnummern:

Beratungsstelle für Vergiftungserscheinungen
Berlin: 030/450-53555

Informationszentrale gegen Vergiftungen
Bonn: 0228/287-3211, -3333

Gemeinsames Giftinformationszentrum
Erfurt: 0361/730-730

Informationszentrale für Vergiftungen
Freiburg: 0761/270-4361

Giftinformationszentrum Nord
Göttingen: 0551/383180

Beratungsstelle bei Vergiftungen
Mainz: 06131/23-2466

Giftnotruf
München: 089/19240

Toxikologische Intensivstation
Nürnberg: 0911/398-2451

Innere Verletzungen

Bei schweren inneren Verletzungen besteht die Gefahr des Verblutens. Es müssen rasch helfende Maßnahmen ergriffen werden.

Symptome:

Bauchverletzungen: Schmerzen im Bauch, eventuell sichtbare Verletzung am Bauch, Übelkeit, Erbrechen, schneller, schwacher Puls, Schwitzen.

Brustraumverletzungen: Schmerzen in der Brust, eventuell sichtbare Verletzung, Schock.

Ursachen:

Starke Gewalteinwirkung von außen auf den Bauch- oder Brustbereich.

Maßnahmen:

Bauchverletzung: Lagerung in Rückenlage mit erhöhten Knien (Decken oder Kleidung unterschieben), bei sichtbarer Wunde Auflegen einer sterilen Kompresse. Bei Schock müssen auch Schockmaßnahmen durchgeführt werden (siehe Schock).

Brustraumverletzung: Lagerung mit erhöhtem Oberkörper, bei sichtbarer Wunde Auflegen einer sterilen Kompresse. Bei Schock muß der Betroffene flach und mit erhöhten Beinen liegen und warm gehalten werden (siehe Schock).

Wiederbelebungsmaßnahmen

Bei Atem- und Herz-Kreislaufstillstand müssen sofort Wiederbelebungsmaßnahmen erfolgen. Die Maßnahmen beinhalten zunächst eine Beatmung und dann eine Herzdruckmassage.

Freimachen der Atemwege:

Bevor mit der Beatmung begonnen wird, müssen eventuelle Fremdkörper aus Mund oder Rachen entfernt werden (siehe Atemnot).

Beatmung:

Während der Maßnahmen liegt der Betroffene mit überstrecktem Kopf auf dem Rücken. Bei der Mund-zu-Mund-Beatmung legt man die linke Hand auf das rechte Auge des Betroffenen; die Finger liegen auf der Stirn, der Daumen verschließt die Nasenlöcher. Man öffnet den Mund des Betroffenen und fixiert den Kopf in der überstreckten Position, indem man mit der rechten Hand den Nacken festhält. Mit dem Mund umfaßt man den Mund des Betroffenen und atmet kraftvoll aus. Bei der Mund-zu-Nase-Beatmung wird eine Hand auf die Stirn des Betroffenen gelegt, die andere verschließt den Mund, indem sie gegen den Unterkiefer gepreßt wird. Der Mund wird auf die Nase gelegt, die Luft wird in die Nasenlöcher geblasen. Bei der Beatmung sollte etwa zwölfmal in der Minute in Mund oder Nase geblasen werden. Man hört mit der Beatmung auf, wenn der Betroffene wieder mit der eigenen Atmung beginnt. Bei Kindern sollen 15, bei Säuglingen 20 Beatmungen in der Minute stattfinden.

Herzdruckmassage:

Der Betroffene muß auf einer harten Unterlage gelagert sein. Man kniet direkt neben ihm und setzt bei gestreckten Armen die übereinandergelegten Hände mit dem Handballen auf den unteren Teil des Brustbeins auf. Indem man sein Gewicht auf die Hände verlagert, wird Druck auf das Brustbein ausgeübt, das dabei etwa 5 Zentimeter tief eingedrückt wird. Die Herzdruckmassage muß rhythmisch erfolgen, die Druckbewegung wird etwa 80 Mal in der Minute ausgeführt. Die Hände bleiben auch zwischen den Druckbewegungen aufgelegt.

Herz-Lungen-Wiederbelebung:

Bei einem Atem-Herz-Stillstand müssen Beatmung und Herzdruckmassage kombiniert werden. Sind zwei Helfer anwesend, sollte einer von beiden die Herzdruckmassage ausüben, während der andere zwischen jeder fünften und sechsten Druckbewegung eine Beatmung durchführt. Führt man die Wiederbelebungsmaßnahmen alleine durch, müssen nach je 15 Herzdruckbewegungen zwei Beatmungen stattfinden.

Bei Kindern schiebt man die eine Hand unter den Rücken und übt den Druck mit dem Ballen der anderen Hand aus. Es sollten 100 Druckbewegungen in der Minute stattfinden, zwischen jeder fünften und sechsten muß eine Beatmung erfolgen. Säuglinge werden mit dem Daumen der rechten Hand massiert, während die Finger und die linke Hand den Brustkorb umfassen. Es sollten 120 Druckbewegungen in der Minute und nach jeder fünften und sechsten eine Beatmung stattfinden.

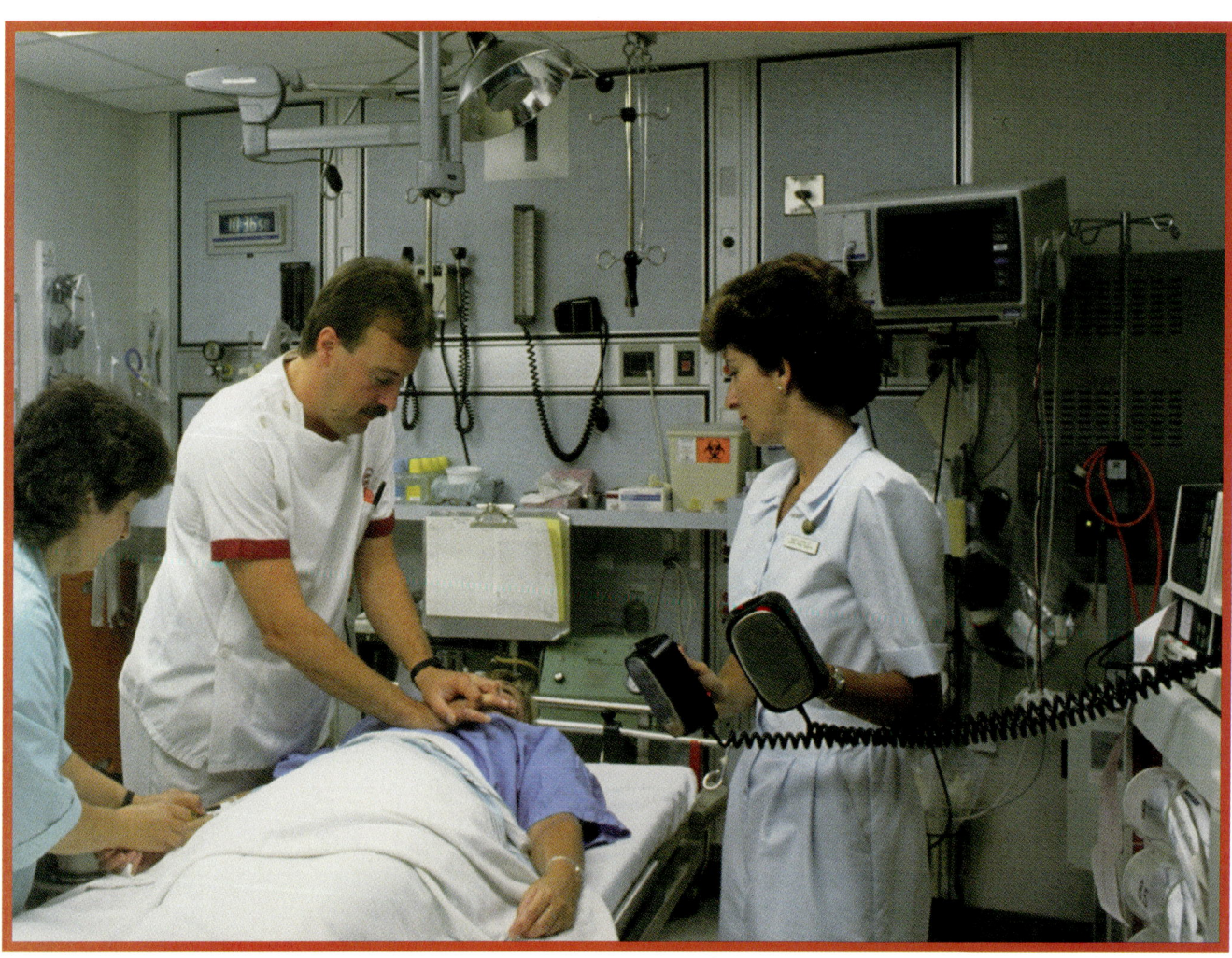

Wiederbelebung im Krankenhaus

Register

O

Register

Register

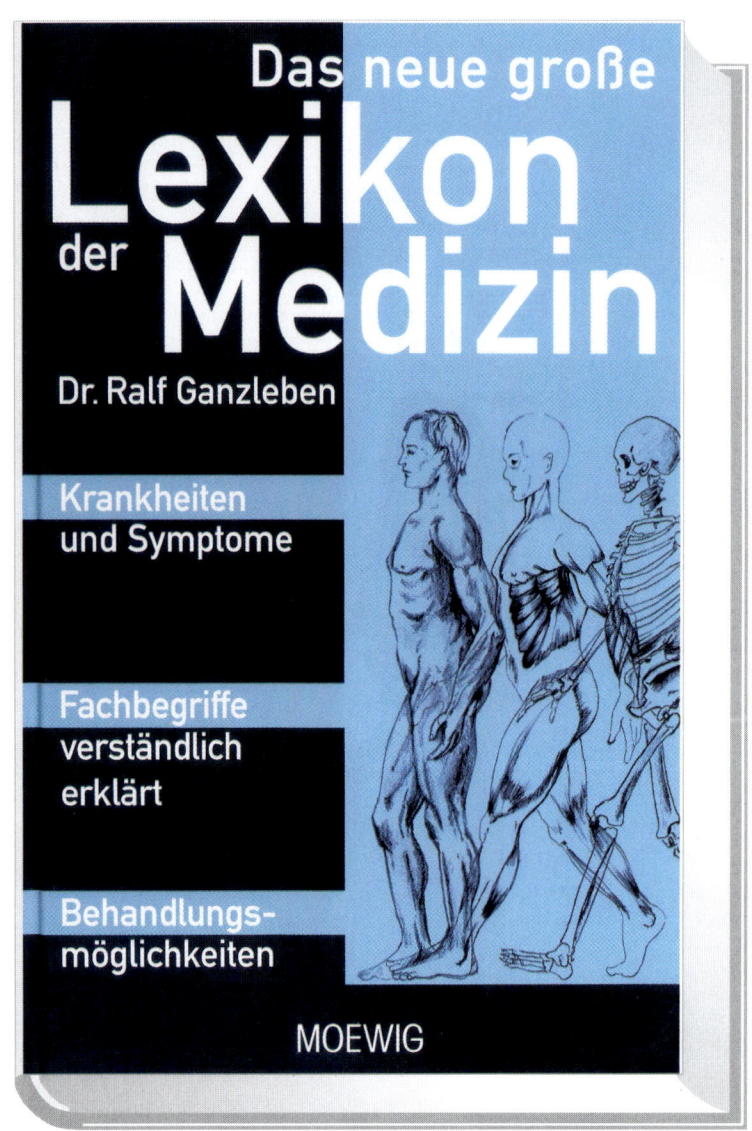

Das neue große Lexikon der Medizin

Dieses Lexikon hilft dem Laien, die medizinische
Fachsprache zu entschlüsseln, ärztliche Diagnosen
und Kommentare, aber auch Beipackzettel besser
zu verstehen.
352 Seiten, Hardcover,
mit über 150 Illustrationen,
Format: 15,5 x 21,5 cm

MOEWIG